カラーで学べる 病理学

【第5版】

佐賀大学名誉教授
渡 辺 照 男
編 集

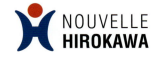

執筆者一覧 （五十音順）

青木　洋介	佐賀大学医学部教授	
浅田　祐士郎	宮崎大学医学部教授	
岩城　　徹	九州大学大学院医学研究院教授	
大田　明英	介護老人保健施設水郷苑施設長 佐賀大学名誉教授	
片岡　寛章	宮崎大学医学部教授	
加藤　博之	弘前大学大学院医学研究科教授	
忽那　龍雄	元佐賀大学医学部教授	
後藤　昌昭	佐賀大学名誉教授	
白川　嘉継	福岡・みずまき母と子の心療所所長	
谷本　昭英	鹿児島大学大学院医歯学総合研究科教授	
徳永　　藏	佐賀大学名誉教授	
中島　　豊	元九州大学大学院医学研究院助教授	
長田　道夫	筑波大学医学医療系教授	
濱田　哲夫	九州鉄道記念病院臨床検査科長・病理診断科長	
久岡　正典	産業医科大学医学部教授	
範　　江林	山梨大学大学院総合研究部医学域教授	
山田　壮亮	金沢医科大学医学部教授・臨床病理学講座主任	
吉河　康二	国立病院機構別府医療センター病理診断科長	
米満　伸久	佐世保中央病院臨床検査部長・病理部長	
渡辺　憲太朗	西福岡病院院長 福岡大学名誉教授	
渡辺　照男	福岡和白病院特別顧問・臨床検査部長 佐賀大学名誉教授	

第5版まえがき

　『カラーで学べる病理学』は平成14（2002）年3月に初版を発行したが，予想をはるかに超える好評で，医療や医学を学ぶ学生諸氏に本書の良さが受け入れられたものと心より喜んでいる．本書を利用する学生諸氏の目標はますます多様となり，医学・看護学をはじめ検査医学，リハビリテーション，介護福祉など幅広い分野の専門職をめざす人たちに広く利用されている．また，大変うれしいことに本書は2011年に『アトラス病理学』として韓国語版が出版され，さらに2018年に『新図解病理学』というタイトルで中国語版が出版され，国際的な教科書となった．このことは日本国内だけでなく，隣国韓国や中国においても本書が受け入れられたためと気持ちを新たにしている．

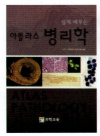
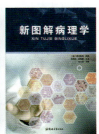

　このような多くの方々の期待に応えるためにも内容をさらに吟味し，充実したものに改めていく責任があると痛感している．そこで，前回の改訂が平成26（2014）年であったため，5年後となる令和元（2019）年に改訂第5版の発刊を企画することにした．

　今回の改訂に際し，特に留意した点をあげると以下のようになる．

1. 5回目となる節目の改訂であることを念頭に，初版後15年の間の大幅な医学・医療の進歩のなかから，学生諸氏の参考になるもの，あるいは関心をそそる新しい知見のエッセンスを，スペースに限りはあるが，盛り込むよう努力する．
2. 本書で用いる用語やコラムのテーマについても医学や医療，社会情勢の変化にそって刷新し，学生諸氏の勉学意欲を引き出すよう配慮する．
3. 出生率の低下や少子化が国民的課題となっていることをふまえ，第10章「新生児の病理」，第11章「先天異常」をさらに吟味し，より平易でわかりやすい内容にする．
4. 新たな執筆メンバーとして，第15章「呼吸器系」を肺の生検病理に造詣が深い渡辺憲太朗先生に，第24章「感覚器系」の「皮膚」の病理を若くて気鋭の山田壮亮先生に担当していただき，いっそうの内容充実をはかる．

　本書は，初版のまえがきにも記したように，日本人の死因として重要な病気，罹病率の高い病気，病気のメカニズムを学ぶのに適した病気に的を絞って平易に記述してあり，多くのカラー図版を参考にしながら応用のきく知識が習得できるよう構成されている．今回の改訂によって，その趣旨がさらに生かされ，初心者にも気軽に読めて楽しく学習できるユニークな教科書として，これまで以上に利用していただければ幸いである．

令和元年10月

編　者

ま え が き

　21 世紀の医学に求められているものとして，当然のこととして高度先端医療の開発とその実践・普及による病気の予防と克服，国民の健康増進があげられるが，加えて，少子高齢化社会に対応した医療環境の充実と人的援助，環境との共生を目指す"ケア"科学の構築が緊急を要する重要課題となっている．

　換言すれば，今，求められている健康・医療・福祉に関する多岐にわたる課題に対処するためには，医学や看護学だけではなく，それ以外の学問領域からも医学・医療関連領域に積極的に参加し，指導的役割を果たすコメディカルスタッフや研究者の育成が広く社会から求められている．

　このような変動する医療環境にあって，将来，有能な医療・看護の専門家の道を歩もうとする人たちに加えて，広く企業や研究所等においても医学・医療に関する知識を備えた専門職へのニーズが急激に増加しており，そのような人たちにとっても，医学に関するしっかりとした知識の習得が要求される時代になっている．さらに，生命科学の進歩にはめざましいものがあり，文字通り日進月歩で新たな発見が出現している．そのため，たとえ専門家であっても，その知識は常に刷新してゆかねばならない．

　以上のような時代の要求に即応して，本書では，看護学をはじめ広く医療ならびに健康科学に関連した分野での専門家を目指す学生諸氏に，まさに医学の基礎である「病理学」を自分の知識として体得できるように，わかりやすく解説することを目標にした．そのため，思い切って内容を厳選し，日本人の死因として重要な病気，罹病率の高い病気，病気のメカニズムを学ぶのに適した病気に的を絞って平易に記述し，応用のきく知識の習得が楽しくできるように多くのカラー図版を使って説明するようにこころがけた．また，最新の知見やエピソードについてはトピックスとして読者の関心を高めるように配慮した．

　これまでの病理学に関するテキストが医学生用の教科書かそのコンサイス版であるなかにあって，本書は他のいかなる教科書・参考書とも異なったユニークなものである．なによりも初心者でも気軽に読めておもしろく，しかも実用的である．簡潔になりすぎたところは講義で補充してもらったり，本書をもとに学生諸氏が自主的に課題を発見し，もっと詳しいテキストや専門書を参考にして学習してくれることを希望する．本書の編集方針や内容について，ご意見やご批判を頂戴できれば幸いである．

　平成 14 年 1 月

編　　者

目　　次

総　論 ……………………………………………………………… 1

1　病理学の領域 ………………………………………（渡辺照男）3
　1　病理学の概要　　4
　2　疾病の概要　　4
　　2.1　疾病の誘因と回復力（ホメオスタシス）　　5
　　2.2　個人差と個人の反応：生活習慣病　　6
　3　人体病理学と実験病理学　　7
　4　病理学と臨床医学　　8
　　4.1　診断病理学　　8
　　4.2　病理解剖　　9
　コラム①　ポストゲノム医学とプレシジョン・メディシン（片岡寛章）　　11

2　細胞・組織とその障害 ……………………………（片岡寛章）13
　1　細胞の構造と機能　　14
　2　組　織　　16
　3　細胞障害　　18
　4　壊死とアポトーシス　　19
　　4.1　壊　死　　19
　　4.2　アポトーシス　　20
　5　萎　縮　　21
　コラム②　再生医療における幹細胞とiPS細胞（片岡寛章）　　23

3　再生と修復 …………………………………………（谷本昭英）25
　1　再生と再生医療　　26
　2　化　生　　27
　3　創傷治癒と肉芽組織　　27
　4　異物の処理　　29
　5　肥大と過形成　　31

vi 目 次

4 循環障害 ································(浅田祐士郎) *33*

1 生体と循環のしくみ　34

2 充血とうっ血　34

3 旁側循環　36

4 出　血　37

4.1 出血の種類　37

4.2 出血による結果と影響　38

4.3 出血性素因　38

5 血液凝固と血栓症　39

5.1 止血機構　39

5.2 血栓症とは　40

5.3 血栓形成の3要因　40

5.4 血栓の種類　41

5.5 血栓性素因　43

5.6 血栓による結果と影響　43

6 塞栓症　43

6.1 動脈性塞栓，静脈性塞栓　43

6.2 脂肪塞栓症，空気塞栓症　44

7 虚血と梗塞　44

7.1 梗塞の種類　45

7.2 壊死，線維化　46

8 浮　腫　46

8.1 浮腫の成因・原因　46

8.2 浮腫の種類　47

9 ショック　47

9.1 ショックの種類　48

9.2 ショックによる結果と影響　48

10 高血圧　48

10.1 本態性高血圧　49

10.2 二次性高血圧　49

10.3 高血圧の合併症　49

コラム③　がん関連血栓症（CAT）（浅田祐士郎）　52

5 炎　症 ································（長田道夫）*53*

1 炎症とは　54

2　炎症の基本病変　54
　3　急性炎症のしくみ　54
　　3.1　局所の血管反応（循環障害と滲出）　55
　　3.2　血球成分の遊走　56
　　3.3　炎症にかかわる細胞　57
　　3.4　炎症に関与する細胞由来の化学伝達物質　59
　　3.5　補　体　61
　　3.6　貪食作用　61
　　3.7　細網内皮系　61
　4　急性炎症の種類　62
　　4.1　漿液性炎　62
　　4.2　カタル性炎　62
　　4.3　線維素性炎　63
　　4.4　化膿性炎　63
　　4.5　壊死性炎　64
　5　急性炎症の運命　65
　6　慢性炎症のしくみ　65
　　6.1　急性炎症に続く慢性炎症　65
　　6.2　最初から慢性炎症として発症する場合　66
　　6.3　慢性炎症の化学伝達物質　66
　　6.4　慢性炎症の運命　66
　7　肉芽腫性炎症（特殊性炎症）　66
　8　炎症の全身への影響　67

6　免疫とアレルギー　　　　　　　　　　　　　　　　　（大田明英）*69*

　1　生体における免疫系の役割　70
　2　免疫系のしくみと働き　71
　　2.1　主な免疫担当細胞の種類と働き　71
　　2.2　抗体とその働き　73
　　2.3　補体とその働き　75
　　2.4　免疫応答　75
　3　アレルギー　78
　4　自己免疫疾患　81
　5　免疫不全症　83
　6　移植免疫　83

viii　目　　次

　　7　がんと免疫　84

7　感染症 ……………………………………………（青木洋介）*87*

　　1　感染症とは　88
　　2　ヒトの体内に共生する微生物　88
　　3　病原微生物の種類とその特徴　89
　　4　感染様式・経路および潜伏期間　90
　　5　感染防御能（感染免疫）　91
　　6　感染臓器と病原菌　91
　　7　AIDS と日和見感染症　93
　　8　抗菌化学療法，耐性菌，菌交代現象　94
　　9　感染の予防と制御　95
　　　9.1　標準予防策　95
　　　9.2　感染経路別予防策　95
　　コラム④　新型コロナウイルス感染症（COVID-19）（青木洋介）　98

8　代謝異常 …………………………………………（中島　豊）*99*

　　1　代謝異常と動脈硬化（粥状硬化）　100
　　2　脂質代謝異常　100
　　　2.1　脂質異常症（高脂血症）　102
　　　2.2　脂肪肝　105
　　3　糖質代謝異常　106
　　　3.1　糖尿病　106
　　　3.2　糖原病　111
　　4　たんぱく質代謝異常　111
　　　4.1　低たんぱく血症　112
　　　4.2　アミロイドーシス　112
　　5　核酸代謝異常　113
　　6　生活習慣病―肥満とメタボリックシンドローム　114
　　　6.1　肥満と肥満症　114
　　　6.2　メタボリックシンドローム（内臓脂肪症候群）　117
　　コラム⑤　「久山町研究」でわかった生活習慣病と認知症との関連（岩城　徹）　120

9　老化と老年病 ……………………………………（長田道夫）*121*

　　1　生理的老化と病気　122

目　次　ix

２　老化のしくみ　122

　2.1　DNA の異常　122

　2.2　細胞の増殖や再生能の低下　123

　2.3　たんぱく質代謝の低下　124

３　老化によるがんの発生　125

４　老化による心血管病　125

５　諸臓器の老化と病気　126

　5.1　脳　126

　5.2　肺　126

　5.3　心　臓　127

　5.4　腎　臓　127

　5.5　生殖器　128

　5.6　運動器　128

　5.7　感覚器　128

６　老年病，老年症候群　128

７　医療従事者としての心得　130

　コラム⑥　テロメア：老化やがんの原因（長田道夫）　131

　コラム⑦　オートファジー：細胞内のごみ処理施設（長田道夫）　132

10　新生児の病理 ・・・・・・・・・・・・・・・・・・・・・・・・・・・・・・・・・・・・・・・（白川嘉継）*133*

１　正期産児の疾病　134

　1.1　新生児仮死　134

　1.2　胎便吸引症候群　134

　1.3　出生時に起こる異常　135

　1.4　黄　疸　137

　1.5　感染症　137

２　早産児の疾病　138

　2.1　早産児の皮膚　138

　2.2　呼吸窮迫症候群　138

　2.3　動脈管開存症　139

　2.4　慢性肺疾患　140

　2.5　脳室内出血　141

　2.6　脳室周囲白質軟化症　141

　2.7　消化管穿孔　142

　コラム⑧　胎盤と臍帯血輸血（白川嘉継）　143

x 目 次

11 先天異常 ···（白川嘉継）*145*

1 先天異常の原因・要因　146
1.1 遺伝性疾患　146
1.2 環境要因　150
2 主な先天異常　151
2.1 ダウン症候群　151
2.2 口唇・口蓋裂　153
2.3 腎泌尿器疾患　153
2.4 水頭症　153
2.5 神経管の先天異常　153
3 子宮内発育不全　155
4 先天異常治療の可能性　155

12 腫 瘍 ···（久岡正典）*157*

1 腫瘍の分類と命名法　158
2 腫瘍の形態　159
2.1 肉眼的形態　159
2.2 組織学的形態　160
3 腫瘍の発生と発育　161
4 悪性腫瘍の進展と転移　164
4.1 血行性転移　164
4.2 リンパ行性転移　164
4.3 体腔内性転移　166
5 腫瘍と宿主の関係　166
5.1 腫瘍が宿主におよぼす影響　166
5.2 宿主が腫瘍におよぼす影響　167
6 腫瘍の原因と発生のメカニズム　167
6.1 原 因　167
6.2 発生のメカニズム　168
6.3 がん遺伝子とがん抑制遺伝子　168
7 腫瘍の診断と治療　169
8 腫瘍の疫学　170
コラム⑨　がんと分子標的治療，免疫療法（久岡正典）　174

目　次　xi

13　生命の危機 ··(加藤博之) *175*

1　日本人の死因　176
2　生命の危機をもたらす損傷　176
3　特殊な重症病態　177
　3.1　播種性血管内凝固症候群　177
　3.2　多臓器機能障害症候群　178
　3.3　急性呼吸促迫症候群　178
4　バイタルサインとその変化　179
5　ショックの臨床症状と対応方針　179
6　死の徴候　180
7　救急医療と医療人の基本　181

各　論 ··· *183*

14　循環器系 ··(範　江林) *185*

1　循環器の形態と機能　186
　1.1　心臓の形態と機能　186
　1.2　血管系の形態と機能　186
2　主な疾病　187
　2.1　心臓疾患　187
　2.2　血管疾患　197
コラム⑩　動脈硬化性疾患の発症リスクを低下させるスタチン（中島　豊）　205

15　呼吸器系 ··(渡辺憲太朗) *207*

1　呼吸器系の形態と機能　208
2　主な疾病　209
　2.1　感染症　209
　2.2　気管支喘息　214
　2.3　慢性閉塞性肺疾患　215
　2.4　喫煙以外の原因による肺気腫　217
　2.5　慢性気管支炎　217
　2.6　特発性間質性肺炎　217
　2.7　膠原病関連間質性肺炎　218
　2.8　サルコイドーシス　218

2.9 過敏性肺炎　219

2.10 びまん性汎細気管支炎　220

2.11 じん肺　220

2.12 肺循環障害　222

2.13 肺がん　222

2.14 その他の肺腫瘍　225

2.15 胸膜中皮腫　225

16　歯・口腔系 ･･･････････････････････････････････････（後藤昌昭）*227*

1　歯・口腔の形態と機能　228

1.1 歯・口腔の形態　228

1.2 歯・口腔の機能　229

2　主な疾病　230

2.1 う蝕とその続発症　230

2.2 歯周疾患　230

2.3 歯科疾患の全身への影響　231

2.4 口腔粘膜の病変　231

2.5 腫　瘍　232

2.6 囊　胞　232

17　消化器系 ･･（徳永　藏）*235*

1　消化器の形態と機能　236

1.1 食　道　236

1.2 胃　237

1.3 肝　臓　237

1.4 膵　臓　237

2　主な疾病　238

2.1 食道の疾病　238

2.2 胃の疾病　238

2.3 腸の疾病　245

2.4 肝・胆道・膵の疾病　250

コラム⑪　ヘリコバクター・ピロリ菌（徳永　藏）　259

コラム⑫　腸内細菌を移植して病気を治す（範　江林）　260

目 次 xiii

18 内分泌器系 ･･(米満伸久) *261*

1 内分泌器の形態と機能 262
2 主な疾病 265
2.1 脳下垂体（下垂体） 265
2.2 甲状腺 266
2.3 副甲状腺 269
2.4 副 腎 271
2.5 多発性内分泌腫瘍症 273
2.6 膵臓ランゲルハンス島 274
2.7 脂肪組織 275
3 自己免疫と内分泌疾患 275
3.1 自己免疫性多発内分泌症候群 275
3.2 IgG4 関連疾患 275

19 造血器系 ･･(中島 豊) *277*

1 造血器の形態と機能 278
2 主な疾病 278
2.1 貧 血 278
2.2 白血病 281
2.3 多発性骨髄腫 284
2.4 脾 腫 285
2.5 リンパ節炎 285
2.6 悪性リンパ腫 286

20 腎・尿路系 ･･･(吉河康二) *291*

1 腎・尿路の形態と機能 292
2 主な疾病 292
2.1 慢性腎不全と尿毒症 292
2.2 糸球体の病気 295
2.3 腎生検 299
2.4 高血圧と腎 299
2.5 急性腎不全 300
2.6 尿路感染症 301
2.7 尿路の通過障害 301
2.8 腎細胞がんとウィルムス腫瘍 302

xiv 目　次

　　2.9　膀胱がん　303

21　生殖器・乳腺 ･･･(濱田哲夫) **305**

　1　男性・女性生殖器の形態と機能　306
　2　主な疾病　306
　　2.1　男性生殖器　306
　　2.2　女性生殖器　310
　　2.3　乳　腺　316
　コラム⑬　遺伝性乳がん卵巣がん症候群(HBOC)の早期診断と治療 (濱田哲夫)　321

22　脳・神経系 ･･(岩城　徹) **323**

　1　脳・神経系の形態と機能　324
　2　主な疾病　324
　　2.1　頭蓋内圧亢進と脳ヘルニア　324
　　2.2　脳血管障害　325
　　2.3　神経変性疾患　327
　　2.4　認知症　329
　　2.5　脱髄性疾患　330
　　2.6　感染症　331
　　2.7　外　傷　333
　　2.8　脳腫瘍　334

23　運動器系 ･･･(忽那龍雄) **339**

　1　骨・関節・筋肉の形態と機能　340
　　1.1　骨　340
　　1.2　関　節　340
　　1.3　筋肉（骨格筋）　341
　2　主な疾病　342
　　2.1　骨の病気　342
　　2.2　関節の病気　348
　　2.3　脊椎・脊髄および末梢神経の病気　353
　　2.4　筋肉の病気　354
　　2.5　その他　355

24 感覚器系（眼・耳・気道・皮膚）……………（米満伸久・山田壮亮）*359*

1 感覚器の形態と機能 （米満伸久）360

1.1 視覚器（眼） 360

1.2 聴器（耳） 360

1.3 気 道 360

2 主な疾病 （米満伸久）362

2.1 視覚器 362

2.2 聴 器 364

2.3 気 道 366

3 皮膚の構造と機能 （山田壮亮）368

4 主な疾病 （山田壮亮）369

4.1 湿疹・皮膚炎 369

4.2 単純疱疹（単純ヘルペス），帯状疱疹 370

4.3 自己免疫性水疱症（天疱瘡および水疱性類天疱瘡） 371

4.4 痤瘡（にきび） 371

4.5 乾 癬 371

4.6 膠原病 373

4.7 皮膚悪性腫瘍（皮膚がん） 374

付録 病理診断検査 ………………………………………（米満伸久）*377*

1 細胞診検査 378

2 組織診検査 379

3 病理解剖 382

用語の解説 ………………………………………………… *385*

索 引 ……………………………………………………… *401*

総　論

1

病理学の領域

[学習目標]

1. 病理学とはどんな学問か，その概要を学ぶ.
2. 病気からまぬがれ，健康を維持するための生体の回復力・ホメオスタシスについて学ぶ.
3. 病理診断や病理解剖がどのように実践されているかを学ぶ.

4 総論

1 病理学の概要

病理学 pathology とは病気および病的状態の本質について研究する医学の一分科である。病気 disease（疾病ともいう）とは，正常の調和が破れ，正常と異なるようになった生活現象をさし，物質代謝，発育，増殖，反応，運動などのさまざまな働きが異常となることをいう。これらのからだの異常は，全身，臓器，組織，細胞および体液などの異常としてあらわれるため，異常が発生している臓器組織あるいは体液などを研究することにより，病気の基本的なしくみや本態が明らかとなる。

病理学は，このような病気の過程，つまり病気の原因，発生のしくみ，経過，転帰[*1]といった一連の過程を調べることにより，病気の本態を研究する学問である。したがって，病理学は解剖学，細胞生物学，生理学，生化学，免疫学や微生物学など多くの基礎（生命）科学を基盤とし，他方では臨床医学と密接な関係をもっている。この意味で，病理学は医学の一分科というよりは，総合医学とみなすべきであり，臨床医学における診断や治療といった医学の実践（医療）は病理学を基礎として行われている，ということができる。

病理学の記述や講義をする場合，病理学総論と各論に分けられる。病理学総論では，病気の原因とそれに対する生体の反応，病気の経過・転帰などについて，全身の各臓器に通ずる一般的な原理，通則が論じられる。本書では第1章から第13章までが総論に含められる。病理学総論は病理学各論の基礎である。未知の病気は，まず総論的にどのようなカテゴリーの病気であるかを大まかに判断することが大切で，また，病気の概念やしくみを理解するためにも病理学総論を十分に勉強することが必要である。第14章から第24章までは病理学各論であり，それぞれの臓器や系統[*2]ごとの病態が記述されている。病理学各論の内容は診療と不可分の関係にあり，臨床医学の一部をなしていると考えてよい。そのため病理学各論の知識はとくに医学の実際面である医療の場で必要である。

2 疾病の概要

生への衝動，死への恐怖，健康で安らかな生存，若さへの渇望，病気への不安，不老長寿は古来からの人類の根本的衝動であり，願望であった。そのため，健康を維持し，病気を回避し，長命を獲得するために人類はたゆまぬ努力を重ねてきた。しかし，一部の急性疾患を除けば病気の克服はまだまだ道なかばであり，病むことから逃れることはできないのが実情である。また，日本は少子高齢化の時代となり，いくつもの病気と共生した高齢者に対する医療が大きな社会問題となっている。

そういうなかにあって，いまもっとも求められていることは，これまでに蓄積されてきた病気についての知識，すなわちエビデンス（根拠）にもとづいた医療 evidence-based medicine：EBM に根づいた治療や看護・介護を，病む人を全人的にとらえながら実践することにある，といっても過言ではない。そのためには病気の原因，発症のメカニズム，あるいは治療の有効性などに関する科学的根拠についての情報を集め，それを整理し学習することが必要である。本書に書か

[*1] 病気がたどる最終的な結末をさす。経過がよくて治癒する場合もあれば，経過が悪くて死の転帰をとる場合もある。
[*2] 呼吸器系，消化器系，神経系のように一定の目的，働きを遂行している臓器組織のグループのこと。

れている内容はそのための基礎となる素材を提供するものである．ここでは他の章の理解のためのいとぐちとして，次の2つの点に触れてみたい．

2.1 疾病の誘因と回復力（ホメオスタシス）

つねに変化し続けている環境に適応するための能力は，生きているすべての生物体にとってもっとも基本的なものである．私たち人類は，寄生生物として生体に侵入し破壊しようとする微生物やウイルスなどの他生物体による攻撃，食物や生活環境を汚染し変化させる化学物質，自然環境を変化させる紫外線や寒冷などの気象学的事象による攻撃，あるいは自らの行動を変化させる感情的反応による攻撃に日常的にさらされている．ヒトの環境を変えようとするこれらの要因は，生体の統合性をおびやかし，個体の健康と生存に対し有害な影響を与えることから，一般に**有害刺激** noxious stimuli とよばれている．類似した用語に**ストレス** stress があるが，この場合には，生体に直面している有害刺激（ストレス因子 stressors）とそれらに対抗して作動する（ことができる）身体反応，という内容で使用されている．

生体内では生存を維持するために複雑な生活現象が休むことなく営まれているが，これらの現象の間には微妙な調整により一定の均衡が保たれている．私たちのからだは37兆個もの細胞から構成されているというが，すべての細胞を取り囲んでいる間質液（細胞外液）の成分が大きく変動すると細胞は生きていくことができなくなる．間質液はすべての細胞と直接接している環境であり，からだの内部にあるので**内部環境**とよばれる．言い換えると，細胞が生存し機能を発揮するためには平衡のとれた内部環境を維持することが不可欠である．

私たちのからだは日常的に多くの有害刺激により撹乱されているが，これに打ち勝って健康を維持できるのは，外界のさまざまな変化にもかかわらず内部環境を一様に維持する機構を私たちのからだがもっているためである．つまり，健康は微妙に調整されて動的平衡状態にある内的環境の定常性によりもたらされており，このような生体の機能を**ホメオスタシス**（**恒常性** homeostasis）とよんでいる．日常遭遇するいろいろな刺激やストレスに対して恒常性を維持するように反応し，一時的あるいは部分的に変動が起こっても，すぐに安定した状態にもどるように体制づけられているのである．

ホメオスタシスの維持は生体が内的・外的脅威を克服するために不可欠であることにより，生体はその調節のために多くの機構を備えている．内部環境の恒常性の維持には腎臓による血漿の浄化，体内水分量や浸透圧の調整，あるいは血液の緩衝作用や肺によるガス交換によるpH調節などが重要である．内分泌系や神経系は，変化する内外の要因をモニター（感知）し，フィードバック調整を介してホメオスタシスを効率的かつ効果的に維持するための調節機構として重要な役割を果たしている．また，外部から侵入する微生物や異物に対する免疫系の対応も重要である．しかし，調整ができないほどに生体が撹乱され，恒常状態が破れると，正常な機能が維持できなくなり，種々の障害による症状が発生し，病気（疾病）として個体を苦しめるようになる．

生体の恒常性を破り，病気を引き起こす原因となるものを**病因**という．病因には細菌やウイルスなどの微生物，生体に害をおよぼすさま

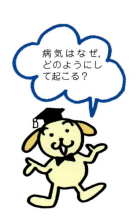

6　総　論

ざまな化学物質や外傷などの外因と，個体または臓器などがもともともっている病気にかかりやすい素質があり，これを内因（または素因）といい，遺伝的要因が大きく関与している．

　病変の多くは細胞，組織あるいは臓器の形態的変化を起こし，炎症，循環障害，過形成あるいは腫瘍などの特徴像が出現する．これらの形態変化は，病変部を肉眼あるいは顕微鏡，電子顕微鏡などを用いて観察することで明らかにすることができる．形態的変化に加えて，血液や体液などに生化学的あるいは血清学的な変化が出現し，病態の把握や診断に役立っており，さらには遺伝子レベルでの研究の進歩により，病気と遺伝情報とのかかわりが明らかになってきている．しかし，多くの検査により得られるいろいろな情報のなかには，それぞれの病因に「特異的 specific」な変化もあるが，いくつもの病因に共通した「非特異的 nonspecific」な変化も多数含まれている．特定の病気だけに特有で，これによって病気の診断が下されるような場合，「病気に特異的 pathognomonic な変化（所見）」といわれる．

2.2　個人差と個人の反応：生活習慣病

　病気の原因として，ごく最近までは（多くの発展途上国においては現在でも）感染症や栄養の摂取不足などの外的要因が主要なものであった．しかし，生活環境が向上し，生活習慣にも大きな変化が生じた今日では，人口の高齢化にともなって病気の構成や頻度に大きな変化が生じている．また，ヒトのゲノムの解読にみられるように，遺伝要因についての研究の画期的な進歩により遺伝性疾患の診断だけでなく，病気になりやすさ，つまり個人差についても科学的に検証できるようになった（コラム①参照）．

　日本ではかつて「脳卒中，がん，心臓病など，40 歳前後から急に死亡率が高くなり，しかも全死因のなかで高位を占め，40 ～ 60 歳ぐらいの働き盛りに多い疾患」を「成人病」とよんでいたが，1996 年から成人病という名称は<u>生活習慣病</u> lifestyle related disease へと改称された．生活習慣病の概念は，病気の発症や予後*に関与する要因として，「遺伝要因」，病原体や有害物質などの「外的要因」，食習慣・運動・喫煙・飲酒などの「生活習慣要因」の 3 つを重視し，「生活習慣を改善することにより，病気の発症や進行が予防できる疾患」とされている．成人病と生活習慣病についての考えを比較すると，成人病は，たとえばがんにおける "早期発見，早期治療" にみられるように，病気が発症した後の<u>二次予防</u>に重点を置いているが，生活習慣病は<u>一次予防</u>，すなわち健康を促進し，病気の発症を予防することを目標にしている．

　<mark>主な生活習慣病として，高血圧症，糖尿病，脂質異常症（高脂血症），肥満症</mark>があげられる．これらの疾患はどれもが動脈硬化発症の代表的な危険因子であり，同一患者にいくつもが集積して動脈硬化の進行を促進し，虚血性心臓病や脳血管障害の原因となる．いずれも成人期の代表的な疾患であり，患者数がきわめて多く（たとえば糖尿病が強く疑われる人の割合は 20 歳以上の男性で 19.7％，同じく女性で 10.8％，肥満者の割合は男性で 33.0％，女性で 22.3％に達している）[1]，遺伝素因が背景にある一般的な（ありふれた）病気という意味で，"common disease" ともよばれている．

　生活習慣病の発症にはふだんの生活習慣が重要であるが，それがすべてではなく，多くの場合に<u>遺伝的要因</u>が発症にかかわっていることは，生活習慣病がしばしば血縁者に多発することから，

---

*　治療した後の病状の経過で，経過が悪くて死亡する可能性が高い場合には「予後不良」などと表現される．

古くから認識されていた．したがって，生活習慣病は「多くの遺伝因子のうえに生活習慣を代表とする環境因子がさまざまに介入して発症する多因子疾患である」ということができる．このことは，遺伝子に組み込まれた遺伝暗号の違いにより病気のかかりやすさに個人差があり，遺伝子の差によって同じ環境要因にさらされても発症する人と発症しない人がいることを意味している．

一人ひとりの顔つきや体型が千差万別であるように，それぞれがもっている遺伝子に組み込まれた暗号はかなりの部位で異なっている．この遺伝暗号の違いを遺伝子多型 polymorphism とよんでいる．最近のゲノム研究により，個人間における1つの遺伝暗号，つまり，DNA（遺伝子）を構成する1つの塩基の違い（一塩基多型 single nucleotide polymorphism：SNP）が，病気のかかりやすさや薬の効きやすさなどに影響をおよぼすことがわかってきた．このことは，遺伝子多型は，その存在する部位によっては，病気に関係した遺伝子（とその産物であるたんぱく質）の発現量に影響をおよぼしたり，たんぱく質のアミノ酸構成に変化を起こしてたんぱく質の働きに影響をおよぼす場合があることを物語っている．

いまでは，これまで以上にヒトのゲノムの多様性や疾患遺伝子解析が多方面から進められ，それらの研究により得られた成果が日常の診療に広く応用されるようになっている．その際，医療従事者が十分に配慮しなければならないこととして，患者へのインフォームドコンセントなどに関する生命倫理の問題がある．この点に関しては「ヒトゲノム・遺伝子解析研究に関する倫理指針」（文部科学省，厚生労働省，経済産業省）などを参考に十分な対応を行うことが必要である．

3 人体病理学と実験病理学

病理学は大きく人体病理学 human pathology と実験病理学 experimental pathology に分けられる（図1-1）．しかし，この2つの病理学は決して別々の内容を意味するものではない．病理学の対象は人の病気であり，実験病理学も最終的には人の病理学の解明を目的として行われている．

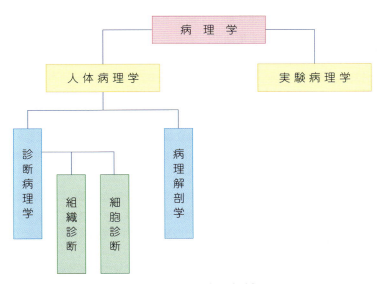

図1-1 病理学の領域

8 総論

人体病理学は生検や手術のために切除された材料に対する病理学的診断（病理診断）ならびに死亡した患者の病理解剖を基盤としている．医学の本質上，生きている人を対象とする実験には大きな制約がある．そのため医学の研究にはどうしても実験動物や培養細胞などを用いた病気の原因やメカニズムの解明が必要となっており，両者が手を携えて人の病気の研究を進めている．

4 病理学と臨床医学

病理学は，他の多くの基礎医学（基礎生命科学）と異なり，その領域の多くが病理学各論の記述にみられるように臨床医学の一部門そのものといえる．それゆえ，病理学に関する研究の成果は病理診断ならびに病理解剖を通して臨床医学に深くかかわっている．

4.1 診断病理学

これまで述べてきたように，病理学は病気の本態に直接かかわっているために多くの場合において，病理診断は病気の診断そのものであるということができる．さらに，病気の診断ばかりでなく，病気の程度，広がり，良性か悪性かなども的確に判断できるので，病気の経過，治療法の選択，予後の判定などについても重要な根拠を提供する．このため，日常の診療においてさまざまな患者材料に対して病理診断が行われており，臨床医学の重要な一部門となっている．このように臨床と直結した病理学の領域は診断病理学 diagnostic pathology とよばれており，日常の臨床において病理診断として実践され，病気の最終診断として大きな役割を果たしている[1]（付録「病理診断検査」参照）．

A 病理診断 pathological diagnosis

病理診断とは，人体から採取された材料（組織や細胞）について顕微鏡で観察し，病変の有無や種類を診断することで，材料の種類や目的によって，①生検組織診断，②手術で摘出された臓器・組織の診断，③手術中に行われる迅速診断，④細胞診断などに分けられる．組織診断とは細胞診断との区別が必要なときに使用される用語で，主として組織を検査の対象とする①から③が該当する．

生検 biopsy とは生体材料の病理学的検査のことであり，病変部の臓器や組織の一部を病理学的検査のために採取して行われる．この検査は，前述したような理由で患者にとって非常に重大な決定的検査となることが多い．特に現在では悪性腫瘍の確定診断の大部分は病理診断を根拠としている．さらに，胃，腸，肺，乳腺，腎，肝，前立腺，膀胱などの多くの臓器の生検または針生検[2] needle biopsy が比較的容易にできるようになり，臨床医学における病理診断の重要性は飛躍的に大きくなっている．

手術は治療を目的として行われるが，手術によって切除された臓器についても病理学的検査が当然行われる．その結果，手術前になされた診断が確認されるのはもちろんであるが，それ以外にも，生検と違って大きな組織または胃や肺などの臓器そのものが対象であるため[3]，病理学的

---

[1] 病理診断科として標榜診療科となっており，病理学の修練を積んだ多くの病理専門医が病理診断に従事している．
[2] 体表より針を刺して臓器の一部を採取する方法．代表的なものに腎や肝，乳房などの針生検がある．
[3] 生検の場合，たとえば胃や肺などでは切除される組織の大きさはせいぜい1〜数 mm に過ぎない．

検査を詳しく行うことができる．たとえば胃がんにより切除された胃の場合をとると，がんの組織型（組織型によってがんの性質が異なる），悪性度，広がり，リンパ管や血管侵襲の有無と程度，リンパ節転移の有無などが一つひとつ検討される．その結果，手術によってがんが十分に切除されているか，再発の可能性や予後はどうかなど，患者にとってもっとも大切な情報を提供することができる．

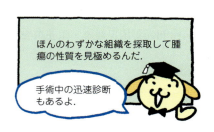

このように病理診断は病気の診断，治療法の選択に決定的根拠を提供するので，手術中に迅速を要する診断として病理診断が行われることがある．**術中迅速診断**とよばれ，診断が未確定の場合や，腫瘍の組織型の診断や進行具合の判定などが必要な場合に，病変部の一部を採取し，10〜20分くらいで迅速に病理診断が行われる．腫瘍の性質は良性・悪性のどちらであるか，病変の切除範囲は十分であるか，などの術式の決定にかかわる情報を得ることができる．乳がんや甲状腺がん，肺がんをはじめとし，多くの悪性腫瘍に広く利用されている．

病理学は急速に進化を遂げており，研究で得られた成果は病気の診断や治療に大きく反映されている．それゆえ，病変の種類や診断目的によっては通常の組織検査に加えて，免疫組織染色，電子顕微鏡による観察，遺伝子解析などの特殊な病理学的検索が行われる．

B　細胞診断 cytological diagnosis

痰や尿，分泌物などに含まれる細胞を顕微鏡で調べて，特にがん細胞がいるかどうかを判断するもので，**細胞診** cytology ともよばれる．**剥離細胞診** exfoliative cytology と**穿刺吸引細胞診** aspiration cytology に分けられる．

剥離細胞診は，臓器表面から剥離した細胞を調べるもので，腟内容物－子宮がん，喀痰－肺がん，尿－膀胱がんなどいろいろの臓器に広く応用されている．この検査は患者に苦痛を与えないで何回も材料が採取でき，標本の作製も容易であるという利点があり，そのため子宮がんや肺がんの集団検診に適している．吸引細胞診は乳房や甲状腺などに病変があると，細い針を刺して吸引し，採取された細胞のなかにがん細胞がいるかどうかを調べる検査で，剥離細胞診に比べ新鮮な細胞が得られることが多く，病変の診断に有力な情報を提供できる．

4.2　病理解剖

病理解剖 autopsy は，病気が十分に観察されて，治療や看護を受けた患者が死亡したときに，遺族の承諾のもとに行われる．病理解剖により，①生前の診断は正しかったのか，②どの程度病気は進行していたのか，③適切に治療はなされていたのか，④治療により病変はどのように変化したのか，⑤死因は何か——などについての正確な判断が可能となる．また，医師や看護師が患者の治療や看護に際して抱いたさまざまな疑問に対する解答もでてくる．さらに，臨床における経験が病理解剖によって裏づけられたり，反省させられたりすることにより，医師や看護師の知識や技術が向上する．このような理由により，病理解剖が積極的に行われている病院は診療水準が高い病院であり，医師や看護師の研修や医療の進歩発展に貢献できるすぐれた病院であるということができる．

10　総論

[引用文献]
1）令和元年国民健康・栄養調査結果の概要，厚生労働省ホームページ.

[参考文献]
　2〜7に本書のすべての章に関係した病理学の参考書をあげています．また，8は細胞診断に関するものです．もっと深い知識を得たいときに必要に応じて参照してください．英語の教科書にもチャレンジしてください.

1. 中村祐輔（2009）これからのゲノム医療を知る：遺伝子の基本から分子標的薬，オーダーメイド医療まで，羊土社.
2. 青笹克之，加藤光保ほか編（2017）解明病理学：病気のメカニズムを解く　第3版，医歯薬出版.
3. Edward C. Klatt 著，鷹橋浩幸ほか監訳（2009）ロビンス＆コトラン 病理学アトラス，エルゼビア・ジャパン（Klatt, E.C., et al.（2006）Robbins & Cotran Atlas of Pathology, 2nd ed., Saunders の日本語訳）.
4. Kumar, V. ほか著，豊國伸哉，高橋雅英監訳（2018）ロビンス基礎病理学　原著10版，丸善出版（Kumar, V., et al.（2011）Robbins Basic pathology, 10th ed., Saunders の日本語訳）.
5. 菊地浩吉監修，吉木敬ほか編（2004）病態病理学　改訂17版，南山堂.
6. 向井清，深山正久ほか編（2006）外科病理学　第4版，文光堂.
7. 西国広編著（2018）基礎から学ぶ　細胞診の進め方　第4版，松浪硝子工業.
8. 坂本穆彦（2011）細胞診を学ぶ人のために　第5版，医学書院.
9. 森岡恭彦（1999）「成人病」の命名と「生活習慣病」の提唱の経緯，特集 成人病と生活習慣病，臨床成人病，29（1），pp. 20-24.

[学習課題]

（1）ホメオスタシスについて説明できる.
（2）生活習慣病の概念と発症に関係する要因について説明できる.
（3）日常の診療における病理診断の役割について具体的な事例をあげて説明できる.
（4）病理解剖が積極的に行われている施設は診療水準が高いといわれる理由を説明できる.

キーワード

EBM　　有害刺激　　ストレス　　内部環境　　ホメオスタシス　　生活習慣病　　多因子疾患
遺伝子多型　　診断病理学　　組織診断　　生検　　術中迅速診断　　細胞診断　　病理解剖

コラム ①

ポストゲノム医学とプレシジョン・メディシン

　ゲノムとはそれぞれの生物種がもっている遺伝情報の全体をさす言葉である．その実体は染色体に含まれる DNA であり，アデニン，シトシン，グアニン，チミンという 4 種類の塩基の特定の配列によって遺伝情報は保持されている．

　人間のゲノムは約 30 億個の塩基対から成り立っており，約 2 万数千種の遺伝子が含まれ，通常はこれらの遺伝子をだれもが 2 コピー（対立遺伝子：父親由来と母親由来）ずつもっている．

　人間の染色体にある DNA の塩基配列をすべて読み取ろうという試みが 1990 年にスタートし，国際共同プロジェクトとして進められた結果，2003 年には完成版が公表された．当初は 10 年以上の歳月を要した全ゲノム配列解読であったが，現在では技術の大幅な進歩（次世代シークエンサー）により，数日間で個人の全ゲノム配列を解読することすら可能な時代となった．

　ポストゲノム医学とは，これら遺伝情報のなかから役立つものを探し出してその機能を明確にし，さらに個人差を生む原因となる塩基配列などの違いを解明して，医療に役立てようというものである．たとえば，染色体 DNA の配列には微妙な個人差があり，およそ 500 から 1,000 塩基に 1 個の割合で個人間や人種間での配列の違いがみつかる．これを一塩基多型（SNP，スニップ）とよぶ．身近な例では，お酒に強い人と弱い人の違いも，アルコール代謝酵素遺伝子のスニップの結果，生じているのである．さらには遺伝子のコピー数にすら，個人差があることもわかってきた．すなわち，2 コピーずつもっているはずの遺伝子が 1 コピーしかなかったり，3 コピーあったりというようなことが生じており（コピー数多型），遺伝子発現レベルに影響しているのである．

　これらのゲノム情報の個人差から，病気のかかりやすさのみならず，その人の体質や，その人にとって効きやすく副作用の少ない薬までわかるようになると考えられている．また，特定の遺伝子について個々の患者の配列を解読し，その結果次第では予防的治療を行うことも現実のものとなっている．たとえば，がん抑制遺伝子 *BRCA1* ないし *BRCA2* の対立遺伝子の片方に生まれながらの変異（遺伝性乳がん卵巣がん症候群の患者にみられる）が確認された場合，本人と医療チームとの十分な話し合いの結果，予防的乳房切断術や卵巣切除術が選択されることがある．

　このようなゲノム情報の個人差や各個人の病変にみられる特徴（たとえば，がん組織における特定のゲノム異常やたんぱく発現パターンなど）の情報を得て，個人ごとに最適の治療を行おうとする医療は，わが国ではオーダーメード医療とよばれてきた．しかし，2015 年に当時の米国大統領（オバマ大統領）が一般教書演説で，「必要な治療法を，必要なときに，それを必要としている人に」と述べ，"プレシジョン・メディシン（precision medicine：精密医療）" を推進すると宣言したときから，この言葉が一般に用いられるようになった．現在ではプレシジョン・メディシンは医療における世界的目標となっている．

2

細胞・組織とその障害

[学習目標]

1. 細胞と組織の基本的構造を理解する.
2. 細胞が障害を受けた結果，どのような変化が
   細胞や組織に生じるかを学ぶ.

14 総論

私たちのからだは細胞 cell の集合体である．それゆえ，健康であることの基本は，私たちのからだを構成している細胞が健全であることにある，ということができる．一方，これらの細胞の働き（機能）が何らかの原因により障害されると私たちのからだは異常となり，病気（疾病）という状態が発生する．

私たちのからだを構成する無数の細胞は，もとはといえば受精した1個の卵細胞（受精卵）に由来する．これらの細胞は増殖を重ねる間に，受精卵とは異なった特徴的な性質をもつ種々の細胞群に変化している（これを分化という）．そして分化を異にする細胞群はそれぞれ一定の配列や形態をとり，組織 tissue＊を構成し，一定の働きを営んでいる．組織を構成する細胞の間には，組織の構造や働きに応じて細胞間質（たとえばコラーゲン）が存在する．これらのいくつかの組織は一定の法則にしたがって結合し，器官（臓器）organ（たとえば肺や腎など）を構成する．私たちのからだ（個体）は多数の器官が一定の法則にしたがって適当に配置され，複雑な，しかし，全体としてよく調整された独自の機能を営んでいる．

1 細胞の構造と機能

細胞は，生活現象を営む最小単位で，自己複製，つまり細胞分裂によって増殖することができる．細胞は細胞膜（形質膜）plasma membrane で包まれている．細胞膜はリン脂質の二重構造からなっており，この膜内に細胞の内部や外部に突出する形で種々のたんぱく質が組み込まれ，いろいろな分子の出入りや，ホルモンや細胞増殖因子などの刺激の受け取り（受容体），さらには隣接した細胞や細胞間質との接着などに役立っている．図2-1は細胞の微細構造の代表的な模式図を示している．

動物細胞は，成熟した赤血球や血小板を除くとすべて核 nucleus をもっている．核は核膜によって囲まれ，なかにはデオキシリボ核酸 deoxyribonucleic acid：DNA とたんぱく質の複合体であるクロマチンが含まれている．クロマチンはヒトでは46本の染色体（22対の常染色体と1対の性染色体）を含んでいる．染色体は細胞分裂のときにだけ見えるようになる．DNA は遺伝子の本体であり，たんぱく質のアミノ酸配列を決める情報をもつ．この情報が核内でリボ核酸 ribonucleic acid：RNA に転写され，mRNA（メッセンジャー RNA）となって細胞質へ運ばれ，リボソームで遺伝子情報に一致したアミノ酸配列のたんぱく質が合成される（翻訳）（図2-2）．また核には1～数個の核小体がある．核小体は RNA を主な成分としており，ここではたんぱく質の合成に働くリボソームの前駆体が形成される．たんぱく質の合成がさかんな細胞では核小体が大きく明瞭である．

細胞質 cytoplasm にはいろいろな構造体が存在する．前述したリボソームは粒子状の物質として見え，細胞質内に遊離して存在するものと小胞体の膜面に付着して粗面小胞体を形成するものがある．細胞から分泌されるたんぱく質は，粗面小胞体で合成された後にゴルジ装置に運ばれて加工され，分泌される．ミトコンドリアは細胞のエネルギー産生工場で，酸化的リン酸化によりATP（アデノシン三リン酸）を産生し，必要部位に供給する．リソソームは細胞内の物質処理工

＊ ここでは組織学における定義を記したが，日常の診療や検査業務において組織という語を「生体の一部」，「器官の一部」あるいは「臓器（の一部）」というような意味で幅広く使っている．

2 細胞・組織とその障害　15

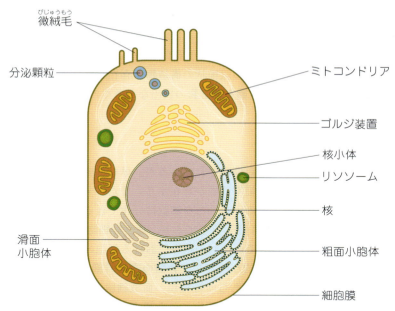

細胞は細胞膜で包まれた構造をとっており，内部は核と細胞質より構成されている．細胞質のなかには細胞小器官（オルガネラ）と総称されるさまざまな構造体が存在し，それぞれ独自の機能を発揮している．

図 2-1　細胞の微細構造

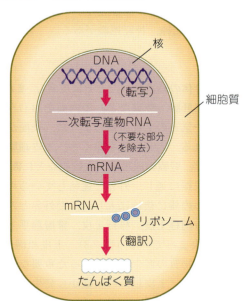

DNA にコードされている遺伝情報が発現するためには，まず DNA の情報が RNA という形にコピー（転写）される必要がある．このようにしてつくられた最初の RNA には，DNA のなかに含まれていた遺伝情報以外の不要な塩基配列部分もコピーされて含まれており，この後，不要な部分が除去されるなどの修飾を受けて最終的に成熟した mRNA となる．mRNA は核の外に運ばれ，リボソームにおいてたんぱく質に翻訳される．

図 2-2　遺伝情報の発現とたんぱく質合成

場で，いろいろの分解酵素を含んでいる．細胞内で不要となったものや合成過程で誤ってできたもの，さらには細胞外から取り込んだ異物（異物には細菌などの微生物も含まれる）などを分解処理する役目をしている．これらの構造体は細胞小器官 organella と総称される．また細胞内には細胞骨格と総称されるさまざまな種類の線維状の構造物が存在している．細胞骨格は細胞の形を保ち，細胞内小器官の位置を決め，運動や分泌物の放出など多くの細胞活動に役立っている．

2 組　織

　組織は同じ方向に分化した細胞群から構成されているが，単なる細胞の集団ではなく，細胞と細胞の間にはそれぞれの組織に特有の細胞間質が存在する．また，多くの組織には，まだ分化しておらず，増殖後にその組織を構成するいろいろな細胞に分化できる能力と自己複製能力を併せもった細胞，すなわち幹細胞 stem cell が存在しており，体性幹細胞（成体幹細胞，組織幹細胞）とよばれている．このような細胞は，それぞれの組織における細胞の更新や組織が強く障害された後の再生において重要である．代表的な例として骨髄の造血幹細胞があげられる．この細胞は増殖能力とあらゆる種類の血液細胞に分化する能力を併せもっており，造血機能が障害された患者に移植すると，患者の造血能力を回復させることが可能である．一方，妊娠初期の初期胚のなかには胚性幹細胞（embryonic stem cell：ES 細胞）とよばれる幹細胞が存在しており，この幹細胞はからだを構成しているすべての細胞に分化できる（コラム②参照）．

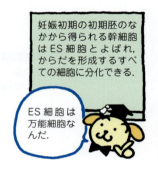

　組織には上皮組織，支持組織，筋組織，神経組織がある．

A　上皮組織

　上皮組織 epithelial tissue は身体の外表面（たとえば皮膚），また体表に連続している管腔（消化管，気道，尿路など）や器官（肝臓，膵臓など）の内面をおおう組織である．皮膚をおおう上皮は表皮とよばれ，また消化管や気道の上皮組織のように，表面が粘液でいつもぬれたようにおおわれている組織は粘膜とよばれる．内分泌腺を除くと，上皮細胞でおおわれた空隙は，たとえそれが肝臓や膵臓，胃などの腺細胞，腎臓の尿細管上皮細胞などに囲まれたせまい空隙であっても，導管などを介して消化管内腔や尿路に通じ，外界と連絡しているのが特徴である．つまり，上皮細胞でおおわれた空隙はからだの内側に複雑に入り込んだ外界とみなすことができる．上皮組織は，構成している細胞の性状から円柱上皮，移行上皮，重層扁平上皮などに分けられ，それぞれからだのなかで存在する場所が決まっている（図2-3）．上皮組織は外界から身体を保護したり，消化吸収や呼吸，あるいは種々の物質の産生分泌といった重要な働きをしている．上皮組織から発生する悪性腫瘍はがん腫とよばれ，上皮以外の組織から発生する悪性腫瘍である肉腫と区別される．

B　支持組織

　支持組織は結合組織 connective tissue ともよばれ，これに属する細胞はいろいろな形態と機能をもっており，からだや器官を支持したり，器官と器官を結合したりする．

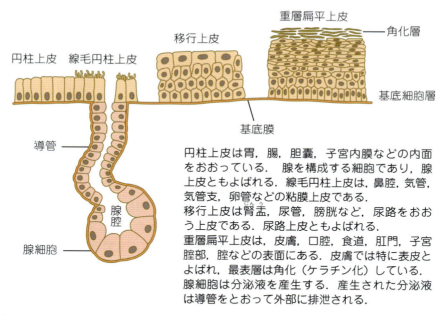

円柱上皮は胃，腸，胆嚢，子宮内膜などの内面をおおっている．腺を構成する細胞であり，腺上皮ともよばれる．線毛円柱上皮は，鼻腔，気管，気管支，卵管などの粘膜上皮である．
移行上皮は腎盂，尿管，膀胱など，尿路をおおう上皮である．尿路上皮ともよばれる．
重層扁平上皮は，皮膚，口腔，食道，肛門，子宮腟部，腟などの表面にある．皮膚では特に表皮とよばれ，最表層は角化（ケラチン化）している．
腺細胞は分泌液を産生する．産生された分泌液は導管をとおって外部に排泄される．

図 2-3 上皮細胞の種類と構造

結合組織の大部分を占めるのが線維性結合組織であり，からだのいたるところに存在する（図2-4）．この組織は**細胞外基質**とよばれる半液状の物質と，そのなかに含まれる**膠原線維（コラーゲン）**などの線維成分が多く，細胞成分が少ない．血管は血液を供給するために特別に発達した結合組織からできている．血液も血漿という液体を基質とする一種の結合組織とみなされている．**軟骨組織**や**骨組織**は軟骨基質や骨基質を産生し，からだを支持するために特別に分化した結合組織である．

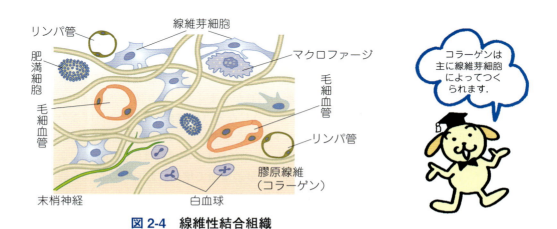

図 2-4 線維性結合組織

コラーゲンは主に線維芽細胞によってつくられます．

C 筋組織

筋組織 muscle tissue には骨格筋，平滑筋（へいかつきん），心筋の3種がある．筋細胞の収縮によって運動機能を発揮する．

D 神経組織

神経細胞と神経細胞の支持や栄養供給などを担当する神経膠（こう）（グリア glia）組織からなる．神経細胞は神経突起をもち，刺激によって興奮し，その興奮を神経突起により伝達する．

3 細胞障害

細胞は休みなく活動しており，つねに物質を代謝している．細胞は周囲からの刺激や環境の変化に対応して，形を変えたり，その働きを調整したりして適応する．しかし，細胞が適応できる範囲には限度があり，これを超えた要求やストレスが細胞におよぶと細胞は障害（傷害）される．障害を受けた細胞は一般に変性 degeneration とよばれる変化を示すようになる．障害の程度が軽ければ，細胞は回復することができるが，一定の限界を超すと，ついには死んでしまう．障害の結果生じた細胞の死を壊死（えし） necrosis といい，個体全体の死と区別している．

細胞を障害する原因にはさまざまなものがあるが，そのなかで，①虚血（低酸素症），②化学物質，③病原微生物，④放射線に代表される物理的障害が重要である（図2-5）．

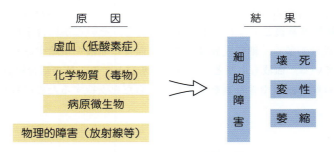

図2-5 細胞障害の主な原因と結果

虚血 ischemia は，もっとも一般的な細胞障害の原因である．動脈硬化などの動脈病変や血管内で血液が凝固してできる血栓により，動脈の内腔がせまくなったり閉塞されたりすると，血液が供給されなくなり（虚血），酸素が欠乏するようになる（低酸素症）．たとえばこのような変化が心筋や脳組織に起こり，障害された細胞の多くが壊死におちいれば心筋梗塞や脳梗塞が発症し，心臓や脳の機能は大きく障害されることになる．虚血に対する感受性は細胞の種類によって異なっている．もっとも敏感な細胞は神経細胞で3～5分の虚血で壊死におちいるが，心筋や腎の尿細管上皮の壊死には30～60分の虚血が必要とされている．

有害な化学物質が何らかの原因で体内に入り，細胞障害を起こす場合は中毒とよばれている．激しい場合には細胞の壊死や個体の死をまねく．この場合，物質によっては特定の細胞が特に障害を受けやすい．昇汞（しょうこう）（$HgCl_2$）やある種の抗生物質による腎尿細管の障害，四塩化炭素（CCl_4）

による肝細胞障害，パラコート（除草剤）による肺や腎の障害はその代表的な例である．近年，社会の急激な変化とともに，私たちの生活環境に対する汚染が進み，大きな問題となっている．産業廃棄物，車の排ガス，食品添加物，建築資材，農薬など，有害性が叫ばれている化学物質が私たちのまわりには数多く存在している．これらの物質のなかには急性，慢性中毒の原因となるものだけでなく，発がん作用を有する物質も含まれていることを十分に認識しておく必要がある．また，医療に使われる薬であっても，使用法によっては毒物として作用するものがほとんどで，薬によって逆に障害を受けて"医原病 iatrogenic disease"となる危険をはらんでいることを医療従事者としてつねに認識しておかねばならない．

　障害を受けた細胞ではそれぞれの原因によってDNAの構造変化や複製の支障，ミトコンドリアの機能異常，たんぱく質合成能低下，細胞内代謝経路の変化，細胞膜のポンプ機能や透過性の異常などが生じることが知られている．結果として細胞に生じるさまざまな変化を変性と総称している．特に細胞質の腫脹や脂肪空胞の出現がみられることが多い．細胞の腫脹は，酸素の欠乏によりミトコンドリアでのATP産生が停止するなどの理由で細胞膜の働きが障害され，細胞の内部環境の維持ができなくなって細胞質内に大量の水分がたまった状態で，水腫変性または空胞変性とよばれている．肝細胞や心筋細胞では脂肪代謝が障害され，脂肪空胞が出現し，脂肪変性におちいりやすい（図2-6）．これらの変化はまだ可逆的で，障害の原因がなくなれば細胞は正常に回復する．

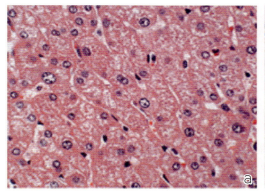 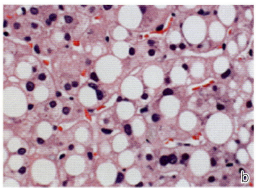

脂肪変性におちいった肝細胞（b）では，正常の肝細胞（a）には見られない大きな空胞が細胞質のなかに見られ，核は細胞の辺縁に押しやられている．この空胞は異常に蓄積した脂質によるもので，なかの脂質は標本を作製するときに溶出してしまうためにこのような空胞に見えるのである．肝細胞の脂肪変性は，アルコールによる肝障害の際によく見られる．

図 2-6　肝細胞の脂肪変性

4 壊死とアポトーシス

4.1 壊　死

　障害が高度となり回復不能となれば，細胞や組織の死が起こる．個体全体の死と区別して壊死とよばれる．細胞が非可逆的に障害されるとリソソームのなかに含まれるさまざまな酵素が活性化され，そのため細胞を構成する成分が分解され，自己融解 autolysis とよばれる現象が進行する．その結果，細胞の形態に変化が起こり，顕微鏡により細胞の生死を判断できるようになる．壊死

におちいった細胞の核は濃縮し（核濃縮），破壊され（核崩壊），ついには消失する．細胞膜や細胞内小器官が壊れるために，正常では細胞質内にだけ存在する物質が細胞外に放出され，血中に見いだされるようになる．たとえば，心筋，肝細胞，筋肉の壊死においては，血中にLDH，AST（GOT），ALT（GPT）などの酵素[*1]が上昇し，病気の診断に役立つ．壊死にはその形態からいくつかの種類がある．

A 凝固壊死
壊死組織に含まれるたんぱく質が凝固し，水分の消失が目立つもので，生卵を正常とした場合のゆで卵に類似を求めることができる．心筋梗塞のときにみられる心筋の壊死が代表的である．

B 融解壊死
壊死組織がドロドロに融解し，液状となるもので，脳組織に特徴的な壊死の型である．そのため，脳梗塞のことを脳軟化ともよぶ．

C 特殊な壊死
1) 乾酪壊死：結核にみられる一種の凝固壊死で，黄白色でチーズのように見える．
2) 壊疽：壊死組織に腐敗菌の感染が加わったもので，組織の融解や破壊が強く，ガス産生のため悪臭（腐敗臭）を発する．
3) ミイラ化：壊死組織の水分が蒸発し乾燥したもの．手足の先端などに起こり，乾性壊疽ともよばれる．

4.2 アポトーシス

壊死が受動的な細胞死であるとするなら，細胞には自らその命を絶つしくみ，すなわち能動的な細胞死のしくみが存在する．この"自殺機構"はあらかじめ細胞の遺伝子にしくまれた自己破壊プログラムであり，この機構が働いて起こる細胞死を**アポトーシス** apoptosis[*2]とよぶ．アポトーシスは組織の発生・分化の過程や生体の恒常性の保持において不要となった細胞を除去するために必要不可欠なものである[*3]．壊死と異なりアポトーシスでは細胞小器官の変化は乏しく，まず核に変化が生じて，クロマチンが核膜辺縁に凝集し，細胞は縮小する．やがて核と細胞は断片化して，周囲の細胞やマクロファージなどによってすみやかに処理（貪食）される．多量の細胞内酵素が細胞外に放出されることもなく，周囲に炎症反応を引き起こすこともない．

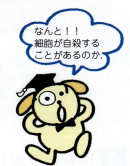

なんと！！細胞が自殺することがあるのか．

[*1] LDH：lactic dehydrogenase 乳酸脱水素酵素，AST：aspartate aminotransferase アスパラギン酸アミノトランスフェラーゼ，ALT：alanine aminotransferase アラニンアミノトランスフェラーゼ．
[*2] この言葉はギリシャ語に由来しており，木の葉や花びらが散っていく様子を意味している．
[*3] たとえば，オタマジャクシの尾の消失は細胞のアポトーシスの結果生じる．私たちの手足の指も，最初は指の間が埋まった状態で形成され，それから指の間の細胞がアポトーシスにおちいり脱落することで形成される．免疫系では，自己成分に反応する危険な免疫細胞はこのシステムを用いて除去されている．また，アポトーシスは抗がん剤や放射線によっても誘導可能で，この性質を利用して悪性腫瘍の治療が行われている．

5 萎縮

細胞，組織または器官（臓器）の容積が減少することを**萎縮** atrophy という．萎縮はいったん正常の大きさに達したものが容積を減少することであり，はじめから十分に形成されていないために容積が小さい場合は**低形成** hypoplasia（または発育不全）とよばれ，萎縮とは区別されている．萎縮の成り立ちには器官・組織を構成する細胞の数の減少と細胞の大きさの減少の両者が関与している（図2-7）．萎縮した細胞では代謝活性が低下し，機能も低下している．萎縮には次のような種類がある．

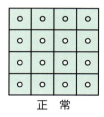
正常
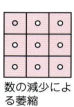
数の減少による萎縮
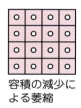
容積の減少による萎縮

臓器や組織の大きさが小さくなることを萎縮という．細胞数の減少による場合と細胞数は変わらず細胞の容積が減少する場合があるが，両方が起こっているのが普通である．

図2-7 萎縮

A 生理的萎縮

小児期に大きい胸腺が成人になると縮小することや，閉経後に子宮や卵巣の大きさが減少することに代表される萎縮である．高齢者にみられる脳や肝，腎などの萎縮は**老人性萎縮**とよばれ，生理的萎縮に含められることが多いが，その発生には動脈硬化による血液供給の減少なども関係している．

B 無為萎縮

器官や組織の機能を十分に果たせない期間が長く続くときにみられる．たとえばギプスにより運動が長い間強く制限されたり，脳卒中のために動かせなくなったときの四肢の筋肉が細くなることなどがあげられる．このことより，器官の大きさや機能を正常に維持するためには，仕事や加重などの適当な刺激と十分な血液供給が必要であることがわかる．このような患者にとっては，リハビリテーションによる適切な運動刺激がきわめて重要である．

C 圧迫萎縮

組織や器官が持続的にある期間圧迫されることによって発生する．たとえば結石などにより尿路の閉塞が起こり，尿がうっ滞すると尿管や腎盂が拡張し，そのため腎組織が圧迫され萎縮する．このような状態を**水腎症**という．腎の機能が強く障害され，また尿のうっ滞のため細菌感染を受けやすく，腎盂腎炎になりやすい．

褥瘡 decubitus もまた圧迫によって発生する病変である．長く病床についている患者に生ずる皮膚の潰瘍で，圧迫が加わりやすい肩甲部，肘頭部，仙骨部などにできやすい．激しい場合には骨が露出する．尿失禁や発汗による皮膚の汚染，血液循環障害，自律神経障害などもその発生に

22 総 論

関与するが，このような患者では全身の生活力が低下していることも重要な因子である．非常に治りにくく，いったんできるとどんどん進行するので，体位変換などによる予防が大切である．

[参考文献]
1．藤田恒夫，牛木辰男（2004）カラー版細胞紳士録，岩波書店．
2．本庶佑（2013）ゲノムが語る生命像，講談社．
3．ジョナサン・スラック著，八代嘉美訳（2016）幹細胞－ES細胞・iPS細胞・再生医療，岩波書店．
4．黒木登志夫（2015）iPS 細胞：不可能を可能にした細胞，中央公論新社．
5．田沼靖一（2010）ヒトはどうして死ぬのか：死の遺伝子の謎，幻冬舎．

［学習課題］

(1) 円柱上皮，重層扁平上皮，移行上皮が存在する器官をあげ，なぜこのような上皮が必要なのかを理解できる．
(2) 細胞を障害する原因について，代表的なものをあげることができる．
(3) 細胞の変性とはどのような概念かを説明できる．
(4) 壊死とアポトーシスの違いについて説明できる．
(5) 萎縮とは何を意味し，どのような種類があるかを説明できる．

キーワード

分化　核　デオキシリボ核酸（DNA）　リボ核酸（RNA）　細胞質　ミトコンドリア
リソーム　リボソーム　体性幹細胞　造血幹細胞　胚性幹細胞（ES 細胞）
上皮組織　がん腫　肉腫　結合組織　細胞外基質　膠原線維（コラーゲン）
神経細胞　変性　壊死　虚血　自己融解　アポトーシス　萎縮　低形成

コラム②

再生医療における幹細胞と iPS 細胞

　近年，幹細胞のもついろいろな組織への分化能力を利用して再生医療をめざしたさまざまな研究が行われ，その臨床応用が広がっている．ES 細胞はあらゆる組織の細胞に分化できることから，この細胞を培養して目的の組織構成細胞に分化させて利用することが考えられる．しかし，ES 細胞は妊娠初期胚のなかから得られる細胞であり，ヒト由来 ES 細胞を用いることに対しては生命倫理上の問題点が大きい．そこで ES 細胞以外の幹細胞に注目が集まっており，実際に医療現場で利用されるようになっている．

　体性幹細胞（成体幹細胞）は特定の組織を構成する細胞に分化する能力をもつとともに，分裂した際に，自分と同じ能力をもった細胞を再生（自己複製）することにより，それぞれの組織を維持している細胞である．造血幹細胞はもっとも研究の進んでいる体性幹細胞で，骨髄のみならず，末梢血や臍帯血にも存在しており，この細胞を用いた治療はすでに一般的な医療となっている．実際，わが国では年間 5 千件を超す造血幹細胞移植を用いた医療が行われ，白血病，再生不良性貧血などの病気に罹患した患者を救っている．その他，骨・軟骨，筋肉や脂肪細胞などに分化することが可能な支持組織の体性幹細胞（間葉性幹細胞）や，皮膚，消化管上皮，生殖器，肝臓，角膜内皮，神経組織などの体性幹細胞も明らかとなっており，これらの臨床応用をめざした研究が進んでいる．

　そうしたなかで 2006 年には京都大学の山中伸弥教授らが，マウスの線維芽細胞に 4 種類の遺伝子を導入し発現させることで ES 細胞のような多能性をもつ幹細胞を樹立できることを発表した．このようにしてつくられた幹細胞は人工多能性幹細胞 induced pluripotent stem cells（iPS 細胞）と名付けられた．翌年，同様の方法でヒト iPS 細胞の作製に成功し，この画期的な成果・業績により山中教授に 2012 年ノーベル生理学・医学賞が授与された．

　iPS 細胞は初期胚を用いないので倫理的問題を回避でき，また，自身の細胞を用いることにより拒絶反応といった厄介な問題もクリアできる．当初指摘されていた発がんの危険性もさまざまな手技の改善により，より安全な iPS 細胞を効率よく作製する技術が開発されている．2017 年には加齢黄斑変性とよばれる網膜の難病の治療に iPS 細胞から作製された網膜細胞の移植が実際に試みられた．血小板のような核のない細胞ではがん化の恐れもないことから，iPS 細胞を用いた血小板の大量作製も試みられ，2018 年には実用化への目途が立った．そのほか，重い心臓病，パーキンソン病，脊髄損傷などの治療への応用についても臨床試験が始まった．また，さまざまな疾患の患者から iPS 細胞を樹立し，これらを疾患の原因探求や新薬の開発に利用することも行われている．

　幹細胞や iPS 細胞を用いた再生医療は大きな可能性を秘めており，その臨床応用は今後さらに広がっていくであろう．これらの細胞を用いた医療を安全に行うための法律として，2014 年に「再生医療等の安全性の確保等に関する法律」（再生医療等安全性確保法）が施行された．

3

再生と修復

[学習目標]

1. 組織は生理的に脱落し（細胞死），それを補う
   しくみ（再生）があることを理解する．
2. 生体には受けた傷害に対して，もとの状態に
   もどそうとする働き（修復）があることを理
   解する．

この章では，生体が受けた損傷や障害に対して組織がどのように反応し，正常にもどろうとするのかを述べる．これは，再生医学の基礎を理解するためにも重要である．

1 再生と再生医療

組織が何らかの原因により消失したときに，その消失した組織を復元することを<u>再生</u> regeneration という．

表皮，毛髪，爪，子宮内膜，血球などでは再生は生理的に起こっており，これを<u>生理的再生</u>という．この場合，まったく同じものが完全に再現され，<u>完全再生</u>とよばれる．一方，再生が不完全であり，もとの状態とは異なる場合は<u>不完全再生</u>とよばれる（図3-1）．病的な状態での再生は大部分が不完全再生であり，組織が再生しない部分は結合組織に置換されることが多い．

一般に再生能力は下等動物ほど強く，高等動物では弱い．たとえば，トカゲはしっぽを切り落としても，もとのように再生する．ヒトでは指や足を切り落としたら，もとにはもどらない．再生能力の強弱は組織によっても異なる（表3-1）．特別な働きをするように特別な構造を備えた，<u>分化</u> differentiation した細胞は再生能力が弱い．組織が再生する際には，各組織の幹細胞などが分裂，増殖する．組織の再生過程は組織の発生過程と共通する点もある．

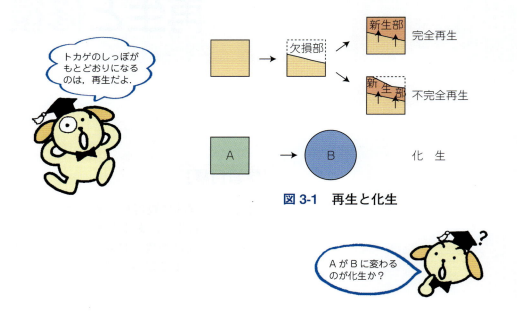

図 3-1 再生と化生

表 3-1 組織の再生能力

再生能力の強い組織	扁平上皮，血液細胞，結合組織，末梢神経線維，神経膠組織
再生能力の弱い組織	腺上皮，骨格筋，平滑筋
再生しない組織	眼のレンズ，中枢神経細胞，心筋

3 再生と修復　**27**

　心筋梗塞の場合（梗塞については第4章「循環障害」参照），壊死におちいった心筋細胞は再生せず，代わりに結合組織が増加して壊死におちいった部分と置き換わる（器質化．後述）．この部分には心筋の収縮能力はないので，心機能は低下する．脳梗塞の場合にも，壊死におちいった神経細胞は再生せず，代わりに再生能力の高い神経膠組織などに置き換わる．神経機能は再生せず，感覚障害や手足の麻痺をきたす．

　組織が再生する力の治療への応用はすでに行われており，骨髄移植や臍帯血幹細胞移植などでは，骨髄や臍帯血に存在する造血幹細胞により血液細胞を再生する．動物実験では，通常は再生しない組織である心筋でさえも，特殊な幹細胞を心臓に移植することで再生させることが可能であり，ヒトにおいても網膜の再生をめざした研究がすでに臨床応用されている（コラム②参照）．

2 化　生

　すでにある方向に分化，成熟した組織が他の性状をもつ組織に置換されることを**化生**metaplasia という．障害に対する細胞の適応の一つであり，可逆的な変化である．組織内に存在する幹細胞から，より環境の変化に対し適応しやすい他の細胞へ分化することで生じる．

　気管支粘膜の円柱上皮が，喫煙による刺激のために扁平上皮になる**扁平上皮化生**や，ヘリコバクター・ピロリ感染による慢性胃炎の際に，胃の上皮が腸の上皮に置き換わる**腸上皮化生**などがある．結合組織では，線維芽細胞が骨細胞に変化し，骨化を起こすことがある．

　化生の原因となった障害が持続すると，化生を起こした組織からがんが発生することがあり，気管支粘膜の扁平上皮化生からは扁平上皮がんが発生する．子宮頸部のヒトパピローマウイルスhuman papilloma virus：HPV 感染においては，頸管腺をおおう円柱上皮から扁平上皮への化生が起こり，扁平上皮がんの発生母地となる．

3 創傷治癒と肉芽組織

　外傷による組織の欠損を創傷という．生体は創傷を生じると，多様な反応を引き起こし，創傷を治そうとする．この過程を**創傷治癒**という．創傷治癒に際して起こる生体の反応は，炎症反応（第5章「炎症」参照）と肉芽組織の増殖である．

　けがの場合，傷口はすぐにふさがるわけではなく，傷口から肉が盛り上がり，傷がふさがれ，やがて治癒する．傷口から盛り上がる薄赤いやわらかな組織が**肉芽組織** granulation tissue である．肉芽組織は毛細血管が豊富で，白血球や組織球の浸潤と線維芽細胞の増殖がみられる（図3-2）．しばらくすると，線維芽細胞が産生する膠原線維が増加し，肉芽組織は膠原線維に置き換わる．膠原線維が豊富な白く硬い組織を**瘢痕** scar といい，肉芽組織が瘢痕組織に変化する過程を**器質化**organization とよぶ．

　創傷治癒は3つの時期に分かれる．創傷部位の凝血や壊死組織に対して白血球や組織球などの炎症細胞が反応する**滲出期**，肉芽組織の形成がみられる**増殖期**，器質化による**瘢痕形成期**である．器質化は創傷治癒だけではなく，梗塞や炎症後の組織修復の際にも観察される．これら滲出期，増殖期および瘢痕形成期では，炎症細胞や線維芽細胞などから多様な活性物質（サイトカイン，ケモカイン，増殖因子など）が分泌され，相互に影響・反応しながら創傷治癒の過程が進行して

いく.

　器質化で形成される瘢痕組織の量は，創傷により消失した組織の再生能力に反比例し，創傷の治癒のしかたに影響する．鋭利なメスで切開された手術創を縫合した場合，創傷部位にはわずかに肉芽組織が形成されるが，瘢痕形成をほとんど残さない．これを**一次的治癒**という．これに対して，挫滅創などのように傷口が大きく，肉芽組織の増殖が多い場合には，大きな瘢痕を形成して治癒し，これを**二次的治癒**といい，治癒が遅れて傷あとが残るため一次的治癒と区別している（図3-3）．二次的治癒の際には瘢痕形成のため，臓器の変形や運動障害を残すことがある．

　骨折 fracture の際には，骨折により生じた骨折端に血腫がつくられる．次に，周囲の骨膜から線維芽細胞が増殖して肉芽組織に類似した**仮骨**がつくられ，骨折部の血腫を置き換える（図3-4）．仮骨には石灰化が起こり，丈夫な骨組織になる（第23章 2.1「A　骨折」参照）．

　高齢，栄養不足，感染，傷口の安静が保てない状態，副腎皮質ホルモンの投与，糖尿病の合併，

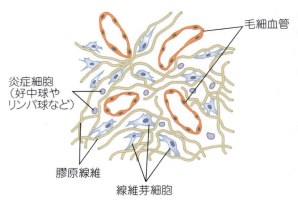
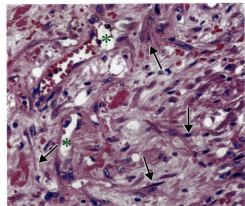

新生された毛細血管（＊）と線維芽細胞（矢印の紡錘形細胞）の増殖．

図 3-2　肉芽組織

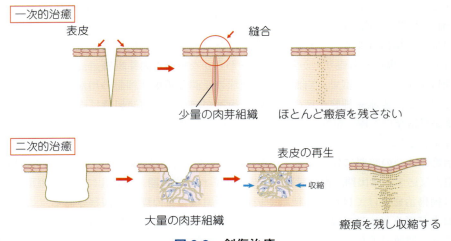

図 3-3　創傷治癒

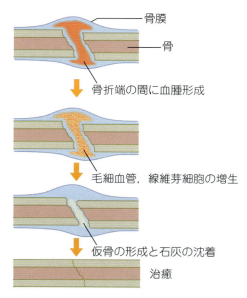

図 3-4　骨折の治癒

大きな血腫や壊死組織があるときなどは，創傷治癒が遅れる．

　臨床的に「良い肉芽」，「悪い肉芽」とよぶことがある．良い肉芽とは，すなわち傷の治りが良い状態であり，逆に悪い肉芽とは，ぶよぶよして白っぽく，血液供給が不十分で，線維組織の増殖も悪い状態，すなわち傷の治りが悪い状態である．悪い肉芽は，全身的病気があるような抵抗力の弱い人や，傷口に細菌感染がある場合などにみられる．

4 異物の処理

　生体にとって**異物** foreign body は外来性あるいは自身に由来する有害なものであり，生体には異物を排除する反応が備わっている．感染を引き起こす細菌やウイルスは外来性の異物であり，これらに対する炎症反応や免疫反応が生体防御に働く（第5章「炎症」，第6章「免疫とアレルギー」参照）．壊死組織や血管内で血液が凝固した血栓も異物として認識される．心筋梗塞では心筋の壊死がみられ，壊死組織は異物として認識される．肉芽組織により壊死組織が置換されて壊死組織は吸収され，やがて肉芽組織は瘢痕組織に変化する（**器質化**）．

　生体にとっては，異物が体外に排除されるのが最善の対処法であるが，異物が排除されない場合には，炎症細胞の一つである**マクロファージ** macrophage に取り込まれる．この過程を**貪食**という．マクロファージはさまざまな受容体をもっており，受容体により異物を認識することで貪食能を高めている．マクロファージには消化酵素が豊富で，貪食された異物の大部分は消化される．出血によって血管外に出た赤血球も異物として認識され，マクロファージに貪食される．大部分の赤血球の成分は消化されるが，ヘモグロビン内の鉄は消化されず，褐色の顆粒状色素としてマクロファージの細胞質内に残る．これを**ヘモジデリン** hemosiderin といい，ヘモジデリンが組織に沈着した状態をヘモジデローシス hemosiderosis とよぶ．過剰な輸血では，骨髄，肝，膵など

にヘモジデローシスをみることがある．（図3-5）．

消化や吸収が難しい異物の場合には，マクロファージやマクロファージが合体した多核の巨細胞（**異物巨細胞**）が異物を取り囲み，さらにその周りに線維芽細胞が増殖して腫瘤状の肉芽組織が形成される．このように異物に反応してできた腫瘤状の肉芽組織を**異物肉芽腫** foreign body granuloma* という（図3-6）．

器質化が十分に行えない異物に対しては，異物を肉芽組織から変化した線維組織が袋状に取り囲む．これを被包化 encapsulation といい，不完全な異物の処理である．

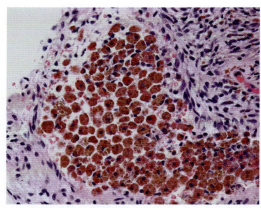

ヘモジデリンを貪食したマクロファージ．褐色のヘモジデリンが多数みられる．

図 3-5　マクロファージによるヘモジデリンの貪食

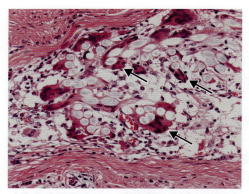

手術に用いられた人工繊維布に対する異物反応で，多核の異物巨細胞（矢印）が人工繊維布を取り囲み，あるいは貪食している．

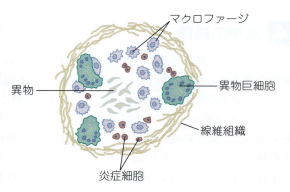

消化の困難な異物を貪食したマクロファージは多核巨細胞になる．

図 3-6　異物肉芽腫

---

* 処理しにくい異物に対し生体が反応して生じた肉芽組織様の組織からなる腫瘍という意味の用語である．実際は腫瘍ではないが，腫瘍の本態が明確でなかったころに名づけられたので，「腫 -oma」という語尾がつけられている．類似のものに粥腫や黄色腫がある．

5 肥大と過形成

臓器が大きくなる場合は，個々の細胞の大きさが増加することでも起きるし，細胞の大きさは変わらずに細胞の数が増加することでも起こる．前者の場合を**肥大** hypertrophy といい，後者の場合を**過形成** hyperplasia という（図 3-7）．肥大と過形成には，生理的なものと病的なものがある．

臓器にかかった負荷に対応するために起こる臓器の肥大を**作業性肥大**という．運動選手の筋肉や心臓の肥大は生理的な作業性肥大である．一方，大動脈弁の狭窄で起こる圧負荷の増加による左心室肥大は，病的肥大としての作業性肥大である．左右一対ある臓器では，一側が欠損すると反対側が肥大して，機能を代償する．これを**代償性肥大**という．骨格筋の遺伝性疾患である筋ジストロフィー症では，筋組織は萎縮しているが，脂肪組織や線維組織が増加し，見かけ上は筋肉が肥大しているように見えるが真の肥大ではないため仮性肥大といっている．実際は萎縮であり，筋力は低下している．脳梗塞などで，筋肉の麻痺が起こった際，あるいは事故や加齢などで筋肉の機能が低下したような場合に，残った筋肉を強化して生活のための機能回復をはかることがリハビリテーションの基本であるが，これは残存する筋肉の作業性肥大や代償性肥大を期待している．

妊娠により起こる乳房の腫大は乳腺細胞の増殖の結果であり，生理的過形成の一つである．これは妊娠中のホルモン（エストロゲン，プロゲステロン，プロラクチン）分泌の増加による．エストロゲンの過剰な分泌による病的過形成の例として，子宮内膜増殖症があげられる．

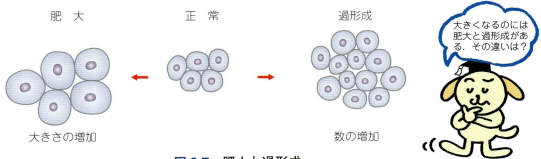

図 3-7 肥大と過形成

[学習課題]

(1) 再生とは何かを説明し，再生力が強い組織，弱い組織，再生しない組織をあげることができる．
(2) 化生とは何かを例をあげて説明できる．
(3) 肉芽組織を図示し，説明できる．
(4) 一次的治癒と二次的治癒の違いを説明できる．
(5) 異物の処理について説明できる．
(6) 肥大と過形成の違いを説明できる．

キーワード

生理的再生　完全再生　不完全再生　分化　化生　創傷治癒　肉芽組織　瘢痕
器質化　一次的治癒　二次的治癒　仮骨　マクロファージ　貪食　ヘモジデリン
異物肉芽腫　異物巨細胞　肥大　過形成　作業性肥大　代償性肥大

4

循環障害

[学習目標]

1. 血液とリンパ液の循環を理解する.
2. 循環障害の原因と引き起こされる病態を学ぶ.
3. 血行動態の障害による病態（出血，血栓，塞栓，梗塞）と体液バランスの障害による病態（浮腫，ショック）を理解する.
4. 高血圧の原因と合併症について理解する.

1 生体と循環のしくみ

　生体が正常の機能を維持するためには，血液・リンパの循環が正常に保たれていることが必要である．正常な血液の循環により，身体各部の組織や細胞へ，生命の維持に必要な酸素や栄養素が供給され，炭酸ガスやその他の老廃物が局所から搬出されている．血液循環は，左心室から出て全身をまわり右心房にもどる**体（大）循環**と，右心室から肺をとおって左心房にもどる**肺（小）循環**とに大別される（図4-1）．これにより全身の臓器に血液を供給している．

　一方，細胞レベルでの物質交換は，細動脈，毛細血管，細静脈，リンパ管などの微小な脈管系で行われており，**微小循環**とよばれる．微小循環系は，血液と細胞の間で酸素・二酸化炭素や栄養分・代謝産物の交換を行う直接の場であり，生命維持にきわめて重要である．また，本章で述べる循環障害のみならず炎症や代謝障害，腫瘍など，さまざまな疾患の発生や病態にかかわっている．

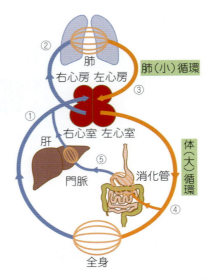

全身を循環した静脈血は大静脈をとおって右心房へとかえり（①），右心室，肺動脈を経て肺へ行く（②）．肺でガス交換を終えて動脈血となり，肺静脈をとおって左心房へかえり（③），左心室から全身へ送り出される（④）．消化管からの血液は門脈（⑤）に入り肝を経て大静脈に合流する．

図 4-1　血液循環

2 充血とうっ血

　臓器や局所の組織を流れる血液の量が多い状態を充血 hyperemia あるいはうっ血 congestion という（図4-2）．**充血**は動脈が拡張し，細動脈や毛細血管内の血液が増加したものをいう．組織の機能亢進（運動時の筋肉）あるいは興奮や恥ずかしいといった感情的なもの（顔面の紅潮）が原因となるが，このような充血はほとんどの場合一時的で，病的な意義はない．充血が起こる病変のなかでは第5章で詳しく述べられる急性炎症がもっとも重要である．

うっ血は静脈血の還流が障害されて，血液が静脈と毛細血管内にうっ滞したものをいう．局所的なうっ血は血栓による静脈内腔の閉塞，腫瘍やヘルニアなどによる静脈の圧迫などが原因となる．

全身のうっ血はうっ血性心不全のときにみられる．これは心臓，特に右心室の働きが弱いために肺の方に血液を十分に拍出できなくなり，そのために全身の諸臓器に静脈血がうっ滞して，肝や脾，腎などがうっ血のため腫大する．腹水や皮下の水腫なども起こる．

肺のうっ血は心筋梗塞，弁膜症や心奇形などによる左心不全によって起こる．左心室のポンプ機能が低下し，十分な血液を拍出できないので，肺の血管に血液がうっ滞する（肺うっ血）．肺毛細血管が拡張し，血管外へ血液内の水分が漏出したり（肺水腫），出血が起こったりする（図4-3）．慢性の肺うっ血では，出血した赤血球は肺胞内のマクロファージに貪食され，ヘモグロビンが処理されてヘモジデリン（血鉄素）となり，マクロファージの胞体内に蓄積される．このようになった細胞を心臓病細胞あるいは心不全細胞という（図4-4）．

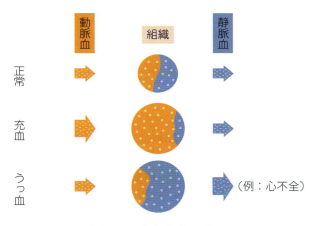

図 4-2 充血とうっ血

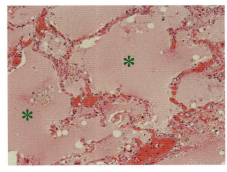

肺胞中隔の毛細血管のうっ血と肺胞内への漏出液（＊）の貯留．酸素の交換を行う肺胞に水がたまるために呼吸ができなくなる．

図 4-3 肺のうっ血と肺水腫

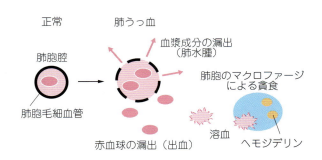

図 4-4 慢性肺うっ血における心臓病細胞（心不全細胞）

3 旁側循環

　血管にはどこかに別の血管と連絡路をもったものともたないものがある．この血管と血管の間の連絡を吻合とよんでいる．吻合をもった血管では，本来の通路に高度の狭窄や閉塞が起こると血液はその吻合した血管をとおって流れる．この血行路を旁側循環 collateral circulation または側副路という（図4-5）．動脈には吻合枝は少なく，静脈には多い．旁側循環は，平常時には血液が少なく，ここに大量の血液が流れ込むと，臨床的に問題となる．その代表が，肝硬変の際の門脈圧亢進症 portal hypertension である．

　肝硬変では肝臓の正常構造が壊され，肝臓が硬くなり，肝臓内をとおる門脈の枝が圧迫されるので，肝臓内を門脈血がとおりにくくなっている．そのため門脈内に血液がうっ滞し，静脈圧が

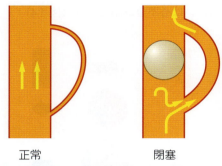

本来の道筋に閉塞があると血液は吻合血管を流れるようになる．
バイパスとなった血管（旁側血管）は拡張する．

図 4-5　旁側循環

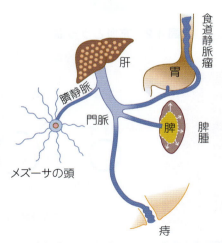

肝硬変があると肝臓内にある門脈の枝が圧迫され，門脈血がとおりにくくなり，そのため門脈圧が亢進する．旁側循環が形成されるため，メズーサの頭，脾腫，食道静脈瘤，痔などができる．

図 4-6　門脈圧亢進症における旁側循環

高くなる．これを門脈圧亢進症という．そうなると，門脈血は肝臓を迂回して別のとおりやすい路へと流れるようになる（図4-6）．幹線道路が渋滞したときにバイパスへと車が流れていくのと同じ現象が起こる．

　胃の周囲の静脈は食道下部の静脈と吻合があるので，門脈圧亢進症があると，この食道へ向かう旁側路をとおって多量の血液が流れるようになる．このため食道の静脈は拡張，蛇行し，静脈瘤を形成する．この**食道静脈瘤**が破裂すると大出血を起こし，しばしば肝硬変患者の死因となる（図4-7）．

　胎生期にあった臍静脈の跡をとおって臍周囲の腹壁皮下にある静脈に流れる旁側路がある．このために臍周囲の静脈が放射状に拡張する．これを**メズーサの頭**[*1]とよんでいる．

　腸間膜静脈と直腸（痔）静脈との吻合をとおり肛門周囲に向かう旁側路が発達すると，その部に静脈瘤が発生し，痔の原因となる．

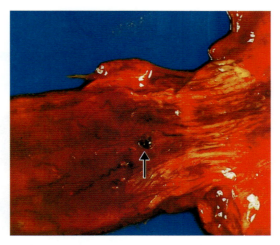

肝硬変に合併したもので，拡張し蛇行した静脈（暗紫色に見える）がある．この静脈が破裂（矢印）すると，大出血の原因となる．

図 4-7　食道静脈瘤

4　出　血

4.1　出血の種類

　出血 hemorrhage とは血液の全成分が心血管系の外に出ることである．血球のなかで遊走能[*2]のない赤血球が血管の外に出ていることが出血の判定の指標にされている．一般に血管や心臓の壁が破れることによるが（**破綻性出血**），はっきりとした血管壁の破綻がなくても，炎症やうっ血があると毛細血管の壁から赤血球がもれ出すようになり，これを**漏出性出血**とよんでいる（図4-8）．

[*1] この名はギリシャ神話に由来している．メズーサは水の怪物であるが，以前は頭髪の美しい娘であった．ところが美の神ミネルヴァと美を争って敗れたために，美しい巻き毛が蛇と化して顔も醜くなった．腹壁の静脈怒張がこのメズーサの頭髪を想像させることから，この名がつけられた．
[*2] 血球，特に白血球がアメーバのように動いて，血管外へ出ていくことを遊走という．

血管の種類により動脈性，静脈性，毛細血管性出血に，からだの内か外により内出血と外出血に，外傷の有無や病変の種類により**点状出血**（毛細血管性），**紫斑**（皮下の小出血），**血腫**（出血による凝血が組織内に腫瘤をつくる）などに分類される．

また，出血の場所により，**喀血**（肺や気管からの出血），**吐血**（上部消化管からの出血があり，血液を含んだ内容物を嘔吐する），**下血**（血液を含んだ糞便を排泄する），**血尿**（尿路系の出血により尿に血液が混入）などともよばれる．

4.2 出血による結果と影響

大量の出血（全血の約3分の1）が急激に起こればショックにおちいり死亡する．それほど出血量が多くなくても，出血の部位によっては重大な結果をもたらす．脳出血（図4-9），くも膜下出血などでは頭蓋内圧亢進により，心嚢内出血では心臓の動きを機械的に圧迫するために（**心タンポナーデ**），結核などによる喀血では気管支の閉塞を起こすために急死の原因となる．少量ずつの出血が長く続くと血中の赤血球やヘモグロビンが減少し，貧血となる．

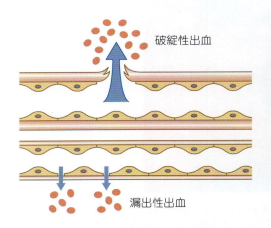

出血は血管壁が破れて起こるが，壁がうすくて細い血管（毛細血管など）では内皮細胞と内皮細胞の間が開いても起こる．

図 4-8 破綻性出血と漏出性出血

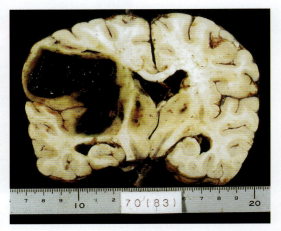

左側大脳半球に広範な出血巣があり，脳組織の破壊がいちじるしい．病変がある側（左）は腫大し，反対側の脳組織を圧排している．

図 4-9 脳出血による血腫形成

4.3 出血性素因

特別の原因なしに，またはきわめて軽い外傷でも容易に出血し，なかなか止血しない素質を出血性素因とよんでいる．血液凝固異常，血小板の異常，血管壁の異常が原因となる．

A 血液凝固の異常

血液の凝固は血液に含まれる多数の**凝固因子**の連鎖反応によって起こる．そのため凝固因子が1つでも欠乏すると止血反応がそこで停止し，出血しやすい，止血しにくいという結果になる．先天的なものと二次的なものがある．

先天的なものとしては血友病 hemophilia が有名で，第Ⅷ因子欠乏（血友病 A）あるいは第Ⅸ因子欠乏（血友病 B）による凝固異常である．伴性劣性遺伝により，母（症状なし）を通じて男子に発症する．関節内出血，皮下出血を幼児期よりくり返す．

二次的なものでは，肝硬変など重篤な肝疾患やビタミン K 欠乏がある．これは凝固因子の多くが肝臓でつくられることと，一部の凝固因子はビタミン K がないと活性を発揮できないためである．

B 血小板の異常

血小板は止血においてもっとも重要な働きをする血球である．血小板の量的な減少あるいは質的な異常は出血性素因の原因となる．機能の異常は血小板無力症でみられ，血小板の働きに異常があるために止血がうまく起こらなくなる．

血小板減少は血小板産生の障害，すなわち汎血球減少症や白血病などでみられる．免疫異常にもとづく血小板減少症もあり，血小板に対する抗体の産生によって特発性血小板減少症が起こる．

C 血管壁の異常

ビタミン C の欠乏では毛細血管壁がもろくなり，出血しやすくなり壊血病が発症する．

5 血液凝固と血栓症

5.1 止血機構

血管壁が損傷を受けて出血が起こることは生体にとって重大な出来事である．そのため私たちのからだには出血を止めようとするさまざまなしくみが備わっている．これが止血機構である．

小さな血管が破れる（破綻する）と，血管は収縮し，その部を流れる血流は緩徐になるととも

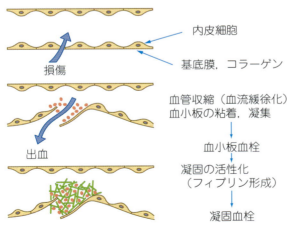

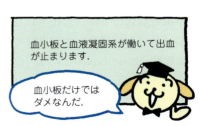

通常では 1〜3 分で血小板血栓により，破綻部が応急的にふさがれる．外因系凝固の活性化により，トロンビンができるとフィブリンが生じ，固い血栓となり，5〜10 分で止血が完了する．

図 4-10　止血の機序

に破れた血管壁に露出した膠原線維（コラーゲン）などに血小板が粘着，凝集し，血小板の塊がすみやかに形成される（一次止血）．しかし，これだけでは血流によって洗い流されたりして不安定なので，引き続いて血液凝固系が活性化されてフィブリンが形成されることにより安定した止血血栓となる（二次止血）（図 4-10）．

凝固反応は通常，外因系と内因系に分けられる（図 4-11）．外因系は，損傷した血管外膜の組織因子が血漿中の第Ⅶ因子と結合することにより開始され，内因系は血中に混入した種々の物質により第Ⅻ因子などが活性化されて開始されるが，両者は途中で合流し，トロンビンが生成される．トロンビンは血小板を活性化するとともに，血漿中にあるフィブリノゲンを不溶性のフィブリンに転換する．このフィブリンが血小板，白血球，赤血球をクモの巣のようにからみつけて血栓を強固で安定的なものにする．この血栓により破れていた血管がふさがれると止血は完了する．

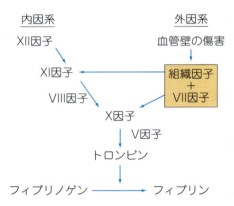

血管が破れて出血した場合，血液が血管外膜（に存在する組織因子）と接することにより，血液中の第 VII 因子が活性化されて，血液凝固が始まる．血液凝固の引き金になる原因が血管の外側にあることから「外因系」凝固反応とよばれる．採血された血液には，血管外膜は含まれていないが，時間がたつと試験管内で凝固する．このようにガラス試験管などの異物面や傷害された内皮細胞の表面で起こる血液凝固を「内因系」凝固反応とよぶ．

図 4-11 血液凝固過程

5.2 血栓症とは

上述の止血という機構は私たちの生存に絶対に必要な生理的なものである．一方，必要以上に血小板や凝固因子が活性化されないように内皮細胞からはさまざまな阻害因子が産生されている（図 4-12）．このバランスが崩れて血管や心臓内で血液の凝固が起こることがあり，この病的現象を血栓症 thrombosis という．血管や心臓のなかで血液が固まってできた塊を血栓 thrombus という．

5.3 血栓形成の 3 要因

血栓形成に関与する因子としては，①血管壁の変化（内皮細胞の損傷），②血流の変化（血液がゆっくり流れる・停止する・乱流が起きる），③血液成分の変化（血液の濃縮，凝固因子の増加や活性化）の 3 つがある．

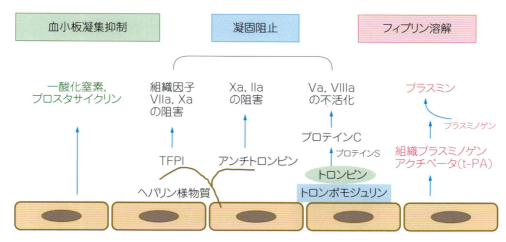

内皮細胞は多くの抗血栓作用を有する物質を産生し，血流を保持している．一酸化窒素（NO）とプロスタサイクリンは血小板の凝集を抑制する．細胞膜上にはヘパリン様物質が存在しており，これに組織因子経路インヒビター（TFPI）やアンチトロンビンが結合し，組織因子，活性化 VII 因子（VIIa），X 因子（Xa），トロンビン（IIa）を阻害する．また，細胞膜上にはトロンボモジュリンが存在する．トロンボモジュリンはトロンビンを捕捉することでトロンビンの凝固活性を消失させる．さらにトロンビン-トロンボモジュリン複合体はプロテイン C を活性化し，活性化されたプロテイン C は活性化 V 因子（Va）と VIII 因子（VIIIa）を不活化する．また，形成された血栓を溶解する（線維素溶解）ため，内皮細胞は組織プラスミノゲンアクチベータ（t-PA）を産生する．t-PA はプラスミノゲンをプラスミンに転換し，プラスミンはフィブリンを分解する．

図 4-12　内皮細胞の抗血栓作用

5.4 血栓の種類

血栓は心血管系のどの部位にでも発生するが，形成される場所により，動脈血栓，静脈血栓，微小血栓（毛細血管・細動静脈）に分けられる．

A 動脈血栓

動脈は血流が非常に速いため，何らかの理由で内皮細胞がはがれると，そこに血小板が粘着・凝集する．引き続いて血液凝固系が活性化され血小板を取り囲んでフィブリンが形成されることにより血小板の凝集塊は安定化する．動脈血栓はこのように主に血小板とフィブリンからなり，肉眼的に白く見えるため白色血栓ともよばれる．動脈硬化など動脈壁に異常がある部位や，心臓の炎症（リウマチ熱，細菌性心内膜炎），心筋梗塞などにかかった心臓内に形成されやすい（図 4-13，4-14）．心筋梗塞や脳梗塞の多くは，動脈硬化巣が破綻し，そこに血栓が形成されて血管腔を閉塞することで発症する（第 14 章 2.2「血管疾患」，第 22 章 2.2「脳血管障害」参照）．

B 静脈血栓

静脈は血流がゆるやかで，よどんだり止まったりするため，凝固系が活性化されやすい．このため静脈血栓は主にフィブリンと赤血球からなり，肉眼的に赤く見えるため赤色血栓とよばれる．下肢や骨盤内の静脈にできやすく，全身のうっ血があったり，長期臥床や飛行機などで長時間同じ

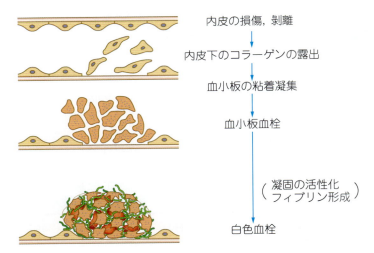

図 4-13　動脈血栓の形成機序

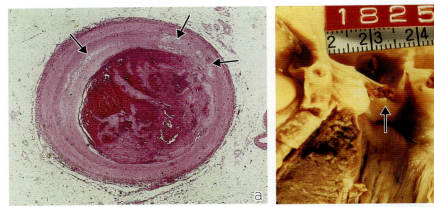

a．冠状動脈血栓症．動脈硬化（矢印）は比較的軽いが内腔が血栓により閉塞され，急性心臓発作による死亡の原因となっている．血栓のなかでピンクの部は血小板を主な構成成分とし，赤い部は赤血球を含んでいる．
b．大動脈弁にできた血栓．形が疣（いぼ）に似ていることから疣贅（ゆうぜい）（矢印）とよばれる．

図 4-14　血　栓

姿勢を取り続ける際に発生しやすくなる．
　また，がん患者では静脈血栓症の頻度が高い．これはがん組織から血液凝固系を活性化する因子が産生されることや，がん治療による内皮細胞障害が誘因とされている（本章コラム③参照）．

C　混合血栓，単純血栓

　血栓が発育し血栓周囲の血流が乱れるようになると，赤血球が血小板とフィブリンの網のなかにとらえられ，白い部と赤い部が交互に見られるようになる．これを混合血栓とよんでいる．
　混合血栓に対し，比較的単一の成分からなる血栓を単純血栓とよび，主に微小循環系に形成さ

れる．この代表的な疾患として，播種性血管内凝固症候群 disseminated intravascular coagulation：DIC がある．DIC は，ショックや重症感染症，悪性腫瘍などにともなって血液凝固が急激に起こり，主にフィブリンからなる小さな血栓（微小血栓）が全身の毛細血管に生じ，重篤な循環障害が引き起こされる．血中の凝固因子や血小板が消費される一方で，線維素溶解（線溶）が亢進するため，出血も起こってくる（第13章「生命の危機」参照）．

5.5 血栓性素因

血栓症の発症には，上に述べたように多くの環境的要因が関与している．血栓が生じやすい素質を血栓性素因とよんでいる．血栓性素因には先天的なものと二次的なものがある．先天的なものには凝固抑制因子（アンチトロンビン，プロテインC，プロテインSなど）の欠損があり，二次的なものでは抗リン脂質抗体症候群＊や悪性腫瘍などがある．

5.6 血栓による結果と影響

①血栓が成長して血管腔を閉塞する．閉塞された血管が吻合をもたない終動脈ならば，その末梢に血液が供給されなくなるので梗塞を引き起こす．静脈ではうっ血，静脈瘤を形成する．
②溶解される．生体のなかには形成された血栓を溶かそうとする働き（線溶現象）があり，これによって過剰な血栓の形成，発育を抑制している．この線溶現象により血栓が溶解されてしまうことがある（図4-12）．
③血栓の一部が遊離し，血流にのって流れ，塞栓症を起こす．
④器質化（血管壁の平滑筋細胞が血栓内に入り込み血栓を置換する）されて血管壁の肥厚を残す．

6 塞栓症

塞栓症は血流によって運ばれてきた非溶解性の異物によって血管が閉塞された状態で，血管内を流れて血管腔を閉塞する異物を塞栓（栓子）embolus という．

塞栓となるものには，血栓，組織片（骨髄組織，脂肪組織，腫瘍組織，羊水），細菌，寄生虫などの固体，また油滴などの液体，空気，窒素ガスなどの気体がある．このなかでもっとも多いのは血栓がはがれて塞栓となる血栓性塞栓症である．

6.1 動脈性塞栓，静脈性塞栓

塞栓症は動脈性と静脈性とに分けられる．塞栓は血管内を流れて，自分自身の大きさより小さい内腔の血管にまで達すると，その部で詰まるので，動脈系を流れる塞栓は動脈血の供給を受ける脳，脾や腎などの血管に詰まる．静脈系にできた塞栓は静脈の流れにのって右心より肺へと流れ，肺内の血管に詰まることになる（図4-15）．

動脈性塞栓の原因は心臓内（左心室や左心房）に形成された血栓の遊離によるものが多く，特に心筋梗塞，弁膜症や心房細動（不整脈の一種）にともなうことが多い．動脈硬化巣に形成され

＊　抗リン脂質抗体症候群：抗リン脂質抗体とよばれる自己抗体が血中に存在し，動脈や静脈に血栓が形成されてくる．習慣流産などの妊娠合併症を起こしやすい．

44　総論

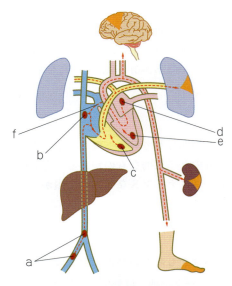

図 4-15 塞栓症の経路

大循環系の静脈（a, たとえば骨盤内静脈や下肢の静脈）の血栓に由来する塞栓は右心をとおって肺に詰まり肺梗塞を起こす．同様に右心房（b）や右心室（c）の血栓の剥離によっても肺梗塞が起こる．
右心房と左心房の間にある卵円孔（f）が生まれつき開いていると静脈性塞栓であっても左心房へ入り，左心室から流れ出て大循環系に塞栓症を起こすことがある（奇異性塞栓症）．
左心房（d）や左心室（e）血栓の場合には大循環系（脳，腎，足など）の塞栓症により，梗塞がいろいろな場所にできる．

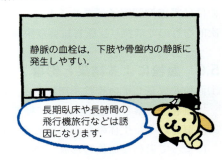

静脈の血栓は，下肢や骨盤内の静脈に発生しやすい．

長期臥床や長時間の飛行機旅行などは誘因になります．

た血栓も塞栓となり得る．これらの血栓性塞栓により，脳梗塞，腎梗塞，脾梗塞などが起こる．
　静脈性塞栓は，骨盤内の静脈や下肢の静脈などに形成された静脈血栓の遊離によるものがほとんどで，肺の血管を閉塞し，**肺塞栓症**の原因となる．大きな塞栓が大きな肺動脈枝に詰まると急死の原因となる．
　肺塞栓症は，人口の高齢化，診断技術の向上，がん患者の増加などにより頻度は増えてきている．危険因子としては血栓形成の 3 要因に関連する因子．①血流の停滞（長期臥床，長期間の座位（旅行・災害時），肥満，うっ血性心不全など），②血管内皮障害（各種手術・外傷，カテーテル検査や留置，炎症など），③血液凝固能の亢進（悪性腫瘍，各種手術・外傷，熱傷，薬物，脱水など）があげられる．

6.2　脂肪塞栓症，空気塞栓症

　脂肪塞栓症 fat embolism は骨折や外傷，火傷などで皮下や骨髄の脂肪組織が破壊されたときに起こる．大量の脂肪が血液循環に入ると，肺や脳の血管に詰まり，呼吸困難や意識障害の原因となる．これには脂肪による血管閉塞とともに，脂肪の毒性もかかわっている．
　空気塞栓症 air embolism は手術のときに静脈に空気が吸い込まれると，気泡が塞栓となって肺動脈枝を閉塞することによって起こる．静脈注射のときに誤って空気が注入されても同様の事件が起こるので，注意が必要である．

7　虚血と梗塞

　虚血 ischemia とは局所に流入する動脈血が減少し，組織に必要な血液が流れなくなった状態をいう．原因は血栓症，塞栓症，動脈硬化，外部からの機械的圧迫などによる動脈の狭窄および閉

塞による．また，血管の機能的な攣縮（スパズム）によっても起こる．

虚血によって組織が受ける障害の程度は，局所における虚血の進行の速さ（徐々にか突然か），動脈狭窄の程度（部分的か完全か），障害される臓器の種類（酸素消費量の多少，低酸素に対する強さ），旁側循環の程度などによって規定される．

徐々に進行しかつ不完全な虚血では，変性，萎縮，線維化，脂肪組織による置換などが起こる．急激かつ完全な虚血では組織は壊死におちいり梗塞となる．

梗塞 infarction は，臓器や組織が動脈血の供給を受けられなくなり，そのために虚血の状態になった領域が限局性に壊死におちいることである．梗塞は血液を供給する動脈の閉塞によって起こる．梗塞は完全な虚血によって起こるので，急激な動脈の閉塞によることはもちろんではあるが，動脈の枝分かれのしかたや吻合の有無にも関係がある．冠状動脈のように分かれた枝の間に吻合がないような動脈（これを**終動脈**という）では虚血により梗塞が起こりやすいが，腸間膜動脈や皮膚の動脈などではあちこちに吻合があるために，梗塞になりにくい（図 4-16）．酸素消費量が多く，虚血に弱い臓器（たとえば心筋や脳）は梗塞になりやすい．閉塞の原因としては血栓症あるいは血栓性塞栓症が多い．

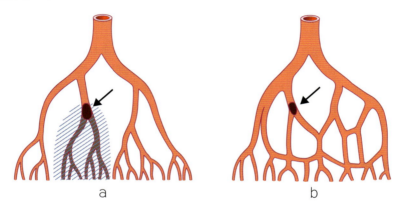

a．吻合がない終動脈では黒い部分（矢印）が血栓または塞栓によって閉塞すると斜線の部が梗塞になる．
b．吻合の多い動脈では黒い部分（矢印）に閉塞が起こっても，十分な旁側循環があるため末梢組織に虚血は起こらない．

図 4-16 梗　塞

7.1 梗塞の種類

梗塞はその外観によって2つに分けられる．

A 貧血性梗塞

梗塞部の色が貧血調（蒼白）となるので，この名がある．終動脈によって栄養されている臓器に起こり，腎臓，脾臓，心臓，脳に好発する（図 4-17）．

B 出血性梗塞

梗塞部が出血をともなって赤いのでこの名がある．一般に静脈が閉塞された場合や，二重の動

46　総　論

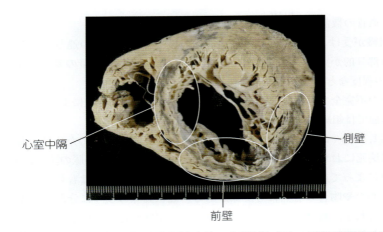

心臓を輪切りにしたもので，左側が右心室，右側が左心室，下側が前壁である．左心室壁の側壁（右側）の前半分，前壁（下側）および心室中隔（左心室と右心室の間の壁）にかけて壊死と線維化があり，出血と充血をともなっている．

図 4-17　心筋梗塞

脈支配を受けている臓器に起こりやすい．好発臓器は肺，小腸および脳である．脳梗塞の一部に出血性梗塞となるものがあるが，その発生機序は次のように説明されている．脳を栄養している動脈が血栓あるいは血栓性塞栓により閉塞されると，その灌流域に貧血性梗塞が起こる．その後，血管内を閉塞していた血栓が溶解されると血流が再開し，壊死におちいった部に血液が流れ込み，当然毛細血管にも壊死が起こっているのでその部から出血し，出血性梗塞となる．

7.2　壊死，線維化

梗塞におちいった部分では組織の壊死が起こる．壊死組織は生体にとっては異物であるので，それに対して好中球やマクロファージの浸潤が起こり，そのたんぱく分解酵素により壊死組織を融解したり貪食したりして処理する．その後，肉芽組織により器質化され，壊死によって生じた欠損部を埋めて修復される（第3章 4「異物の処理」参照）．肉芽組織は時間がたつと線維化し瘢痕組織となる．

8　浮　腫

8.1　浮腫の成因・原因

浮腫 edema とは血管外組織に過剰な液体成分が増加した状態をいう．浮腫の成因を理解するためには毛細血管領域での血管内と組織間の液体成分の出入りについての知識が必要である（図4-18）．

①動脈側毛細血管では，血圧（35mmHg）－血液膠質浸透圧（25mmHg）＝10mmHg の濾過圧で血管から組織へ血管内の液体成分が押し出される．

②静脈側毛細血管では，血液膠質浸透圧（25mmHg）－静脈圧（15mmHg）＝10mmHg の圧で組織から血管内へ液体成分を吸い込む．

③毛細血管に吸い込まれなかった液体成分はリンパ管に入り静脈と合流する.

浮腫の原因としては，①毛細血管における静脈圧の上昇（静脈の閉塞，右心不全），②血液膠質浸透圧の低下（**ネフローゼ症候群**＊，低たんぱく血症），③リンパ管の閉塞，④毛細血管透過性亢進（炎症）などがあげられる.

8.2　浮腫の種類

浮腫は局所性浮腫と全身性浮腫に分けられる．また腹腔，胸腔，心囊腔などに液体が貯留することを**腔水症** hydrops（腹水，胸水，心囊水）とよび，肺胞内に液体が貯留することを**肺水腫**とよぶ．

局所性浮腫には，静脈の閉塞による下肢の浮腫，肝硬変やがんの腹膜播種などによる腹水，炎症性浮腫（炎症による透過性の亢進による滲出液の貯留），フィラリアのリンパ管内感染や乳がん術後（リンパ節の郭清）におけるリンパ管の閉塞によるリンパ性浮腫などがある．

全身性浮腫には右心不全による**心原性浮腫**と**腎性浮腫**とがある．前者による浮腫はくるぶしや下腿前面にあらわれやすく，また腔水症を起こす．後者による浮腫の原因としては急性腎炎やネフローゼ症候群などがあり，特に顔面にあらわれやすい．

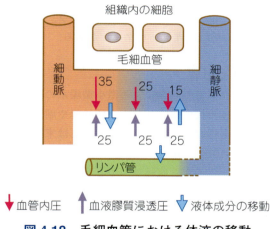

図4-18　毛細血管における体液の移動

9　ショック

からだを流れる血液量が急激かつ高度に減少することにより，生命維持に必要な血液供給ができない重篤な病態をショックとよぶ．心臓のポンプ機能が急に低下したり，血管が広範に拡張すると，全身を循環する血液量（これを有効循環血液量という）が低下する．このため臓器や組織の微小循環系を流れる血液量が急激に減少することがショックの発生の要因とされている．

ショックはその起こる機序によって，次項の4つに分類される．

＊　ネフローゼ症候群 nephrotic syndrome とは腎臓の糸球体が障害されることにより，大量のたんぱく質が尿中にもれ出るため，血清中のたんぱく質が減少（6 g/dL 以下）する病気である．原因には，糸球体腎炎など糸球体自身の障害によるものと，糖尿病などの全身性疾患によって糸球体が障害されるものがある（第20章「腎・尿路系」参照）．

48　総　論

9.1　ショックの種類

A　低容量性ショック hypovolemic shock

　外傷や手術などによる大量の出血や，広範な火傷，激しい嘔吐，下痢などによる体液の大量な喪失により起こる．

B　心原性ショック cardiogenic shock

　心臓のポンプ機能が急激に障害されて心拍出量が低下することにより起こる．もっとも代表的なものとしては，急性心筋梗塞にともなう心筋の収縮力低下や不整脈があげられる．

C　閉塞性ショック obstructive shock

　心臓もしくは大血管から血液を送り出せなくなる状態によって発生するもので，肺塞栓，心タンポナーデ，緊張性気胸などが原因となる．

D　血液分布異常性ショック distributive shock

　血管の急激な拡張により末梢血管抵抗が減少し，血圧が低下することにより起こる．血管拡張の原因によって，I型アレルギーによるアナフィラキシーショックや細菌感染（特にグラム陰性桿菌の産生するエンドトキシン）にともなう敗血症性ショック，激痛，恐怖などの強い精神的刺激や脳・脊髄への重い障害による神経原性ショックなどがある．

9.2　ショックによる結果と影響

　ショックの病態は，有効循環血液量の減少による微小循環系の障害である．有効循環血液量が減少し，血圧が低下すると，生体の代償機構として交感神経や副腎髄質からカテコールアミンの分泌が亢進し，全身の細動脈と毛細血管を収縮させる．これは末梢の小血管腔を狭くすることによって血液が循環する空間を減少させ，有効循環血液量の相対的な増加をはかろうとするもので，その結果として血圧は上昇する．この血管収縮は，脳と心臓だけには起こらず，脳と心臓の血液循環は維持される．すなわち生命維持にもっとも重要な器官である脳と心臓を，他の器官を犠牲にしてでも守ろうとする生体の防御機構とみなすことができる．

　しかし，この代償機構にも限度があり，循環血液量の減少が高度で，長時間にわたって持続すると，高度なショック状態となる．毛細血管の収縮による組織の血流低下が続くと，組織や細胞は低酸素症におちいる．低酸素症により内皮細胞が障害されるようになると，毛細血管から血漿成分が血管外に漏出し，循環血量がさらに減少し，血圧低下と低酸素症が増強されることになる．このような状態は不可逆性ショックとよばれ，非常に重篤である．ショックにおいては，腎臓では血流の減少により尿細管の壊死をきたし，急性腎不全におちいる（ショック腎）．胃や腸では粘膜の出血，びらんや潰瘍が引き起こされる．また肺では肺水腫もみられる（ショック肺）．

10 高血圧

　血圧とは，血液が動脈内を流れる際に血管内壁を押す圧力のことをいう．収縮期血圧が140mmHg以上あるいは拡張期血圧が90mmHg以上の場合を高血圧症 hypertension といい（表4-1），原因

表 4-1 成人における血圧値の分類

分　類	診察室血圧（mmHg）		
	収縮期血圧		拡張期血圧
正常血圧	< 120	かつ	< 80
正常高値血圧	120-129	かつ	< 80
高値血圧	130-139	かつ／または	80-89
Ⅰ度高血圧	140-159	かつ／または	90-99
Ⅱ度高血圧	160-179	かつ／または	100-109
Ⅲ度高血圧	≧ 180	かつ／または	≧ 110
（孤立性）収縮期高血圧	≧ 140	かつ	< 90

（日本高血圧学会高血圧治療ガイドライン作成委員会編（2019）高血圧治療ガイドライン2019，p. 18,
ライフサイエンス出版より転載，一部改変）

の不明な本態性高血圧と，基礎疾患を有する二次性高血圧に分けられる．

10.1　本態性高血圧

　高血圧の90％以上は本態性高血圧である．その多くは中年に発症し，数年から数十年の長い経過をとる（良性高血圧）．高血圧が持続すると，左心室肥大，大動脈や冠状動脈などの粥状硬化症，全身の細小動脈硬化症などにより臓器障害が発生し，脳血管障害，心不全，腎不全などを合併する．また拡張期血圧120 ～ 130mmHg以上の高血圧では腎不全が急速に進行し，眼の乳頭浮腫や網膜出血をともない，適切な治療をしないと比較的に短い経過で死に至る場合がある．これは悪性高血圧とよばれ，一般に若年者にみられる．本態性高血圧の原因は不明であるが，遺伝的な因子や塩分摂取量，肥満，体質，職業，精神的ストレスなどの環境的因子が関与している．

10.2　二次性高血圧

　血圧上昇の原因となる基礎疾患がはっきりしているものを二次性高血圧とよぶ．このなかには，腎性（慢性糸球体腎炎や腎動脈の狭窄など）や内分泌性，薬剤誘発性などがあるが，腎性高血圧の頻度がもっとも高い．腎血管性の高血圧では，動脈硬化症などにより腎動脈が狭窄し，腎臓の血液量が減少するため，傍糸球体装置からレニンが分泌され，レニン－アンジオテンシン系の作用により血圧が上昇する．内分泌性では，カテコールアミンやアルドステロン，コルチゾールを過剰分泌する副腎の腫瘍や過形成（それぞれ褐色細胞腫，原発性アルドステロン症，クッシング症候群）（第18章「内分泌器系」参照）などがあげられる．

10.3　高血圧の合併症

　高血圧が長期間持続すると，心臓や全身の血管にさまざまな変化が起こる．

A　心疾患

　高血圧に対して心臓は収縮力を高めて代償する．このため高血圧が長く続くと心筋は肥大（心

肥大）することにより心拍出量を維持する．さらに血圧が上昇してくるとついには代償できなくなり，心機能は低下して心不全（うっ血性心不全）におちいる．

B 血管病変

大・中動脈では，高血圧により**粥状（動脈）硬化**が促進され，**心筋梗塞**や**大動脈瘤**，**大動脈解離**を合併する原因となる．小・細動脈では，血漿たんぱくの動脈壁への沈着と細胞外基質の産生により動脈壁が均質なピンク色を呈して肥厚し，内腔が狭くなる．肥厚した壁がガラス状の光沢を示すことから**硝子様細動脈硬化症** hyaline arteriolosclerosis（図 4-19a）とよばれる．この変化は加齢によっても発生することから，正常血圧でもみとめられるが，高血圧により促進される．細動脈レベルでの血液の供給が低下するため，組織に虚血をきたす．腎臓では糸球体や尿細管が虚血により萎縮・消失し，そのため腎機能が障害され，**良性**（または**細動脈硬化性**）**腎硬化症** benign or arteriolosclerotic nephrosclerosis とよばれる．

脳血管では，長期間の高血圧により，脳実質内の細小動脈の血管壁に壊死が起こり，その破綻により脳出血を引き起こす（第 22 章「脳・神経系」参照）．かつては日本人の脳血管障害（脳出血・脳梗塞・くも膜下出血）に占める高血圧性脳出血の割合は高かったが，近年は血圧管理や生活習慣の変化により脳出血の割合は減少し，脳梗塞が増えてきている．

悪性高血圧では，特に腎臓の細小動脈に内膜の浮腫と平滑筋細胞の増殖により高度の内腔狭窄が起こり，"タマネギonion-skin"様の組織像を呈する．また，細動脈壁に**フィブリノイド壊死**が高頻度に発生する（**悪性腎硬化症** malignant nephrosclerosis，図 4-19b，c）．

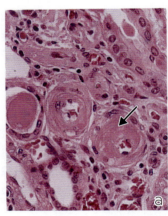 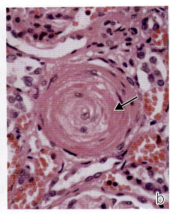 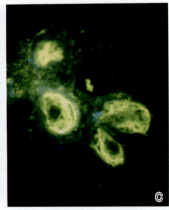

a．細動脈硬化症．細動脈壁が厚くなり，内腔が狭くなっている．肥厚部はピンク色に染まり，均質で，光沢があるように見える（矢印）ことから硝子様と表現される．
b-c．悪性高血圧患者の細動脈病変．
b．内膜が浮腫状に肥厚し，内腔がほとんど見えなくなっている．肥厚した内膜に平滑筋細胞やコラーゲンが同心円状に配列していることから，タマネギ様病変とよばれる．2 時から 4 時（矢印）の部位にあるピンク色に染まった沈着物は，染色性がフィブリンに似ていることから類線維素（フィブリノイド）とよばれる．
c．蛍光抗体法で観察すると，細動脈壁にフィブリン－フィブリノゲンの沈着がある（フィブリノイド壊死）．

図 4-19 高血圧による細動脈病変

4 循環障害　**51**

［参考文献］

1．日本高血圧学会高血圧治療ガイドライン作成委員会編（2019）高血圧治療ガイドライン 2019，日本高血圧学会．
2．朝倉英策編著（2013）臨床に直結する血栓止血学 改訂 2 版，中外医学社．
3．日本血栓止血学会編（2011）わかりやすい血栓と止血の臨床，南江堂．

［学習課題］

（1）充血とうっ血の違いを説明できる．
（2）出血性素因について説明できる．
（3）血栓形成に関与する因子をあげ，動脈血栓と静脈血栓の違いを説明できる．
（4）塞栓症とは何かを説明でき，またその原因となるものをあげることができる．
（5）梗塞の種類をあげて説明できる．
（6）浮腫が起こる機序について説明できる．
（7）ショックの原因とその起こり方を説明できる．
（8）高血圧の種類をあげて説明できる．

キーワード

血液循環　　充血　　うっ血　　肺うっ血　　肺水腫　　旁側循環　　門脈圧亢進症
食道静脈瘤　　破綻性出血　　漏出性出血　　血液凝固　　血栓症　　動脈血栓　　静脈血栓
線溶　　播種性血管内凝固症候群（DIC）　　塞栓　　虚血　　梗塞　　腔水症　　心原性浮腫
腎性浮腫　　不可逆性ショック　　本態性高血圧　　二次性高血圧　　うっ血性心不全
硝子様細動脈硬化症　　良性腎硬化症　　フィブリノイド壊死　　悪性腎硬化症

コラム③

がん関連血栓症（CAT）

　がん患者に血栓症が多いことが知られている．もっとも多いのは静脈血栓の遊離による塞栓症で，その頻度は非がん患者の4〜7倍と高率である．また，静脈血栓塞栓症患者の約5分の1はがん関連とされている．これに加えて動脈血栓塞栓症，播種性血管内凝固症候群（DIC），非細菌性血栓性心内膜炎などもみられる．

　がん自体だけでなく，がん治療に関連した血栓症の頻度も増えてきている．これらはまとめて，がん関連血栓症（cancer associated thrombosis：CAT）とよばれている．がん患者の死因の第1位は，がん自体の進行によるものであるが，第2位は血栓塞栓症である．

　がん関連血栓症には多くの機序が関与している．がん組織（特に腺がん）は，組織因子，凝固を促進するプロコアグラント物質（凝固Ｘ因子活性物質）やムチン様物質など，血液凝固系を活性化させる物質を放出するとともに，血管内皮細胞の機能（抗血栓性）を障害する種々のサイトカインも分泌する．化学療法，放射線療法などのがん治療も，血管内皮細胞の機能を障害する可能性がある．加えて治療により崩壊したがん組織からは上述の血液凝固活性化因子が放出されてくる．このため，がん患者の血液は凝固しやすい状態といえる．

　治療のための血管内カテーテル留置処理は血管内皮を直接傷害する．また，長期間の臥床（術後など），腫瘍や腹水による静脈圧迫は血流のうっ滞を引き起こす．これらはいずれも血栓の形成を助長させることから，がん患者個々の状態（がんの種類や進行度，治療内容など）を考慮した対応が必要となる．

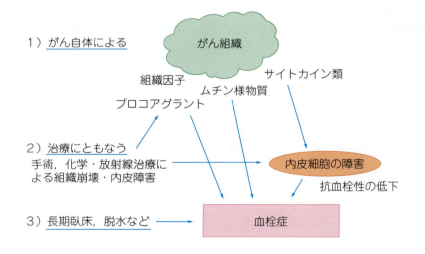

5

炎　症

[学習目標]

1. 炎症は生体にとってなぜ必要なのかを理解する.
2. 炎症の原因ならびに炎症による病気がどのように起きるのかを理解する.
3. 炎症にかかわる血管, 白血球, 化学伝達物質, サイトカインがそれぞれどのような働きをしているのかを理解する.
4. 急性炎症と慢性炎症はどこが違うのか, それぞれの炎症の特徴を理解する.
5. 炎症による組織の障害と修復のしくみを理解する.

1 炎症とは

　私たちが生きていくためには，いろいろな臓器の機能を正常に維持しなければならない．これを恒常性とよんでいる．普通の生活をしていても，私たちは細菌やウイルスにさらされて，にきびができたり，かぜをひいたりする．また，転んで足をすりむいたり，やけどを負うなど外からの刺激によって私たちのからだはしばしば傷む．傷むというのは具体的には，からだの一部が崩れて組織が死ぬ（壊死）ことで，一般に組織障害といわれる．生体が恒常性を保つためには，これらの外からの刺激を排除し，障害された組織をもとにもどすしくみが必要である．炎症 inflammation は，そのしくみの中心であり，私たちはつねにこの炎症によってまもられている．つまり炎症とは，生体に加わるさまざまな刺激に対する生体防御反応である．

　炎症を起こす刺激には，細菌やウイルス感染，化学物質（酸やアルカリなど），物理的刺激（外傷など），放射線や紫外線，熱（やけど）などがある．簡単にいえば，生体の一部である組織や細胞を壊すすべての刺激といえる．生体にそのような刺激が加わった場合，炎症が起こらないとしたら，たとえば生体は細菌を排除できないため，からだ全体が細菌に侵されて死んでしまう．また，炎症が起こらないと壊れた組織の修復ができないために，けがをしてできた傷も治らなくなってしまう．

　炎症の代表的症状は，発赤 rubor，発熱 calor，腫脹 tumor，疼痛 dolor であり，炎症の四徴というが，これに局所の機能障害を含めて五徴ともいう．たとえば皮膚の切り傷が化膿したときにみられるように，傷口は赤くなり，腫れて，触れると熱く，痛みがある．また，炎症が筋肉や関節におよぶと運動障害となってあらわれる．しかし，しばらくすると腫れや痛みも減り，傷は治る．つまり，損傷を受けた組織を修復するために，炎症が起きるともいえるのである．

2 炎症の基本病変

　炎症は血管と血管のまわりにある組織の反応である．何らかの刺激による組織障害（組織の変性や壊死）が起きると，それに対する血管の反応（血管の収縮や拡張，さらには血液中の白血球の血管外への移動）が促される．そして血管から組織に移動した白血球が産生するさまざまな化学物質に対し血管周囲にある細胞や組織の反応（増殖）などが起こる．

　炎症には，刺激が直接作用した部位に限定されて起こる局所反応と，からだ全体におよぶ全身反応とがある．また，刺激に対して短時間で起こる急性炎症と，持続的に起こる慢性炎症がある．多くの急性炎症は治癒または瘢痕となるが，一部は慢性炎症に移行する．慢性肝炎や糸球体腎炎のように急性炎症を経ずに最初から慢性炎症として経過する病気や，慢性炎症の途中に急性炎症が加わることもある．これらの違いは，組織障害の原因または質的違い，炎症が起きた宿主あるいは部位（臓器）の違いなどによる．まずは基本である急性炎症について考えてみよう．

3 急性炎症のしくみ

　急性炎症は，急性の組織障害や細菌などの侵入が起きた場合，それを排除し修復するために，血管反応を介して炎症細胞や炎症にかかわるさまざまな化学物質が炎症の局所に運ばれる迅速な

反応である．急性の血管反応としては，細動脈や毛細血管などの細い血管（微小循環系）の循環障害と，白血球が炎症細胞として血管の外へ遊走する2つが重要である．

3.1 局所の血管反応（循環障害と滲出）

　循環障害とは，血管の拡張や収縮による血流の変化と血管の透過性亢進のことである．この変化はいくつかの化学伝達物質によって進められる．組織が障害されると，その直後にセロトニンserotoninによる一過性の細動脈の収縮が起こり，血流は停滞して組織に血液がいかなくなる．これを虚血という．次いでヒスタミンhistamineなどの血管作動性物質によって，細動脈や毛細血管が拡張して血流の増加（充血）が起きる（図5-1）．拡張した血管では血流がゆっくりとなり，血管内皮細胞では細胞間のつなぎ目が開き，ここから血液成分が血管の外にもれ出る（図5-2）．この現象を血管の透過性亢進といい，血漿成分が血管の外にもれ出ることを滲出 exudation，もれ出た液体を滲出液 exudateという．この滲出液は，ふだん血管の外にはもれることの少ないたんぱく質を多く含んでおり，この滲出によって，血管内の血液は濃縮され血流はゆっくりとなる．これによって次項で説明する血球成分の血管外への遊走が起きやすくなる．滲出液のわかりやすいものとしては，火傷のあとにできる水ぶくれ（水疱）がある．炎症の際の腫れや発赤は，この循環障害によって起きる．

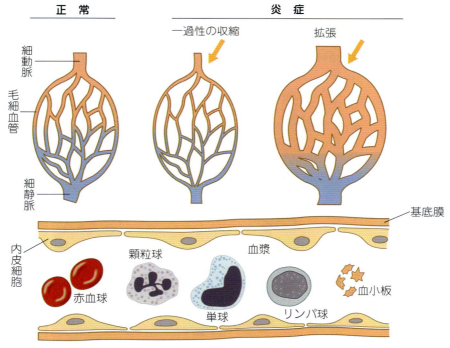

上は微小循環系の模式図．右方に炎症時の反応（一過性の貧血と充血）を示す．
下は毛細血管の模式図で，そのなかにさまざまな血球が図示されている．

図 5-1　炎症による微小循環系の反応

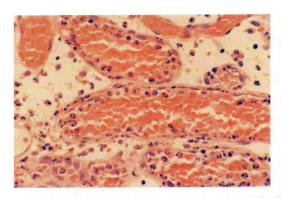

急性炎症のときのもっとも顕著な反応である充血と滲出．毛細血管や細静脈は拡張し，赤血球が充満している（充血）．白血球，特に好中球が血管内面に接着している．いくつかの白血球は血管壁内に侵入しており，また，血管の外へすでに遊走した白血球もいる．血管周囲組織は液体成分の滲出により浮腫状になり，透けて見える（炎症性浮腫）．

図 5-2　充血と滲出

3.2　血球成分の遊走

　血管から血球成分が外に出ていく反応は炎症の重要なステップであり，急性，慢性炎症ともにみられる．炎症反応が進むにつれて，炎症細胞はその場でいろいろな化学物質を放出する（図5-3）．血液中の白血球はかなり大きいためふつうは血管の外にはなかなかもれないが，炎症によって血流がゆっくりになり，化学伝達物質などで血管内皮細胞が刺激されると，白血球は流れる速度を落とし内皮細胞の表面を回転 rolling する．次いで内皮細胞表面で停止 arrest し，内皮細

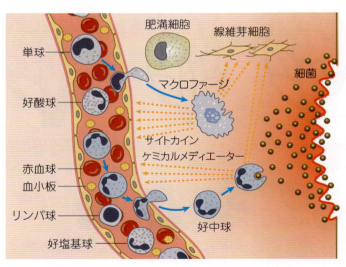

血管内に存在する白血球は，細菌が侵入すると血管外に遊出し，細菌に対してさまざまな作用でこれを殺菌する．単球は血管外でマクロファージとなり，サイトカインやケモカインなどを放出し，組織障害を助長あるいは沈静化し，最終的に修復する．

図 5-3　血管内から血管外へ移動する白血球

に接着 adhesion する．この過程では，内皮細胞表面にセレクチン，一方では白血球表面にインテグリンなどの接着分子が表出され，内皮細胞との強い接着が起きる．内皮細胞に接着した白血球は変形し，内皮細胞の間の隙間をとおって血管外に遊出 transmigration する（図5-4）．これによって，白血球は炎症の場（すなわち障害された組織）に向かって遊走することができる．

　炎症の場では，白血球はさまざまな化学物質を放出するとともに，後に述べる貪食作用によって障害された組織や細菌などの炎症の原因となったものを処理する．好中球などの細胞がある特定の物質（細菌由来のペプチドや免疫反応物など）に向かって運動することを走化性 chemotaxis といい（図5-5），走化性運動を起こさせる物質を走化性因子とよぶ．さらに，白血球が産生する物質には，局所の炎症反応を効率よくするために血管を増殖させる物質や組織の修復にかかわる線維芽細胞の増殖を促進するいくつかの異なった物質があり，これをまとめて成長因子とよぶ．

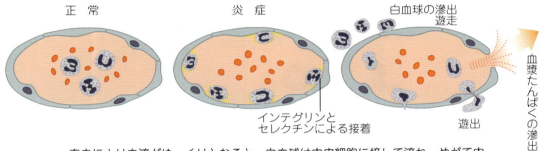

充血により血流がゆっくりとなると，白血球は内皮細胞に接して流れ，やがて内皮細胞に接着する．このときセレクチン（内皮表面）とインテグリン（白血球表面）とが接着にかかわる．内皮細胞間の間隙が開き，血漿成分や白血球が血管外に滲出する．白血球が変形しながら血管外に滲出することを遊出という．

図 5-4　急性炎症を特徴づける滲出

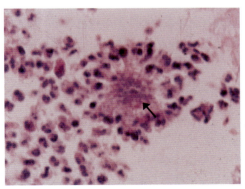

好中球には運動（遊走）能があり，炎症の場に集まり，細菌などの侵入者や異物の処理を行う．図では好中球が細菌集落（コロニー；矢印）のまわりに集まっており，花びらのように見える．

図 5-5　走化性

3.3　炎症にかかわる細胞

　炎症で働く細胞にはいろいろあるが，血液中から血管外に滲出した白血球と，もともと組織内（血管外）に存在する組織球や肥満細胞 mast cell などが中心となる．これらをまとめて炎症細胞とよぶ．白血球は骨髄由来であり，顆粒球とよばれる好中球 neutrophil，好酸球 eosinophil，好塩基球

basophil に加えて単球とそれが分化したマクロファージ macrophage やリンパ球，リンパ球が分化した形質細胞が含まれる（図5-6）．これらの白血球は，血管内にいるときには活動性は少ないが，血管外に出ることで活性化され，炎症に働く．好中球をはじめとする顆粒球系細胞は急性炎症にかかわり，マクロファージやリンパ球は主に慢性炎症において活躍する．それぞれの白血球は異なった機能をもっている一方で，産生する化学物質には共通なものも多い（次項 3.4 参照）．

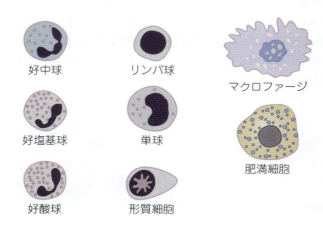

図 5-6　炎症細胞の種類

A　多形核白血球

多形核白血球 polymorphonuclear cell は顆粒球ともいわれ，細胞内にたくさんの顆粒（化学伝達物質やたんぱく消化酵素）をもち，核は分葉状である．好中球が代表的で，遊走能をもち，炎症の場にいち早く遊走する．細胞内にリソソーム lysosome とよばれる微細な顆粒を有し，これにより殺菌やたんぱく質を分解することで，炎症の原因や炎症で変性した組織などを処理する．さらに，貪食作用 phagocytosis によって，炎症の場にある細菌や組織の残骸など，組織修復の邪魔となるものを細胞内に取り込んで掃除する．そのほか，好酸球はアレルギー反応や寄生虫感染症のときに多数あらわれ，他の細胞から放出された化学伝達物質の作用を弱める．好塩基球は，ヒスタミンなどの化学伝達物質を放出し，血管の拡張や透過性の亢進などの作用で主に急性の炎症反応を促進する．

B　リンパ球

リンパ球は免疫反応をつかさどるが，炎症は免疫反応でもあり，リンパ球が深くかかわる．リンパ球にはT細胞とB細胞とがある．T細胞はそれ自身が産生するサイトカイン cytokine（生理活性物質）により自身やB細胞の分化を調節し，炎症反応を統括する．T細胞に刺激されたB細胞は形質細胞に分化して炎症の標的に対する特異的な抗体を産生する（第6章「免疫とアレルギー」参照）．

C　単球，マクロファージ

リンパ球と同様に，慢性化した炎症の場では単球の浸潤が多数みられる．単球は血管外に出ていくことで，活性化されマクロファージに分化する．マクロファージは炎症の進展と終息に非常

に重要な細胞である．主な機能として，貪食作用や抗原提示，殺菌作用のほか，炎症に関係する化学物質，たとえばサイトカインや活性酸素 reactive oxygen species を放出し，組織の障害を助長すると同時に，成長因子などを産生し組織修復にも働く．

近年，マクロファージにはいくつかのタイプがあることが判明し，M1，M2マクロファージに分類されている．M1は，活性酸素や炎症性サイトカインの産生により組織障害や抗菌，抗ウイルス，抗腫瘍活性を有する．M2は，血管新生 angiogenesis や組織修復に関与すると考えられている．また，マクロファージは肉芽腫 granuloma を形成し，結核などの特殊性炎症にも関与する（後述）．このようにマクロファージはダイナミックな活性を通して，炎症反応を進める一方で組織修復にも大きな役割を果たしている．

D 線維芽細胞

線維細胞は血管の外（間質）に存在する細胞である．この細胞は，炎症にかかわるいろいろな化学物質によって活性化されて線維芽細胞 fibroblast となり増殖し，炎症で荒廃した組織に線維や細胞外基質を産生することで，炎症をしずめて組織を修復する働き（線維化）をもつ．線維芽細胞の増殖には，炎症細胞由来のサイトカインや成長因子が関与している．急性炎症がおさまって障害された組織が線維組織に変わると線維芽細胞も消退するが，慢性炎症ではしばしば線維芽細胞が活性化を続け組織に過剰な線維化が起きる．

E 血管内皮細胞

炎症は血管を中心とした反応であり，炎症細胞は血管から炎症の場に供給される．また炎症に関連する物質が血管内皮細胞を増殖させる．効率よく炎症を進めるためには血管内皮細胞が増殖して血管が増加するが，増殖した血管は炎症が治癒し組織が修復するときにゆっくり消失する．

3.4 炎症に関与する細胞由来の化学伝達物質

炎症にかかわるいろいろな化学物質は，化学伝達物質 chemical mediator（ケミカルメディエーター）と総称され，炎症組織に動員された白血球はもとより，組織中にもともと存在するマクロファージ，肥満細胞，血管内皮細胞などから産生される．また，血漿中にあらかじめ不活性物質として存在し，炎症部で活性化されるメディエーターもある（補体やキニンなど）．細胞由来の代表的なメディエーターを表5-1に示す．

表5-1 細胞由来の炎症のメディエーター

血管作動性アミン	ヒスタミン，セロトニン	血管拡張，透過性亢進
アラキドン酸代謝産物	プロスタグランジン，ロイコトリエン	血管拡張・収縮，透過性亢進 白血球遊走
サイトカイン	TNF，IL-1 など MCP-1，IL-8（ケモカイン）など	白血球の遊走，遊出，集ぞく，
成長因子	PDGF，FGF，VEGF など	細胞増殖，線維化促進，血管新生
その他	活性酸素（ROS） 一酸化窒素（NO） リソソーム由来酵素	組織障害，病原体の除去 血管拡張，殺菌，白血球遊走 殺菌，組織融解，病原体除去

60　総　論

A　血管作動性アミン

　血管作動性アミンは，炎症を特徴づける血管反応にかかわっており，ヒスタミン histamine とセロトニン serotonin がある．ヒスタミンは肥満細胞や好塩基球，血小板で産生され，細胞内の顆粒にたくわえられている．外傷や熱，炎症，あるいは免疫反応，アレルギー反応，サイトカイン，補体などにより，顆粒から細胞外に放出され，血管の拡張や透過性を亢進させる．セロトニンは血小板の顆粒中に存在し血小板凝集により放出される．主に血管収縮や血液凝固に働く．

B　アラキドン酸代謝産物

　アラキドン酸は細胞膜を構成するリン脂質で，いろいろな炎症性刺激や補体の活性化により白血球，血管内皮細胞，肥満細胞から放出される．このアラキドン酸は2つの代謝経路を経て活性を有する物質となる．1つの経路はサイクロオキシゲナーゼ経路であり，プロスタグランジン prostaglandin やトロンボキサン thromboxan となって血管を収縮または拡張させる．もう1つの経路はリポキシゲナーゼ経路であり，ロイコトリエン leukotrien やリポキシン lipoxin となって血管の収縮や白血球の遊走を起こす．このうちサイクロオキシゲナーゼ経路を阻害する物質は，炎症を鎮める薬剤として実際に医療現場で広く使用されている．

C　サイトカイン

　サイトカイン cytokine は，炎症ならびに免疫を担当する細胞や血管内皮細胞，線維芽細胞などの多くの細胞が産生するポリペプチドで，炎症ならびに次の章で述べられる免疫反応の重要なメディエーターとして作用する．サイトカインには多くのものがある．腫瘍壊死因子 tumor necrosis factor：TNF，インターフェロン interferon：IFN などは以前から知られていたが，その後新しく発見されたサイトカインは，白血球と白血球の間（inter-）のコミュニケーションに働くという意味でインターロイキン interleukin：IL とよばれ，同定された順に IL-1，IL-2 と番号がつけられている．現在までに 30 種類以上が発見されている．白血球が炎症の場に集まるためには，刺激が必要であり，サイトカインのなかで特に白血球の遊走にかかわるものをケモカイン chemokine とよんでいる．代表的ケモカインとして，マクロファージ走化因子 macrophage chemoattractant protein-1：MCP-1，IL-8 などがある．ケモカインの誘導には，細菌由来のペプチドや補体（後述）が重要である．また，TNF，IL-1 などのサイトカインは内皮細胞の接着分子の発現を高め，白血球の血管外への遊出を促す．炎症反応に深いかかわりをもつサイトカインを炎症性サイトカインとよび，IL-1，IL-6，TNF-*a*，顆粒球コロニー刺激因子 granulocyte colony stimulating factor：G-CSF などがある．IL-1，TNF-*a* は血管内皮細胞に働き白血球の接着を促し，凝固活性を亢進する．また，内皮細胞から産生される他のサイトカインの発現を促進する．

D　成長因子

　成長因子 growth factors（増殖因子）は，特定の細胞の増殖や分化にかかわるポリペプチドであり，その代表に，血小板由来成長因子 platelet-derived growth factor：PDGF，線維芽細胞成長因子 fibroblast growth factor：FGF，血管内皮成長因子 vascular endothelial growth factor：VEGF，形質変換成長因子 transforming growth factor：TGF などがあり，線維芽細胞の増殖やコラーゲンの形成，血管新生などに働いている．

5 炎 症 **61**

* * *

その他のメディエーターとして活性酸素 reactive oxygen species：ROS, 一酸化窒素 nitric oxide：NO などがよく知られている．

活性酸素は，細菌や免疫複合体などによって刺激を受けた好中球やマクロファージから産生され，貪食された細菌や組織の残骸などを消去する強い活性をもっている．ROS により，ケモカインやサイトカインが誘導され炎症反応を促進する．

一酸化窒素は，いろいろな細胞から産生される半減期の短い可溶性の気体である．もともと血管平滑筋をゆるめる働きがあり，血管拡張物質と考えられていた．この作用以外にも，マクロファージから放出された NO は，殺菌作用，抗血小板作用，白血球遊走，細胞を壊死させるといったいろいろな作用により炎症反応にかかわっている．

白血球，特に好中球とマクロファージから放出されるリソソームの酵素には，強い殺菌作用と組織融解作用がある．この物質により，炎症の原因やそれによる組織壊死物などが処理されることで，組織の再生の準備をすると考えられる．

メディエーターは物質として分類されているほか，異なった物質が複合して機能するため，機能単位で分類されることもある．血管透過性因子はその代表であり，肥満細胞から分泌されるヒスタミン，セロトニン，血漿成分中のキニノーゲン kininogen から生ずるキニン kinin, 血小板，内皮細胞，好中球などから産生されるプロスタグランジン，血液中にある補体やプラスミン，サイトカインである IL-6 などがあり，実際の炎症の場ではいくつもの物質が複合して作用している．

3.5 補 体

補体 complement は，肝臓でつくられる血漿中のたんぱく質であり，病原体の貪食を促進する作用（オプソニン作用 opsonization）や，細胞膜に穴をあけて細胞を殺す作用をもつ膜攻撃複合体 membrane attack complex：MAC の形成，炎症細胞の遊走を助ける走化性因子としての働きに加えて，免疫複合体を除去する働きで炎症にかかわる（第 6 章 **2.3**「補体とその働き」，巻末「用語の解説」参照）．

3.6 貪食作用

生体には，細菌や異物を体内に取り込んで分解できる多数の細胞がある．この作用を貪食といい（図 5-7），貪食作用をもつ細胞を食細胞 phagocyte とよんでいる．好中球やマクロファージはケモカインによって遊走する細胞で，自ら異物に近づくことができる．炎症の場に散乱した細菌や壊死物などは食細胞によって取り込まれ，食細胞の細胞質にあるリソソームにより消化・分解処理される．

3.7 細網内皮系

細網内皮系（網内系）reticuloendothelial system：RES とは，骨髄，肝臓，脾臓，リンパ節などの造血器（肝臓や脾臓は胎児期には造血している）を主体とし，全身の結合組織や諸臓器に分布する貪食能の旺盛な特殊な細胞群（細網細胞，細網内皮，組織球）から構成され，生体防御反応に重要な役割をもつ．最近では，網内系の代わりに単核食細胞系 mononuclear phagocyte system：MPS とよばれることもある．単核食細胞系の概念は内容的にはよく似ているが，細胞の

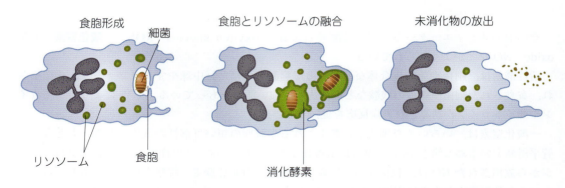

食細胞（図では多形核白血球）によって細菌などの異物が貪食され，食胞が形成される．食細胞はリソソームとよばれる粒状の小器官を多数もっている．リソソームにはいろいろの分解（消化）酵素が含まれており，リソソームと食胞の融合により分解酵素が食胞内に放出される．このようにして細菌などを消化分解し，殺菌する．完全に消化できなかった未消化物は細胞外に放出される．食細胞による貪食は抗体や補体があるといちじるしく増強される．

図 5-7 貪食作用

起源の考えに大きな違いがある．単核食細胞系では，網内系を構成する貪食能の旺盛な細胞群はそれぞれの臓器にもとから固着している細胞ではなく，骨髄由来の単核細胞（単球）が血流を介して局所に移住し，全身に分布するマクロファージや抗原提示細胞，特定臓器に存在する固有の食細胞（肝臓のクッパー細胞や骨の破骨細胞）に分化したものと考えられている．細菌やウイルスなどの外敵の侵入・まん延を防御する機構でもあり，旺盛な貪食能に加えて免疫機構への多面的な参画を介して全身的規模での生体防御反応をつかさどっている．

4 急性炎症の種類

急性炎症はその機序と意義は同じでも，起こる場所や原因によって特徴のある病変を呈する．

4.1 漿液性炎

漿液性炎 serous inflammation とは血液の血清成分（漿液）が滲出液の主体をなす炎症で，細胞成分は少ない．鼻炎による鼻水，腹膜炎にみられる腹水などがこれにあたる．

4.2 カタル性炎

カタル性炎 catarrhal inflammation は気道や消化管などの粘膜表面の炎症で，漿液や粘液の分泌が目立つ．粘膜上皮からの粘液分泌が過剰となるが，上皮の剝離や粘膜の浮腫をともなっている．鼻カタル（カタル性鼻炎：大量の鼻汁と鼻づまり）やカタル性虫垂炎などがある．反応は局所的で通常は治癒するが，慢性化すると炎症性ポリープなどの粘膜肥厚を起こす．

4.3 線維素性炎

　血管透過性が高度になると，大量の線維素（フィブリン）を含んだ滲出液が出る．線維素性炎 fibrinous inflammation では，漿膜（胸膜，心外膜，腹膜）や肺の炎症が代表的である（図 5-8）．線維素が胸膜や心外膜に析出してざらざらになるので，呼吸や拍動のたびにこすれるような音がする．線維素の分解や吸収が不十分な場合に癒着を起こす．偽膜性腸炎や咽頭ジフテリアでは，壊死におちいった粘膜表層を被覆するように線維素や粘液からなる膜様物（偽膜）がおおう．

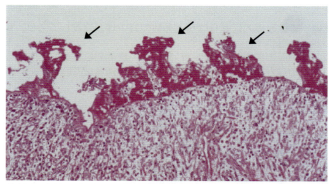

心筋梗塞後に発生した線維素性心外膜炎で，表面に線維素がビロード（絨毛）状に析出（矢印）．下方には炎症細胞の浸潤をともなった肉芽組織がある．

図 5-8　線維素性炎

4.4 化膿性炎

　化膿性炎 purulent/suppurative inflammation とは多数の好中球が出現する炎症で，もっとも典型的な急性炎症である．ブドウ球菌や連鎖球菌，緑膿菌などの化膿菌の感染では多数の好中球と細菌や細胞の残骸などからなる膿 pus が形成される．最近ではメチシリン耐性黄色ブドウ球菌（MRSA）などによる化膿性炎がしばしば院内感染として問題となっている（第 7 章「感染症」参照）．

A　蜂窩織炎

　蜂窩織炎（フレグモーネ phlegmon）とは結合組織のなかに無数の好中球がばらまかれたように一様に浸潤している炎症で，切開しても膿は流れ出ない（図 5-9a）．虫垂炎がその例であり，発赤，痛みが強い．

B　膿瘍

　化膿した組織が壊死となって破壊され，そこが腔となり，そのなかに膿が貯留するものを膿瘍 abscess という（図 5-9b，5-10）．表面近くにあった膿瘍が破れると潰瘍 ulcer となる．深い部分にある膿瘍が細い管を通じて表面に絶えず流れ出すことがある．これを瘻孔 fistula とよんでいる．膿瘍はできる場所によって肺膿瘍，脳膿瘍とよばれる．

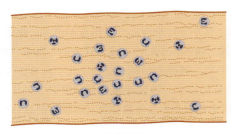
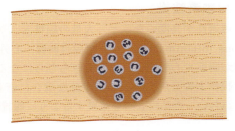

a　蜂窩織炎　　　　　　　　　　　　　b　膿瘍

aの蜂窩織炎では組織内にばらばらと多数の好中球が浸潤しており，病変の境界ははっきりしない．
bの膿瘍では病変の境界がはっきりしている．病変部は壊死におちいり，空洞をつくり，そのなかに多数の好中球を入れた膿が充満している．

図 5-9　蜂窩織炎と膿瘍

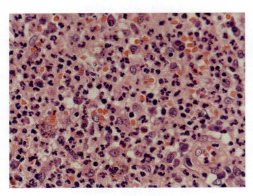

壊死により融解した病変部に好中球が充満している（膿）．好中球は濃紫色に染まった小さな分葉状核をもち，他の細胞と区別できる．

図 5-10　膿瘍の組織図

C　蓄膿症

　もともとからだのなかで腔隙をつくっている場所（上顎洞(じょうがく)や胆嚢など）に膿がたまった状態を蓄膿症(ちくのう) empyema という．副鼻腔炎で，上顎洞などの副鼻腔に膿が充満する場合が代表例であり，単に蓄膿症といえば副鼻腔炎をさすほどである．胆嚢にたまれば胆嚢蓄膿症，卵管では卵管蓄膿症，胸腔では膿胸という．

4.5　壊死性炎

　壊死性炎 necrotizing inflammation とは組織の壊死が目立つ炎症をいう．皮膚や消化管などでは壊死部が脱落し，臓器の表面に組織の欠損が起こると潰瘍とよばれるようになる．胃潰瘍では胃液によって粘膜が障害され，組織融解，虚血が加わり壊死になる．結核では病変部に**乾酪壊死**という特有の壊死が起こる．ヘルペスウイルスによる新生児ウイルス性肝炎（図5-11）では肝細胞の壊死がいちじるしい．化膿性炎あるいは壊死性炎にさらに腐敗菌が感染し，腐敗による分解が進行してアンモニアやアミン類などが産生されると強い悪臭を放つ．これを**壊疽**(えそ) gangrane という．ガス産生菌が感染し，組織内に気泡がみられるものを**ガス壊疽**という．

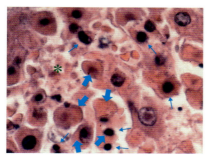

図 5-11　新生児ヘルペス肝炎

ウイルスに感染した細胞が好酸性（赤い）となり（矢印），断片化している（＊）．同時に核も濃縮（小矢印）あるいは消失し，肝細胞に壊死が起きていることがわかる（第2章 4.1「壊死」参照）．

5 急性炎症の運命

　急性炎症は一般的には数日から 1～2 週間程度で次の段階に移行する．急性炎症は，組織障害が軽い場合には完全治癒するが，損傷が大きな場合には瘢痕を形成して終息する．防御反応としての力が不足して急性炎症の原因が排除できない場合，あるいは刺激が継続する場合には慢性炎症に移行する．

6 慢性炎症のしくみ

　慢性炎症には，①急性炎症が長引いて移行するものと，②最初から慢性炎症として発症する 2 つがある．急性炎症との違いを表 5-2 に示す．

表 5-2　急性炎症と慢性炎症の比較

	急性炎症	慢性炎症
期　　間	短期間（日～週）	長期間（月～年）
発　　症	急激	潜行性
浸潤細胞	好中球	マクロファージ，リンパ球，形質細胞，線維芽細胞
血管変化	血管拡張，透過性亢進	血管新生
滲出，浮腫	＋	－
発赤，腫脹，疼痛	＋	－
線維化	－	＋

6.1　急性炎症に続く慢性炎症

　急性炎症が治癒せず，急性炎症の原因が除去できない状況にある場合に起きる．病巣では，好中球にかわってマクロファージやリンパ球，形質細胞が目立つようになる．たとえばストレスに

66   総　論

よって急性の十二指腸潰瘍が発症し同じストレスがくり返し起こると，急性炎症の治癒が進まず
粘膜障害が続いて慢性の十二指腸潰瘍になる場合である．

6.2　最初から慢性炎症として発症する場合

　慢性炎症として発症するのは，たとえばウイルス性肝炎（B型やC型）のような，組織破壊性が
それほど強くなく，免疫によって除去されにくい性質の病原体に持続的に感染した場合である．
また，関節リウマチのように，自分の組織の一部に対する自己抗体が産生されて組織に結合し，
それを刺激として炎症が起こるいわゆる自己免疫病や，血液中の脂質が血管壁に沈着し，それに
対する反応としての炎症により起こる動脈硬化などがある．
　慢性炎症においては，浸潤細胞の主体は好中球ではなくマクロファージやリンパ球，形質細胞
であり，慢性に持続する炎症刺激による組織破壊とそれに反応する組織の増殖（線維化）を特徴
としており，慢性の組織障害に対する遷延する修復反応とみなすこともできる．

6.3　慢性炎症の化学伝達物質

　慢性炎症の化学伝達物質にはいろいろな物質がある．多くは浸潤した炎症細胞，とりわけマク
ロファージやリンパ球から産生，放出されるサイトカインや成長因子が中心であり，急性炎症の
中心である好中球の浸潤やその細胞内酵素などは関連が少ない．
　慢性炎症におけるマクロファージは，ケモカインの働きによって血流にある単球が組織中に遊
出し，リンパ球から産生されるインターフェロンによって組織マクロファージに変わり，働きが
活発になる．組織を障害する因子を除去したり，炎症によって崩壊した組織を処理することに加
えて，マクロファージ自身が産生する成長因子を含めたサイトカインにより線維芽細胞や平滑筋
細胞の増殖を促し，組織の修復（線維化）を促進するという2つの働きがある．

6.4　慢性炎症の運命

　慢性炎症性疾患は年月をかけて組織の障害と修復をくり返した臓器の線維化が進む．典型的な
例として，ウイルス性肝炎（B, C型）による肝硬変症がある．肝炎ウイルスに感染した肝臓では，
ウイルスによる肝細胞破壊が起こり，これに対してリンパ球を中心とした炎症細胞が浸潤する．
破壊された肝細胞の一部は再生するが，炎症細胞から放出されたサイトカインや成長因子などに
よって脱落した肝細胞の領域に線維芽細胞が増え線維化が起こる．再生した肝細胞は持続するウ
イルス感染によって再び破壊されては再生し，同時に線維化が進むという過程をくり返し，ウイ
ルスに感染して数年後から十数年後に肝硬変症へ移行する．

7　肉芽腫性炎症（特殊性炎症）

　肉芽腫性炎症は慢性炎症の一つであるが，その顕微鏡像と原因から特殊な炎症と分類される．
その特殊性とは，肉芽腫という通常の炎症ではみられない特徴的な病変を形成することであり，
病変をみただけで病原体をある程度推察できることである．この炎症は，結核やハンセン病，梅
毒などの免疫機構により排除しにくい特殊な病原体による慢性増殖性炎症であり，病原体に反応
したT細胞から産生されるサイトカイン（IL-12やIFN-γ）によって，マクロファージが集ぞく，

増殖して上皮細胞のような形になったり（類上皮細胞），多数のマクロファージが融合して多核巨細胞になったりする．すなわち，肉芽腫の主要な構成細胞はマクロファージとリンパ球である．

肉芽腫性病変を呈する代表的疾患は，結核 tuberculosis とサルコイドーシス sarcoidosis である．特に結核では，類上皮細胞と多核巨細胞からなる結節（結核結節）の中心に，乾酪壊死とよばれる特有の壊死がみられることが特徴である（図5-12）．サルコイドーシスでは結核とよく似た肉芽腫を形成するが，結核と異なり乾酪壊死はみとめない．サルコイドーシスは肺やリンパ節，肝臓などの多臓器に肉芽腫病変を形成する原因不明の疾患であったが，最近アクネ桿菌がその一つの原因として注目されている[1]＊．現在は少なくなったが，梅毒も肉芽腫を形成する疾患として知られている．

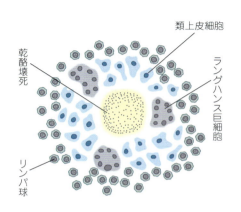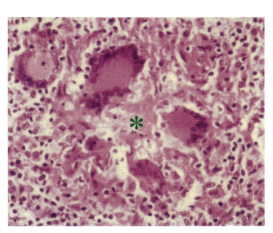

結核結節は粟粒大の病変で，乾酪壊死（＊）のまわりを類上皮細胞とよばれるマクロファージ由来の細胞と多核のラングハンス巨細胞が取り囲んでいる．周囲にはリンパ球が集まっている．
結核結節は結核病変の基本単位で，多くの病変はこのような結核結節の無数の集団から構成されている．

図 5-12　結核結節

8　炎症の全身への影響

炎症は，基本的にはからだの局所で起こるものであるが，その影響はしばしば全身症状としてあらわれ，全身性炎症反応 systemic inflammatory response あるいは急性期反応 acute-phase reaction とよばれている．感染や免疫反応によって異常に産生されたサイトカイン（TNF, IL-1, IL-6）などによる全身反応であり，臨床的には高熱やC反応性たんぱく質（CRP）などの急性期反応性たんぱく質の上昇，白血球の異常増加がみられる．さらに，心拍数の増加，血圧の上昇などが起こる．

敗血症や菌血症といわれる病態では，病原体が血液中に侵入して増殖し，異常に増えた白血球から放出されるサイトカイン（IL-1）が大脳に作用して高熱が出たり，病原体が産生する毒性物質（エンドトキシンなど）が全身の血管内皮細胞に作用して小さな血管にたくさんの血栓をつくる播種性

＊　アクネ桿菌はグラム陽性の嫌気性細菌であり，にきびの原因菌でもある．サルコイドーシスの患者のリンパ節から分離されたことから原因菌と考えられているが，本菌とサルコイドーシス発症の因果関係はまだ明らかではなく，引き金の一つであり，おそらく発症には個体の免疫反応の異常がかかわっていると考えられている．

68   総　論

血管内凝固症候群（DIC）によってショック状態になり死亡することがある（第13章「生命の危機」参照）．近年話題の**全身性炎症反応症候群** systemic inflammatory response syndrome：SIRS という名称は，敗血症，外傷，膵炎などの侵襲に対応して免疫細胞が産生する大量のサイトカインによる全身性急性炎症反応をさしており，多臓器不全やショックに進展することが多い重篤な病態である．

[引用文献]
1）江石義信（2003）サルコイドーシスとアクネ菌，日本内科学会誌，92（7），pp. 1182-1189.

[参考文献]
1．田中良哉（2003）炎症細胞の遊走機序，アレルギー，52（5），pp. 477-480.
2．河上牧夫（2002）感染症の病理形態学，日本化学療法学会雑誌，50（5），pp. 247-258.
3．田中良哉（2001）細胞接着分子と疾患，産業医科大学雑誌，23（4），pp. 421-429.
4．森口隆彦（2000）創傷治癒の基礎，日本褥瘡学会誌，2（3），pp. 225-235.

［学習課題］

(1) 急性炎症と慢性炎症の違いを説明できる．
(2) 急性炎症における循環障害と滲出の意味について説明できる．
(3) 急性炎症に関連する炎症細胞の種類とそれらが産生する化学伝達物質やサイトカインの働きを説明できる．
(4) 急性炎症の運命について説明できる．
(5) 慢性炎症によって臓器機能が低下する例をあげて，組織の障害と修復（線維化）の面から説明できる．
(6) 肉芽腫性炎症と病変について説明できる．
(7) 炎症が全身におよぼす影響について説明できる．

キーワード

生体防御反応　　発赤　　発熱　　疼痛　　腫脹　　炎症の四徴　　急性炎症　　慢性炎症
透過性亢進　　滲出　　接着分子　　遊走　　走化性　　炎症細胞　　白血球
マクロファージ　　線維芽細胞　　化学伝達物質（ケミカルメディエーター）　　血管作動性アミン
ヒスタミン　　セロトニン　　サイトカイン　　ケモカイン　　炎症性サイトカイン　　補体
食細胞　　細網内皮系（網内系）　　単核食細胞系　　膿瘍　　瘻孔　　蓄膿症　　壊疽
肉芽腫性炎症　　結核　　結核結節　　サルコイドーシス　　乾酪壊死　　全身性炎症反応症候群

6

免疫とアレルギー

[学習目標]

1. 免疫系のしくみと役割を学び，免疫応答の基本的なメカニズムを理解する.
2. 免疫系の負の産物としてのアレルギーおよび自己免疫疾患の基本的な発症機序を理解する.
3. 免疫不全に至る原因とその結果について学ぶ.
4. 臓器移植における免疫系の役割について学ぶ.
5. がんに対する免疫応答およびがん免疫療法について学ぶ.

70 総 論

免疫 immunity の語源は，兵役や納税などの賦役をまぬがれるという意味のラテン語 immunitas であり，近世において疫（伝染病）をまぬがれる，病気をまぬがれるという意味に変化し，今日の医学的な概念に至ったと考えられる．

この免疫という現象，すなわち生体にはくり返し起こる伝染病から自らを防御する働きがあることは古くから経験的に知られていた．18 世紀の終わりに，エドワード・ジェンナー（Edward Jenner）は種痘によって天然痘の発症を予防することに成功し，このことを初めて科学的に証明した．その後，19 世紀後半に種々の病原微生物が発見されたことと相まって，ルイ・パスツール（Louis Pasteur）による狂犬病ワクチンの開発，エミル・アドルフ・フォン・ベーリング（Emil Adolf von Behring）と北里柴三郎による抗体の発見，さらに 20 世紀に入って免疫学の基礎的な概念が次々に提唱されるようになり，近代免疫学が確立されるに至った．

近年では，分子遺伝学的手法を用いて，免疫のしくみが遺伝子のレベルで詳しく解明されるようになった．さらに，免疫の基本的な特徴である「異物と特異的に反応する」という性質は種々の医学的検査に応用されているのみならず，リンパ球等の免疫担当細胞が産生する種々の活性物質や阻害物質が，がんや自己免疫疾患等において非常に有効な治療薬として用いられるようになり，免疫学は近代医療に大きく貢献しているといえよう．

病原微生物から身を守るという免疫の原型は，アメーバなどの原始的な生物でもすでにみられ，これらの単細胞生物には微生物の侵入を防ぐ細胞膜と，それらを取り込んで消化する食作用が備わっている．しかし，リンパ球が関与する高度な免疫のしくみ（後述の特異的防御機構）があらわれるのは系統発生学的には脊椎動物のヤツメウナギからであり，特にヒトを含む哺乳類では特異性の高い複雑で高度な免疫のしくみが備わっている．

1 生体における免疫系の役割

私たちのからだはつねに外界からのいろいろな微生物や異物の侵入にさらされており，それらがからだのなかで増殖したり，存続したりすることは生体にとってほとんどの場合有害となる．また，外界のみならず私たちのからだの内部においても，突然変異を起こした自分の細胞（がん細胞など）や他の個体の細胞や組織（輸血や移植を受けたとき）は，正確には自己の構成成分ではなく異物とみなすことができる．これらの異物，すなわち体内に入ってきた微生物や体内のがん細胞，移植された組織などの“非自己”の物質を抗原 antigen とよぶ．免疫系の本質的な役割は，この“非自己”を“自己”と区別して認識し，排除することにより，生体を防御することである．

一般に病原微生物が体内に侵入すると，最初に働くのはからだに生まれつき備わっているマクロファージや好中球などの食細胞による貪食，排除に代表される自然免疫 innate immunity（非特異的防御機構）であるが，しばらくするとリンパ球による特異的な免疫反応である獲得（適応）免疫 adaptive immunity（特異的防御機構）が働いて，強力で効率的な微生物の排除を行うようになる．

獲得免疫においては，異物（抗原）に対して特異的に結合する抗体 antibody を産生したり，特異的に反応するリンパ球を増殖させたりして，異物を排除している．このように，抗原に対して免疫系が働くことを免疫応答 immune response といい，獲得免疫応答は大きく分けて，①リンパ球によって産生された抗体と結合することにより抗原が排除される液性免疫応答 humoral immune response と，②抗原特異的な傷害活性をもったリンパ球自身が抗原を直接攻撃して排除するという**細胞性免疫応答** cellular immune response からなる．

これまで述べたように免疫は生体を感染症やがんから守る一方，ときに自己の組織や細胞を攻撃して障害を起こすという負の側面をもっている．この免疫の過剰反応ともいえる現象を広く**アレルギー反応**とよび，そのうち特に抗原となる外界の異物に対して過剰な免疫反応を引き起こすことにより組織傷害を起こすのが種々のアレルギー疾患である．また，一般に生体は自己の構成成分に対しては免疫応答が成立しないはずであるが（これを**免疫寛容** immune tolerance，**トレランス**という），それが破綻して免疫系が自己の組織や細胞を攻撃するようになると種々の**自己免疫疾患**が発症する．

2 免疫系のしくみと働き

免疫系の大きな特徴は，その重要な構成細胞であるリンパ球が血管やリンパ管をとおって全身を自由に移動し，いろいろな場所で免疫反応を起こすことができること，すなわち特定の臓器にとどまらずに，全身が免疫系の働く場所（守備範囲）であるということである．そのなかでも，特に免疫系の細胞が多い狭義の免疫系の臓器としては，リンパ球が分化成熟する大切な場所である胸腺と骨髄（中枢リンパ組織），そして多数のリンパ球が集まった末梢リンパ組織として脾臓，リンパ節，皮膚・粘膜付属リンパ組織がある（表6-1）．

表 6-1　免疫系の主要な臓器

Ⅰ　中枢リンパ組織
A　骨髄（リンパ球，特に B 細胞が分化成熟） B　胸腺（T 細胞が分化成熟）
Ⅱ　末梢リンパ組織
A　脾臓 B　リンパ節 C　皮膚・粘膜付属リンパ組織

免疫系を担当する主要な細胞はリンパ球とマクロファージ（単球）であるが，骨髄系の他の血液細胞もこれらの細胞の制御を受けて種々の免疫反応に直接・間接に作用する（図6-1）．リンパ球は，免疫の働きの中心をなす細胞であり，①抗体を産生する B 細胞，②それ自身が特異的に異物を攻撃する細胞傷害性 T 細胞，③他のリンパ球の働きを助けて免疫応答を高めるヘルパー T 細胞，④免疫応答を抑制する**制御性 T 細胞**（**Treg**），⑤ある種の腫瘍細胞や感染細胞を攻撃するナチュラルキラー natural killer：NK 細胞，そして近年同定された⑥自然（免疫）リンパ球 innate lymphoid cell からなる．

2.1　主な免疫担当細胞の種類と働き

A　B 細胞

抗体を産生するリンパ球であり，骨髄内で造血幹細胞から分化してつくられることから，**骨髄**

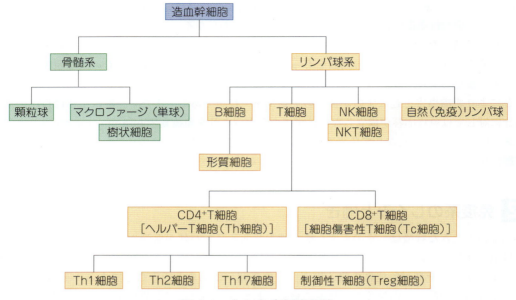

図 6-1　主な免疫担当細胞

由来 bone marrow-derived，すなわち B 細胞とよばれる．骨髄でつくられた B 細胞は，末梢リンパ組織で抗原の刺激を受け，さらにヘルパー T 細胞の補助を受けて活性化し，抗体産生細胞（形質細胞）になって抗体を分泌する．B 細胞は末梢血リンパ球の 10～20% を占める．

B　T 細胞

造血幹細胞の一部は骨髄を出て胸腺に入り，胸腺内で分化して **T 細胞**（胸腺 thymus 由来からこの名がある）になる．この分化の過程で，抗体と同じように各抗原に対応した T 細胞レセプター T cell receptor や CD3，CD4，CD8 などの分化抗原（表面マーカー分子）が T 細胞表面上に出現してくる．このうち CD4+ T 細胞は主に抗原と反応して活性化されると**ヘルパー T 細胞**（Th 細胞）となり，**サイトカイン** cytokine とよばれる種々の生理活性物質を分泌して多くは免疫応答を促すように働く．また，CD8+ T 細胞は活性化されると**細胞傷害性 T 細胞**（Tc 細胞）となり，対応抗原を表面にもつ細胞を直接攻撃する細胞性免疫を起こす．

CD4+ T 細胞はさらに，産生するサイトカインの種類によって Th1，Th2，Th17，制御性 T 細胞（Treg 細胞）の 4 つのサブセットに分けられる．Th1 細胞は主にインターロイキン 2 interleukin-2：IL-2 やインターフェロン γ interferon-γ：IFN-γ を産生して細胞性免疫を促進し，Th2 細胞は主に IL-4，IL-5，IL-6，IL-10 を産生して液性免疫を促進するが，この 2 つの Th 細胞がつくるサイトカインには重なりもある．また，Th17 細胞は IL-17 や IL-22 を産生してアレルギーや自己免疫，感染防御等の免疫応答に重要であるとされる．Treg 細胞はトランスフォーミング増殖因子 transforming growth factor β：TGF β や IL-10 を産生して，上記の Th

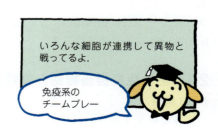

細胞とは異なり免疫応答を抑制する作用をもつ.

C　ナチュラルキラー（NK）細胞／自然（免疫）リンパ球

　NK 細胞は，特定の抗原で免疫されていないのにある種の腫瘍細胞や感染細胞を殺すことができる細胞で，未熟な T リンパ球の一型であると考えられている. T 細胞レセプターは発現しておらず，傷害する相手の認識機構はまだ明らかではないが，一部の腫瘍免疫や早期の感染防御に重要な役割をはたしている. このほか，T 細胞レセプターをもつ NK 細胞として NKT 細胞があり，早期の免疫応答を誘導する役割をもつと考えられている. 近年新たに同定された自然（免疫）リンパ球は，抗原レセプターを発現しておらず，早期の免疫応答誘導に関与するとされるが，その分化や役割にはまだ不明な点が多い.

D　マクロファージ

　骨髄由来で，末梢血中では単球，組織中ではマクロファージ，肝臓ではクッパー細胞，脳ではミクログリア細胞とよばれる. これらは貪食作用を行うことにより自然免疫をになっているだけではなく，獲得免疫応答誘導の際に抗原をリンパ球（Th 細胞）に提示する（抗原提示細胞）という重要な働きをしている. このほか，樹状細胞[1]はマクロファージと異なって貪食作用をもたないが，非常に効率的な抗原提示能力を有する. これらの細胞表面に存在する Toll 様レセプター[2]や細胞質内の NOD 様レセプター[3]は，細胞内外の病原体センサーとして微生物や細胞内の不要成分を認識し炎症性サイトカインや補体の産生を誘導することにより，炎症や免疫応答を惹起して初期の自然免疫とそれに続く獲得免疫の両方を促進する.

E　顆粒球

　顆粒球のうち，好中球と好酸球には貪食作用があり，自然免疫として感染防御に役立っている. 好中球は主に細胞外増殖性の細菌など小型の微生物を貪食消化するのに対して，好酸球は寄生虫などの大きな微生物を攻撃する. 好塩基球や組織中の肥満細胞（マスト細胞）はその顆粒中にヒスタミンやセロトニンなどの化学伝達物質を有しており，細胞表面に結合した抗体に抗原刺激が加わると脱顆粒を起こして，周囲に炎症を波及させ，後述の I 型アレルギーを引き起こす.

2.2　抗体とその働き

　抗体は抗原と特異的に反応する糖たんぱく質であり，B 細胞が分化した形質細胞からつくられ

---

[1]　樹状細胞 dendritic cell は，代表的な抗原提示細胞として細胞内に取り込んだ抗原を処理し，Th 細胞に効率的に抗原を提示する（図6-4 および図6-5 参照）. その際，IL-12 などのサイトカインを産生して Th1 細胞や Th2 細胞への分化を誘導する. 皮膚ではランゲルハンス細胞として知られる.

[2]　抗体や T 細胞レセプターによる特異的な抗原認識に先立って，より原始的に細菌やウイルスなどの異物を認識する受容体分子として主に食細胞系の細胞表面や細胞内のエンドソーム（膜構造を有する細胞内小胞で，貪食により取り込まれた抗原は通常エンドソームに入り処理される）に発現する. ヒトでは 10 種類の Toll 様レセプターが発見されており，それぞれ異なった細菌壁成分やウイルス核酸を認識する. 主に自然免疫に働くが，抗原提示細胞を活性化することにより獲得免疫応答をも促進する.

[3]　細胞質に存在し，細胞内に取り込まれた細菌やウイルス成分，化学物質や過剰な代謝物（結晶成分など）と結合してインフラマソームとよばれる複合体を形成し，IL-1 を主とする炎症性サイトカインを産生することにより炎症病態を引き起こす. 関連する分子の先天的な遺伝子変異により周期熱等の全身症状を呈する遺伝性自己炎症性疾患を起こす. また近年，痛風やクローン病などの病態にも関連するとされ，これらは広く（自己免疫に対して）自己炎症症候群とよばれる.

る．基本的には2本の重鎖（**H鎖**）と2本の軽鎖（**L鎖**）がジスルフィド結合により結合して1つの抗体分子を形成する．H鎖，L鎖ともにN末端部分が各抗原に対応して著明な多様性を示す可変部分となり，対応する抗原とこの部分で結合する（図6-2）．

抗体がつくられるときには，染色体上に多数並んでいるこの可変部分の遺伝子に再編成が起こり，その際それらの遺伝子の組み合わせが多岐にわたることから，多様な抗原に対応した抗体がそれぞれのリンパ球でつくられることになる．抗体は血清たんぱく質のなかのγ-グロブリン分画にあり，免疫グロブリン immunoglobulin：Ig ともよばれる．免疫グロブリンは，IgG, IgM, IgA, IgE, IgD の5つのクラスに分類される．

抗原は抗体と結合することにより，無毒化されたり（中和反応），マクロファージなどに貪食されやすくなる（**オプソニン作用**）．また，マクロファージなどの食細胞やNK細胞の表面には抗体の定常部（Fc部分）に対するレセプターがあり，このFcレセプターを介して抗体が結合した標的細胞を傷害する機序もある（**抗体依存性細胞傷害** antibody-dependent cell-mediated cytotoxicity：**ADCC**）（後述のアレルギーⅡ型，図6-6参照）．

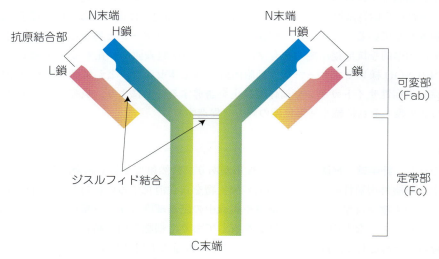

2組のH鎖とL鎖が集合して左右対称の抗体分子をつくる
図6-2 抗体（IgG）の構造

A IgG

IgG は血清中にもっとも多く含まれる免疫グロブリンであり，感染防御にもっとも大切な抗体である．また，胎盤を通過できる唯一の抗体であり，まだ十分な抗体産生能力のない新生児では，母親から与えられた IgG が新生児期の感染防御に重要な役割をはたしている．

B IgM

IgM はもっとも分子量が大きなたんぱく質であり，細菌やウイルスの中和や凝集反応にかかわっている．また，一般に免疫応答の際にもっとも最初に出現する抗体で，その後 IgG へのクラス転換が起こって IgG が優勢となる．

C　IgA

IgAは唾液や涙，腸管分泌液などに多く含まれる分泌抗体であり，粘膜表面の感染防御に役立っている．

D　IgE

IgEは血液中では一般に微量しか検出されないが，後述するアレルギーを引き起こす抗体として有名である．

2.3　補体とその働き

補体は抗体の働きを補助する血清たんぱく質として発見された．30種類以上のたんぱく質が補体の成分として知られており，抗体に依存する古典経路と抗体に依存しない第2経路（副経路）および第3の経路のいずれかによって次々に活性化される．活性化された補体成分は，食細胞を局所に動員（このよびよせる作用を走化性という）して炎症を引き起こすとともに，その食作用を促進する（オプソニン作用）ことにより自然免疫を加速させる．さらに，活性化された補体は最終的には抗体とともに細胞膜を破壊し，これによって溶菌や溶血が起こる（後述のアレルギーⅡ型）．

一般の臨床検査としては，血清補体価としてC3，C4の各たんぱく量とCH50活性（総補体活性を示す）が測定される．炎症の際にはこれらの補体活性は上昇し，抗原抗体反応により補体が消費される場合（後述の全身性エリテマトーデスや急性糸球体腎炎など）には血清補体価は低下する．

2.4　免疫応答

前述のように，体内に侵入した微生物に対してはまず自然免疫が働くが，これをになうのはおもにマクロファージや好中球，NK細胞であり，補体や炎症性サイトカインも炎症を惹起しながら非特異的な感染防御に働く．自然免疫において，これらの細胞は微生物の特有なパターンである（抗原特異的ではない）病原体関連分子パターンpathogen-associated molecular patterns：PAMPsを認識するパターン認識レセプターpattern-recognition receptor：PRRをその細胞表面や細胞内のエンドソーム，核内に発現しており，このPRRを介して細菌やウイルス等を認識／結合して取り込み貪食／消化（殺菌）を行い，その後の抗原特異的な獲得免疫応答につなげていく．前述のToll様レセプターやNOD様レセプターは代表的なPRRである．

獲得免疫応答において，1つのリンパ球は1種類の抗原とだけ反応することができ，1種類の抗原とだけ結合できる抗体をつくる．私たちのからだには外界に存在する膨大な種類の抗原にそれぞれ対応して抗体を産生したり，細胞傷害活性を示す非常に多数のリンパ球のサブセット集団（それぞれをクローンという）が存在している．これらのリンパ球クローンでは，通常はクローンとしてのリンパ球の数は少なく活性化もされていないが，いったん抗原に刺激されるとそれに対応するリンパ球クローンのみが増殖し，活性化され，抗体やサイトカインを産生して細胞傷害活性を示すようになる．これが免疫応答の基本である（図6-3）．

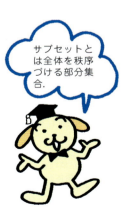

サブセットとは全体を秩序づける部分集合．

先の自然免疫応答で述べたように，体内に侵入した微生物などの抗原

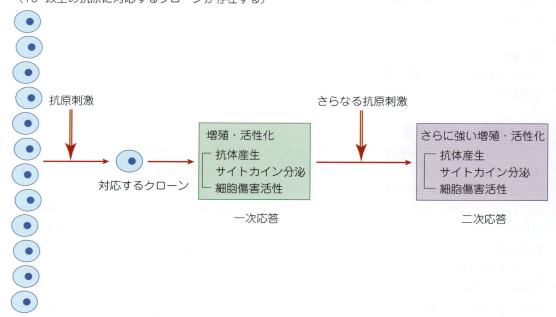

図 6-3　免疫応答の基本

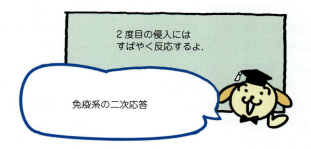

　は，マクロファージなどの抗原提示細胞内に取り込まれて断片化処理され（プロセシング），処理された抗原ペプチドはマクロファージの表面にある**主要組織適合抗原系** major histocompatibility complex（**MHC**）*の間にはさみこまれて，T 細胞に抗原として提示される．T 細胞はその表面にある T 細胞レセプターを介して抗原ペプチドと自己の MHC 抗原の両方を識別し，ヘルパー T 細

---

*　MHC 抗原はもともと移植された臓器が拒絶される際の標的抗原として発見された．ほとんどの細胞表面に存在する抗原であり，個体間での多型性が大きく，移植の際にはこの抗原をできるだけマッチさせる必要がある．ヒトの MHC 抗原は **HLA**（human leucocyte antigen）であり，クラス I 抗原とクラス II 抗原に分けられる．クラス I 抗原としては HLA-A, B, C が，クラス II 抗原としては HLA-DP, DQ, DR の各抗原が知られている．

胞(Th細胞)となり種々のサイトカインを分泌する.このときTh1細胞優位の活性化が起これば主に細胞性免疫の促進,すなわち細胞傷害性T細胞の活性が促進され,Th2優位になれば液性免疫,すなわちB細胞による抗体産生を促すことになる.

細胞性免疫応答においては(図6-4),まずマクロファージや樹状細胞(抗原提示細胞)により処理されたウイルス抗原などの抗原ペプチドと結合したMHCクラスII抗原を認識し,活性化されたCD4⁺ヘルパーT細胞(Th1細胞)が,IL-2やIFN-γなどのサイトカインを分泌する.一方,

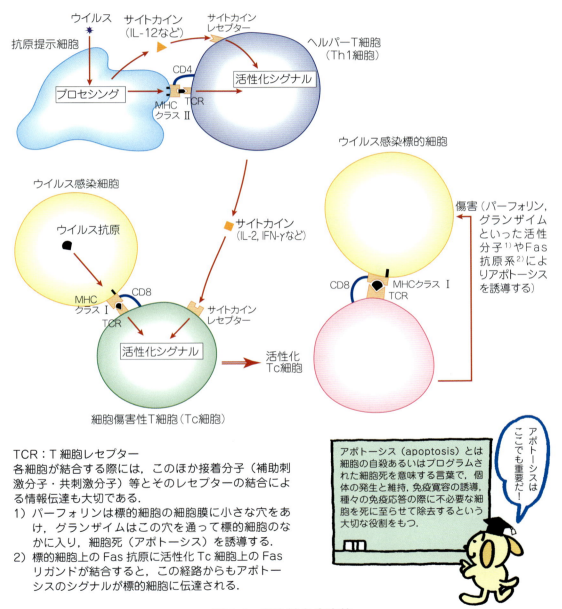

TCR:T細胞レセプター
各細胞が結合する際には,このほか接着分子(補助刺激分子・共刺激分子)等とそのレセプターの結合による情報伝達も大切である.
1) パーフォリンは標的細胞の細胞膜に小さな穴をあけ,グランザイムはこの穴を通って標的細胞のなかに入り,細胞死(アポトーシス)を誘導する.
2) 標的細胞上のFas抗原に活性化Tc細胞上のFasリガンドが結合すると,この経路からもアポトーシスのシグナルが標的細胞に伝達される.

図6-4 細胞性免疫応答

ウイルス感染細胞などの表面にある自己 MHC クラス I 分子に結合した抗原を認識し，活性化された CD8+ 細胞傷害性 T 細胞が増殖し，直接ウイルス感染細胞を次々と傷害するが，前述の Th1 細胞からのサイトカイン刺激が加わるとさらに増殖，活性化に拍車がかかり，細胞傷害作用が格段に増強する．

液性免疫応答では，処理された抗原でなく，B 細胞がその表面の膜結合型抗体（B 細胞レセプター）に直接抗原を結合することにより活性化され，抗体を産生するようになる（図6-5）．このとき，別にマクロファージで処理された抗原と自己の MHC クラス II 抗原を認識した CD4+ ヘルパー T 細胞（Th2）からサイトカインが分泌されることにより，B 細胞の抗体産生はさらに促進される．

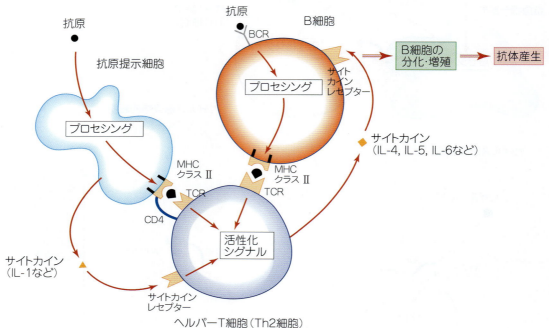

BCR：B 細胞レセプター（膜結合型抗体）
TCR：T 細胞レセプター
各細胞の結合の際には，このほか接着分子（補助刺激分子・共刺激分子）等とそのレセプターの結合による情報伝達がなされる．

図 6-5　液性免疫応答

3 アレルギー

免疫の本質は体内に入ってきた異物の排除にあるが，その実際の反応の場では多かれ少なかれ組織の傷害をともなっている．特に異物自身がそれほど有害でない場合には，生体には組織の傷害という不都合な結果のみがもたらされることになる．これがアレルギー allergy とよばれる現象であり，そのために起こる病気をアレルギー性疾患とよぶ．アレルギーの発症には環境要因（主に抗原）と遺伝要因の両者がかかわるが，特に遺伝要因を強調する場合にはアトピーという言葉も使われる．アレルギー反応はその機序によりI〜IV（V）型に分類される（図6-6）．

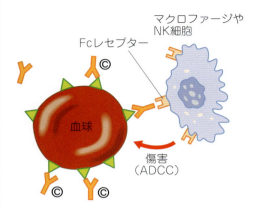
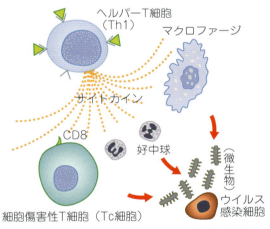

図 6-6 アレルギー反応の4つの型（Coombs & Gell の分類）

A Ⅰ型

即時型，アナフィラキシー型ともよばれ，気管支喘息，アレルギー性鼻炎，じんま疹など古くから知られる代表的なアレルギー性疾患はこの機序による．肥満細胞（マスト細胞）や好塩基球

の表面に結合しているIgE抗体（レアギン抗体ともいわれる）に特定の抗原（アレルゲン）が結合すると，これが引き金となってそれらの細胞からヒスタミン，セロトニン，ロイコトリエンなどの化学伝達物質が遊離され，それらの化学物質が組織の傷害を引き起こす（図6-7）．

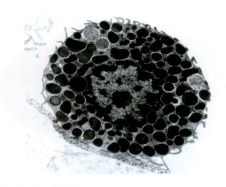

細胞質内に黒い顆粒が充満している．顆粒内にはヒスタミンやセロトニンなどの化学伝達物質がたくわえられている．抗原の抗体への結合により顆粒内容が細胞外に放出される（脱顆粒）．

図6-7 肥満細胞

B Ⅱ型（Ⅴ型）

細胞や赤血球などの膜表面の抗原にIgGやIgMなどの抗体，さらに補体が結合してその細胞や血球を破壊する．また，抗体とその働きのところで述べたように，抗体依存性細胞傷害（ADCC）によっても標的細胞を傷害する．自己免疫性溶血性貧血や血小板減少性紫斑病はこれらの機序により起こる．細胞表面の抗原がホルモンなどのレセプターである場合には，結合した抗体が細胞を壊すのではなくレセプターを阻害してホルモンの働きを抑えたり，逆にレセプターを刺激してホルモンが働いているように細胞を活性化することがある．このように膜表面の抗原に対する抗体が細胞の機能亢進あるいは低下を起こすタイプはⅡ型の亜型であるが，Ⅴ型と分類されることが多い．バセドウ（グレーブス）病や重症筋無力症はこのⅤ型の機序によって発症する．

C Ⅲ型（免疫複合体 immune complex 型）

傷害される組織とは無関係の可溶性抗原が流血中でIgG抗体と結合して免疫複合体となり，種々の臓器の小さな血管壁に沈着し，そこに補体が結合して周囲に炎症を引き起こすことにより組織傷害が起こる．全身性エリテマトーデスでみられるループス腎炎や急性糸球体腎炎などはこの機序により起こる．

D Ⅳ型

遅延型アレルギーともいわれ，Ⅰ～Ⅲ型のように抗体によってではなく，細胞性免疫によって組織傷害が起こる．すなわち，ヘルパーT細胞が産生するサイトカインによって活性化された食細胞や細胞傷害性T細胞による直接の傷害作用によりもたらされる．結核菌の感染を受けたことのある個体に精製ツベルクリン（結核菌がつくるたんぱく質を精製したもの）を注射すると，サ

イトカインの作用により，マクロファージや好中球などが注射部位に集積して24〜48時間後に注射部位に膨疹が見られるツベルクリン反応や臓器移植時の拒絶反応などはこの機序による．

4 自己免疫疾患

免疫の基本は"非自己"を"自己"から区別して排除することであり，一般に自己の組織や細胞などの自己抗原に対する免疫応答はほとんど起こらない（トレランス）．近年の研究から，自己に対するごく弱い免疫応答は生理的に起こっているとされるが，これが傷害を引き起こすことはない．しかし，このトレランスが何らかの原因で破綻すると，自己を攻撃，排除しようとする強い免疫応答が成立して，自己免疫疾患が発症する．この場合，前述のアレルギー反応の分類のうち，II〜V型のメカニズムが自己免疫疾患でも働く．

たとえば，赤血球表面の自己抗原に対する自己抗体（抗赤血球抗体）は自己の赤血球をII型の機序で傷害し溶血を起こす（自己免疫性溶血性貧血）．また，自己のDNAとそれに対する自己の抗DNA抗体は免疫複合体を形成して腎糸球体に沈着し（III型），糸球体腎炎を引き起こす（全身性エリテマトーデスにおけるループス腎炎）．さらに，多発性硬化症や橋本病，多くの全身性自己免疫疾患（膠原病）などでは，IV型アレルギーの機序による組織傷害が主要な病態を形成すると考えられている．すなわち，特定の自己抗原ペプチドに特異的なT細胞が組織傷害の中心的な働きをしている．V型アレルギーによる自己免疫疾患の例としてはバセドウ（グレーブス）病や重症筋無力症がある．重症筋無力症では，神経筋接合部にあるアセチルコリンレセプターに対する自己抗体がこのレセプターに特異的に結合してその働きを阻害し，神経から筋肉への情報伝達がブロックされることにより発症する．

一般に自己免疫疾患は，特定の臓器のみに自己免疫現象が起こる臓器特異的自己免疫疾患と，特定の臓器に限定されず，全身に分布する抗原に対する自己抗体がみられ，傷害も広範囲にわたる臓器非特異的（全身性）自己免疫疾患の2つに分けられる（表6-2）．甲状腺の橋本病，末梢血中に抗アセチルコリンレセプター抗体が検出される重症筋無力症，抗赤血球抗体による自己免疫性溶血性貧血などは前者である．これに対して，種々の細胞の核に共通して存在する抗原に対する自己抗体（抗核抗体）が検出される全身性エリテマトーデスなどの膠原病とよばれる疾患群の多くは後者である．

表 6-2　自己免疫疾患の分類

臓器特異的自己免疫疾患	臓器非特異的自己免疫疾患
橋本病，バセドウ（グレーブス）病，重症筋無力症 悪性貧血，アジソン病，1型糖尿病 グッドパスチャー症候群 自己免疫性溶血性貧血 特発性血小板減少症 原発性胆汁性肝硬変 潰瘍性大腸炎，交感性眼炎 天疱瘡，類天疱瘡	全身性エリテマトーデス 関節リウマチ 全身性強皮症 多発性筋炎／皮膚筋炎 シェーグレン症候群 血管炎症候群（ANCA*関連血管炎，結節性多発動脈炎など）

＊　ANCA：antineutrophil cytoplasmic antibody. 抗好中球細胞質抗体.

膠原病は現在では欧米にならって全身性自己免疫疾患あるいは全身性リウマチ性疾患と総称されることが多く，主に自己免疫の機序により全身の結合組織などが系統的に侵される疾患の総称である．皮膚，筋肉，骨・関節，血管，神経系のほか多くの内臓器官が罹患対象となるが，疾患により罹患臓器の分布は異なる．以下に代表的な疾患について簡単に述べる．

A　全身性エリテマトーデス systemic lupus erythematosus：SLE

若い女性に好発する．皮膚（蝶形紅斑），関節，腎（ループス腎炎），中枢神経系，心臓，肺など種々の臓器が侵され，抗核抗体や抗DNA抗体をはじめとする多彩な自己抗体が患者血清中にみられる（図6-8）．

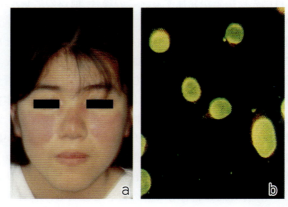

全身性エリテマトーデス（SLE）は代表的な全身性自己免疫疾患である．aはその代表的な皮疹で，蝶が羽を広げたような形状から蝶形紅斑とよばれる．bは蛍光抗体法という検査法で陽性となった抗核抗体の写真である．細胞切片にSLE患者の血清を反応させると，血清中に存在する抗核抗体が切片上の核抗原と結合する．このとき，蛍光色素で標識した二次抗体（抗核抗体と結合する）を加えると，切片上の核が蛍光を発するようになることで，核と結合する抗核抗体が患者血清中に存在することがわかる．

図 6-8　全身性エリテマトーデスにみられる蝶形紅斑と抗核抗体

B　関節リウマチ rheumatoid arthritis：RA

全身性リウマチ性疾患のなかでもっとも患者数が多い．慢性多関節炎を特徴とし，次第に関節破壊をきたして身体機能障害に至ることが多い．そのほか，皮膚，肺，神経系も侵されることがある．患者血清中には，リウマトイド因子（変性したIgGに対する抗体）や抗CCP抗体などの自己抗体がみられる．病態としては，関節滑膜の特定の抗原に特異的な自己反応性T細胞によるⅣ型の機序およびそれに関連した種々の炎症性サイトカインによる傷害が指摘されている．

近年，主に細胞性免疫応答におけるこれらの炎症性サイトカインや共刺激分子を分子標的として阻害するようにつくられた生物学的製剤がRAの治療に使われるようになり，非常に高い寛解率を示している．

C　全身性強皮症 systemic scleroderma：SSc

　免疫系の異常により，皮膚に過剰のコラーゲンが沈着し，皮膚が硬くなる．皮膚以外に，肺，心臓，消化管等にもコラーゲンが蓄積して（臓器線維化），内臓の機能障害に至ることも多い．また，**レイノー現象**（寒冷時に手指が蒼白→紫色に変化する）などの末梢循環障害をきたしやすい．

5 免疫不全症

　先天性あるいは後天性の原因によって，免疫系がうまく働かないことを**免疫不全**という．免疫系の主な役割は感染防御であるので，免疫不全の状態になると感染症にかかりやすくなる．特に，一般にはほとんど病原性を示さないような弱毒微生物によって容易に感染症を起こす，いわゆる日和見感染がみられやすくなる．

　免疫不全症は，①遺伝的な原因によって免疫異常が起こる原発性免疫不全症，②後天性免疫不全症候群，③慢性疾患や薬物療法にともなう免疫不全，④加齢にともなう免疫不全，に大別される．

A　原発性免疫不全症

　免疫系をになう要因の遺伝的欠損によるもので，幼少児期のくり返す感染症として発症することが多い．おおまかに，①補体欠損，②食細胞の異物処理能力の欠損，③B細胞の欠損と機能異常，④TおよびB細胞の欠損による複合免疫不全症，に分類することができる．

B　後天性免疫不全症候群 acquired immunodeficiency syndrome：AIDS

　ヒト免疫不全ウイルス human immunodeficiency virus：HIV の感染によって起こる．HIV は主に CD4$^+$（ヘルパー）T細胞とマクロファージに感染し，これらの細胞を傷害することで免疫不全をまねく．しかし，末梢血の CD4$^+$T 細胞が実際に減少して AIDS を発症するまでには通常数年～10年かかるといわれる．近年，治療薬の開発が進み，多剤併用療法により予後は格段に改善している（詳しくは第7章 **7**「AIDS と日和見感染症」参照）．

C　慢性疾患や薬物療法にともなう免疫不全

　糖尿病や腎不全，全身性自己免疫疾患などの慢性疾患では，リンパ球や食細胞の機能低下がみられ，感染症を起こしやすくなる．悪性腫瘍でも種々の程度に免疫系の機能低下がみられる．さらに自己免疫疾患や悪性腫瘍では，その治療に用いられるステロイドや免疫抑制剤，抗がん剤等によるリンパ球や食細胞系の機能低下が臨床上問題となり，重篤な場合には AIDS 同様にニューモシスチス肺炎やサイトメガロウイルス感染症などの日和見感染で死に至ることもある．

6 移植免疫

　私たちのからだを構成している細胞の表面には，ABO 血液型抗原や HLA 抗原のように個体間で差のある抗原が多数存在する．これらの抗原は**同種抗原**とよばれ，それぞれの個体がもっている抗原の型は遺伝的に規定されたものである．近年，わが国でも臓器移植が本格的に行われるようになったが，供与者（**ドナー** donor）から移植された臓器に存在するこれらの同種抗原を，移

84 総　論

植を受けた受容者（レシピエント recipient）の免疫系が"非自己"と認識した場合に，移植臓器を排除しようとする免疫反応が起こる．これを拒絶反応といい，移植された臓器が生着するかどうかはすべてこの拒絶反応の有無あるいは程度にかかっている．ABO 型や HLA 抗原のように移植時に問題となる同種抗原は移植抗原とよばれ，移植に際しては供与者と受容者の間でこの移植抗原をできるだけマッチさせておくことが大切である．すなわち，供与者と受容者の HLA 抗原型が完全に一致するか，供与者の HLA が受容者の HLA に完全に包含されるときに移植臓器は生着し，これらの条件が整わないときに移植臓器は拒絶される．

　HLA 抗原には，クラス I（A, B, C 抗原）とクラス II（DP, DQ, DR 抗原）があり，それぞれの抗原は個体間での多型性が非常に大きいので，供与者と受容者の間でこれらの抗原型をすべて合わせることは非常に困難である（遺伝子型がすべて等しい一卵性双生児間では当然抗原型もすべて等しいので，臓器移植は完全に成功する）．また，いくつかのマイナー移植抗原が存在するといわれ，ABO 型や HLA 抗原をマッチさせても拒絶反応がみられる場合がある．現時点では，HLA-A, B, DR の 3 種の抗原が受容者と一致していれば，一応「HLA がマッチしている」とされ，有望な供与者とみなされる．わが国で実用化が進められている iPS 細胞を用いた移植では，自分の細胞を用いることから拒絶反応が起こらず将来の難病の治療法として非常に有望である（第 2 章コラム②参照）．

　これまでは，移植臓器に存在する移植抗原を受容者の免疫系が認識してその生着を阻害，拒絶する，いわゆる宿主対移植片 host vs graft（HVG）反応について述べたが，近年白血病の治療などで導入されている骨髄移植では，これとは逆の反応が起こり得る．すなわち，移入された骨髄細胞（血液幹細胞）には免疫系の細胞が含まれていることから，供与者の免疫担当細胞が受容者の臓器細胞に発現している HLA などの移植抗原を"非自己"と認識して傷害を引き起こす可能性がある．これを移植片対宿主 graft vs host（GVH）反応といい，骨髄移植のときのみならず，一般の輸血の際もリンパ球などの免疫細胞が生きたまま移入されるときには起こり得る．

7　がんと免疫

　生体は通常の細胞分裂時にまれではあるが一定の頻度で DNA の突然変異が起こっており，また外界からの変異刺激（食物中の発がん物質や紫外線など）によっても遺伝子変異が起こりうる．大多数の遺伝子変異は生体に本来備わっている修復機構により回復するが，修復できないほどにくりかえし変異が蓄積すると，無秩序に増殖するがん細胞となる．がん細胞は自己の構成成分にはないがん特異抗原などの異物を発現することも多く，この場合その新しく産生された異物に対して免疫監視機構が働く．実際に生体で発見されるがんはこれらの修復機構や免疫監視をすり抜けて成長したものと考えられる（第 12 章 **5.2**「宿主が腫瘍におよぼす影響」参照）．

　がんに対する免疫のしくみとしては，微生物の場合と同様に最初に自然免疫が働き，マクロファージや NK 細胞が非特異的にがん細胞を攻撃し，分解・処理されたがん細胞ペプチドを HLA抗原がはさみ込んでヘルパー T 細胞に提示することにより獲得免疫が作動し，B 細胞による抗体産生や細胞傷害性 T 細胞による傷害を亢進させる．

　がんに対する治療法としては，①外科療法，②放射線療法，③化学療法（抗がん剤），④免疫療法があり，近年特に遺伝子解析の進歩にともなって分子標的治療薬の開発や遺伝子改変を行った

特異的免疫療法の開発が進み，がんの免疫療法は大きな進歩をとげている．

　特異的免疫療法を大別すると，①がん抗原ペプチドを患者の免疫系に効果的に提示することによりエフェクター細胞や抗体を誘導する能動免疫療法（がんワクチン療法）と，受動免疫療法として②がん細胞を選択的に傷害する抗体や免疫制御の解除を誘導する免疫チェックポイント阻害抗体を患者に移入する抗体療法，および③抗原特異的T細胞を患者に移入する免疫細胞療法がある．このうち，もっとも開発・導入が進んでいるのは抗体療法で，種々の増殖因子やそのレセプターなどに対する抗体が白血病，リンパ腫，乳がん，大腸がん，肺がんなどに抗腫瘍効果を示している．

　ある種のがん細胞では免疫チェックポイントとよばれる機構により，活性化された細胞傷害性T細胞によるがん細胞への攻撃を回避していることが明らかになった（図6-9および第12章コラム⑨参照）．活性化された細胞傷害性T細胞にはPD-1というレセプターが発現しており，通常は抗原提示細胞に発現するPD-L1と結合することによりT細胞の機能を抑制している．メラノーマや肺の小細胞がんにはPD-L1が発現しており，これがPD-1を発現するT細胞に結合してがん細胞への攻撃をブロックしているとされる．PD-1やPD-L1を阻害する抗体分子を薬物として投与することにより，この免疫チェックポイント機構をブロックしてがんへの免疫応答を高めようとする治療が行われている．

　ごく最近，患者から取り出した細胞傷害性T細胞にがん特異的キメラ抗原レセプター*を遺伝子導入して患者にもどし，がん細胞を効率的に傷害するキメラ抗原レセプター導入T細胞療法（CAR-T療法）が難治性白血病やリンパ腫の治療に導入され，成果が注目されている．

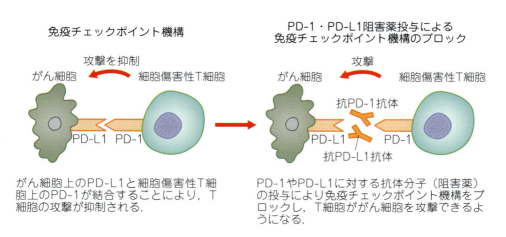

図 6-9　免疫チェックポイント機構およびその阻害薬投与によるT細胞傷害の回復

---

*　キメラとは2つ以上の異なる由来をもつ遺伝子からなる物質や個体をさし，ギリシャ神話に登場する怪物「キマイラ」を語源とする．ここではがん患者の末梢血T細胞を，がん特異抗原に結合する抗体とT細胞を強力に活性化する共刺激分子やTCR（図6-4参照）を連結・融合（キメラ化）した構造を有するT細胞に遺伝子改変し，大量に増やして患者にもどすことで，抗体を介してがん抗原に強固に結合できる細胞傷害性T細胞がより効果的にがん細胞を攻撃できる利点をもつ．

86   総　論

[参考文献]
１．中島泉，高橋利忠，吉開泰信（2017）シンプル免疫学　改訂第５版，南江堂．
２．熊ノ郷淳編（2017）免疫ペディア：101 のイラストで免疫学・臨床免疫学に強くなる，羊土社．

［学習課題］

(1) 免疫系を担当する主な細胞をあげ，それぞれの役割を説明できる．
(2) 自然免疫，および獲得免疫のなかの液性免疫と細胞性免疫において，それぞれの免疫応答の主なメカニズムを説明できる．
(3) アレルギーを発症機序から分類し，それぞれに相当する代表的なアレルギー疾患や自己免疫疾患をあげることができる．
(4) 免疫不全を原因別に分類できる．
(5) 移植臓器の拒絶反応はなぜ起こるかを説明できる．
(6) がんに対する主な免疫療法について説明できる．

キーワード

抗原　　自然免疫（非特異的防御機構）　　獲得免疫（特異的防御機構）　　抗体　　免疫応答
免疫寛容（トレランス）　　B 細胞　　ヘルパー T 細胞　　サイトカイン　　細胞傷害性 T 細胞
制御性 T 細胞　　ナチュラルキラー（NK）細胞　　マクロファージ　　抗原提示細胞
抗体依存性細胞傷害（ADCC）　　免疫グロブリン（Ig）　　補体　　アレルギー
自己免疫疾患　　臓器特異的自己免疫疾患　　臓器非特異的（全身性）自己免疫疾患
免疫不全　　同種抗原　　拒絶反応　　免疫チェックポイント機構

7

感染症

[学習目標]

1. ヒトの常在菌叢が人体に不可欠であることを
   理解する.
2. 病原微生物の種類を知る.
3. 感染様式や潜伏期間について理解する.
4. 人体に備わる感染防御能を知る.
5. 感染対策の基本的事項を理解する.
6. 抗菌薬耐性の問題を認識する.

1 感染症とは

病原微生物は地球上のどのような環境にも棲息する．これらがヒトの体内に侵入することにより惹起される疾患が感染症 infectious disease である．診断法や治療が確立されている感染症は多いが，重篤な基礎疾患を有する患者や高齢者が罹患した場合は，医療が発展した今日でも死に至ることは決して少なくない．

感染症は，世界中のすべての地域にみとめられるもの，マラリアやコレラなど一定の気候条件や衛生環境が不良な地域に限って発生するもの，温帯地域においてはインフルエンザのように冬季に集中して発生するものなど，さまざまである．また，どのような種類の感染症が流行するかはヒト社会の営みが深く関与している．今日のように交通手段が発達する以前は，距離的に遠い地域・国で発生する感染症が自国に持ち込まれる頻度は低かった．ところが，主として航空機の発達により海外渡航者や海外からの移住者が増えてくると，他国での感染症が 24 時間以内に私たちの地域に持ち込まれることは十分に可能となった．MERS（中東呼吸器症候群）やエボラ出血熱のような感染症がこれに相当するが，一般細菌でも抗菌薬に高度の抵抗性を示す薬剤耐性菌が，人の移動にともない近隣諸国から持ち込まれることも想定される．このように，有史以前より進化を続けている病原微生物による感染症は人類にとってつねに脅威となる疾患である．

2 ヒトの体内に共生する微生物

出生直後より，ヒトの口腔や腸管，鼻腔，耳腔，体表面（皮膚）には細菌が生息し始め，生後 3 年をめどに約 100 兆個の細菌や真菌からなる個人に特有な細菌叢の形成が体内に完成する．人体におけるヒトの細胞が約 30 兆個であることを考えると，人体内の細胞の 70 〜 80％はヒト以外の細胞ということになる．これらは常在菌叢 normal flora とよばれ（重量にすると脳の重さと同等），生体との相互作用を介して免疫能や血液凝固能をはじめとする人間の生体機能の維持に必要な機能に不可欠な構成体として存在する．常在細菌叢のバランスが崩れることが発症要因となることが疑われている疾患が多数知られており（表 7-1），無用の抗菌薬投与により常在菌叢を損なわないように留意することが肝要である[1]．

体内に生息する微生物はもちろんのこと環境から人体に侵入した微生物でも，つねに感染症という疾患を惹起するわけではない．人体には好中球，リンパ球，マクロファージなど，体内の病原微生物をつねに一定の監視下におく機能が備わっており，病原菌が縄張りを拡大して感染症を発症することを防いでいる．このような監視機構により菌が体内に生息するにとどまる状態を定着 colonization とよぶ．各種疾患や加齢により感染防御能が障害され，定着状態にある病原菌が体内でさかんに増殖を始めることができる状態になると，種々の炎症反応をともなう病態が惹起

表 7-1　常在菌叢のかく乱が発症の一因となる可能性のある疾患

喘息，肥満，湿疹，花粉症，若年型糖尿病，食物アレルギー，がん，自閉症，胃食道逆流症，炎症性腸疾患

抗生物質を服用するとこれらの疾患にかかる，という直接の因果関係があるわけではない．

される．これを感染 infection とよび，定着とは区別される．

3 病原微生物の種類とその特徴

ヒトに感染症を起こす病原体には細菌，真菌，ウイルス，原虫，寄生虫などがある（表7-2）．なかでも細菌感染症は日常臨床においてもっとも頻度の高いものであり，迅速な診断に引き続く適切な治療を行うことが特に重要である．臨床感染症において重要で頻度の高い病原細菌を表7-3に示す．

感染症患者の喀痰，尿，血液，膿などに含まれる細菌はグラム染色 Gram staining によりグラム陽性菌（菌体が青紫色に染まる）とグラム陰性菌（菌体が赤～ピンク色に染まる）に分けられる．グラム陽性菌は菌体が球形をしているものが多く（グラム陽性球菌 Gram positive coccus），グラム陰性菌は細長い形状のものが多い（グラム陰性桿菌 Gram negative rod）．グラム陽性菌と陰性菌とを区別することは治療に用いる抗菌薬の選択において重要である．喀痰や尿など，菌の存在を疑い細菌検査に提出する材料を"臨床検体"とよぶ．検体中に多数の好中球が含まれることはグラム染色で確認でき，この場合は検体外観が膿性（黄色調）を示す場合が多い．実際にどのような菌が存在するかはグラム染色に引き続いて行われる分離培養検査において培地に発育したコロニー（細菌集落）の生化学的性状あるいは菌の質量や遺伝子情報を解析することにより菌種が同定される．グラム陽性球菌とグラム陰性桿菌それぞれの代表的菌種である黄色ブドウ球菌と大腸菌のグラム染色所見，および寒天平板上に発育したコロニーを図7-1に示す．

表7-2 病原体の種類

細菌（bacteria）	臨床的に重要でもっとも頻度が高い感染症．抗菌薬（抗生物質）で治療可能であるが，近年，薬剤耐性菌が問題となっている．
真菌（fungus）	カンジダ，アスペルギルスなど．健常な宿主に重篤な感染症を起こすことはまれである．抗真菌薬で治療可能なものが多い．
ウイルス（virus）	インフルエンザ，かぜ症候群，急性・慢性肝炎，AIDSなどの原因となる．子宮頸がんや成人T細胞性白血病などのがんの原因となるウイルスもある．
原虫（protozoa）	マラリア，トキソプラズマ，赤痢アメーバなど．
寄生虫（parasite）	回虫，吸虫（内部寄生虫），ノミ，シラミ（外部寄生虫）など．

表7-3 代表的病原細菌

グラム陽性球菌	グラム陰性桿菌
黄色ブドウ球菌（*Staphylococcus aureus*）	大腸菌（*Escherichia coli*）
連鎖球菌属（*Streptococcus* species）	クレブシエラ属（*Klebsiella pneumoniae*）
肺炎球菌（*Streptococcus pneumoniae*）	インフルエンザ菌（*Hemophilus influenzae*）
腸球菌属（*Enterococcus* species）	緑膿菌（*Pseudomonas aeruginosa*）
	バクテロイデス属（*Bacteroides* species）

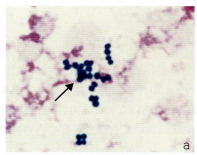
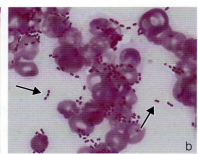
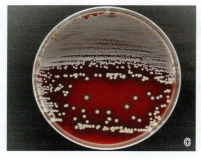

a. 黄色ブドウ球菌のグラム染色像．青紫色に染まった球菌が集ぞくし，一部ブドウの房状（矢印）を示す．
b. 大腸菌のグラム染色像．赤〜ピンク色の棍棒状の菌体（矢印）をみとめる．
c. 血液寒天培地上に発育した黄色ブドウ球菌のコロニー（集落）．

図7-1　グラム陽性球菌とグラム陰性桿菌

4　感染様式・経路および潜伏期間

　感染様式とは，〈内因性感染（体内常在菌による感染）と外因性感染（環境菌やウイルス等による感染）〉，〈水平感染（ヒト－ヒト感染）と垂直感染（出生前経胎盤感染あるいは経母乳感染）〉，〈市中感染（健常人に病院外で起きる感染）と院内感染（医療機関内の感染)〉など，感染成立を規定する環境や因子について言及したものである．

　一方，感染経路とは，病原体が生体に侵入する経路，あるいは感染を媒介する因子をとらえる概念である．経口感染，空気感染，飛沫感染，接触感染，性交感染，母子感染，血流媒介感染，昆虫媒介感染などがあげられる．微生物の宿主体内への入り口としては，皮膚，呼吸器，消化管，血液，生殖器などさまざまであり，これらは侵入門戸とよばれる．皮膚は黄色ブドウ球菌や真菌（カンジダ），呼吸器は多くの病原細菌（肺炎球菌，インフルエンザ菌，緑膿菌など）およびかぜ症候群やインフルエンザのウイルスなど，消化器はサルモネラ，ビブリオ，腸管出血性大腸菌（O157）などの感染性腸炎の原因菌，血液はB型・C型肝炎ウイルス，成人T細胞白血病ウイルス，AIDSウイルス（HIV）など，生殖器は淋菌，梅毒スピロヘータ，クラミジアおよびHIVなどの性感染症 sexually transmitted infections：STI の原因となる微生物の侵入門戸であると同時に，最初の（一次）感染臓器となる．

　微生物が体内に侵入してから感染症を発症するまでの期間は潜伏期 incubation period とよばれる．この期間は細菌であっても，あるいはウイルスであっても病原微生物により大きく異なるので（図7-2），各種感染症の潜伏期間を念頭に置いたうえで患者から病歴を聴取することが重要である．臨床症状からある感染症を疑っても，潜伏期間に大きくはずれた時間経過をたどっている場合は，その感染症である可能性は低く見積もることができる．

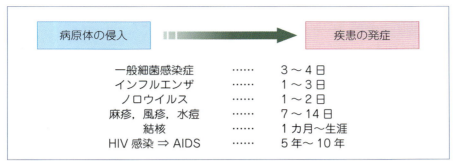

病原体の侵入から，疾患発症前であるが周囲の者へ感染を伝播するようになるまでの期間は latent period とよばれる．これに対し incubation period は病原体の侵入から症状の発症までの期間を意味する．日本語ではいずれも「潜伏期」という用語が使われている．

図 7-2　潜伏期間

5 感染防御能（感染免疫）

　健常人には微生物の侵入からからだをまもる種々の感染防御能が備わっている．防御機能をつかさどる代表的なものとして，①微生物侵入の物理的バリアである健常な皮膚・粘膜上皮，②微生物を取り込み（貪食）殺菌してしまう好中球およびマクロファージ，③病原菌の有する病原因子の情報を他の免疫担当細胞に伝える T リンパ球（細胞性免疫），④病原菌に付着し殺菌機能を補助する抗体を産生する B リンパ球（液性免疫），および抗体の役割を補佐する補体 complement などがあげられる．これらの機能の共働作用により人体は病原体を侵入門戸局所に封じ込めたり，侵入初期の段階で殺菌したりすることができる．これらの感染防御能を低下させるような病態が存在すると，病原菌は生体のバリア・監視機能の破綻の隙をついて宿主に侵襲をおよぼすようになる（感染症の発症）．

6 感染臓器と病原菌

　感染症の原因となる細菌を病原菌（または原因菌）とよぶが，病原菌と感染臓器との間には比較的特異的な組み合わせがある．したがって，どの臓器の感染症かが臨床的に判断（診断）できれば，その感染臓器に好んで感染症を起こす病原菌を想定して投与する抗菌薬を選択することができる．図7-3 に代表的な感染症とその病原菌を示す．

　最初に感染を起こした臓器（たとえば肺炎など）で菌の増殖を封じ込めることができないと，菌自体が血中に流入し，菌血症 bacteremia とよばれる病態を惹起することで諸臓器にさまざまな障害を引き起こすようになる．

　図7-4 は多発性骨髄腫を基礎疾患に有する 77 歳女性の事例である．冬季にインフルエンザウイルス感染症に罹患し，その後，急速に呼吸困難におちいり，来院時にはショック状態にあった．胸部 CT（図 7-4a）では右肺上葉に肺炎像をみとめ，喀痰培養および血液培養（図 7-4b）から肺炎球菌が検出された．多発性骨髄腫は液性免疫能の低下をきたす疾患であり，肺炎球菌感染症に罹患しやすく，かつ重症化する傾向が強い．また，インフルエンザ罹患後は，肺炎球菌や黄色ブ

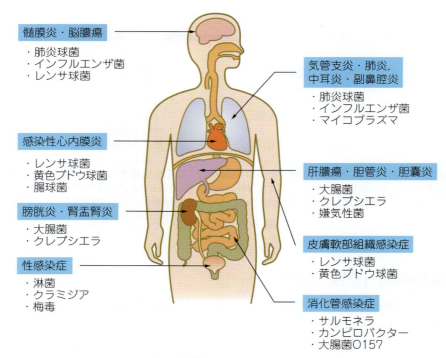

図 7-3　各種感染症とその病原菌

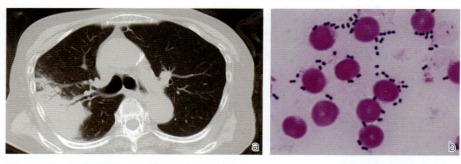

77 歳女性：呼吸困難と血圧低下で救急搬送され，インフルエンザ迅速診断検査が陽性であった．
a. 胸部 CT で右肺上葉に air bronchogram をともなう浸潤影をみとめる（肺炎）．
b. 血液培養でグラム陽性球菌が分離され，肺炎球菌と同定された（喀痰培養でも同じ菌種が分離された）．

図 7-4　インフルエンザ感染症に合併した肺炎

ドウ球菌など細菌の二次感染を合併することも広く知られており，インフルエンザと肺炎球菌感染症の重症化を予防する意味でも，多発性骨髄腫のような液性免疫不全を有する患者では両者に対するワクチン接種が強く推奨される．

　健常人においても抜歯後や外傷後には微量の菌が血流に入り込み一過性の菌血症を起こし得る．感染性心内膜炎という血液のポンプ機能をはたす心臓の弁膜を侵す感染症があるが，この一部は

抜歯後に発生した菌血症が原因となっている．また，下痢の場合など，いわゆる"おなかの調子が悪い"ときに腸内の常在菌が門脈血中に流入することがある．しかし，健常人では感染防御能が正常に機能しており，これらの微生物は増殖することなくきわめて短時間に排除されるため，臨床的に感染症の病像を呈することはない．

一方で，菌血症が確認できない場合でも，「感染症に対する制御不能な宿主反応に起因した生命を脅かす臓器障害」を呈することは多く，この状態は敗血症 sepsis として定義されている．診断には quick SOFA（sequential organ failure assessment）とよばれる診断基準が用いられ，"感染症が存在し，①意識状態の変容，②呼吸数≧22回／分，③収縮期血圧≦100mmHg の3項目のうち2つ以上をみとめる場合に敗血症を疑い，集中治療管理を考慮する"ことが提唱されている．この診断基準は，ICU（集中治療室）外の現場で特殊な検査を施行しなくても感染症が重症化している徴候を認識するために非常に有用である[2]．

7 AIDS と日和見感染症

感染免疫能の障害という意味において今日的にもっとも重篤かつ重要な感染症は HIV 感染およびこれに起因する AIDS（acquired immunodeficiency syndrome：後天性免疫不全症候群）である．HIV とは human immunodeficiency virus：ヒト免疫不全ウイルスを意味する．HIV ウイルスが感染する CD4$^+$T リンパ球は血液 1μL（1/1000mL）のなかに 800〜1000 個ほどみとめられるが，HIV の感染後およそ 10 年前後で 200/μL 以下に減少すると免疫能が正常な人には感染することのない弱毒病原菌による重症感染症を発症するようになる．このような感染症を日和見感染症と称し，この易感染状態の発症をもって"HIV 感染者（無症候性キャリア）が AIDS を発症した"と診断される．

日和見感染症に含まれる代表的感染症にはニューモシスチス肺炎（第15章，図15-5「ニューモシスチス肺炎」参照），サイトメガロウイルス肺炎などが含まれる．今日，AIDS（HIV 感染症）は同性・異性間を問わず，不特定多数の相手とのコンドームを使用しない性行為によって感染する場合がほとんどであるため，クラミジア感染症などを含む性感染症（STI）の予防に関する社会的啓発がもっとも重要である．

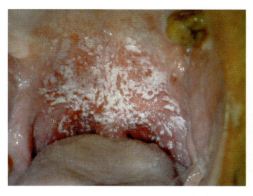

口腔内カンジダ症：AIDS のように細胞性免疫が極端に破綻した患者では皮膚や粘膜に常在する真菌による日和見感染症を発症する．感染免疫能が正常なヒト口腔内にはカンジダ（真菌の一種）が常在しているが，この写真のようなカンジダ感染症を発症することはない（写真は米国感染症専門医・青木眞氏のご厚意による）．

図 7-5　AIDS 患者にみとめられる日和見感染症

8 抗菌化学療法，耐性菌，菌交代現象

　病原細菌が宿主の生体内で活発に分裂するには，ヒトの細胞と同様に，細菌もDNAやRNAにコードされた遺伝子情報にもとづくたんぱく質の合成を行い，自分を再生し増殖しなければならない．抗菌薬（抗生物質）は，この一連の生命維持機構の各過程を阻害することにより抗菌作用を発揮する．抗菌薬の代表的作用機序には以下のものがある（図7-6）．
① 細胞壁合成阻害：βラクタム系抗菌薬（ペニシリン，セファロスポリン），グリコペプチド，リポペプチド
② たんぱく合成阻害：アミノグリコシド，マクロライド，オキサゾリジノンなど
③ DNA複製阻害（あるいはDNA鎖断裂）：フルオロキノロン
④ RNA重合阻害：リファンピシン
⑤ 葉酸代謝阻害：サルファ剤など

　DNAやRNAは遺伝子情報の本体であるためこれらの合成・複製・重合などを阻害すると細菌はたんぱく質合成の過程へ進むことができなくなる．また，遺伝子情報がうまく解読できた場合でも，細菌の生育に必要なたんぱく質の合成そのものを阻害すれば細菌は増殖することができない．かつ，たんぱく質である毒素を合成することもできなくなり，病原性が弱まる．また，細菌は細胞壁という膜により外界から身をまもっているため，この細胞壁合成を阻害すれば細菌は溶解してしまうことになる．感染症治療に際し，ここに述べた異なる作用機序を有する抗菌薬を複数組み合わせて用いることもある．

　病原菌に対し抗菌薬を使い続けると，細菌の遺伝子情報に変化が起こり，それまで殺菌効果をあらわしていた抗菌薬の作用に抵抗する性格をもつようになる（薬剤耐性 antimicrobial resistance：AMR）．このように抗菌薬が効きにくい性格へと変化（進化）した病原菌を耐性菌とよぶ．一例をあげると，近年，多くのβラクタム系抗菌薬に幅広く耐性を示す大腸菌が出現している．これは，ESBL（extended-spectrum beta-lactamase：基質特異性拡張型β-ラクタマーゼ）とよばれる抗菌薬の構造を化学的作用により分解してしまう酵素が細菌により産生されることが原因であり，多くの抗菌薬に対し耐性を示す新しいタイプの手ごわい感染症として問題となっている．

　一方で，1人の患者に長期間抗菌薬を投与すると，投与された抗菌薬が効かない菌のみが残存し，

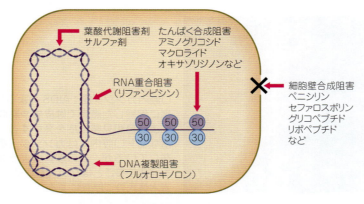

図7-6　代表的な抗菌薬の作用機序

漸次勢力を拡大することにより感染症が持続する場合がある．これを菌交代現象とよぶ．

9 感染の予防と制御

感染症による健康被害を減ずるには，感染症に罹患しないための「予防」と，集団感染のようにいったん起きてしまったものを終息させるための「制御」の両方が必要である．日常の臨床ではこれらを合わせて感染対策 infection prevention and control と称し，以下の2つの感染防止策の基本的事項を理解しておくことが望まれる[3]．

9.1 標準予防策

標準予防策は感染症の有無にかかわらず患者へのケアや症状に応じて伝播する可能性のある感染症を想定して，以下のような感染防止をはかることを意味する．
①患者の血液や排泄物（尿，喀痰，下痢便など），あるいは粘膜に触れる可能性があるときは，必ず手袋を着用する．
②咳をみとめる患者の場合，飛沫感染する病原体の飛散を想定し，必ずマスクを着用する．
③医療従事者が感染すると患者にも感染が伝播する可能性が高いウイルス感染症（麻疹，風疹，流行性耳下腺炎（ムンプス），水痘）については，入職前にワクチンを接種しておくことが求められる．このほかにはB型肝炎ウイルスおよびインフルエンザウイルスに対するワクチン接種を受けることが医療従事者に推奨されている．

9.2 感染経路別予防策

感染経路別予防策とは感染症の診断および病原体が確定した後の特異的感染防止策を意味する（図7-7）．

A 接触感染予防策

メチシリン耐性黄色ブドウ球菌 methicillin-resistant *Staphylococcus aureus*：MRSA*や腸管出血性大腸菌（O157）などの細菌は手指や着衣に容易に付着するため，これらの病原菌を保有して

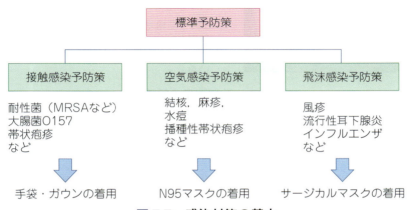

図7-7 感染対策の基本

いる患者ケアにおいては必ず個人防護具 personal protective equipment：PPE とよばれる手袋およびガウンを着用し，ケア終了後にはただちに PPE を脱ぎ，アルコール製剤による手指擦式消毒（衛生学的手洗い）を行うことが原則である．

B　飛沫感染予防策

インフルエンザや百日咳に罹患した患者がくしゃみや咳をする際には，病原体を含む飛沫が周囲 1～2 メートルの範囲に飛散する．このため，診察や患者ケアの際には手術時に使用されるサージカルマスクを着用する．

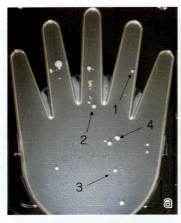
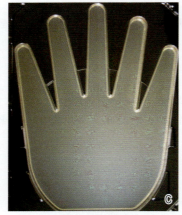
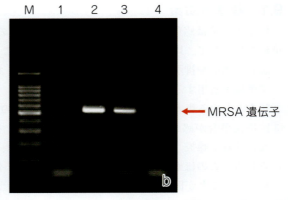

a. 喀痰から MRSA が分離されている患者の腹部を試験的に手袋をつけずに触診した医療従事者の手掌を手型培地（palm stamp）に接種した翌日の写真．多くの白色のコロニーの発育がみとめられる．
b. a でみとめられたコロニー（1～4）について MRSA 遺伝子の有無を解析すると，2 と 3 は MRSA であることがわかる（矢印は MRSA 遺伝子を示す．M は遺伝子の大きさの指標）．

a，b により，医療従事者の手指には患者の MRSA が容易に付着することがわかる．

c. a の手型培地に手掌を接種した後，アルコールで手指消毒を行い，別の手型培地に手掌を接種した翌日の写真．手掌に付着した細菌はアルコールにより死滅している．

図 7-8　手指消毒の重要性

＊ 本来，黄色ブドウ球菌はヒト鼻腔の常在菌である．ペニシリンに耐性化した黄色ブドウ球菌に抗菌活性を発揮する薬剤としてメチシリンが開発されたが，本薬剤に耐性を獲得したものがメチシリン耐性黄色ブドウ球菌（MRSA）である．今日，MRSA は病院内のみでなく市中にも生息することが知られており，小児の"とびひ（膿痂疹）"等の皮膚軟部組織感染症を惹起する．MRSA は健常成人に感染する頻度は低いが，医療従事者の手指に付着している菌が医療行為を介して感染防御能の低下した患者に伝播することにより MRSA 感染症が惹起される．MRSA 感染症は医療関連感染としては最多の感染症であり，また重症化することも少なくないため，医療スタッフはアルコール製剤による日頃の手指消毒を厳守せねばならない．

C 空気感染予防策

　飛沫核とよばれる病原体そのものが患者の気道から排出され，他者との距離に関係なく室内・空間内を浮遊し，感染が伝播される．飛沫核の感染を防ぐにはサージカルマスクよりもさらにフィルター効果が強力な N95 マスクの着用が必要である．

[引用・参考文献]

　文献1は微生物とヒト社会の営みの関係を俯瞰的視点から解説してある．医療関係者以外でも読める書籍である．文献3は感染対策全般について網羅的な記載がなされており，感染対策のマニュアル的教科書として現場で使用することができる．文献4は抗菌薬を適正に使用することの重要性（総論）と，抗菌薬各論を記載している．

1．マーティン・J・ブレイザー著，山本太郎訳（2015）失われてゆく，我々の内なる細菌，みすず書房．
2．日本集中治療医学会，敗血症情報サイト．
3．国公立大学附属病院感染対策協議会編（2018）病院感染対策ガイドライン 2018 年版，じほう．
4．青木洋介編（2018）ちょっと待った！ その抗菌薬はいりません，メジカルビュー社．

［学習課題］

（1）病原微生物にはどのようなものがあるかを説明できる．
（2）グラム染色とは何かを説明できる．
（3）ヒトの主要な感染防御能を列挙できる．
（4）臓器特異的な感染症病原菌を列挙できる．
（5）薬剤耐性菌，菌交代現象，日和見感染症の意味について説明できる．

キーワード

病原微生物　薬剤耐性菌　常在菌叢　定着　感染　潜伏期　ウイルス
感染防御能　菌血症　敗血症　AIDS（後天性免疫不全症候群）　HIV 感染症
日和見感染症　性感染症（STI）　抗菌薬　菌交代現象　ESBL 産生菌
MRSA（メチシリン耐性黄色ブドウ球菌）　感染対策

コラム④

新型コロナウイルス感染症（COVID-19）

　中国湖北省武漢市での発生に引き続き，2020年1月に我が国で最初に認められた新型コロナウイルス感染症（COVID-19）は，1年半以上が経過した今も流行が継続し，感染者数の上下動を繰り返しながら，流行の波は未だに拡大し続けている．2021年8月末の時点で，世界で2億1千万人が罹患，450万人が死亡し，日本ではおよそ150万人の感染，1万5千人（約1%）の死亡が確認されている．COVID-19の流行を収束させるには，流行を拡大させる因子を理解し，それぞれの抑制策に取り組まねばならない（表）．これらの因子は，アルファベットの頭文字でDOTSと理解すると覚えやすい．

　Duration（期間）：罹病期間が長いほど，感染者が接触する人の数は増えるため，流行が拡大する．「D」を短縮させるのは抗ウイルス薬であるが，これは未だ開発途上の段階にある．特効薬が開発されない限り，ヒトはNPI（non-pharmaceutical intervention：非薬物療法的介入）と呼ばれる以下の三つに頼る以外にない．

　Opportunity（機会）：ヒト同士の緊密な接触機会を抑制することである．三密（密接，密集，密閉）を回避することが「O」を減らすことになる．緊急事態宣言や蔓延防止等重点措置は，これが狙いである．インフルエンザの時の学級閉鎖も，「O」を減じて感染を収束させるためになされる．

　Transmission probability（伝播確率）：ヒト同士が接触したり，会話をしたりしても，ウイルスを含む飛沫を吸入することを防止するためにマスクを着用していれば「T」を減じることができる（本文「感染対策」の項を参照）．ウイルスは複製する度に変異する可能性が高まるため，感染伝播の抑制が変異の防止に直結する．

　Susceptibility（感受性）：ウイルス感染症に対する免疫を有しない場合，感染を受けやすい状態にある．従って，一人でも多くの人がワクチン接種を受け，人口における「S」の割合を減らすことが，感染伝播の抑制に繋がる．

　COVID-19の収束（流行規模が小さくなる），さらには終息（完全に流行が無くなる）をもたらすには，**DOTS**が何を意味するかを理解し，可能な限りそれらの感染防止策に個人レベルで努めることが求められる．

ウイルス感染症の拡大を規定する因子

因　子	感染が拡大する機序	抑制する手段
Duration 罹病期間	罹病期間が長いほど，周囲に伝播する可能性のある時間が長くなる．	治療薬の開発：有症状期間を短縮することができる．
Opportunity ヒトとヒトが接触する機会	人流が増えるほど，感染を受ける機会や環境が増える．	集会，集団生活（学校，サークル活動）などのを停止する．
Transmission probability 接触でウイルスが伝播する可能性	ウイルスが感染者の飛沫として他者の体内に入る，かつ，そのウイルスが受け手の細胞受容体に親和性を有すると（増すと）感染が成立する．	飛沫をブロックするためにマスクを着用する．親和性を高めないたには，1回でもヒト-ヒト間の感染を少なくする．
Susceptibility ウイルス感染への感受性	免疫を持たないヒトが多いほど，感染が拡大する．	ワクチン接種により集団免疫を高める．

8

代謝異常

[学習目標]

1. 正常の代謝の状態を理解し，異常の状態を学ぶ．
2. 脂質異常症，糖尿病，メタボリックシンドロームについて学ぶ．
3. 代謝異常の重要な続発症の一つに動脈硬化があることを学ぶ．
4. 糖尿病や肥満において日本人には欧米人と異なる特徴があることを学ぶ．

100 　総 論

　私たちのからだは主に水，無機質（塩類など），脂質，糖質，たんぱく質，そして核酸からできている．からだはこれらのものをつねに代謝（吸収，分解，合成）しながら活動している．この吸収，分解，合成は，正常の状態ではバランスがとれているため，からだにとってはどの物質も多からず少なからずのちょうどよい状態がつくられている．つまり，物質はつねに代謝され動いているにもかかわらず全体的にみれば平衡状態が維持されていることになる．この状態をホメオスタシス（恒常性，動的平衡）という．しかし，吸収，分解，合成の一部にでも異常が発生すると，ある物質が不足したり，または過剰になったりする．普通，私たちのからだは少しの不足や過剰くらいでは別の方面からうまく埋め合わせ（これを代償という）をするので，からだには障害が発生しない．しかし，その不足や過剰が過度になるとからだに障害を起こすようになる．これを代謝異常という．

1 代謝異常と動脈硬化（粥状硬化）

　代謝異常を考える際には，脂質，糖質，たんぱく質，核酸という成分別に分けて考えると理解しやすい．それぞれの成分の異常には以下に示すようにさまざまなものがあるが，そのなかでも重要なものは，①脂質の代謝異常としての脂質異常症，②糖質代謝異常としての糖尿病，そして③複合的な異常としてのメタボリックシンドロームである．ここでこの3つを重要とした理由は，日本において罹患者が多く国民病といえる状態になっていることや，豊かになった生活環境のなかで今後さらに重要性が増すことが予想されるためであるが，もう1点，共通の続発症として動脈硬化（粥状硬化）atherosclerosis があるためでもある．

　動脈硬化は，心筋梗塞や脳梗塞や閉塞性動脈硬化症などの重篤な動脈硬化性疾患の発生に強く関連した病態であり，現在，日本人にとってもっとも重要な疾患の一つとなっている．つまり，脂質異常症や糖尿病やメタボリックシンドロームを改善し，それによって動脈硬化の発生を抑制したり，動脈硬化の程度を軽い状態でとどめておくことができれば，動脈硬化性疾患の発生の低下をもたらし，日本人の健康の増進に寄与することができるという大きな意義がある．代謝異常の成り立ちや病態を本章で学習し，それを代謝異常そのものの予防や治療，さらには動脈硬化の学習へと発展させることが重要である（動脈硬化（粥状硬化）そのものの病理に関しては第14章「循環器系」参照）．

2 脂質代謝異常

　血中の脂質にはコレステロール，トリグリセライド（中性脂肪の主要成分），リン脂質，遊離脂肪酸の4つがある．この4つの脂質は血液中ではバラバラになっているのではなく，互いに組み合わされ，さらにたんぱく質と結合して粒子状になっている（図8-1）．これをリポたんぱく質（リポたんぱくと略されることが多い）という．このリポたんぱくにも，その脂質やたんぱく質の組み合わせによって表8-1のようにいろいろな種類があり，それぞれ特徴をもって

> 代謝異常には動脈硬化
> 以外にも大事な続発症
> があるから
> それもしっかり学ぼう．

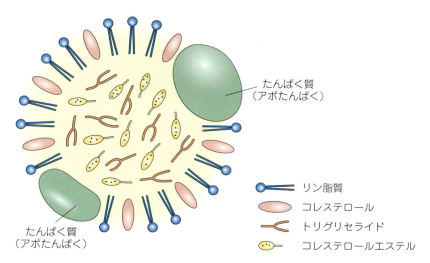

図 8-1　リポたんぱく質の模型

表 8-1　リポたんぱく質の種類と組成

		カイロミクロン	超低比重リポたんぱく（VLDL）	低比重リポたんぱく（LDL）	高比重リポたんぱく（HDL）
粒子径（nm）		80〜1000	30〜75	19〜22	7〜10
組成（％）	たんぱく質	1〜2	8	21	41〜56
	中性脂肪	80〜90	50〜70	10	5
	コレステロール	3〜7	19	45	16〜24
	リン脂質	3〜6	15〜20	22	22〜30
	遊離脂肪酸	0	0	1	1

いる．たとえば腸管から吸収されたばかりのカイロミクロンは粒子の径がもっとも大きく，トリグリセライドの含量が多い．一方，からだのなかで代謝されてできる**低比重リポたんぱく** low-density lipoprotein：**LDL** は小さく，コレステロールの含量が多い．**高比重リポたんぱく** high-density lipoprotein：**HDL** は粒子の径がもっとも小さく，余分なコレステロールを回収することができる．

　リポたんぱくは大きく分けて2つの経路で代謝されている．1つは食事由来の外因性代謝経路で，もう1つは肝臓で合成される内因性代謝経路である（図8-2）．外因性代謝経路では，食物として取り込まれた脂質は小腸から吸収されてカイロミクロンとなり，血管内で代謝されて肝臓に吸収される．内因性代謝経路では，肝臓で産生された**超低比重リポたんぱく** very low-density lipoprotein：**VLDL** が血中に放出され，血管内で代謝されてLDLとなる．LDLは末梢組織に運ばれ，なかのコレステロールが細胞膜の成分になったりホルモンになったりして利用される（図8-2⑨）．一方，HDLは末梢組織の余分のコレステロールを内部に取り込み，肝臓に運んでいる（図8-2⑪）．

102　総　論

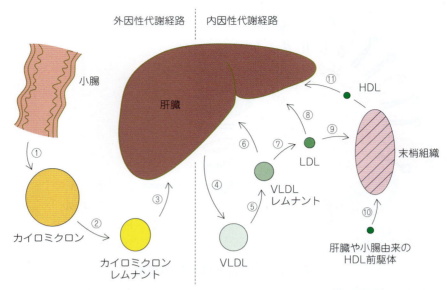

外因性代謝経路では，脂質は小腸から吸収され，トリグリセライドが豊富で粒子径の大きなカイロミクロンになる（①）．カイロミクロンが血中を流れる間に内部のトリグリセライドは分解されて引き抜かれ，エネルギー源として利用される．トリグリセライドが減少するにしたがってカイロミクロン粒子のサイズは減少し（②），最終的にカイロミクロンレムナントとなり肝臓に吸収される（③）．レムナントとは残余物（つまり必要なものが引き抜かれて余ったもの）という意味である．
一方，内因性代謝経路ではトリグリセライドが豊富で粒子径の大きな VLDL が肝臓で産生され，血中に放出される（④）．VLDL が血中を流れているうちに内部のトリグリセライドは分解され，引き抜かれる．粒子のサイズは減少し，VLDL レムナントとなる（⑤）．その一部は肝臓に吸収されるが（⑥），一部ではさらにトリグリセライドが引き抜かれ LDL となる（⑦）．結果的に LDL はサイズが小さく，コレステロールの割合が高いものになる．LDL の一部も肝臓に吸収されるが（⑧），残りは末梢組織に運ばれ，内部のコレステロールがそこで利用される（⑨）．一方，肝臓や小腸由来の HDL の前駆体は，末梢組織で不要になったり余ったりしたコレステロールを取り込み（⑩），成熟した HDL となって肝臓に運ばれ吸収される（⑪）．

図 8-2　リポたんぱくの代謝経路

なお，LDL の粒子のなかに入って運ばれるコレステロールを **LDL コレステロール**といい，HDL の粒子のなかに入って運ばれるコレステロールを **HDL コレステロール**といっている．中身のコレステロールに違いがあるわけではない．つまり，LDL は末梢へコレステロールを運び，HDL は逆に末梢から肝臓へコレステロールを運ぶ役割を担っている．

2.1　脂質異常症（高脂血症）

脂質異常症 dyslipidemia とは血液中に含まれる脂質が過剰もしくは不足している状態をいうが，特に **高 LDL コレステロール血症**，**低 HDL コレステロール血症**，**高トリグリセライド血症**，**高 non-HDL コレステロール血症**のいずれかの状態をさしている（表 8-2）．脂質異常症は，以前は高脂血症 hyperlipidemia といわれてきたものである．しかし，HDL コレステロールが低い場合もこの異常症のなかに含まれるために「高脂血症」という名称に違和感があり，脂質異常症という名称に変更された．ただし，高 LDL コレステロール血症や高トリグリセライド血症など，脂質の値が高い状態を一般的に説明する場合には高脂血症という名称の方がわかりやすいため，実地医

表 8-2　脂質異常症診断基準（空腹時採血）*

LDL コレステロール	140mg/dL 以上	高 LDL コレステロール血症
	120 〜 139mg/dL	境界域高 LDL コレステロール血症**
HDL コレステロール	40mg/dL 未満	低 HDL コレステロール血症
トリグリセライド	150mg/dL 以上	高トリグリセライド血症
non-HDL コレステロール	170mg/dL 以上	高 non-HDL コレステロール血症
	150 〜 169mg/dL	境界域高 non-HDL コレステロール血症**

*：10 時間以上の絶食を「空腹時」とする．ただし水やお茶などカロリーのない水分の摂取は可とする．

**：スクリーニングで境界域高 LDL-C 血症，境界域 non-HDL-C 血症を示した場合は，高リスク病態がないか検討し，治療の必要性を考慮する．

- LDL-C は Friedewald 式（TC − HDL-C − TG/5）または直接法で求める．
- TG が 400mg/dL 以上や食後採血の場合は non-HDL-C（TC-HDL-C）か LDL-C 直接法を使用する．ただし，スクリーニング時に高 TG 血症を伴わない場合は LDL-C との差が＋ 30mg/dL より小さくなる可能性を念頭においてリスクを評価する．

（日本動脈硬化学会編（2017）動脈硬化性疾患予防ガイドライン 2017 年版より転載）

療の現場ではいまでも使われている．

　脂質異常症は，動脈硬化の発生に強く関連しており，さらに心筋梗塞や脳梗塞などの重篤な疾患につながるために厳重な管理が要求され，表 8-2 のような基準が設定されている．なお，以前は総コレステロール値もこの診断基準のなかに入れられていたが，LDL コレステロール値の方が心筋梗塞の発症とより密接に関連することがわかってきたため，現在ははずされている．ただし，脂質異常をみる際の目安として総コレステロール値はいまでも使われている．また，**non-HDL コレステロール**（総コレステロールから HDL コレステロールを引いたもの）という新しい考え方も出てきており，総コレステロールを測定する意義は失われたわけではない．脂質異常症が疑われる人の数は多く，20 歳以上で総コレステロール値が 240mg/dL 以上の人の割合は，男性で 12.4%，女性で 19.8% にも上っている（厚生労働省，平成 29 年国民健康・栄養調査）．

　脂質異常症は，①原発性のもの，②生活習慣に起因するもの，そして③糖尿病や甲状腺機能低下症，ネフローゼ症候群にともなって発生する続発性のもの，に分けられる．原発性のものは遺伝的要素が強く，家族内発生をすることが多いために家族性脂質異常症ともいわれている．脂質の代謝に関連する酵素やレセプターの先天的な異常がわかっているものもあるが，まだ原因がわかっていないものも多い．家族性脂質異常症の代表的な疾患は LDL レセプター遺伝子の異常による**家族性高コレステロール血症** familial hypercholesterolemia：FH であり，父親と母親の両方からその遺伝子を受け継ぐとホモ型家族性高コレステロール血症となり，両親のどちらかから受け継いだ場合にはヘテロ型家族性高コレステロール血症となる．ホモ型は 16 万〜 100 万人に 1 人の割合でみられ，総コレステロール値が 600mg/dL 以上にもなる．ヘテロ型は 200 〜 500 人に 1 人の割合で発症し，総コレステロール値はホモ型の半分程度である．一方，生活習慣に起因する脂質異常症は一般の人のなかに最近増加しており，社会的な問題になっている．これは肉食を中心とした食生活などの生活習慣の欧米化が関与しているためと考えられている．

血清は普通透明であるが，トリグリセライドの濃度が高くなると白く濁ってくる（コレステロールの値だけが高いときには濁らない）．また，脂質異常症があるといろいろな部位に脂質が沈着しやすくなる．特に動脈には脂質が沈着しやすく，脂肪を貪食したマクロファージ（泡沫細胞）やアテローム（粥腫）を特徴とする動脈硬化が発生する（図 8-3a, 8-4）．動脈硬化は特に LDL コレステロールの値が高いときに発生しやすいため，LDL を世間一般では悪玉コレステロールといっている．しかし，この言葉はあたかもコレステロールのなかに悪い性質のコレステロールがあるような印象や，LDL そのものが悪いという印象を与えてしまうおそれがあり，よい名称ではない．ここでは，LDL コレステロールの濃度が高い場合には動脈硬化が発生しやすくなるため，中身のコレステロールを含めて LDL 全体を悪玉コレステロールといっている，と理解しておこう．

動脈硬化は冠状動脈を侵しやすいが，その程度が強いと心筋梗塞を引き起こす危険性が増す．LDL コレステロール値が非常に高いホモ型家族性高コレステロール血症では，若いうちに心筋梗塞で死亡することがある．また，頸動脈や脳動脈が動脈硬化になると，脳梗塞を発症する危険性が増す．トリグリセライドに関しても，その値が高くなると心筋梗塞の発症率が上昇すると報告されている．一方，HDL は動脈壁などの組織のなかにあるコレステロールを運び出す働きがあるので動脈硬化を予防すると考えられている．実際，HDL コレステロール値が低いと動脈硬化や心筋梗塞を発症しやすくなる．このため HDL を世間一般では善玉コレステロールといっているが，この言葉も良い性質のコレステロールというものがあるような誤解を与えてしまうのでよくない．HDL が良い働きをするため，中身のコレステロールを含めて HDL を善玉コレステロールといっている，と理解しておこう．

また，脂質異常症では黄色腫を生じることがある（図 8-3b, c）．黄色腫は脂質が組織内に沈着したものであり，名前のとおり黄色の腫瘤状病変が眼瞼や腱などに発生する．しかし黄色腫そのものは命を脅かすような病態ではない．

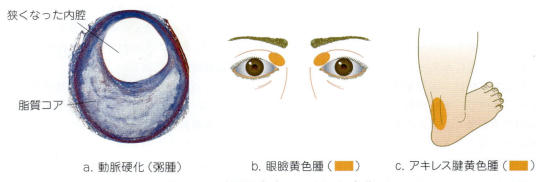

a. 動脈硬化（粥腫）　　b. 眼瞼黄色腫（■）　　c. アキレス腱黄色腫（■）

図 8-3　脂質異常症にともなう変化

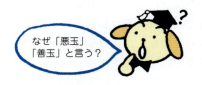

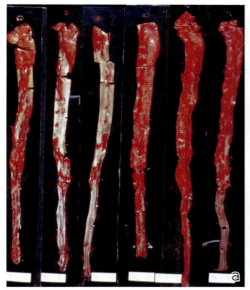
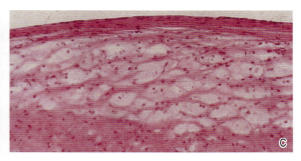
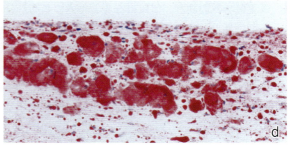
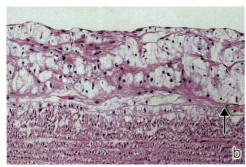
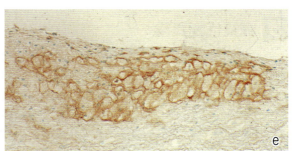

a. コレステロール食による実験的動脈硬化．ウサギ1日あたり0.5gのコレステロールを食餌に混ぜて16週間投与．写真は大動脈を縦に開いた後，脂肪を赤く染める染色を行っている．脂肪がたまった病変部が赤く膨隆して見える．右の3羽にはコレステロール食に加えて，腎動脈狭窄手術による高血圧も負荷されており，病変が内膜全域に広がっている．
b. 大動脈病変の組織像．内膜に細胞質が明るくぬけた泡沫細胞（脂肪を充満した細胞であるが，標本作成のための脱脂操作により脂肪がぬけ，細胞質が泡沫状に見える）が集まっている．矢印は内弾性板で内膜と中膜の境界を示す．
c. ヒトの初期の大動脈硬化．内膜に集まった泡沫細胞．下方は平滑筋細胞で，赤く見える．
d. 脂肪染色．脂肪がぬけないように凍結組織を薄切りし，切片を作成．泡沫細胞の胞体が赤く染色され，脂肪を充満していることがわかる．平滑筋細胞にも小さな脂肪滴がある．
e. 抗マクロファージ抗体による免疫染色．泡沫細胞の細胞膜が陽性（褐色）に染色されており，泡沫細胞がマクロファージ由来であることがわかる．

図 8-4 脂質異常症（高脂血症）—高血圧—動脈硬化

2.2 脂肪肝

　正常でも肝重量の3〜5%は脂肪であるが，この正常の範囲を大きく超えて，肝に異常に脂肪が蓄積した状態を脂肪肝 fatty liver という．肝臓は脂肪が蓄積するため，黄色みを帯び，腫大する（第2章，図2-6「肝細胞の脂肪変性」参照）．また，上腹部の触診で肝臓を触れることができ

106　総　論

るようになる.

　口から食物として摂取された脂肪は腸から吸収され,肝臓に運ばれる.脂肪は肝臓でさらに分解されたり,新たに合成されたりして胆汁中や血中に放出される.このような流れ（代謝経路）のどこかに異常が起こると肝臓に脂肪が沈着し,脂肪肝が発生する.以下のような場合に脂肪肝が発生する.

① 肥満にともなう脂肪肝：肝臓に運ばれる脂肪が増量するため.
② 糖尿病にともなう脂肪肝：肝臓における脂肪の合成の増加と,分解の減少のため.
③ アルコール性脂肪肝：肝臓における脂肪の合成の増加と,分解の減少のため.
④ 栄養障害性脂肪肝：飢餓になると体内の脂肪が分解され,肝臓に運ばれる脂肪が増加するため.
⑤ 薬剤性脂肪肝：肝臓における脂質代謝異常のため.

　以上のうちアルコールによるものでは肝細胞の障害も生じ,肝炎様変化から肝硬変にまでなることがある（アルコール性肝障害）.また,アルコールをふだん飲まない人でも肥満や糖尿病にともなう脂肪肝がある場合には,同様の肝障害が発生することがある.これは,非アルコール性脂肪性肝炎 non-alcoholic steatohepatitis：NASH とよばれている（第17章 2.4「C　脂肪性肝障害」参照）.

3　糖質代謝異常

　糖質代謝の異常を理解する前にまず正常の糖質代謝,特にグルコースの代謝をみてみよう.食物中のでんぷんやグリコーゲンはアミラーゼで分解されてグルコース（ぶどう糖）になり吸収される.血中のグルコースの濃度（血糖）は食事後高くなるが,膵臓のランゲルハンス島のβ細胞から分泌されるインスリンの作用によって,横紋筋細胞（骨格筋細胞や心筋細胞）や脂肪細胞などの標的細胞に取り込まれてエネルギー源となる（図8-5a）.

3.1　糖尿病

　糖尿病 diabetes mellitus は,インスリン作用の不足による慢性高血糖を主徴とし,種々の特徴的な代謝異常をともなう疾患群である,と定義されている.つまり,糖尿病は血中のグルコースの濃度が高い状態が長く続いている病態であり,眼,腎臓,神経,血管などに重大な変化をおよぼしてしまうが,これはインスリンの作用がうまくいかないために起こる,ということである.作用がうまくいかないメカニズムには主に2通りある.1つはインスリンそのものの量が不足する場合である（図8-5b）.もう1つはインスリンの量は十分あっても,インスリンを受け取る細胞の方がうまく反応できない場合であり,これをインスリン抵抗性という（図8-5c）.

　糖尿病は1型,2型,遺伝子異常や他の明らかな原因（たとえば副腎皮質ホルモンの過剰投与）があるもの,妊娠性の4つに分けられているが,1型と2型の糖尿病は,原因が不明なことや重篤な合併症を引き起こすことなど,医学や医療における重要度は高い.そのなかでも2型糖尿病は生活習慣病の代表的な疾患の一つであり,罹患者が多いということからも現代社会において非常に重要な疾患となっている.日本では20歳以上の成人で糖尿病が強く疑われる人の割合は13.6％（男性18.1％,女性10.5％）であり,1,000万人以上の人が糖尿病である可能性が示されている（厚生労働省,平成29年国民健康・栄養調査）.さらに,糖尿病の可能性が否定できない人

(16.2%), つまり糖尿病予備群まで含めると実に成人の3割が糖尿病または糖尿病予備群となり, 国民病といえる状態になっている.

A 1型糖尿病

1型糖尿病はランゲルハンス島のβ細胞の減少があり, インスリンが足りないために糖尿病になるものである（図8-5b）. 日本では糖尿病のなかの5%程度がこの1型糖尿病である. 1型糖尿病は, 多くの場合, もともとかかりやすい体質（遺伝的素因）があるところにウイルス感染などの何らかの環境要因が加わり, そのために自己免疫反応が起こってβ細胞が破壊されて発生すると考えられている. 白人に比べ日本人を含むアジア人には比較的少ない. 治療にはインスリンが絶対に必要であり, これを**インスリン依存性**という. 20歳以下で発症することが多く, 体重は正常または減少する. また, インスリンによる治療がうまくいかなければ重症となる. **ケトアシドーシス**をきたして昏睡にいたる場合もある.

B 2型糖尿病

2型糖尿病は罹患者が非常に多く, 一般的に糖尿病という場合にはこの2型糖尿病のことをさしている（日本では糖尿病のなかの約95%を占めている）. 糖尿病にかかりやすい体質（遺伝的素因）をもっている人が, 糖尿病になりやすい**生活習慣**をおくった場合に発症する可能性が高くなる. 生活習慣が近年欧米化しているアジアやアフリカでの増加率が高い. 中高年から発症することが多く, **肥満**であることが多い. 病状は一般に軽く, ゆっくりと進行する. 1型糖尿病に比べて遺伝的要因がより重要であり, 家族にも糖尿病がみられることが多い.

2型糖尿病の原因はいまなお不明であるが, インスリン抵抗性（図8-5c）とインスリン分泌障害が重なって引き起こされると考えられている. インスリン分泌障害とはβ細胞の機能がよくないためにインスリンの分泌低下や遅延などが生じることをいう. 日本人と欧米人とでは2型糖尿病の病態は異なっており, 欧米人はインスリン抵抗性が主体となっているが, 日本人はインスリン分泌障害が主体であると考えられている. 2型糖尿病の発症のメカニズムを, まず欧米人の肥満の人で3段階に分けて考えてみよう（肥満はインスリン抵抗性を引き起こす最大の要因である）. ①肥満になりインスリン抵抗性が生じると, 筋細胞などの標的細胞にグルコースが十分取り込まれず高血糖になり, 糖尿病になる前段階の状態（糖尿病予備群）になる. ②当初はβ細胞ががんばって多量のインスリンを分泌し, 標的細胞にグルコースを取り込ませる. これは代償反応である. ③しかし, 多量のインスリンを出しているにもかかわらず高血糖の状態が改善されなければ, そのうちβ細胞は疲れてしまい（代償不全となり）, 十分なインスリンの量を分泌することができなくなって高血糖の状態が続き, 糖尿病になる.

一方, 日本人にはインスリンの分泌能がもともと欧米人に比して低い（半分程度）という特徴がある. そこにさらに遺伝的なインスリンの分泌障害が加わった場合を考えてみよう. その場合, 肥満が軽度でインスリン抵抗性の増加が軽度であったとしても, インスリンを十分に分泌することができずに, つまり,

欧米人のなかにはとても太った人がいるけれど, あれは強いインスリン分泌能をもつために高度の過食をしても余ったエネルギーをからだのなかにどんどんたくわえることができるためだよ.

日本人はインスリン分泌能が弱いために, 極端に太る前に糖尿病になってしまうんだ.

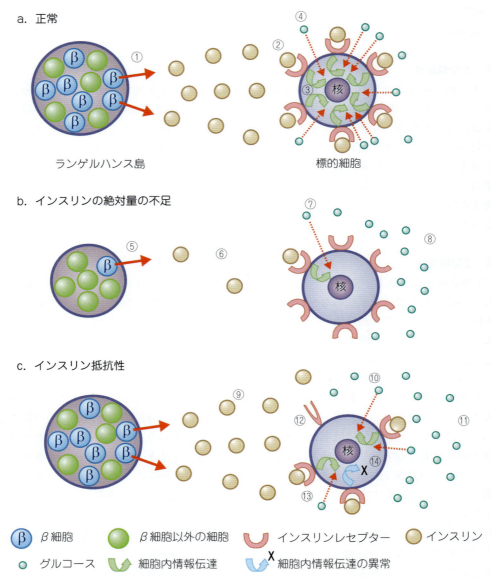

a. 正常では血中のグルコースが高くなると膵臓のランゲルハンス島の β 細胞からインスリンが分泌される（①）．インスリンが骨格筋細胞などの標的細胞のレセプターに結合すると（②），細胞内の情報伝達が活性化され（③），血中のグルコースが細胞内に取り込まれる（④）．
b. β 細胞が減少または消失すると（⑤），分泌されるインスリンの絶対量が不足して（⑥），標的細胞はグルコースを十分取り込めない（⑦）．取り込まれなかったグルコースは血中に残るため高血糖になる（⑧）．これは 1 型糖尿病の特徴である．また，メカニズムは異なるが 2 型糖尿病でも β 細胞の分泌能が低下してインスリンの量が不足することがある（本文参照）．
c. 標的細胞の方に異常があると，β 細胞から分泌されるインスリンの量が十分あったとしても（⑨），インスリンの作用がうまく働かないためにグルコースが標的細胞に十分取り込まれず（⑩），高血糖になる（⑪）．これをインスリン抵抗性といい，2 型糖尿病の発症の大きな要因である．標的細胞の異常には，レセプターの機能異常（⑫），レセプターの数の減少（⑬），細胞内の情報伝達の異常（⑭）などが疑われているが，根本的なところはわかっていない．

図 8-5　インスリンの絶対量の不足とインスリン抵抗性

インスリン抵抗性の増加に当初から対応できずに，糖尿病を発症してしまうと考えられている．このように日本人の場合には少しの肥満であっても糖尿病を発症する危険性があることに注意が必要である．

2型糖尿病では食事療法や運動療法が基本的な治療法である．また，上に述べたことでもわかるように，糖尿病の前段階の状態において食事療法や運動療法によって肥満を改善すればインスリン抵抗性も改善され，糖尿病になる可能性も減る．このように生活習慣の改善が糖尿病の予防に重要な意味をもっていることがわかる．いったん糖尿病が発症した場合には，食事療法や運動療法だけでなく薬剤による治療が必要な場合が出てくる．場合によってはインスリンの投与も必要となる．

C 合併症

糖尿病による合併症には急性合併症と慢性合併症がある．急性合併症には低血糖症やケトアシドーシスによる昏睡などがあり，命にかかわる病態が急速に発生することがある．一方，慢性合併症では血管が中心に侵される．これは高血糖が続くために血管のたんぱく質にグルコースが結合し，化学構造が変化することが大きな原因の一つであると考えられている．小さな血管が侵されると網膜症，腎症，神経障害を合併し（これらを細小血管障害という），大きな血管が侵されると動脈硬化が促進される（これを大血管障害という）．こうした合併症により，糖尿病患者の平均死亡時年齢は一般の人の平均寿命を8〜10歳下回っている．ただし，40年ほど前には10〜13歳も下回っていたことを考えれば，近年の予防や治療の進歩により改善しているといえる．

1) ケトアシドーシス

血中にケトン体（アセト酢酸，β-ヒドロキシ酪酸，アセトンの総称）が増加して，血液が酸性（アシドーシス）になることをケトアシドーシスという．1型糖尿病においてインスリンの投与がなされていない場合や不足した場合に発生しやすい．このようなインスリン欠乏の状態では細胞にグルコースが取り込まれず，エネルギーが不足する（図8-5b）．そのためにからだは脂肪を分解してエネルギーを得ようとするが，その際に発生するのがケトン体である．ケトアシドーシスになると重篤な場合には意識障害や昏睡が生じる．この場合，血糖に関しては高血糖の状態であることに注意が必要である（図8-5b）．つまり，逆にインスリンが過剰に投与された場合には低血糖が生じ，この場合も意識障害や昏睡をきたすことがあるためである．意識障害や昏睡状態の糖尿病患者をみた場合には，治療法がまったく異なるため，この両者を正確に見極めることが非常に重要である．

2) 糖尿病網膜症

網膜に毛細血管瘤（血管の一部が拡張してこぶ状になるもの）や新生血管ができたり，出血したりする．ひどい場合には硝子体に出血し，失明する（図8-6上）．年間約3千人の糖尿病の患者が失明を含む高度の視覚障害をきたしている．また，中途失明の原因としては，糖尿病網膜症は緑内障に次いで第2位となっており，糖尿病が視覚障害の非常に大きな原因となっていることがわかる．

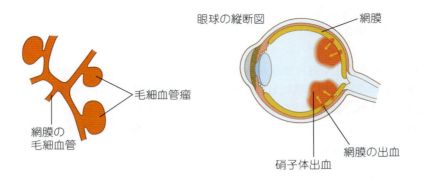

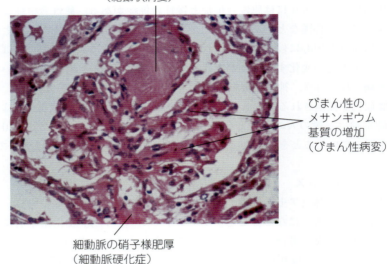

図 8-6　糖尿病による網膜の変化（上）と腎糸球体変化（下）

3）糖尿病腎症

　腎臓の糸球体は毛細血管のかたまりであるが，これも糖尿病で侵されやすい．基底膜の肥厚や，結節状またはびまん性のメサンギウム基質の増加が起こり（糖尿病性糸球体硬化症，図 8-6 下），腎臓の機能が低下する．たんぱく尿や浮腫，高血圧が発生し，ひどくなると腎不全になり人工透析を受けなければならなくなる．糖尿病になってから 10 年以上が経過し，治療によるコントロールが悪い場合に糖尿病腎症が発症する危険性が高くなる．糖尿病腎症による腎不全で透析を受け始める患者（透析導入患者）の数は毎年 1 万 5 千人以上である．これは透析導入された患者数全体の 4 割以上であり，慢性糸球体腎炎によるもの（2 割程度）をはるかに抜いて疾患別で第 1 位になっている．

4）糖尿病神経障害

　末梢神経が侵されるため，触ってもよくわからない（触覚低下），傷を受けてもあまり痛くない

（痛覚低下）ようになる．また，排便や排尿の障害（自律神経障害）も発生する．

5）動脈硬化

大型や中型の動脈の動脈硬化が促進されるために，心筋梗塞，狭心症，脳梗塞，下肢閉塞性動脈硬化症になりやすい．特に心筋梗塞は，糖尿病でない人に比べて2～3倍なりやすいとされており，以前は心筋梗塞が糖尿病の死因の1位を占める時代もあった．しかし，最近の統計では心筋梗塞が糖尿病の死因になった症例は一般の人と同程度にまで減っており，治療の進歩が大きく貢献していると考えられている．下肢閉塞性動脈硬化症は，大腿動脈などの下肢の動脈が動脈硬化によって狭窄または閉塞し，下肢の血行障害をきたすものである．下肢にしびれ，痛み，冷感が生じる．また，一定距離を歩くと下肢に痛みを生じるため一時休まなければならなくなり，症状が改善したらまた歩きはじめることができるという間欠性跛行が生じる．

6）その他

肺炎や腎盂炎などの感染症にかかりやすくなる．また，糖尿病では足に潰瘍や壊疽が起きることがある（これを糖尿病足病変という）．これは，下肢閉塞性動脈硬化症によって血行障害になりやすく，知覚障害などの神経障害のために傷を受けやすく，傷を生じると細菌感染が発生しやすい，という複合的な障害を起こしやすいためである．

3.2　糖原病

正常では口から摂取したグルコースが使われずにからだのなかに余った場合，グルコースはグリコーゲン（糖原）となって肝臓や筋肉などにたくわえられる．一方，血糖が低くなった場合には，蓄積されたグリコーゲンがグルコースに分解されて血中に放出され，血糖の濃度が一定に保たれるように調整されている．

糖原病はグリコーゲンの生成や分解に関係する酵素が先天的に欠損しているために起こる疾患である．そのため肝臓や筋肉や心臓にグリコーゲンが蓄積し，腫大する．またグルコースがうまく産生されないために低血糖を起こしたりする．グリコーゲンが分解されてグルコースになるためにはさまざまな段階があり，その段階ごとに別々の酵素があってその分解を助けている．これらの酵素のうちどれかが欠損すると糖原病となる．欠損している酵素の種類によって糖原病は十数種類に分けられている．たとえばⅠ型のフォン・ギールケ病ではグルコース-6-ホスファターゼという酵素（この酵素は肝臓，腎臓に多い）が欠損しているためグルコースをつくることができない．そのため肝臓や腎臓にグリコーゲンが蓄積する．また，からだの発育障害も起こる．

4　たんぱく質代謝異常

たんぱく質は多くのアミノ酸からなる物質であるが，その組み合わせによってさまざまなたんぱく質ができる．これらのたんぱく質はからだのなかでいろいろな機能をはたしている．たとえば物質の化学反応を助ける酵素はたんぱく質であるが，酵素がないと物質の分解や合成がうまくできず，からだに障害をきたす．また，アミノ酸の先天性代謝異常（フェニルケトン尿症，ホモシスチン尿症など）があると，余った物質が蓄積したり，合成されるはずのたんぱく質が不足し

112 総論

たりして精神的な発育遅延やからだの発育障害が起こる．さらにコラーゲンは細胞の間を埋めて臓器や組織の支持をするたんぱく質であるが，これに異常があると血管や消化管などの支持がうまくできずに破裂を起こすことがある．

このようにたんぱく質にはいくつもの種類があり，形や機能こそ違え，それぞれ生物が生きて活動していくうえで非常に重要なものとなっている．このことから予想されるようにたんぱく質の異常と一口にいってもさまざまなものがある．ここでは比較的遭遇する頻度の高い低たんぱく血症とアミロイドーシスについて述べる．

4.1 低たんぱく血症

血液には赤血球や白血球などの細胞成分とそれらを入れる液体成分，つまり血漿 plasma がある．血漿のなかにはさまざまなたんぱく質があり，それぞれ役目をはたしている．

低たんぱく血症 hypoproteinemia とは血漿たんぱくの濃度が低くなっていることである．ただし，血漿たんぱくの半分以上はアルブミンであるから，アルブミンの濃度が血漿たんぱく全体の濃度を左右することになる．そのため低アルブミン血症ともいわれる．原因として，次のようなものがある．

① たんぱく質が摂取されない場合（飢餓，がんの末期の悪液質）
② たんぱく質の合成が低下する場合（肝硬変など肝臓の機能の低下）
③ たんぱく質の分解が強くなる場合（がんの末期の悪液質）
④ 体外へたんぱく質が失われる場合（尿から：ネフローゼ症候群，便から：潰瘍性大腸炎）

低たんぱく血症になると，膠質浸透圧の低下が起こり，血漿成分が血管の外に出やすくなるため，むくみ（浮腫）が起こる．ネフローゼ症候群では眼のまわりや外陰部などのやわらかい組織に浮腫が起こる（第20章「腎・尿路系」参照）．また，低たんぱく血症がひどくなると胸水，腹水がたまる．そのほか心臓などの臓器の機能が低下する．

4.2 アミロイドーシス

アミロイドーシス amyloidosis とはアミロイドとよばれる水に溶けない（不溶性の）線維状の異常たんぱく質が組織に沈着して臓器の機能障害を起こす病気である．アミロイドは1つの物質の名前ではなく，AL型アミロイドやAA型アミロイドなどといわれるさまざまなたんぱく質の総称である．しかし，どの種類もコンゴーレッド染色で赤く染色され，それを偏光顕微鏡で見ると黄緑色に見えるということで共通している（図8-7）．

多発性骨髄腫 multiple myeloma：MM では腫瘍細胞から多量に免疫グロブリンが産生されるが，その軽鎖が変化して AL型アミロイドとなって全身に沈着する．この場合のアミロイドーシスはAL アミロイドーシスといわれる（第19章「造血器系」参照）．一方，関節リウマチ rheumatoid arthritis：RA や結核のような慢性炎症が持続している人に AA型アミロイドが全身性に沈着する場合がある．これは AA アミロイドーシスや反応性アミロイドーシスといわれる．AA型アミロイドは血清中のアミロイド関連物質というたんぱく質が変化したものである．そのほかに長期透析患者に β_2 ミクログロブリン由来のアミロイドが全身性に沈着することがあり，透析アミロイドーシスといわれる．アミロイドが臓器に沈着するとその臓器の機能が障害される．たとえば心臓に多量に沈着すると心不全になり（図8-7），腎臓に沈着すると腎機能が障害され，ひどい場合

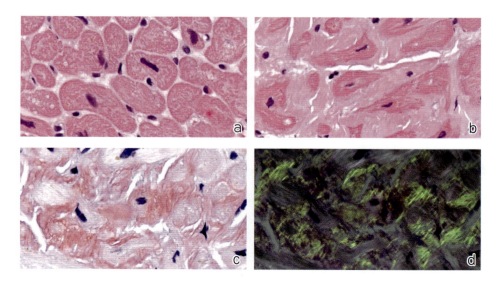

図は心臓に沈着したアミロイドを示している.
- a. アミロイドの沈着がない領域，HE 染色：丸いものや細長いものは心筋細胞である．心筋細胞の間の間質にはアミロイドの沈着は見られない．
- b. アミロイドの沈着がある領域，HE 染色：心筋細胞の間の間質にピンク色のアミロイドが沈着している．aに比べて間質の領域が拡大し，心筋細胞はアミロイドによって取り囲まれて形がいびつになり，小さくなっている．
- C. コンゴーレッド染色：間質に沈着したアミロイドが赤く染まっている．
- d. 偏光顕微鏡所見：cの標本を偏光顕微鏡で観察すると，アミロイドが黄緑色に見える．

図 8-7　アミロイドーシス

には腎不全になる．また腸に沈着すると下痢や栄養の吸収障害を起こす．いったんアミロイドが沈着するとそれを取り除くのは難しい．多発性骨髄腫や関節リウマチなどの原因となる疾患の治療をして，それ以上アミロイドの沈着を起こさないようにする方法が選択される．

5 核酸代謝異常

細胞の核のなかには **DNA** があり，このなかに遺伝情報が入っている．また，**RNA** はたんぱく質を合成するときに遺伝情報を伝える働きをしている．このDNAとRNAは核酸からできている．一方，からだのなかの細胞は細胞分裂をして増えたり，逆に寿命がきて死んだりしている．特に骨髄の造血細胞からつくられる血球や胃や腸の粘膜の細胞は寿命が短く，そのためにさかんに増えてそれを補っている．核酸は細胞が増えるときには一緒に合成されて増え，細胞が死ぬと分解され**尿酸**になって尿から排泄される．

痛風 gout は尿酸が関節や組織内に沈着することに

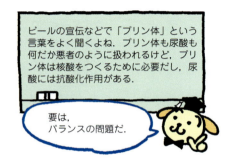

よって発生する病気である．栄養価の高い食事をとる肥満した男性に発生しやすい．尿酸の沈着は基本的には血中に尿酸が増えた状態（高尿酸血症 hyperuricemia）がもとになって生じる．しかし，高尿酸血症があれば必ず痛風になるかというとそうとも限らないので，別の要因もあると考えられている．沈着する関節としては足の親指（第1趾）が多く，関節炎を起こすために激しい痛みが発作的に発生する．腎臓では排出された尿酸が尿細管のなかで結晶となり内腔をふさぐため，腎臓の機能が障害される（このような状態を痛風腎といっている）．

6 生活習慣病—肥満とメタボリックシンドローム

　脂質異常症，糖尿病，肥満症，高血圧など，長年の生活習慣の蓄積がその発症や進行に関与する病気は生活習慣病といわれる（第1章「病理学の領域」参照）．これらの病気には食事，飲酒，喫煙，運動，精神的ストレスなど個々人の生活習慣が大きく関与していることが知られている．特に肥満症の多くは栄養過剰によって生じることから，飽食の時代といわれるいまを象徴する生活習慣病になっている．そして肥満がもとになってさまざまな健康障害，つまり脂質異常症，脂肪肝，2型糖尿病，動脈硬化による心筋梗塞や脳梗塞，高血圧，睡眠時無呼吸症候群，変形性関節症，月経異常などになりやすくなっていることがわかってきて，社会的にも大きな問題となっている．

6.1　肥満と肥満症

　肥満 obesity とは脂肪組織に脂肪が過剰に蓄積した状態で，体格指数（BMI ＝体重［kg］÷身長［m］÷身長［m]）が25以上のもの，と定義されている．日本肥満学会の分類では表8-3のように肥満の程度が分類されている．WHOの基準ではBMIが30以上であれば肥満とされるが，日本の分類では25以上ですでに肥満と判定される．日本では肥満者（BMI ≧ 25）の割合は男性30.7％，女性21.9％であり（厚生労働省，平成29年国民健康・栄養調査），肥満と認定される人の割合は多い．ただ，ここで注意をしなければならないのは，肥満と肥満症とは意味が違うということである．肥満は単にBMIが25以上（肥満1度〜4度）の状態をいうのであり，数値が高く

表 8-3　肥満度分類

BMI（kg/㎡）	判　定	WHO 基準
＜ 18.5	低体重	Underweight
18.5 ≦〜＜ 25	普通体重	Normal range
25 ≦〜＜ 30	肥満（1度）	Pre-obese
30 ≦〜＜ 35	肥満（2度）	Obese class Ⅰ
35 ≦〜＜ 40	肥満（3度）	Obese class Ⅱ
40 ≦	肥満（4度）	Obese class Ⅲ

肥満（BMI ≧ 25）は，医学的に減量を要する状態とは限らない．標準体重（理想体重）はもっとも疾病の少ない BMI22 を基準として，標準体重（kg）＝身長（m）²× 22 で計算された値とする．BMI ≧ 35 を高度肥満と定義する．
（日本肥満学会，肥満症診療ガイドライン 2016 より転載）

ても健康である人は多い．一方，肥満症とは２型糖尿病など肥満に起因ないし関連する健康障害を合併するか，その合併が予測される場合をいい，疾患単位として取り扱う，と定義されている．また，脂肪の分布も重要であり，腸間膜などの腹腔内の組織に脂肪がつく内臓脂肪型肥満の場合には２型糖尿病などの健康障害をともないやすいことがわかっているため，このような肥満もハイリスク肥満として肥満症のなかに入れられている．このように肥満症は，減量することによって健康障害が改善するか，健康障害を起こす危険性が減るものであり，病気であると認識することが必要である．日本人の場合は，欧米人に比べて軽度の肥満者が多く，また軽度であっても健康障害が起こりやすいという特徴があり，「ちょっと太っているだけだから」といってあなどることはできない（**3.1**「糖尿病」参照）．

A　肥満の原因

　肥満の原因にはさまざまなものがあるが，もっとも一般的なものは過食と運動不足によるものである．つまり，食物としてとるカロリーと基礎代謝や運動などで使うカロリーのつり合いがとれていれば問題がないのであるが，とるカロリーが多い場合や，使うカロリーが少ない場合には余分なカロリーが脂肪組織としてたくわえられ，肥満になる．また，精神的ストレスも肥満と密接に関連していると考えられているが，これらの原因はある意味では本人の意思によって取り除いたり，コントロールすることが可能である．一方，クッシング症候群のようにホルモンの異常がある場合や，脂肪を分解する酵素に異常がある場合，つまり本人の意思とは無関係に肥満になる場合があることにも注意しなければならない．

B　病理学的変化

　脂肪組織（正確には白色脂肪組織）は重要な栄養貯蔵組織である．それは，脂肪細胞と豊富な小血管から成り立っている．脂肪細胞の成熟型は中性脂肪を豊富にたくわえて球形であり（図8-8a），中性脂肪を分解してエネルギーに変えるというきわめて重要な働きをしている．さらに，近年明らかになったことは，脂肪細胞は生体にとって重要なサイトカイン（**アディポサイトカイン** adipocytokine という）を産生しており，たとえば，レプチンという中枢神経に働いて食欲を調節するものや，**アディポネクチン**という動脈内膜へのマクロファージの侵入やコレステロール沈着を抑制し粥状硬化を防いでくれる，いわゆる善玉サイトカインを分泌している（第14章，図14-13「粥状硬化とその模式図」参照）．

　普通体重者では脂肪細胞は直径が$70 \sim 90 \mu$mである（図8-8b）．肥満者では脂肪細胞は大型化し，一方，やせた人では小型化する．新生児では大きさが30μmであり，数歳で大人の大きさになる．子どもの脂肪細胞は増殖し，増殖は思春期が終わるころまで続く．大人では脂肪細胞の増殖はまれにしか起こらないが，これが起こる人は健康な肥満者となりやすい．ちなみに，褐色脂肪細胞という細胞も人体に存在する．首のまわりや脊柱の周囲にあり，小型の脂肪滴を多数もっていて，これを細胞のミトコンドリアにある UCP-1 というたんぱく質が分解して熱に変える．冬眠動物にとっては必須の細胞であり，ヒトでも若い人や寒い所に住んでいる人では機能している．

　日本をはじめ，欧米などでは肥満が健康上の重大な問題となっている．脂肪組織の増加は皮下や腹腔内（腸間膜や大網）に起こる．皮下（特に殿部や大腿）が目立つものを**皮下脂肪型肥満**（下半身肥満，洋梨型肥満），腹腔内が目立つものを**内臓脂肪型肥満**（上半身肥満，リンゴ型肥満）と

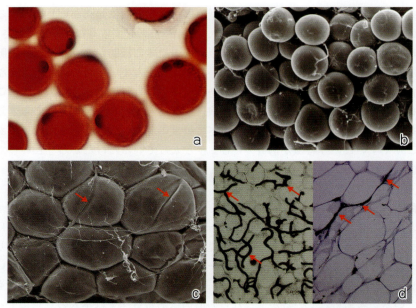

左：普通体重者の脂肪組織内の小血管
右：肥満者の脂肪組織内の小血管

a. 成人の成熟脂肪細胞．脂肪組織から消化液を用いて脂肪細胞を単離し，中性脂肪を赤く染色している．核は偏在，右側の端の脂肪細胞は2核である．
b. 成人の普通体重者の内臓脂肪組織（走査型電子顕微鏡写真）．粒ぞろいの球形の成熟脂肪細胞で，細胞間は空いており，肥大できる余裕がある．大きさは直径70〜90 μm．
c. 成人肥満者（メタボリックシンドローム）の内臓脂肪組織．直径は140 μmに達している．多面体になって互いに密に接しており，細胞間に余裕がない．そのため脂肪細胞間を走る小血管が圧迫されている（矢印）．
d. 脂肪組織内への墨汁注入後の組織所見．左は普通体重者で，小血管は墨汁を入れてゆるやかに走行している（矢印）．右はメタボリックシンドロームの脂肪組織であり，血管内腔が狭くなっている（矢印）．

図 8-8　脂肪細胞
（写真は杉原甫・佐賀大学名誉教授より提供）

いう．内臓脂肪型肥満は外見からは判断しにくいため，BMIが25以上で，かつウエスト周囲長が男性で85 cm以上，女性で90 cm以上ある場合にその疑いがあるとされている．

　脂肪細胞は太ってくると大型になり，BMIが30を超すと直径が140 μmにまでなる．これが最大の大きさである．なぜなら，酸素分子はヘモグロビンから離れると100 μmくらいまでしか移動できないため，これに規制されているからである．ちなみに血管は球形の脂肪細胞の全周を囲んでおらず，半周しか取り巻いていない．脂肪細胞が過度に肥大すると，脂肪細胞の間を豊富に走っている毛細血管は細胞間で圧迫されて内腔がいちじるしく狭くなる（図 8-8c，d 右）．当然，脂肪細胞は虚血におちいる．すると，影響を受けるのがアディポサイトカイン産生である．特にアディポネクチンという粥状動脈硬化を防いでくれる重要な因子の生成が低下する．そうなると

8 代謝異常　　*117*

粥状動脈硬化が起こり，心筋梗塞や脳梗塞が発症しやすくなる．

　特に内臓肥満でこれが起こりやすいわけは，腹腔内という限られた空間で脂肪細胞が増量すると過度に密在し，血管が圧迫され虚血が起こりやすくなるからで，さらに，内臓脂肪細胞はもともとアディポサイトカインを皮下脂肪細胞よりも数十パーセント多く産生しているため，この破綻が生体に与える影響も大きいと考えられる．これが次項に述べるメタボリックシンドロームである．すなわち，われわれの栄養を貯蔵してくれる有益な脂肪細胞を過度に膨らませてしまった結果起こる破綻，これがメタボリックシンドロームであるということができる．

6.2　メタボリックシンドローム（内臓脂肪症候群）

　上に述べた肥満のうち特に内臓脂肪型肥満がある場合，インスリン抵抗性，脂質異常症，血圧高値などのさまざまな病態が個人に合併しやすく，心筋梗塞などの動脈硬化性疾患を発症しやすいことがわかっている．このように内臓脂肪蓄積を基盤としてさまざまな病態が合併している状態をメタボリックシンドローム metabolic syndrome（内臓脂肪症候群）という．先に脂質異常症の項で高 LDL コレステロール血症が動脈硬化の強力な危険因子であることを述べたが，メタボリックシンドロームは，この高 LDL コレステロール血症とは別に，動脈硬化性疾患を引き起こす危険性のある病態として導き出されてきたものである．つまり，一つひとつの病態の程度は軽くても（脂質異常症や糖尿病や高血圧がそれほどひどくなくても）重なって存在すると動脈硬化や心筋梗塞などの動脈硬化性疾患を引き起こしやすい，ということを強調している点で重要である．メタボリックシンドロームの診断基準は表8-4のようになっているが，ここでも内臓脂肪蓄積がもっとも重要視されている．

　日本では 20 歳以上の人でメタボリックシンドロームが強く疑われる人は 19.1%（男性 27.8%，女性 12.9%）と多く，メタボリックシンドロームの予備群と考えられる人の 14.2% を加えると 33.3%

表8-4　メタボリックシンドロームの診断基準

内臓脂肪（腹腔内脂肪）蓄積	
ウエスト周囲長	男性 ≧ 85cm
ウエスト周囲長	女性 ≧ 90cm
（内臓脂肪面積　男女とも ≧ 100cm² に相当）	
上記に加え以下のうち 2 項目以上	
高トリグリセライド血症	≧ 150mg/dL
かつ／または	
低 HDL コレステロール血症	< 40mg/dL
	男女とも
収縮期血圧	≧ 130mmHg
かつ／または	
拡張期血圧	≧ 85mmHg
空腹時高血糖	≧ 110mg/dL

（メタボリックシンドローム診断基準検討委員会（2005）メタボリックシンドロームの定義と診断基準，日本内科学会雑誌，94（4），p. 797 より転載）

となり，実に成人の3人に1人がメタボリックシンドロームまたはその予備群の状態となっている（厚生労働省，平成29年国民健康・栄養調査）．また，この割合は50歳以上の男性で高く（45.2%），社会的な問題となっている．さらに，最近では成人だけでなく，子どもの肥満が深刻になり，メタボリックシンドロームとの関連がクローズアップされるようになってきた．そのため，小児の肥満症の判定基準や小児期メタボリックシンドロームの診断基準が設定され，早期に発見し予防することの必要性が指摘されている．

　メタボリックシンドロームという疾病概念が確立された意義は大きい．つまり，内臓脂肪蓄積を減少させることにより糖尿病や動脈硬化性疾患になる危険性を減らすことができること，そしてそのために，食事療法や運動療法など生活様式の改善を積極的に行う必要があることが明確にされた．ただ，非常に多くの人々がメタボリックシンドロームやその予備群になっていることを考えれば，これを個人の意思や努力にまかせるだけでは問題が解決しないことは明らかである．行政や社会全体の問題として取り組んでいく必要がある．

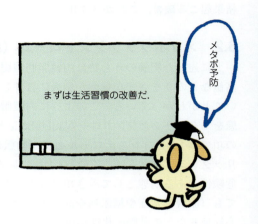

[参考文献]
1．日本動脈硬化学会編（2017）動脈硬化性疾患予防ガイドライン2017年版，日本動脈硬化学会．
2．日本動脈硬化学会編（2018）動脈硬化性疾患予防のための脂質異常症診療ガイド2018年版，日本動脈硬化学会．
3．日本糖尿病学会編著（2016）糖尿病診療ガイドライン2016，南江堂．
4．日本肥満学会編（2016）肥満症診療ガイドライン2016，ライフサイエンス出版．
5．医療情報科学研究所編（2014）病気がみえる Vol.3：糖尿病・代謝・内分泌　第4版，メディックメディア．
6．杉原甫ほか（2012）メタボリック・シンドロームと脂肪細胞，The Lipid, 23（2），pp. 112-126．

[学習課題]

(1) 脂質異常症とはどのようなものか，また脂質異常症があるとどのような病気になりやすいかを説明できる．
(2) 1型糖尿病と2型糖尿病の違いについて説明できる．
(3) 糖尿病の慢性合併症を4つあげ，説明することができる．
(4) 肥満になることによってどのような病気になりやすくなるかを述べることができる．
(5) メタボリックシンドロームがどのようなものかを説明できる．

キーワード

ホメオスタシス　　動脈硬化　　コレステロール　　トリグリセライド
低比重リポたんぱく（LDL）　　高比重リポたんぱく（HDL）　　LDL コレステロール
HDL コレステロール　　脂質異常症　　non-HDL コレステロール
家族性高コレステロール血症　　脂肪肝　　インスリン抵抗性　　1 型糖尿病
インスリン依存性　　2 型糖尿病　　糖原病　　低たんぱく血症　　アミロイドーシス　　痛風
生活習慣病　　肥満　　肥満症　　メタボリックシンドローム

コラム⑤

「久山町研究」でわかった生活習慣病と認知症との関連

　福岡県糟屋郡にある久山町は福岡市に隣接した郊外都市（人口約 8,400 人）で，日本の全国平均とほぼ同等の年齢分布，職業的地位，栄養摂取量を含む人口統計的特性を有している．久山町研究は九州大学と久山町の共同事業として 1961 年に始まり，50 年以上の歴史を有する日本を代表する生活習慣病の疫学研究である．「ひさやま方式」とよばれる住民の健康管理は九州大学と町住民の相互理解と信頼に立脚し，久山町・大学・地域開業医が連携して行い，この生活習慣病予防健診データを活用した疫学研究（久山町研究）は世界に類をみない精度を誇っている．

　脳・心血管病を対象疾患とした長期的な前向きコホート研究で始まったが，時代の要請に合わせて種々の生活習慣病に対象を広げ，1985 年から 65 歳以上の全高齢住民を対象として認知症調査が始まった．認知症の有病率の動向を継続的にモニターし，全認知症とその第一の原因であるアルツハイマー病が予想以上に増加していることを明らかにして，認知症が日本の超高齢社会における大きな課題であると警鐘を鳴らした．

　久山町研究での認知症危険因子の検討によって，中年期および老年期の高血圧は血管性認知症発症の，また糖尿病は主にアルツハイマー病発症の有意な危険因子であることを明らかにした．認知症の正確な病型診断には脳そのものを病理学的に調べることが必要であるが，久山町研究では亡くなった住民のおよそ 75％が九州大学病院での病理解剖に協力し，死因と詳細な脳病理が調べられている．その成果として，糖負荷後 2 時間血糖値やインスリン抵抗性の上昇はアルツハイマー病に特徴的な病理学的所見の一つである老人斑の出現と有意に関連していた．脳ではアポリポたんぱく E がコレステロールや脂肪酸の運搬を担っており，その遺伝子（APOE）には ε2，ε3，ε4 の 3 つの対立遺伝子がある．このうち APOE - ε4 遺伝子型はアルツハイマー病発症の強力な危険因子である．この遺伝的負因とインスリン抵抗性上昇が相乗的にアルツハイマー病の発症を高めている．

　一方，防御因子の検討では，認知症の予防につながる食事パターンとして，大豆・大豆製品，緑黄色野菜，淡色野菜，藻類，牛乳・乳製品の摂取量が多く，米の摂取量が少ないという結果が抽出された．この食事パターンの傾向が強い群ほど全認知症の発症リスクが有意に低下し，この有意な傾向は血管性認知症およびアルツハイマー病発症でも観察された．すなわち一定の摂取カロリーのなかで，ごはんの摂取量を減らして予防効果がある他の食品（おかず）の量を増やす食事パターンがよいことを示している．

　糖尿病予防教室や健康講演会，認知症初期支援対策などの各種保健事業が久山町と九州大学との連携によって実施されており，その成果は進行している高齢者問題を今後どのように克服したらよいかを示す道標となることが期待される．

[参考資料]
久山町研究ウエブサイト　http://www.hisayama.med.kyushu-u.ac.jp

9

老化と老年病

[学習目標]

1. 老化という生理現象から老年症候群がどんな状態なのかを理解する.
2. 細胞が老化するとはどういうことかがわかる.
3. 老化によってなぜがんが発生するのかを理解し，その具体例をあげる.
4. 血管が老化するとどのようなことが起きるのか，どんな病気になるのかを理解する.
5. 大脳，肺，腎臓，眼や耳などいろいろな臓器における老化現象とそれによる病気について学ぶ.
6. 老年病が社会にどのような影響があるのかを医療従事者の立場から考える.

1 生理的老化と病気

わが国では医学の進歩と生活環境の向上にともなって平均寿命はいちじるしく延び，2018年の簡易生命表では男性81.25歳，女性87.32歳となった．超高齢社会とは，65歳以上の人口が21%を超えた場合をいう．わが国では2010年にこれに突入し，2025年には30%を超えると予測される．

老化は，あらゆる生物に共通する加齢によって生じる臓器の機能低下をさし，程度により生理的老化と病的老化に分けられる．いいかえると，老化そのものは病気とはいえないが，寿命が延びることにともなういろいろな要因によって臓器の機能低下が生理的範疇を超えてしまうと，症状をともない病気としてあらわれるようになる．

たとえば，私たちは骨をつくりこれを維持する機構があるおかげでからだが動き，転倒しても骨折しない．老化により骨をつくる機構は衰えてはくるが，日常生活に支障がない程度であれば，ふつうにみられる生理的老化のひとつと考えることができる．しかし老化によって骨をつくるホルモンの分泌がさらに悪くなると，骨の素材がどんどん減ってスポンジ状にもろくなり骨粗鬆症となって脚が変形するなどの症状が出てきたり，転んだ拍子に簡単に骨折したりする．これは生理的ではなく病気である．

日本人の死因は，悪性新生物（がん cancer），心臓病，肺炎が全体の半数以上を占めるが，これらも老化と密接な関連がある．この老化現象は，年齢が増せば頻度が上がる一方で，個々の遺伝的素因や生活スタイルの変化，すなわち運動不足，喫煙，食事の欧米化，ストレスなどによる生活習慣病によって加速する．つまり，老化は生理的とはいえ，さまざまな老化以外の因子が加わることで進行する現象であり，やがて生理現象の枠を超えて病気となり，場合によっては死に関連する．特に発がんと血管病は老化にともなって起き，死に直結する重大な合併症である．近年重視されている認知症や筋肉の減少（サルコペニア）など，生活の質をいちじるしく損なう病気も老化を背景としている．

2 老化のしくみ

老化現象とは，つきつめると細胞の機能低下であり，細胞の寿命やがん化と密接に関係する．たとえば，胎児の肝細胞は試験管内で強い増殖能を示すが，高齢者の肝細胞はほとんど増殖しない．すなわち老化した細胞は増殖力が弱く，細胞としての活力が低下している．細胞の活力とは，それぞれのもつ機能を十分に果たすことに加えて，いろいろな刺激に対して個々の生存のために適応することを意味する．老化した細胞では細胞内にある種々の器官（細胞小器官，オルガネラ）が減少する（図9-1）．細胞の活力はオルガネラでつくられるたんぱく質によるため，老化してオルガネラが少なくなった細胞は増殖力が乏しいだけでなく細胞死にも至る．老化現象の基本である細胞の老化は，以下のいくつかの過程で起こると考えられている．

2.1 DNAの異常

細胞はいろいろなたんぱく質を産生し，これにより生存し機能している．そのたんぱく質をつくり出すのが遺伝子，つまりDNAである．細胞が生存し活動するためには，核内あるいはミトコンドリア内にあるDNAが正常である（傷がない）必要がある．

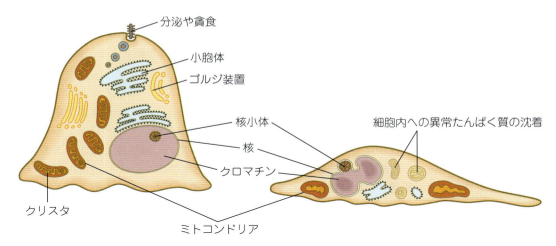

左は成長期の活発な細胞，右は老化した細胞．成長期の細胞は核が大きく丸い．ミトコンドリアは細長く内部のクリスタの構造がはっきりしている．小胞体は大きく切れ込みがある．細胞膜では分泌と貪食を行っており，細胞の代謝は活発である（第2章，図2-1「細胞の微細構造」参照）．これに対して右の老化した細胞では，核はいびつでクロマチンの凝縮がみられ，物質の合成などは活発でないことを示している．ミトコンドリアは膨化し，クリスタの構造ははっきりしない．また細胞質内に異常な物質が沈着し，細胞機能は低下している．分泌や貪食は活発ではない．

図 9-1　老化した細胞

　老化が DNA の異常で起こる例として，**ウエルナー症候群** Werner syndrome がある．この病気は DNA 修復酵素である DNA ヘリカーゼの遺伝子に異常があるため，DNA の複製，修復，組み換えや転写など細胞の機能維持に必要な働きができず，子どもの頃からからだ全体に老化現象が起き，多くは若くして高齢者と同じように，がんや心臓病などで死亡する．人間はふつうに生きていても，からだのなかの細胞が生存し，代謝を続ける過程でしばしば DNA に細かい障害（傷）が入る．多くは酵素により修復されるが，細胞が長く生きると障害が何度も起こり DNA の障害が蓄積することで細胞がつくり出すたんぱく質に異常を生じ細胞機能が低下する．この障害は，酸化ストレスなどによる場合が多いと考えられている．DNA の傷の蓄積は，後述する細胞のがん化にも大きく関連する．

2.2　細胞の増殖や再生能の低下

　生体は多くの細胞から構成されている．精子や卵子などの胚細胞 germ cell，組織のもととなる幹細胞 stem cell および体細胞 somatic cell に分けられる．基本的に細胞は分裂し，再生することで若さ（機能）を保っている．体細胞などの再生系細胞（血液，皮膚など）は，比較的速い周期で分裂・再生し，分裂を 50〜60 回くり返すと細胞の寿命を迎える．細胞の分裂回数には限界があることを示すこの現象を**ヘイフリック限界** Hayflick limit（図 9-2）とよんでいる．

　体細胞のなかでも，神経細胞や筋肉細胞などの非再生系細胞では再生能をもたないため若返ることができず，機能がゆっくり低下していく．ヘイフリック現象の機序は，**テロメア** telomere の発見により明らかとなった．テロメアは染色体末端部にある DNA の 6 つの塩基配列 TTAGGG（T：

チミン，A：アデニン，G：グアニン）のくり返し配列からなる装置であり（コラム⑥参照），細胞が分裂するたびにテロメアは少しずつ短くなる．テロメアはテロメラーゼという酵素によって合成・維持されているが，この酵素の活性が低下しテロメアが限界まで短縮すると，細胞は分裂・再生できなくなり老化に至る．

　細胞分裂の回数を決めているテロメアの長さは，細胞分裂だけでなく，酸化ストレスなどの外的な因子でも短くなることから，細胞の老化には純粋な老化に加えて，いろいろな因子が複合的にかかわっていると考えられている．胚細胞や幹細胞では，分裂・増殖してもテロメアの修復酵素であるテロメラーゼの活性が高くテロメアの長さの減少が遅いため，細胞は老化からまもられている．老化した細胞は，最終的には**アポトーシス** apoptosis や**ネクローシス** necrosis といわれる**細胞死**に至り，細胞の脱落，ひいては臓器の萎縮，機能低下が起こる．がんを引き起こす細胞の不死化は，テロメアの長さが異常に保たれ細胞死を免れた結果である．

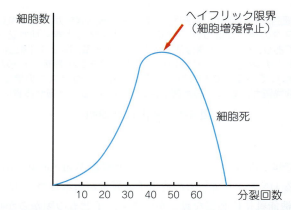

1つの細胞は分裂できる回数が決まっている．ヘイフリック限界とはこれを意味し，細胞の分裂・増殖能力には限界があることを示す．この限界はテロメアによって規定される（コラム⑥参照）．

図 9-2　ヘイフリック限界

2.3　たんぱく質代謝の低下

　細胞は，その恒常性を維持するために細胞内代謝を活発に行っている．細胞の核にある DNA からたんぱく質の情報を引き出し，オルガネラでたんぱく質をつくる．このたんぱく質は，細胞の機能をつかさどるとともに細胞生存のためのエネルギーでもあり，大変重要である．細胞はその生存期間が長くなると，オルガネラが減少して正常な代謝を維持するために必要な酵素やたんぱく質などが減少したり異常なたんぱく質ができたりして再生や生存することができなくなる．

　アルツハイマー病のように異常なたんぱく質の細胞内蓄積は細胞死を引き起こすことが知られている．この細胞の生存の危機において，自身の細胞内たんぱくや障害されたオルガネラを分解してエネルギーに変える機構が**オートファジー** autophagy である．オートファジーは細胞の代謝にきわめて重要であるとともに，老化やがんにも密接に関係している（コラム⑦参照）．

3 老化によるがんの発生

　老化が生命の危機に直結するもっとも重要な現象はがんの発生である．老化におちいった細胞は細胞死（アポトーシスなど）によって消去されなければならない．この細胞死と細胞生存とは相反するが，背景にある分子機構は密接に関連があり，ともに精巧に調節されている．

　細胞は自分の存在する環境にあわせて機能するために分化し，正常ではある一定の細胞数を保っている．この細胞数の維持には，細胞増殖に関連するいろいろなたんぱく質をつくりながら，脱落した細胞を補うために分裂増殖し，同時に過剰にならないように増殖を抑え，ときには消去することで細胞数を調節している．がんは，この増殖の調節ができなくなり，細胞が自律性に増え続けるものである．

　細胞のがん化は，1個の細胞の DNA に段階的に突然変異が生じるためで，これを**がんの多段階発生説**という．多段階とは DNA の突然変異が段階的に蓄積することを意味する．酸化ストレス，放射線障害などの環境因子により DNA に傷が入ると，DNA は修復されるか，あるいは細胞死により消去されることで，生体はまもられる．しかし老化によってこの防御機構が働かない状態では，DNA に傷をもつ細胞が生存し次の傷を受けてしまう．この傷が積み重なることで DNA は不安定になり，細胞の増殖を制御している p53 や Rb などの遺伝子に異常が起こり，細胞は秩序のない増殖を起こすようになる（第 12 章「腫瘍」参照）．

4 老化による心血管病

　血管は全身に酸素や栄養を供給する重要なライフラインである．からだにあるどの臓器にも血管のネットワークがはりめぐらされ，細胞の恒常性を保っている．血管にはいろいろなサイズがあるが，毛細血管以外の血管の壁は血管平滑筋と血管内腔をシート状におおう内皮細胞からできている（毛細血管には平滑筋はない）．

　血管の重要な機能は組織に血液を供給することであるが，それには適度の圧が必要である．血圧は変動するが，組織には一定の圧をもって血液を送る必要があり，これを調節しているのが**血管平滑筋**である．**血管内皮細胞**は直に血液と接し，血流というストレスや血液中のさまざまな成分に曝露されている．血管内皮細胞と平滑筋は関連して血管の機能的な環境を維持している．若い人の血管はゴムのように弾力があるが，老化した血管は厚くて硬い（**動脈硬化**）．老化によって血管が硬化するのは，本来あった血管平滑筋が老化で減少するとともに，長い時間血流からのストレスに曝露された内皮細胞から生理活性物質が放出され，これが血管内膜に平滑筋や線維芽細胞などを誘導し内膜肥厚を生じるためである．これによって血管の弾性はなくなり，内腔は狭くなる．その結果，細胞には血液が十分供給されないため細胞の機能低下や壊死が起こり，臓器は萎縮する．血管が詰まると筋肉や神経の機能低下による運動機能障害や大脳神経細胞の減少による認知症など多くの老化現象に拍車をかける．

　さらに老化による血管病で重要なのは，血管に粥腫（アテローム）を形成するタイプの動脈硬化であり（第 14 章「循環器系」参照），心臓の冠状動脈に形成されると**心筋梗塞**となり，頸動脈や脳動脈に形成されると脳梗塞になるなど生命をおびやかす重篤な疾患を引き起こす．粥腫は老化とともに起きる高血圧や脂質異常症などにより血管内皮細胞障害と動脈壁の脂質沈着，それに

対する炎症などが複雑にからんだ結果形成され，これが破裂することで血栓が形成され，動脈は閉塞する．大動脈に硬化が起きると，動脈瘤など死に直結する状態におちいる．また，老化現象の代表として知られる老人性アミロイドの沈着が血管壁や心臓にみられることがあり，血管や細胞を障害することで臓器の機能低下を起こす．

血管の硬化は老化そのものだけではなく，老化にともなう高血圧や糖尿病によっても増悪する．まさに人は血管とともに生き，血管とともに老いていく．

5 諸臓器の老化と病気

5.1 脳

老化とともに人は忘れっぽくなったり，感情の抑制ができなくなったりする．また，平衡感覚や察知する能力も低下する．脳の神経細胞は毎日脱落しているが，再生はほとんどしないため年齢とともに神経細胞は減少し，結果として脳の萎縮や脳室の拡大がみられる．組織学的には，神経細胞の萎縮や密度の減少，アミロイド小体の沈着などがみられる．認知症 dementia やアルツハイマー病 Alzheimer's disease は神経細胞の障害によるが，老化が深くかかわっている（第22章「脳・神経系」参照）．

5.2 肺

肺の最大の機能は呼吸であり，これは呼吸によって肺胞という小さな袋に入ってくる空気と，袋を取り巻く毛細血管内の赤血球とのガス交換によってなされる．肺胞の上皮細胞は呼吸に必要なサーファクタントを産生し，肺胞が広がることを助けている．肺胞上皮細胞は脱落しても再生するが，肺胞という単位自体は再生しないため，老化した肺では，肺胞の拡張，癒合によって肺気腫になる（図9-3）．これを老人性肺気腫 senile pulmonary emphysema と称するが，癒合して

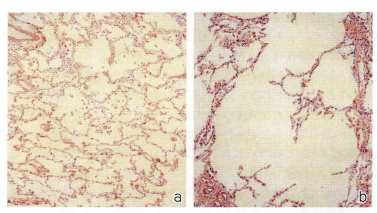

正常肺（a）では肺胞の大きさが一様であるが，肺気腫（b）では肺胞隔壁が破壊され消失し，いくつもの肺胞が癒合して大きく膨らんでいる．肺気腫では肺胞の弾力が低くなり，換気面積も減少するためちょっとした運動でもすぐに息が切れる（左右の図は同倍率）．

図 9-3　老人性肺気腫

拡張した肺胞では，換気に必要な肺胞表面積が減少し，拡張に必要な弾性が低下することで労作時に息切れや咳をともなう．また，老化により気道の分泌物の排泄に重要な気管支線毛の働きが悪くなると，気道内に痰がたまり慢性炎症を起こし，**慢性閉塞性肺疾患（COPD）**や**気管支拡張症**の原因となる．このような老化による肺の器質的疾患を背景として，感染への抵抗力が下がっている高齢者では，細菌やウイルスの侵入によって肺炎を併発しやすくなる．肺炎は死因として多いが，大部分は誤嚥や肺うっ血によるいわゆる**老人性肺炎** senile pneumonia であり，場合によっては COPD に感染をともなった肺炎も起きる．

5.3 心　臓

　心臓は心筋細胞から構成されるが，心筋細胞が老化によって脱落してもほとんど再生しないため，老化により生理的な範疇で心臓は萎縮する．心筋細胞の老化は，心臓に血液を送っている冠状動脈の硬化性病変（これにも老化が関与している）にもとづく酸素や栄養の減少によっても促進される．老化による心筋細胞の収縮能の低下や，心臓内の刺激伝導系細胞の脱落による**不整脈** arrhythmia で心臓からの血液の拍出量は低下し，心不全に至る場合もある．

5.4 腎　臓

　腎臓は血液の濾過や酸塩基平衡をつかさどるとともにビタミン D やエリスロポエチンなどのホルモン調節にかかわる．腎臓の最大の機能は血液濾過であるが，これには濾過を行う糸球体への血流が保証される必要がある．腎臓の血管は効率のよい濾過をするために，高い血圧にさらされている．

　腎臓の老化のもっとも重要な因子は血管の硬化であり，それによって血液の流れが悪くなり，結果として血液から供給される酸素や栄養が不足して，腎臓の実質は脱落する．老化による腎機能低下は，血管硬化による実質の減少と虚血による間質の線維化による部分が大きく，慢性腎臓病の原因である**腎硬化症** nephrosclerosis は，老化による血管硬化が主な原因である（図 9-4）．尿細管は水代謝や電解質バランスに大きくかかわっているが，高齢者では血管の自動調節能の低下

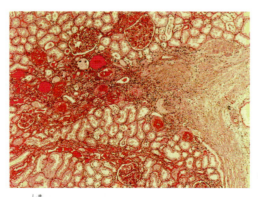

中央の横に走る縞は，腎血管硬化による実質（糸球体と尿細管）の線維化巣．上下には，正常な腎実質がみとめられる．加齢による腎障害の典型像である．

図 9-4　83 歳女性の腎臓

128 総 論

と尿細管上皮細胞の機能低下のために脱水時に**腎不全** renal failure になりやすい.

5.5 生殖器

生殖器にはもっとも著明な老年性変化がみられる. 男性では睾丸は 60 歳頃から萎縮し, 精子の形成などの機能が低下する. 前立腺は腺の過形成と間質の増生で肥大し, 尿道が圧迫されるために尿閉の原因となる. 女性では老化とともに子宮内膜は萎縮し, 月経は停止（閉経）する. 卵巣の機能も低下し, 閉経に移行する時期にはホルモン動態は不安定となり不定愁訴に悩まされる.

5.6 運動器

加齢とともに明らかに衰退するのが運動機能である. 姿勢を保つことや歩行すら思うようにいかない高齢者を見ることは多い. 筋肉, 骨, 関節など運動に関連する器官は, それぞれ連動している. まず筋肉量が減少する. これは**サルコペニア** sarcopenia とよばれ, 加齢にともなって生じる骨格の量と筋力の低下と定義される（第 23 章「運動器系」参照）. 老化によって骨にも変化が生じる. 代表的なのが, 骨量あるいは骨密度の減少による**骨粗鬆症** osteoporosis であり, 骨のカルシウム塩の低下が原因である（図 9-5, 9-6）. 骨粗鬆症は女性に多いが, エストロゲンの低下がカルシウム代謝に影響するためと考えられている. 骨はスポンジ状にもろくなり, わずかなことでも**骨折** fracture しやすくなる. 特に大腿骨頸部は転倒により骨折すると高齢者では治癒しにくく歩行困難となり, 寝たきりの原因となる. 高齢者の関節は関節軟骨の減少による弾性の低下, 関節面の化骨や線維化による滑性の低下によって動きが悪くなる. そのために関節の疼痛や機能障害, 変形などが**変形性関節症** arthrosis deformans としてあらわれる. 老化による骨粗鬆症は治療によって改善することは難しいために予防が重要である. 予防法として, 適切な栄養補給や体重の管理, ビタミン D の補充, さらにはウォーキングやリハビリなどによって筋肉や骨に軽い負荷をかけることも大切である.

5.7 感覚器

もっとも一般的なのは, 眼にあらわれる老眼と白内障である. **老眼**は水晶体（レンズ）の調節機能の低下であり, 白内障は水晶体たんぱく質の変性による白濁である. **老人性白内障**は転倒の原因となり, 先に述べた骨折や脳内出血につながることもある. また, 高齢者では神経反射が低下し, **喉頭反射の減弱**による誤嚥から肺炎を併発することもある. 味覚や聴覚にも老化現象がみられ, 食べ物の嗜好が変わる. 聴力が低下すると他人とのコミュニケーションがとりにくくなり, 老人性うつ病の原因となる.

6 老年病, 老年症候群

老化は生理的であるが, いったん起きると治りにくいため進行し, 病気として医療や介護の対象になることも多い. 老化により発症する症状は 50 以上もあるが, 複数が同時にみられることも多く, まとめて老年病あるいは老年症候群とよんでいる. 誤嚥, 失禁, 筋肉の減少, 注意力の低下など個々の症状は軽症でほぼ生理的範囲であっても, 正月にのどに餅を詰まらせて亡くなったり, 車の運転で死亡事故が起きたりする. 病気としては老人性認知症, 老人性肺気腫, 肺炎, 骨

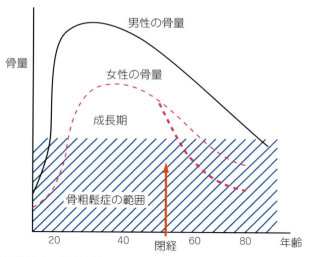

女性は男性より骨量が少なく，閉経を境に骨量は急激に減少し，骨粗鬆症の発症範囲に入る．

図9-5 年齢による骨量の変化

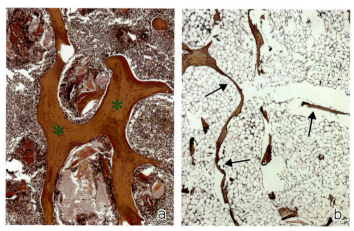

a. 34歳女性の脊椎骨．褐色に染まった太い骨梁（＊）がある．骨梁と骨梁の間（骨髄）は造血細胞で占められている．
b. 92歳女性の脊椎骨．骨梁（矢印）が左図に比較しいちじるしく細いことから骨粗鬆症であることがわかる．骨髄は脂肪細胞で占められている（aとbの図は同倍率）．

図9-6 骨粗鬆症における骨密度の低下

粗鬆症，変形性関節症，前立腺肥大，白内障などが頻度として高いが，通常一人にいくつもの病気が複合して起きる．

　だれも生理的老化は避けられないが，老化を促進する因子もわかってきているため，老年病の予防に心がけることはできる．また，高齢者では加齢にしたがい生活の活動性が低下するため，老化現象が日常生活の障害にならない場合も少なくない．また，すでに老齢期に入り静かに生活

130 総論

している人びとが病気と共存しながら生きている場合も多く，積極的治療を行わない場合もある．老化は死を迎える構えでもあることを理解し，個々の人生の終末に対する意思を尊重することも必要になる．

7 医療従事者としての心得

医療現場でも，老化を生理現象と理解しておく必要がある．ある検査において，高齢者はしばしば正常域から外れる値を示す．たとえば高齢者はしばしば貧血と診断される．ヘモグロビンの基準値は男性で 13.5 ～ 17.5g/dL であるが，70 歳代では 12.8 ± 1.7，80 歳代では 12.2 ± 1.8，90 歳代では 9.7 ± 1.6g/dL である．これを異常値だからといってすぐに医療の対象とする前に，老化という生理現象によるものか，老化が病気としてあらわれているのかを考えなければならない．病的老化となり医療が必要となった場合でも，老化とうまく寄り添って生きていけるところまで無理のないように支援することが，高齢社会における医療体制として重要である．

看護や介護などのケア，リハビリテーションなど，老年病に対してコメディカルの役割は非常に大きい．肉体の衰えだけでなく，老化は認知症やうつ病などをともなうことが多いため，身体的ケアのみならず精神的ケアも必要になる．そのためには老化現象の特性を知り，老年病とそれにかかった人の尊厳をよく理解し，これに対応することが医療従事者として必要である．

[参考文献]
1．吉本真，原英二（2012）細胞老化とストレス：細胞老化の分子メカニズムとその役割，医学のあゆみ，241（11），pp. 835-840.
2．清宮啓之（2010）テロメア・テロメレースを標的にした抗腫瘍療法，化学と生物，48（10），pp. 713-719.
3．磯部健一，伊藤佐知子，西尾尚美（2011）老年医学の展望，老化と免疫，日本老年医学会雑誌，48（3），pp. 205-210.

[学習課題]

(1) 生理的老化と病的老化の違いを説明できる．
(2) 細胞の老化現象を説明する学説を 2 つあげて説明できる．
(3) 老化によるがんの発生を説明できる．
(4) 老化にともなう血管病の重要性について説明できる．
(5) 医療者として老化にどう対処するのか自分の考えをもつ．

キーワード

生理的老化　　病的老化　　ウエルナー症候群　　ヘイフリック限界　　テロメア　　認知症
老人性肺気腫　　肺炎　　サルコペニア　　骨粗鬆症　　白内障　　老年症候群

コラム ⑥

テロメア：老化やがんの原因

　2009年ノーベル生理学・医学賞は，ブラックバーン，グレイダー，ゾスタック（いずれも米国人）の各教授に贈られた．受賞理由は「寿命のカギを握るテロメアとテロメラーゼ酵素のしくみの発見」である．死亡原因のトップであるがんや老化の問題は，細胞の分化や増殖が正常に行われなくなったために起こると考えられている．テロメアがあらゆる生物に共通した生命の基盤を解明するだけでなく，がんや老化の原因として重要であり，これらの治療にも役立つという発見が評価された．ちなみにテロメアはギリシャ語で，「末端の部分」という意味の造語である．ヒトの体細胞は生涯50回程度の分裂・再生ができるが，それ以上はできないと考えられていた．これは，テロメアという細胞分裂の"回数券"が分裂回数を決めていることによる．事実，子どもの細胞ではテロメアは長く，高齢者の細胞では短いために，高齢者では細胞の再生力が乏しい．

　細胞の核にある染色体を靴ひもと考えてみよう．靴ひもの先っぽはビニールで巻かれている．このビニールがテロメアで，核が分裂することによって染色体(靴ひも)が2倍になって2個の細胞に分配されるときに，テロメアは染色体を保護しながら少しだけ短くなる．さらに分裂するにつれどんどん短くなる．反対に，がんではテロメアは短くならず，どんどん増殖していく．

　このように説明されると，テロメアさえ減らなければヒトはいつまでも若さを保てると考えることができる．テロメアはテロメラーゼという酵素によってつくられているので，テロメラーゼがきちんと働けば細胞は老化しない．事実，老化した細胞にテロメラーゼを与えると，細胞はどんどん若返ることがわかっている．

　テロメラーゼは正常細胞では活性が低いために，テロメアは細胞分裂にともなって短くなっていくが，がん細胞ではその活性が高くなっていて，テロメアの長さは細胞が分裂してもほとんど変わらない．つまりテロメアの長さを調節するのがテロメラーゼということである．

　高齢者は感染症になりやすいといわれている．多くの高齢者が肺炎で死亡している．免疫をつかさどるリンパ球などの増殖もテロメアとテロメラーゼにより調節されている．そのため，高齢者は免疫細胞の数が減り機能が低下することで，抵抗力が失われて感染症にかかるというわけである．

　このように，ヒトの病気の根幹ともいえる細胞の増殖と老化を決めているテロメアとテロメラーゼの発見は，新しい治療薬の開発など今後の医療に非常に重要なものと考えられている．

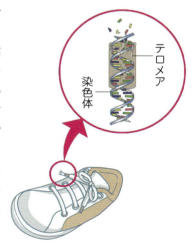

コラム⑦

オートファジー：細胞内のごみ処理施設

　細胞が生存し機能するためには，適正なたんぱく質を産生し，使い終わったたんぱく質を分解する機構が必要である．このたんぱく質の分解は，細胞小器官（オルガネラ）であるリソソーム lysosome にある加水分解酵素によるが，酵素が細胞内に散らばらないために細胞内に浮遊する古くなったたんぱく質を一つの袋に閉じこめ，袋にリソソームが融合し，リソソーム内の加水分解酵素を使ってたんぱく質を処理する．この袋はもともと細胞にはないが，分解する必要のあるたんぱく質やオルガネラに対して，それらを取り囲むようにその場でつくられる．この袋をオートファゴソーム autophagosome といい，この細胞自身の自己分解機能をオートファジー autophagy という．ちなみに英語のアクセントはo部分にあり，autóphagy が一般的である．

　オートファジーは 1993 年に大隅良典博士により酵母菌から発見された現象である．オートファジーという現象は，その発見以前にも長い間細胞の営みとして指摘されてはいたが，その現象の重要性に注目し，オートファジーを調節する分子機構を明らかにしたのが大隅博士であり，オートファジーの調節機構にかかわる画期的な研究として 2016 年にノーベル生理学・医学賞を受賞した．

　オートファジーという現象は主に細胞を保護する作用をもち，特に細胞が飢餓やオルガネラが障害されてこれを処理しなければならない場合に活性化される．自己のたんぱく質やオルガネラを分解することで新しいエネルギーを生み出して飢餓に対応し，障害されたオルガネラを除去することで細胞内の恒常性を保つ．

　オートファジーは老化を抑制する機構として注目されている．老化によって細胞の代謝が低下する原因の一つが，オートファゴソームの形成やたんぱく分解活性の低下，すなわちオートファジー活性の低下と考えられている．実際，アルツハイマー病やパーキンソン病をはじめとした多くの疾患にオートファジーの低下が関係しているといわれている．これらに対してオートファジーの活性を高めることで，細胞内エネルギーが高まり不要に傷ついたオルガネラも除去されることで細胞の老化は防げるという考えである．

　また，オートファジーはがんの治療標的としても注目を浴びている．がん細胞は増殖能が強く，いろいろなたんぱく質をつくるなど非常に活性化のある状態にある．最近の研究では，このがん細胞の栄養利用やエネルギーの補給にオートファジーとリソソームが働いていることがわかった．オートファジーの活性を低下させることで，がん細胞が生きていけなくなると考えられ，がん治療の新しい可能性があるとされる．

　正常細胞ではオートファジーは恒常性の維持に必要であり，この機能，働きが低下すると老化が進み病気にもなる．オートファジーを活性化することが老化や老人病の予防や治療につながるが，その半面，がん細胞ではオートファジーを抑えることが治療につながっており，酵母でみつかった小さな現象であるオートファジーを調節することが，ヒトの病気の予防や治療に役立つと期待されている．

10

新生児の病理

[学習目標]

1. 新生児期にみられる代表的な脳，肺疾患を学ぶ．
2. 正期産児と早産児に起こる疾患の違いや特色を理解する．

134 総 論

　日齢 28 未満の乳児を新生児 neonate という．新生児は母体内の環境から，母体外の環境へと大幅な変化に適応しなければならないが，適応がうまくいかずに生存が困難となることがある．日齢 7 未満の新生児は「早期新生児」として別に区別され，新生児死亡の半数がこの時期に集中する．

　胎児 fetus は羊水 amniotic fluid に囲まれ，胎盤 placenta と臍帯でつながり生きている．胎盤を経由して酸素や栄養が供給され，老廃物は母体で処理される．セロトニンという脳の成熟に不可欠な物質は胎盤で産生，供給され，脳の発達に影響をおよぼしていることからも，胎盤はヒトの一生に大きな影響をおよぼす臓器である．その病理学的な意義はとても重要であるものの，いまだに不明な点が多い．

　在胎期間が 37 週以降 42 週未満で出生した正期産児は，体重 3,000g，身長 50 cm，頭位 33 cm，胸囲 32 cm の大きさで出生する．女児より男児が，そして初産児より経産児が大きい．この大きさに成長すると，諸臓器は出生後に酸素や栄養を取り込んだり，老廃物を分解したり排泄したりできるまでに完成している．しかし，成人と同様ではなく，たとえば摂取できるものは乳汁に限られ，寒暖への適応も不十分で，常時，他者からの保護を必要とする．37 週未満で出生する早産児では臓器の未熟性によりさまざまな問題が生じるため，病態を理解し適切に介入する必要がある．

1 正期産児の疾病

1.1 新生児仮死

　ヒトの一生のうちでもっとも死の危険性が高いのが産道通過時である．産道を通過し呼吸が始まり肺に空気が入ると，肺血管が拡張して血管抵抗が下がり，肺に血液が流れやすくなる．新生児への移行がさまざまな原因で円滑に行われない状態を新生児仮死という．新生児仮死は胎児機能不全* non-reassuring fetal status に引き続き発症し，重症化すると低酸素性虚血性脳症 hypoxic ischemic encephalopathy：HIE という重大な後遺症を残す．仮死により徐脈，低灌流により生じた虚血，低酸素が原因となり，生後数分から数時間後に脳の神経細胞は壊死に至る．その後，生き残った細胞が再灌流時に生じる活性酸素などにより障害されると，生後数時間から数日後に遅発性神経細胞死が発症する．死に至る重篤な病態であり，ただちに呼吸と心拍を確認し，蘇生のための迅速な対応が必要である．

　約 10％の新生児に刺激や人工呼吸などのサポートが必要とされ，新生児仮死の頻度は現在でも低くはない．中等症から重症の仮死児に対して遅発性細胞死を防止する目的で脳低温療法が行われる．新生児の HIE は精神遅滞 mental retardation：MR や脳性麻痺 cerebral palsy：CP などを合併し，現在でも 1000 分娩に対し約 1 の頻度で重大な後遺症を残している．予後不良の児に対しては自己臍帯血輸血による治療も始まっている．

1.2 胎便吸引症候群

　胎児が何らかの原因で低酸素症におちいると，腸管蠕動運動が亢進し，肛門括約筋がゆるんで羊水中に胎便を排泄する．羊水混濁の頻度は早産児では少ないが，過期産児の 10 ～ 15％程度に

---

* 胎児心拍数を測定する胎児心拍モニターなどの胎児評価法で，胎児の状態が良い（reassuring fetal status）と確認できない状態．

みられ，胎児機能不全を発症しやすい過期産児で多くなる．胎便で混濁した羊水を気管内に吸引した結果，胎便の物理的な気道閉塞とその後に生じる炎症，肺胞の拡張を助ける肺サーファクタント（**2.2**「呼吸窮迫症候群」参照）の不活性化により呼吸状態は悪化する．治療を必要とする胎便吸引症候群は羊水混濁がみとめられた児の5％ほどに発症する．

　気道が完全に閉塞すると**無気肺**となり，部分的に閉塞すると吸気時には気道が広がり空気が入り，呼気時には狭まり呼出ができないチェックバルブとよばれる状態になり肺胞は膨張する．風船がふくらむ前には強い力がいるものの，いったん広がると軽い力でふくらむのと同じように，いったん膨張した肺胞は肺胞内圧が低下して，さらに膨張しやすくなり**肺気腫**となる．胸部レントゲン写真では無気肺と肺気腫とが混在する．人工呼吸により過剰な圧が加わるとさらに膨張して肺が破れ気胸となり（図10-1），呼吸困難におちいる危険性がある．

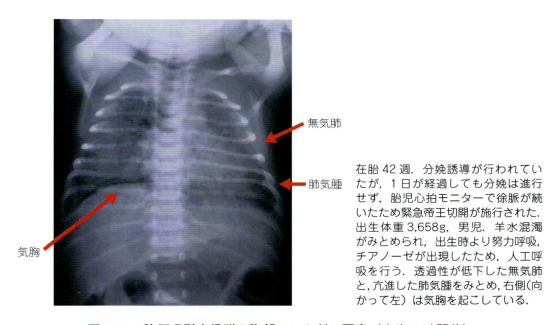

在胎42週．分娩誘導が行われていたが，1日が経過しても分娩は進行せず，胎児心拍モニターで徐脈が続いたため緊急帝王切開が施行された．出生体重3,658g，男児．羊水混濁がみとめられ，出生時より努力呼吸，チアノーゼが出現したため，人工呼吸を行う．透過性が低下した無気肺と，亢進した肺気腫をみとめ，右側（向かって左）は気胸を起こしている．

図10-1　胎便吸引症候群の胸部レントゲン写真（出生1時間後）

1.3　出生時に起こる異常

A　頭血腫 cephalohematoma

　産道通過時は強い外力を受けて，頭蓋は変形する．頭蓋骨をおおっている骨膜が頭蓋骨から剥離し頭蓋骨と骨膜との間に出血することがある．出血は一つの頭蓋骨に限局し骨縫合を超えない．骨膜は伸展しないので大量に出血することはほとんどない．骨膜下に血液が貯留しているため，腫瘤の一部を押すと内部の液体が移動して別の部分が押し出される波動がみられる．側頭骨に多い．分娩時の先進部に一時的にみられる皮下浮腫を**産瘤** caput succedaneum という．産道通過時の外力により生じ，縫合を超える．波動は触れず，1〜2日で消失し，病的ではない．

B 帽状腱膜下出血 subgaleal hemorrhage

骨縫合を超え，帽状腱膜下に広がる出血である．帽状腱膜下は結合組織があらいため，頭血腫とは異なり止血しにくく，限局することなく縫合を超え容易に拡大する．皮下に広がることもある．大量に出血すると頭位が拡大したり，出血性ショックにおちいることもある．

C 頭蓋内出血

産道通過時に頭蓋内に出血することがある．くも膜下出血，硬膜下出血が多い．硬膜下出血は，分娩時に加わった過剰な外力や，産道通過時に生じる頭部の変形により，静脈洞が損傷して生じる．硬膜下出血や脳室内出血，小脳出血などによる出血がくも膜下腔におよぶと，くも膜下出血を合併する．両疾患ともに，頭部超音波検査では診断が困難であり，通常は無症状で，軽症に経過する．無呼吸，けいれん，甲高い泣き声で泣く脳性啼泣，眼球が下を向く落陽現象，哺乳不良など，全身状態に問題がある場合には，可能なら頭部 MRI 検査を施行する．緊急時には頭部 CT 検査を行わざるを得ないが，被曝による将来の悪性腫瘍の危険性が考えられるため，緊急性と得られる利益を考えて判断する．

胎児がビタミン K 欠乏におちいっていると，ビタミン K を必要とする血液凝固因子が欠乏して止血困難となり，出血が重篤化することがある．特に母体にフェノバルビタール，フェニトイン，ワーファリンなどのビタミン K 欠乏を誘発する薬剤が投与されているときには注意を要する．

D 腕神経叢麻痺

分娩中に頸部が産道を通過する際に頸部が伸展され腕神経叢が損傷して生じる．上腕の挙上が困難となるエルブ Erb 麻痺（図 10-2）という上腕型，手指の運動に障害を残し，鷲の手様の特徴的な形をとるクルンプケ Klumpke 麻痺という前腕型，肘，肩，手関節，手指が動かない全型に分けられる．比較的大きい新生児に多く，肩の娩出が困難な肩甲難産にともなうことが多く，鎖骨骨折を合併することもある．エルブ麻痺がもっとも多い．

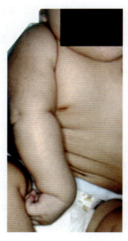
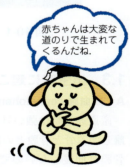

指先は動くが，腕をもち上げることができない．
両上腕を広げて抱きつくようなモロー反射が患側にみられない．

図 10-2　エルブ麻痺

1.4 黄　疸

　新生児は生理的に間接ビリルビンが増加するため黄疸jaundiceがみられる．老化した胎児の赤血球ヘモグロビンが代謝されて生じる間接ビリルビンは胎盤を経由して母体に移行し処理される．出生後は肝臓でビリルビンの代謝が行われるようになるものの，その機能が十分ではないこと，代謝されていったん腸に排泄されたビリルビンが再吸収される腸肝循環が亢進していることなどにより黄疸が出現し持続する．ビリルビンは生体に有害な活性酸素を消去する効果をもっているので，細胞保護作用があり，生後に必要な生理的反応でもある．異常に増加すると高ビリルビン血症とよばれ，間接ビリルビンが中枢神経に移行し，その量が多いと神経毒性を発揮してビリルビン脳症 bilirubin encephalopathy を発症する．病理学的には大脳基底核にビリルビンが沈着して黄染し，脳性麻痺を発症する．哺乳力低下，筋緊張低下，傾眠，脳性啼泣など他の疾患でもみられる軽微な初期症状に注意する．

　血液型不適合によって出生後早期に高ビリルビン血症が発症することがある．わが国の血液型不適合は半数以上がABO型不適合であり，そのうちほとんどがO型母体から出生したA型，あるいはB型の児である．A型，B型に対する抗体は通常は胎盤を通過しないIgM型であるが，O型母体は胎盤を通過するIgG型抗体を保有していることがあるので，第一子から発症する．抗体が胎盤を通過して，胎児期から血球がこわされ溶血しており，出生後にビリルビンが急速に増加する．多くは軽症で経過する．Rh血液型不適合による高ビリルビン血症では，胎児期にRh(−)の母体にRh(+)の胎児血が何らかの理由で移行して免疫抗体が産生されるため，多量に溶血し，ビリルビン脳症に至る危険性がある．しかし，わが国ではRh(−)の母体は少なく，また，出生前に予測され対応がとられることが多いので，重症化例は少ない．

1.5 感染症

　新生児の状態が急変するもっとも頻度の高い疾患である．新生児は細胞性免疫，液性免疫ともに劣っている．在胎30週を過ぎるころからIgGの胎盤移行性は高くなり，正期産児では高値であるものの，母体が感染した病原体に対して産生された抗体が移行するので，母体が感染を受けていなければ感染症を発症する．たとえば，水痘varicellaに感染したことがない母親から生まれた児は，水痘に感染すると死亡することがある．腸内に一般的に存在する大腸菌などグラム陰性菌に対する抗体は胎盤を通過しないIgM分画に属しているので，感染症を発症すると重症化することがある．グラム陰性菌の百日咳菌感染予防のために新生児に接する医療従事者には予防接種が勧められる．

　さらに，胎児期は子宮内で感染からまもられ保護されているので，免疫系が賦活されていないことも重症化の一因となる．感染防御機構が弱いために，母体がもともともっているウイルスが胎児や新生児に感染しても免疫系が働かない免疫寛容状態となり，キャリアとよばれる持続感染者となる．

　一方，成人では問題とならないB群溶血性レンサ球菌 group B *Streptococcus*：GBSが出生前に子宮内で感染し発症すると，出生後に治療を行っても約半数が日齢1前後に死亡するので，あらかじめ感染母体への抗生剤投与が行われる．成人では口唇や陰部の発症でとどまる単純ヘルペスウイルス感染症が致死的となることがある．日和見感染症として発症する真菌のカンジダ感染症は，口腔内にミルクかすが付着したように見える鵞口瘡，肛門周囲に発疹が生じる外陰部カン

138 総 論

ジダ症があり，新生児に多い感染症である．しかし，重症化することはほとんどない．新生児期にみられる感染症の感染経路は母体からの子宮内感染，出生時の産道感染による母から子への垂直感染と，出生後に周囲から感染する水平感染とに大まかに分類される．垂直感染では，病原体に対する抗体が母体から移行しているかが重要である．

出生後に人から人へ感染する水平感染症の予防としては，処置前の手指衛生，感染児処置後の手の洗浄が重要であり，新生児集中治療室 neonatal intensive care unit：NICU の看護師は 8 時間勤務で手指衛生*が 200 回以上におよぶことがある．手指衛生が不十分であると院内感染が広まりやすい．NICU では特に多剤耐性黄色ブドウ球菌感染症 methicillin-resistant *Staphylococcus aureus*：MRSA などの多剤耐性菌が問題になっている．MRSA が産生する外毒素により，早期新生児期に発熱，全身の紅斑がみられ，血小板が減少する新生児 TSS 様発疹症 neonatal toxic shock syndrome-like exanthematous disease：NTED とよばれる疾患が広く知られるようになり，早期新生児期に発熱すると鑑別が必要である．正期産児では重症化は少ない．

2 早産児の疾病

日本では出生数が低下しているにもかかわらず，早産児 premature infant と 2,500g 未満の体重で出生した低出生体重児 low birth weight infant：LBW の割合は増加している．早産児の多くは低出生体重児に含まれる．早産児は正期産児と比較して身長，体重ともに小さいだけではなく臓器が未熟であり，胎外環境への適応が困難で未熟なためさまざまな疾患を併発する．

2.1 早産児の皮膚

在胎 22 週以降で出産すると出生するか死産となる．在胎 22 週で出生すると臓器の未熟性は特にいちじるしく，皮膚の角質層が形成されていないので，感染の危険が高い．皮下組織も形成が悪く，細胞外液が多く，みずみずしいため，心電図電極を貼ることさえも困難となる（図 10-3）．在胎期間が進むと，出生後の乾燥した胎外生活が可能になるように角質層が形成され成熟が進む．

2.2 呼吸窮迫症候群

出生後は肺で呼吸が行われるようになる．肺の機能が低いと努力呼吸がみられる．肺胞に空気が到達しなければ，吸気時に前胸部が陥没する陥没呼吸となり，肺胞に空気が届いても肺胞が拡張しなければ，呼気時に呼気が長くてうめく呻吟がみられ，肺胞が拡張しても換気量が十分でなければ多呼吸（呼吸数 60 回／分以上）となる．これらを努力呼吸とよび，酸素の取り込みが不十分であるためチアノーゼをともなうことが多い．呼吸窮迫症候群 respiratory distress syndrome：RDS は，これらの努力呼吸によっても呼吸が十分にできず，かつては死に至ることもある疾患であった．

わが国の周産期母子医療センターネットワークデータベースによると，発症率は 28 週未満で

---

* 感染を避けるためには手指衛生が必要である．手指衛生は手指洗浄と手指消毒を意味している．手指洗浄は洗浄剤を使用して，汗以外の分泌物，有機物，汚れ等を除去すること，手指消毒は消毒剤を使用して手指に付着している常在菌も含めて菌を減らすことである．便，痰，血液などの汚れや有機物が付着していると消毒剤の効果が十分得られないので洗浄がまず基本である．

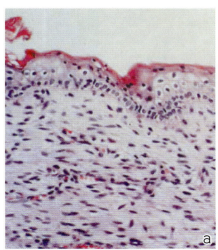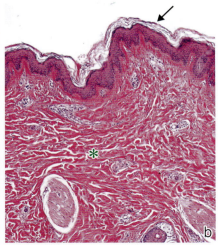

a. 在胎 22 週 5 日，出生体重 400g，生後 11 時間の皮膚．角質層がほとんど見られない．表面のエオジンで濃染した部分は，乾燥による変化．皮下組織のコラーゲン線維も少ない．
b. 成人（25 歳男性）の正常皮膚．矢印は角質層を，＊は真皮の豊富なコラーゲン線維（赤く染色されている）を示す．

図 10-3　未熟性の強い早産児の皮膚

70～80％，28～30 週で 60％，31～33 週で 20％前後，34～36 週で数％である．女児，破水，胎内感染，胎児発育不全，母体へのステロイド投与などで症状は軽くなる．原因は肺胞 II 型上皮から分泌されるサーファクタントの合成・分泌の障害である．サーファクタントは強い界面活性作用があり，空気と水が接する境界（界面）の表面張力を下げ，空気と水の境界にある肺胞の形態を保つ働きがある．人工肺サーファクタントを気道内に投与して，欠乏したサーファクタントを補充すると呼吸状態は速やかに改善する．出生を契機にサーファクタントの合成が始まるので，生後 72 時間ほど経過すると軽快する．サーファクタントが作用する肺胞が形成されるのは在胎 25～26 週以降であるため，それ以前に出生した児はサーファクタントを投与しても効果がみられないことがある．

　RDS に対してサーファクタント投与が一般的となり，呼吸器管理法が進歩したため，かつては早産児の死亡原因としてもっとも重視された肺硝子膜症 hyaline membrane disease は激減した．しかし，新生児仮死や感染症の合併により，サーファクタントの合成が阻害されたり，肺胞上皮・毛細血管内皮の透過性が亢進して血漿成分が肺胞腔内へ漏出され，サーファクタントが不活性化されたりすると，呼吸状態は悪化する．病理解剖で血漿成分のフィブリンにより形成された肺硝子膜が末梢気道をフイルム状におおっているのが観察される（図 10-4）．

2.3　動脈管開存症

　動脈管は肺動脈と大動脈を結ぶ胎児の循環で重要な意味をもつ血管である．胎児期は肺血管が拡張していないため肺高血圧状態にあり，血液は流れにくい．胎児の肺に流れる血液量は右心室から拍出される血液量の 10％程度にすぎず，残りは動脈管を介して肺動脈から大動脈に流れる．

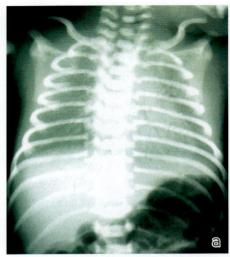
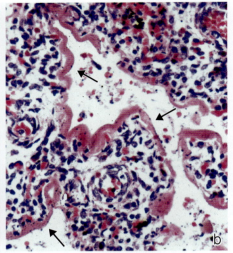

a. 胸部X線像．無気肺のためにX線の透過が悪く，肺野はすりガラス様となっている．
b. 肺の組織像．拡張した末梢気腔（呼吸細気管支〜肺胞道）に形成された硝子膜（標本では膜が細切されてピンクのひも状に見える；矢印）．周囲の肺胞は閉じている（無気肺）．

図 10-4　肺硝子膜症

出産予定日が近づくと，動脈管の平滑筋層は肥厚し，大動脈の平滑筋より厚くなり，内膜には粘液様物質が沈着し内腔が狭くなる．出生後，呼吸が始まり肺に空気が入ると，肺血管抵抗が低下して肺血流は増加する．肺でガス交換が行われると酸素分圧は上昇する．出生すると大動脈から動脈管に酸素分圧の高い血液が流れ，酸素に反応して肥厚した平滑筋が収縮し動脈管は機能的に閉鎖する．在胎期間が短い早産児ほど動脈管が閉鎖しにくく，そのため臨床的に症状がみられる<u>動脈管開存症</u> patent ductus arteriosus：PDA となる頻度が高くなる．

2.4　慢性肺疾患

慢性肺疾患 chronic lung disease：CLD とは，先天奇形を除く肺の異常により酸素投与を必要とするような呼吸窮迫症状が，新生児期に始まり日齢28，あるいは修正36週*を超えて続くものと定義されている．その発症機序には炎症が重要な役割をはたすが，それ以外に酸素毒性など多くの因子が関与している．増悪因子としては，子宮内感染，出生後感染のほかに，酸素の毒性，人工換気療法による肺損傷，動脈管開存，過剰な水分負荷による肺浮腫などが考えられる．予防としては，母体へのステロイド投与，酸素の制限，RDSに対するサーファクタントの投与，人工換気療法の工夫，動脈管開存症の管理などが考えられる．しかし，より未熟な児が生存，退院できるようになり，CLDの発症率だけでなく退院後も酸素投与を行う<u>在宅酸素療法</u>（HOT）が必要な児は減ってはいない．

---

*　修正週数とは出生時の在胎週数に出生後の週数を加えた週数のこと．日齢28は，在胎期間の短い症例と長い症例で成熟度が異なるために肺の状態を同等に評価することが困難な場合がある．

2.5 脳室内出血

脳室内出血 intraventricular hemorrhage：IVH の多くは 1,000g 未満の体重で出生する**超低出生体重児** extremely low birth weight infant：ELBW の側脳室にみられる重大な神経学的後遺症を残す疾患である．(図 10-5)．側脳室周囲には脳室上衣下胚層とよばれる神経細胞やグリア細胞をつくり出す未分化な細胞の層がある．在胎 26 週頃までは増大し，以後急速に縮小して正期産児にはほぼみとめられなくなる．非常に代謝のさかんな動脈末梢枝が入り組む領域であり，虚血，低酸素症により障害を受けやすい．この部分の血管は壁が薄く，周囲を取り囲む支持組織が弱いことが IVH の発症にかかわっている．

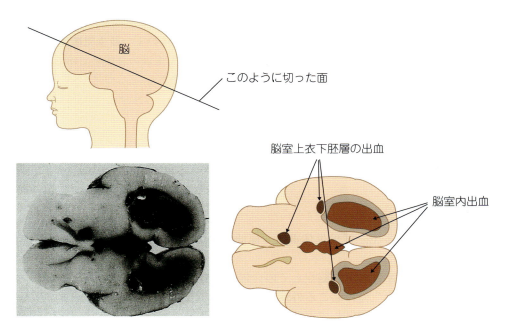

脳室上衣下胚層の出血が破れて脳室内に出血している．

図 10-5　脳室内出血

2.6 脳室周囲白質軟化症

脳室周囲白質軟化症 periventricular leukomalacia：PVL は早産児の脳室周囲白質にみられる虚血性病変で，在胎 32 週未満時に頻度が高い．早産児にみられる脳性麻痺の原因として重要な疾患であり，わが国で発症する脳性麻痺全体のおよそ 1/2 から 1/3 が PVL と考えられている．PVL は脳表面から脳室に向かう動脈と，脳室周囲から深部白質に向かう動脈の灌流境界領域にあたる脳室周囲の白質に好発する．さらに，早産児では血圧の変化に対する自動調節機能が不十分なため，出生前後に血流が低下するような多くの病態が関与しており，胎児機能不全，胎児発育不全，前置胎盤からの出血，緊急帝王切開を必要とするような母体出血，新生児の無呼吸，過換気による低炭酸ガス血症などの関与が考えられている．

最近では，感染が考えられる前期破水や絨毛膜羊膜炎のある症例に多いことから，感染による

142　総　論

炎症性サイトカインの増加が危険因子と考えられている．頭部超音波検査により比較的容易に診断され，頭部 MRI で診断精度が高まる．両側性の PVL ではほぼ全例が脳性麻痺を発症する．神経線維の走行と PVL の発症する部位の位置関係から，下肢の痙性麻痺が強く起こるが，上肢の麻痺は軽い．病変が視放線に達すると，斜視などの視覚異常を合併する．正期産児の低酸素性虚血性脳症に比較して，精神発達の遅れは軽い．

2.7　消化管穿孔

　1,500g 未満の体重で出生する極低出生体重児 very low birth weight infant：VLBW の生存率は向上し，未熟性が強いにもかかわらず，経腸栄養を行わざるをえず，腸管が穿孔することがある．壊死性腸炎 necrotizing enterocolitis：NEC とよばれる壊死をともなう予後不良な疾患と，壊死や炎症性変化をともなわずに突然消化管が穿孔する比較的予後のよい新生児限局性腸管穿孔 focal intestinal perforation：FIP がある．NEC は VLBW の約 2% 未満の発症率であるものの，穿孔すると半数以上が死亡する．現在でも主要な死亡原因の一つである．

[参考文献]
1．仁志田博司（2018）新生児学入門　第5版，医学書院.
2．日本新生児成育医学会編（2018）新生児学テキスト，メディカ出版.

［学習課題］

(1)　正期産児，早産児，低出生体重児，極低出生体重児，超低出生体重児の定義を説明できる．
(2)　新生児の低酸素性虚血性脳症とその合併症について説明できる．
(3)　産道通過時，出生時に起こる外傷を4つあげることができる．
(4)　新生児の感染症予防として重要になる点を述べることができる．
(5)　早産児にみられる呼吸窮迫症候群，動脈管開存症，慢性肺疾患，脳室内出血，脳室周囲白質軟化症について説明できる．

キーワード

新生児仮死　　胎児機能不全　　低酸素性虚血性脳症　　脳性麻痺　　胎便吸引症候群
羊水混濁　　産瘤　　脳性啼泣　　エルブ麻痺　　黄疸　　ビリルビン脳症　　水痘
呼吸窮迫症候群　　チアノーゼ　　肺硝子膜症　　動脈管開存症　　慢性肺疾患　　脳室内出血
脳室周囲白質軟化症　　新生児限局性腸穿孔

コラム ⑧

胎盤と臍帯血輸血

　胎盤は妊娠時に子宮内に形成される胎児と母体をつなぐ重要な臓器で，母体由来の基底脱落膜と胎児由来の絨毛膜絨毛部とから構成されている．母体内で生活する胎児に酸素や栄養，免疫物質の IgG を供給したり，胎児からの老廃物を母体へわたしたりする胎児の生存には欠くことができない臓器である．

　胎児は臍帯で胎盤とつながり，出生後，臍帯は切断され児への役割は終える．しかし，胎盤を流れる臍帯血には臍帯血幹細胞が多く含まれている．正期産児の臍帯は太さが 2cm，長さが 50 〜 60cm ほどで，臍帯には 2 本の臍帯動脈と 1 本の臍帯静脈が流れている．その血管内の血液は 40 〜 100mL 程度の量がある．

　1988 年，臍帯血を使った最初の移植医療が行われた．その後各地で臍帯血バンクが設立され，1993 年以降，バンクを通して白血病などの疾患への移植医療が各国で行われている．臍帯血幹細胞は造血組織以外にも，骨，軟骨，筋肉，さらには神経などにも分化する多くの機能をもっている．新生児仮死に引き続いて生じる低酸素虚血性脳症とそれに続く脳性麻痺，さらには自閉スペクトラム症*の治療として自己臍帯血を移植する試みが始まっている．将来的には，兄弟間の臍帯血移植なども計画され，その応用は再生医療の進歩に大きく貢献すると考えられている．

　米国では 2005 年に当時のブッシュ大統領が臍帯血保管に関する法律を制定し，すべての産婦人科医が妊娠中の妊婦に臍帯血を保管する選択肢を提示することを義務づけた．しかし，わが国における 2017 年度の調査によると，臍帯血バンクへの保管率は 0.5 ％にとどまっている．臍帯血応用に関して理解を深めなければならない．

＊　自閉スペクトラム症：社会的コミュニケーションの障害，限定された反復的な行動パターンを特徴とする神経発達症群／神経発達障害群の一つ．知的に高い症例から，発語がまったくなく意思の疎通ができない症例まで幅広く，境界もあいまいで連続性があることからスペクトラム（連続体）といわれる．

11

先天異常

[学習目標]

1. 先天異常の定義を知り，どのような原因で発生するのかを学ぶ．
2. 主な先天異常を知り，発生機序を学ぶ．

1 先天異常の原因・要因

　ヒトは，1つの精子が1つの卵子に受精した受精卵から発生する．すべての細胞にある染色体は対で構成され，1つは精子から，もう1つは卵子から受け継がれる．1つの受精卵が，皮膚や神経，血液や骨格，内臓などに分化していき，最終的には37兆個もの細胞に至り，ヒトのからだはできあがる．わずかな例外を除き細胞にはすべて同じ遺伝情報が備わっている．受精卵がいつ，どのような形態や機能に分化し増殖するかは遺伝要因と環境要因，その相互作用で決定される．出生前に原因をもつ疾患を先天異常 congenital anomalies と診断する．親に異常があって子どもに伝わる場合もあるが，親が正常でも突然変異によって起こる先天異常は多い．高血圧や糖尿病なども遺伝的な素因があるため，先天異常として考えることができる．

　形態の異常がみられると先天奇形 congenital malformations と診断する．胎児超音波検査などの出生前診断の進歩と周産期医療の集約化により胎児や新生児の形態の異常を早期に診断できるようになりつつある．先天奇形は，①奇形 malformation，②変形 deformation，③破壊 disruption の3つのカテゴリーに分類される．奇形は発生にかかわる遺伝的プログラムに異常があると生じる．別々の場所で別々の時期に起こることが多いので，複数の奇形をもつことが多い．胎齢8週までの胎芽期 embryonic period とよばれる胎生期早期は細胞の分化がさかんに行われる時期で，その後の胎児期 fetus period に比較して，重大な奇形につながる．変形は，発生過程の胎児に外力が物理的に作用して生じ，妊娠中頃，特に妊娠第2三半期によくみられる．破壊は羊膜組織による絞扼などの外傷により生じる．羊膜による破壊は絞扼輪[*1]をともなうことが多く，胎齢8週までの変形と比較して，四肢や指の欠損をともなうことが多く，治療に難渋する．

　先天奇形は，多くがまったく正常な両親から生まれ，その発症が遺伝的に決まっているとは限らない．また，先天異常のなかには流産や死産となる例も多く，受精卵の半数が流産すると考えられている．流産の場合，その半数に大きな染色体異常がある．したがって，受精卵の25%は大きな奇形をもち，死産したり，出生しても奇形による死亡率が高くなったりする．そのため先天奇形が疑われるときは病名とその内容，将来出現の可能性のある合併症とその治療など，家族への情報提供を行うことは重要である．

1.1　遺伝性疾患

　遺伝性疾患は，遺伝という現象を担っているヒト DNA の全配列であるゲノム[*2]や染色体の異常によって起こる疾患であり，単一遺伝子疾患，多因子疾患に大別される．親から子に「遺伝する」とか「遺伝しない」という概念ではない．

A　染色体異常 chromosomal abnormality

　もっとも一般的な染色体異常とは，本来2本が1対になって存在しているダイソミーである染色体の数の異常で，異数性異常 aneuploidy という．異数性異常は必ず身体異常か精神発達異常，あるいはその両方をともなっている．1つ以上の染色体が関与して起こる部分的な重複，欠失，染色体の一部あるいは全部がほかの染色体と結合する転座などの形態の異常は構造異常 structural

---

*1　絞扼輪：出生後，手足にひもで縛ったようなくびれがみられる奇形のこと．
*2　ゲノム：ある生物のもつすべての核酸上の遺伝情報．

abnormality といわれ，ゲノム量の不均衡が生じるかどうかによって身体の表現型に影響が出ることがある．表現型に影響は出ず，習慣性流産のみが症状のこともある．

1）異数性異常

異数性異常は染色体が1本の場合をモノソミー，3本の場合をトリソミーとよぶ．染色体の異常は細胞に含まれる相同染色体を形や大きさの順序にしたがって並べた「核型」を分析することで判明する．トリソミーはほぼ致死で，出生することはほとんどない．しかし，遺伝子の数が700より少ない21番，18番，13番染色体のトリソミーは出生するものの，多くの奇形を合併し，短命でもある（表11-1）．トリソミー，特にダウン症候群は女性の出産年齢が上昇すると増加することが知られている．トリソミーの診断法として，母体血液で診断が可能な，胎児に対する無侵襲的出生前検査法 noninvasive prenatal testing：NIPT が確立された．トリソミーのスクリーニング法として位置づけられている国もあるが，日本ではその位置づけはない．

表11-1 染色体異常による先天異常

	別　名	症　状
21 トリソミー	ダウン症候群	先天性心疾患合併率50%，房室中隔欠損症が多い，白血病などの血液疾患が多い，筋緊張低下，ぶよぶよした皮膚，翼状頸，短頭，特徴的な顔貌（眼裂斜上，眼間離開，内眼角贅皮）など．重度から軽度の知的障害，寿命55年．
18 トリソミー	エドワーズ症候群	先天性心疾患合併率80〜90%，重篤な場合が多い．ゆりかごの底のような足底，中指を下にして握ったままの手，鼻根部が高い，下顎後退，耳介低位，重度の知的障害．生後1年以内に90%が死亡．
13 トリソミー	パトー症候群	先天性心疾患合併率80〜100%，重篤な場合が多い．口唇・口蓋裂，臍帯ヘルニア，多指，無眼球，小眼球など多くの中枢神経系の重篤な奇形，および重度の知的障害．生後1カ月以内に80%が死亡．
X モノソミー	ターナー症候群	女児のみ．先天性心疾患，10%に大動脈縮窄症を合併．新生児期の足の浮腫，いちじるしい低身長，翼状頸，外反肘，知的障害はあっても軽度．
5p モノソミー	5p 欠失症候群	5番染色体短腕の一部が欠失．出生時に猫のような甲高い泣き声．生後すぐは丸顔．ヒルシュスプルング病併発．知的障害は重度．
5q モノソミー	5q 欠失症候群	5番染色体長腕の一部が欠失．骨髄異形成症候群の一種．
片親性ダイソミー*	アンジェルマン症候群	筋緊張低下，中顔面の低形成，顎突出，コントロールできない笑いの発作，衝動性失調運動，重度の精神遅滞，新生児期の発見は少ない．母親由来の欠失70%，父親由来ダイソミー7%．
	プラダー・ウィリー症候群	出生時の重症筋緊張低下，性腺機能低下，精神遅滞，肥満を四徴とする．父親由来の欠失70%，母親由来ダイソミー25%．

＊通常は父母から1本ずつもらう染色体が，片方の親から2本もらった状態のこと．染色体の数は正常だが，障害があらわれる．アンジェルマン症候群とプラダー・ウィリー症候群は，染色体のほぼ同じ箇所（15q11.2）の欠失で，両親のどちら由来かによって症状が異なる．

148 総 論

完全なモノソミーで出生に至るのは Y 染色体をもたず，X 染色体が 1 本だけの**ターナー症候群**だけである．

2) 構造異常

構造異常は新生児のスクリーニングで異数性異常とほぼ同じ確率で出生していることが知られている．遺伝子量の均衡・不均衡が中心的な考えとなり，遺伝子量が異常であると臨床症状としてあらわれる．染色体は短腕（p）と長腕（q）に分けられ，5 番染色体の片方の短腕が欠失している．**5p モノソミー（5p 欠失症候群）**は出生時から子猫のような高い声で鳴き，小頭症，眼間離開，内眼角贅皮，耳介低位など特徴的な顔貌であり，欠失領域のサイズと知的障害の程度とが相関している．

B 単一遺伝子疾患 single gene disorders

ヒトは親の双方から対になっている染色体の 1 つを受け継ぐ．染色体上に遺伝子が乗っているので（図 11-1），遺伝子も対のうちの 1 つを受け継いでいる．遺伝子とはゲノムもしくは染色体の特定の位置に占める遺伝の単位を意味している．いくつかの生体の設計図と考えられ，遺伝子型にしたがった特徴（形質）をもった子ができる．その遺伝形式は，主に 2 つの要因により決まる．まず 1 つが遺伝子の座位がどこにあるかであり，もう 1 つは表現型が**顕性**（優性）dominant か，

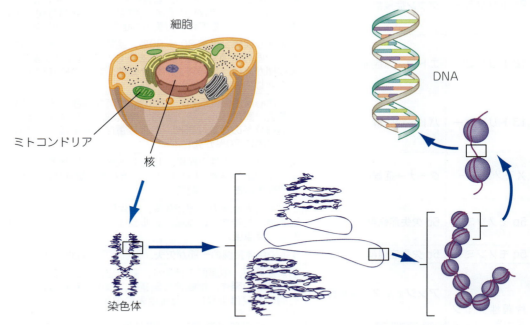

細胞内にある核の中には通常 46 本のヒト染色体がある．それぞれの染色体には 2 重らせん構造の DNA が高密度に折りたたまれ収納されている．

図 11-1 染色体と遺伝子 DNA

（石黒啓司，核酸の役割−生命の秘密が書き込まれた不思議な鎖（石黒伊三雄，篠原力雄監修，斉藤邦明編（2017）わかりやすい生化学 第 5 版，p.132，ヌーヴェルヒロカワ）より転載，一部改変）

潜性（劣性）recessive*かである．

　遺伝子の座位は，性染色体上にあるか，常染色体上にあるか，ミトコンドリアにあるかによって，遺伝形式が異なる．

　精子はY染色体かX染色体のどちらかをもつため，父親は息子にY染色体を伝え，娘にX染色体を伝える．そのため父親のY染色体の遺伝情報は娘に伝わらない．

　常染色体は，双方の親からそれぞれ異なる遺伝子を受け継ぎ1対となる．遺伝子に含まれた特徴があらわれると顕性，あらわれないと潜性と表現する．通常1対の遺伝子の片方の遺伝情報があらわれると顕性，あらわれないと潜性とされており，特徴のあらわれやすさを意味している．

　X染色体上に潜性遺伝子のある血友病は，X染色体が1つしかない男性は発症する．潜性遺伝であるため，X染色体を2つもつ女性は1つだけに異常な遺伝子があっても発症しない．したがって，血友病の父親から生まれた男児は血友病遺伝子を受け継がないので発症しない．一方女児は，常に保因者となる．そのほかに顕性でも潜性でもない不完全顕性あるいは共顕性とよばれる遺伝形式もある．共顕性遺伝形式の代表的な表現型がABO血液型である（図11-2）．

　精子由来のミトコンドリアは通常胚から排除されるため，ミトコンドリアの遺伝情報は母親から子どもに伝わる母系遺伝である．

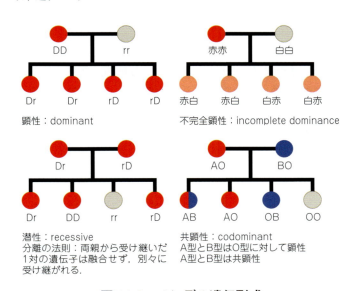

図11-2　メンデル遺伝形式

C　多因子疾患 multifactorial genetic disorders

　もっとも発症頻度が高く，口唇・口蓋裂，無脳症，二分脊椎，幽門狭窄症，ヒルシュスプリング病，多指症や，新生児の1％にみられる先天性心疾患など，からだの1カ所に形態の異常が起こる単発奇形の多くは多因子疾患が考えられる．複数の遺伝子と環境要因が作用し，受精卵の機

---

* 日本遺伝学会では2017年に「優性」「劣性」という用語を，それぞれ「顕性」「潜性」に改めることを決定しており，本書もその方針にしたがった．

150　総論

能や形態に影響をおよぼすと考えられているため，もっとも多くの疾患が多因子疾患に分類される．糖尿病，高血圧，心筋梗塞などの生活習慣病，胃潰瘍，てんかん，神経発達症群，精神疾患なども多因子疾患に含まれるものがある．正常と異常の境が明確でないことも多い．

多因子疾患の特徴としては，①先天異常のなかでの頻度が高く，②新生児の1％以上にみられる，親子，兄弟間での頻度はさらに高く，5％あるいはそれ以上にまで上る，③発症頻度に性差がある，④同胞に発症頻度が高いほど次子の再発率が上昇する，⑤重症度が高いほど以後の同胞再発率が上昇する，⑥血縁関係が遠いほど再発率が低下する，⑦一卵性双胎のほうが二卵性双胎より一致率が5〜10倍高い，⑧血族結婚のある家系に多発する，⑨人種差がある，などの特徴をもつ．

遺伝子にかかわる異常は父親の年齢が上昇すると増加する．年配の男性生殖細胞では若い男性に比べDNA複製の回数が多く，加齢により生じる精子の変異の頻度が高まることが予測される．代表的な小人症である軟骨無形性症などいくつかの疾患の遺伝子変異の発生率，さらには最近注目されている自閉スペクトラム症の発生率[*1]と父親の加齢は相関している．

1.2　環境要因

出生前に強い作用をおよぼすものとして，感染症，薬物，放射線のほかにも，母体の糖尿病，年齢，栄養状態，体温などがある．

A　感染症

出生前の感染により胎児発育遅延，中枢神経系異常，肝脾腫，発疹などの皮膚症状，眼底変化，骨変化，精神運動遅滞などの類似した症状がみとめられる．代表的な病原体はトキソプラズマ toxoplasma，それ以外の病原体 other，風疹ウイルス rubella，サイトメガロウイルス cytomegalovirus，単純ヘルペスウイルス herpes simplex であり，それぞれ頭文字をとって **TORCH 症候群**とよばれる．

B　薬　物

薬物が胎児に与える影響は在胎期間，薬物の作用の強さ，使用量により異なる．受精後20日目以前のごく初期に使用すると，作用があるかないかのどちらか，つまり妊娠継続を不可能にするか，まったく影響を与えないかのどちらかとなる．強力な催奇形因子である**サリドマイド**による胎芽病が世界的に知られ，薬物が胎盤を通過して先天奇形を起こしうることが明らかとなった．

薬物以外にも，常用されるアルコール，喫煙なども胎児発育遅延，催奇形性などに関与している．

C　放射線

放射線とは移動中のエネルギーであり，日光，音波，水面の波など，多くの種類が存在する．放射線のなかで電離[*2]を起こすエネルギーの高いものを**電離放射線**とよび，日光や音波などの**非電離放射線**と区別される．電離放射線はレントゲン撮影などに用いられる．胎児に対する影響が

[*1]　わが国での発生頻度は1％以上と考えられ，男児が女児の4倍以上で診断される．10章コラム⑧参照．
[*2]　電気解離の略．日光のような弱いエネルギーの放射線は物質にあたっても自身が方向を変えるだけで，あたった物質を構成する原子や分子の性質を変えることはないが，原子力発電所で発生するような強いエネルギーをもつ放射線が衝突すると，物質を構成する原子中の軌道電子をはじき飛ばし（電離），その性質を変化させる．

懸念され，X線曝露により全小児がん，白血病リスクがわずかに上昇する[1]とされている．非電離放射線である超音波による胎児超音波検査の普及により，胎児死亡率，新生児死亡率，母体死亡率いずれも減少した．しかし，くり返し行うと，低出生体重児が増加するとの報告[2]もある．

D 糖尿病

妊娠前に糖尿病と診断された，あるいは妊娠中に糖尿病が発症した糖尿病合併妊娠と，妊娠により耐糖能異常におちいった妊娠糖尿病がある．高血糖は器官形成期である胎芽期の胚に重大な奇形をもたらす．妊娠前から糖尿病とわかっていた症例の奇形発生率は低下しているが，糖尿病が見逃され妊娠してからの対応では奇形の予防が困難となる．みとめられる奇形は幅広く多臓器にわたり，糖尿病に特異的な奇形は少ない．糖尿病による微少血管病変が強い症例や，妊娠高血圧症候群合併例では胎盤機能が低下することが多く，高率に胎児の発育遅延が起こる．

2 主な先天異常

国内での奇形種類別の発生状況を表11-2に示す．そのうち主な疾患について以下に説明する．

表11-2 奇形の種類別発生順位（上位20位）

順位	奇形の種類	奇形数	順位	奇形の種類	奇形数
1	心室中隔欠損	479	11	口唇裂	71
2	ダウン症候群	200	12	多指症：母指列	70
3	動脈管開存	173	13	水頭症	67
4	口唇・口蓋裂	137	14	大動脈縮窄	67
5	心房中隔欠損	120	15	十二指・小腸閉鎖	63
6	耳瘻孔	88	16	耳介低位	58
7	尿道下裂	86	17	髄膜瘤	53
8	鎖肛	84	18	大血管転位	51
9	横隔膜ヘルニア	77	19	のう胞性腎奇形	50
10	ファロー四徴	72	20	食道閉鎖	46

出産児総数：11万6,605，奇形総数：4,772，奇形児出産頻度：2.59%.
2016年1月1日から同年12月31日までに出生した奇形等について届け出のあった報告.

（日本産婦人科医会—クリアリングハウス国際モニタリングセンター日本支部（横浜市立大学）ホームページ，先天異常データベース　2016年，https://www.icbdsrj.jp/2016date.html より転載）

2.1 ダウン症候群 down syndrome

21番染色体のトリソミーであり（図11-3），母親の出産年齢の上昇とともに増加する．25歳未満で1/2000分娩，35歳で1/300分娩，40歳で1/100分娩，45歳で1/50分娩の頻度であり，わ

が国では高齢出産の増加にともない，2005年には1/583分娩まで増加した．さまざまな奇形を合併するため，臨床的な観察により比較的容易に診断される（表11-1，図11-4）.

先天性心疾患，先天性食道閉鎖症，肛門の閉鎖（鎖肛），甲状腺機能低下症などを合併する．先天性心疾患は半数近くにみとめられ，房室中隔欠損症はダウン症に特徴的にみとめられる．白血病の合併も特徴的で，一過性異常骨髄増殖症あるいはダウン症候群関連骨髄増殖症を合併することがある．

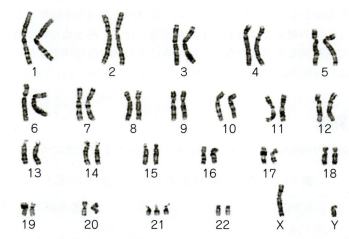

21番染色体が1本余分に存在し，計3本（トリソミー）となっている．

図 11-3　ダウン症候群の男児の染色体

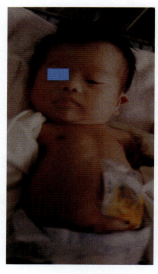

眼間離開，眼裂斜上，耳介低位などがみられる．
鎖肛を合併していたため人工肛門を造設した．

図 11-4　ダウン症候群の男児

2.2 口唇・口蓋裂 cleft lip

およそ妊娠35日目に上口唇と硬口蓋となる胎芽組織が融合する．その過程に異常が起こり発症する．60～80%が男児に起こる理由ははっきりとしていない．複雑な遺伝形式をとる多因子疾患で，他に奇形を合併する症候性口唇・口蓋裂と，口唇・口蓋裂だけの非症候性口唇・口蓋裂に分けられる．症候性口唇・口蓋裂は，単一遺伝子疾患としてメンデル遺伝形式にしたがう場合，染色体異常に合併する場合，催奇形性のある風疹ウイルス，サリドマイド，抗けいれん薬などへの曝露による場合などがある．非症候性口唇・口蓋裂は，単一遺伝子疾患もあるが，多くは孤発例である．

2.3 腎泌尿器疾患

A 尿道下裂 hypospadias

外尿道口が正常の亀頭部から会陰にかけて陰茎腹側部に後退して位置する異常である．多くは陰茎の屈曲や亀頭の露出で気づかれる．

B 停留精巣 undescended testis

精巣は在胎30週以降に腹腔内から鼠径管を通り，陰嚢内に下降する．その下降途中で停留してしまい，陰嚢内に固定されていない状態が停留精巣である．2,500g以上の体重で出生した正期産児には2～3%の頻度であるが，2,500g未満児，37週未満児ではいずれも20%前後にみられるとの報告がある．早産児では生理的でもある．新生児期には約5%前後にみられ，生後3カ月までには70%が下降する．下降しなければ1歳前後までの処置が望ましい．

2.4 水頭症 hydrocephalus

胎児超音波検査により半数以上が胎児期に診断される．さまざまな理由で脳脊髄液が頭蓋腔内にたまる疾患である（図11-5）．髄液が主に大脳表面のくも膜下腔に貯留する外水頭症と脳室に貯留する内水頭症に分けられ，通常は内水頭症を水頭症とよんでいる．胎児診断による水頭症の1/3が二分脊椎である．

2.5 神経管の先天異常

脊椎の大部分の先天異常は発生第4週における神経管閉鎖障害が原因であると考えられている．いったん閉鎖した脊柱管が再度開くこともある．神経管が頭部領域で閉鎖しないと脳の大部分は形成されず，無脳症となり，頸部から尾部のどこかで閉鎖しなければ二分脊椎症となる．

妊娠を計画している女性が妊娠3カ月前から葉酸を継続的に摂取すると神経管障害の発症リスクを低減できるとされている．家族歴がある女性は妊娠に際して医師の管理下での葉酸摂取が推奨されている[3]．

A 二分脊椎症 spina bifida

背部正中の脊椎弓の癒合が不完全で左右に分裂しているために，脊椎管のなかにあるべき脊髄が体表面に露出している奇形で，二分脊椎（脊椎披裂）あるいは脊髄髄膜瘤とよぶ（図11-6）．神経管[*1]の閉鎖障害は腰部に多く，なかでも第5腰椎から第1仙椎の部分に限局していることが多い．

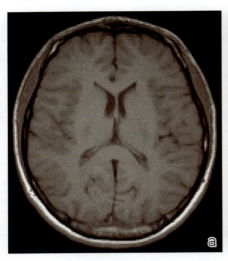
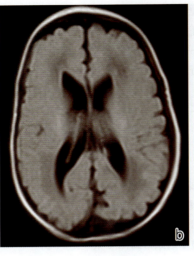

aの正常児と比較してbでは両側脳室とくも膜下腔が拡大している

図 11-5　水頭症の画像所見

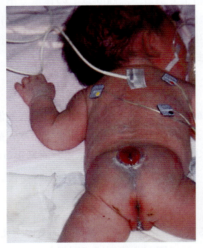

腰仙部正中に発生した脊椎披裂部から脊髄や髄膜とそれらを取り囲む組織が腫瘤を形成して外部に突出している．

図 11-6　皮膚欠損をともなった囊胞性二分脊椎症

臨床症状の乏しい潜在性二分脊椎も10％にみられ，レントゲン撮影時に偶然みつかることもある．神経の損傷や皮膚との癒着により，露出している部分より下方の脊髄，自律神経の機能が低下するため，運動，感覚障害のほかにも直腸膀胱機能障害により，排便，排尿障害を合併する．

---

*1　脊椎動物の発生過程に形成される脳および脊髄の原基で，管状の構造物であることから神経管とよばれる．神経管の閉鎖不全により二分脊椎や無脳症が生じる．

B 無脳症 anencephaly

頭側神経管の閉鎖不全により発症する．脳の一部あるいは大部分が欠如する．神経管異常の10％に神経管閉鎖時期での高体温の既往歴があり，38.9℃以上1日以上数日の母体の発熱が奇形の原因となる可能性がある．生存が困難であり，出生前診断により妊娠中絶することが多く，出生頻度は減った．

3 子宮内発育不全

子宮内発育不全 fetal growth restriction：FGR は先天異常を合併する頻度が高い．在胎期間から考えて適当と思われる胎児発育に達していないときに FGR と診断する．子宮内発育不全は染色体異常など胎児自身の原因による均衡型 symmetrical type（タイプⅠ）と母体の栄養障害，合併症，喫煙，薬物摂取，胎盤の異常，多胎などによる体内環境の悪化が原因となる不均衡型 asymmetrical type（タイプⅡ）と，その混合型に分けられる．均衡型は頭部と躯幹の均整がとれているが小さく，FGR の 20～30％にみられる．不均衡型は頭部に比べて躯幹の発育が悪く，FGR の 70％にみられる．FGR の 10％に形態異常（奇形と変形）をともない，均衡型に多い．

羊水は胎児の腎臓で産生され羊水腔内に排泄される．胎児は羊水を飲み込み，消化管で吸収するので，羊水過多を合併するときには消化器系の異常を，羊水過少を合併するときには泌尿器系の異常がないかの検査が必要である．FGR では胎盤の異常を合併することも多く，特に不均衡型では胎盤や臍帯の病理検査が重要である．

4 先天異常治療の可能性

エピジェネティクス epigenetics とはヒトゲノムの配列に影響することなく，細胞分裂後も継承される遺伝子の発現や表現型の変化を研究する学問のことである．多くの生命現象に関連した学問分野で，iPS 細胞，胚性幹（ES）細胞が多様な器官となる分化能，がんや遺伝子疾患の発生メカニズム，脳機能の発現など多くの分野にかかわり，急速に発展している．DNA の配列に変化がないにもかかわらず，遺伝子の働きが微妙に変化するエピゲノムの変化は，動的であり，可逆性であるために，疾患の原因にもなり，治療の対象にもなりやすい．

先天異常に対する薬物治療は補充療法として血友病 A に対する第Ⅷ因子製剤の補充などが古くから行われ，その成果は確立している．また，肝臓移植も α_1-アンチトリプシン欠損症にともなう慢性肝疾患などに対して従来から行われていた．最近は臍帯血による造血幹細胞移植が α-L- イズロニダーゼ iduronidase 欠損によるリソソーム病であるハーラー Hurler 症候群に対して効果がみられている．

ミトコンドリア病[2]に対する「ミトコンドリア置換法」が 2015 年にイギリスの法律で認められた．ミトコンドリア病のない提供された卵子の核を取り除き，ミトコンドリア病をもつ卵子の核

---

[2] ミトコンドリアの機能が低下して生じる疾患の総称．ミトコンドリアは細胞小器官（図 11-1）で，酸素を使ってグルコースからエネルギーである ATP を産生しているため，細胞の機能が低下する．程度はさまざまで，診断されないまま経過することもある．エネルギー産生にかかわる遺伝子は核とミトコンドリアにある．いずれかの遺伝子に異常があるとミトコンドリア病を発症する．受精卵のミトコンドリアは通常，卵子に由来しているので，母親のミトコンドリア遺伝子に異常があると母系遺伝して子どもは男女ともに発症する．

を移植した後に受精させる方法のため，3人の親の遺伝子をもつことになる．

さらに，最近は部位特異的に DNA を切断する酵素を使って目的とする遺伝子を破壊したり，挿入したりするヒトゲノム編集技術が急速に進んでおり，AIDS や白血病などの治療に臨床応用されている．さまざまな分野で広く使用されており，たとえば食品分野では少ない飼料でも肉量が多くなる牛，卵アレルギーの原因となるオボムコイドをつくる遺伝子をもたないニワトリなどの開発に応用されている．しかしながら，ゲノム編集には多くの問題があり，特に医療の分野への応用においては十分すぎるほどの倫理観をもって対応しなければならない．

[引用文献]
1）Rajaraman, P., et al.（2011）Early life exposure to diagnostic radiation and ultrasound scans and risk of childhood cancer: case-control study. BMJ, 342：d472.
doi: http://dx.doi.org/10.1136/bmj.d472
2）Newnham, J.P., et al.（1993）Effects of frequent ultrasound during pregnancy：a randomised controlled trial, Lancet, 342（8876）：887-891.
3）厚生省保健医療局地域保健・健康増進栄養課生活習慣病対策室長通知（2012）神経管閉鎖障害の発症リスク低減のための妊娠可能な年齢の女性等に対する葉酸の摂取に係る適切な情報提供の推進について（平成 12 年 12 月 28 日）．

[参考文献]
1．福嶋義光訳（2017）トンプソン＆トンプソン遺伝医学　第 2 版，メディカルサイエンスインターナショナル．
2．安田峯生，山田重人訳（2016）ラングマン人体発生学　第 11 版，メディカルサイエンスインターナショナル．

［学習課題］

(1) 先天異常とは何かを述べることができる．
(2) 先天異常の遺伝要因を述べることができる．
(3) 代表的な染色体異常をあげることができる．
(4) 先天異常の環境要因を述べることができる．
(5) よくみられる先天異常をあげ，その発生機序や特徴を述べることができる．

キーワード

先天奇形　　染色体異常　　遺伝性疾患　　TORCH 症候群　　ダウン症候群　　口唇・口蓋裂
尿道下裂　　停留精巣　　水頭症　　神経管閉鎖障害　　二分脊椎症　　無脳症
子宮内発育不全（FGR）　　エピジェネティクス

12

腫 瘍

[学習目標]

1. 腫瘍の定義と分類について学ぶ.
2. 発がんのメカニズム，腫瘍の形態学的特徴，
   発育・進展のしかたを理解する.
3. がんの主な原因や臨床上の特徴を理解する.

158 総論

　私たちのからだを構成する細胞はある一定の速度で分裂・増殖するとともに，寿命にともなう死や剥脱などによる消滅をくり返しながら，組織や臓器の成長や加齢に応じた数を維持している．炎症や再生，過形成などの病的状態においては一時的に特定の細胞が過剰に増殖することがあるが，原因が取り除かれると細胞増殖のスピードはもとにもどる．すなわち正常の細胞のふるまいは個体や細胞自身に備わったさまざまな生理的なしくみによって適度に制御されている．そのような制御を受けることなく，そして外部からの原因（作用）が取り除かれてもなお自律的かつ無制限に細胞が過剰増殖する病変が腫瘍 tumor（または neoplasm）である．腫瘍細胞の増殖するスピードは腫瘍の種類によって異なるが，一般に良性腫瘍ではゆるやかで，悪性腫瘍（がん）では速い．なお，悪性腫瘍は発生した部の組織や臓器を破壊して深部や周辺に侵入（浸潤 invasion）し，もとの発生部位から分離して遠隔臓器に定着して発育（転移 metastasis）する性質を示し，やがては個体を死に至らしめる．

1 腫瘍の分類と命名法

　腫瘍の分類には生物学的態度にもとづくものと組織発生にもとづくものとがあり，両者を組み合わせた表現が一般に用いられている．生物学的態度による分類では良性腫瘍 benign tumor と悪性腫瘍 malignant tumor とに分けられる（表 12-1）．

　組織発生にもとづく分類では，腫瘍を上皮性細胞の性質を示すもの（上皮性腫瘍 epithelial tumor）と，結合組織や血球などの非上皮性細胞の性質を示すもの（非上皮性腫瘍 nonepithelial tumor）とに大別し，これらに上皮性と非上皮性の各々の腫瘍成分を併せもつ腫瘍である混合腫瘍 mixed tumor を加えている（表 12-2）．上皮性腫瘍は皮膚表面をおおう表皮，消化管や気道，尿路などの粘膜上皮，内・外分泌臓器の腺組織などの上皮性組織から発生する腫瘍であり，線維性結合組織や脂肪，血管，筋，骨，造血組織，脳・神経組織などの非上皮性組織から発生するものは非上皮性腫瘍である．

　腫瘍の命名においては，腫瘍を構成する組織やその性状をあらわす語などのあとに「腫 − oma」の語を付けた名称が用いられる．たとえば，「腺腫 adenoma」や「線維腫 fibroma」のようになる．悪性の上皮性腫瘍はがん腫（癌腫）carcinoma，悪性の非上皮性腫瘍は肉腫 sarcoma と総称され，

表 12-1　良性腫瘍と悪性腫瘍の比較

	良性腫瘍	悪性腫瘍
発育の速度	遅い	速い
局所での発育	膨張性・圧排性	浸潤性・破壊性
局所再発	まれ	しばしば
遠隔転移	ない	起こる
宿主に対する影響	一般に軽微	重篤
細胞の異型性	弱い	強い
血管・リンパ管への侵入	ない	しばしば

その種類によって「腺がん adenocarcinoma」,「線維肉腫 fibrosarcoma」などと命名されているが,これらの命名法には例外もある.なお,**がん** cancer という用語は悪性腫瘍全体を意味する目的で使用される場合と,がん腫をさす場合とがあり,本書では特にことわらない限り後者の意味で使用されている.

表 12-2　腫瘍の分類

上皮性腫瘍	〈良性〉	腺腫,扁平上皮乳頭腫など
	〈悪性〉	腺がん,扁平上皮がんなど
非上皮性腫瘍	〈良性〉	線維腫,脂肪腫など
	〈悪性〉	線維肉腫,脂肪肉腫など
混合腫瘍	〈良性〉	多形性腺腫など
	〈悪性〉	がん肉腫など

2 腫瘍の形態

2.1 肉眼的形態

　肉眼上腫瘍は細胞の集団からなる塊(**腫瘤**または**結節**という)を形成することが多いが,なかには白血病のように塊をつくらずに骨髄などでびまん性に増殖するものもある.特に皮膚や消化管などに発生した腫瘍はしばしば外表や管腔側に向かって盛り上がるように増殖(外向性発育)するが,なかには深部や壁内に向かって潜りこむように進展(内向性発育)するものもある.

　また,悪性腫瘍では次第に中央部が**壊死**におちいり,表面が脱落・崩壊して潰瘍状となることが多い.さらに,内部に液体などを入れた袋状の形態(**嚢胞**または**嚢腫**という)を示す腫瘍もある(図12-1,12-2).

　腫瘍と周囲組織との境界は明瞭な場合と不規則で不明瞭な場合があり,悪性腫瘍では後者のことが多い.また,腫瘍の大きさには肉眼上みとめることの困難な微小なものから,ときに子宮筋

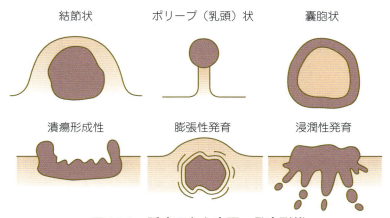

図 12-1　腫瘍の主な肉眼・発育形態

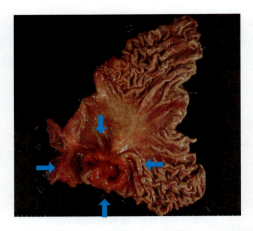

潰瘍により陥凹した中央部と隆起性の辺縁部を示す胃がん（矢印）が前庭部後壁寄りにみられる．

図12-2　進行胃がん（限局潰瘍型）の切除標本

腫や卵巣腫瘍などでみられるように径数十センチにもおよぶ巨大なものまで存在する．

　色調は白色ないし灰白色のものが多いが，血液成分に富むものや内部に出血をともなう腫瘍はしばしば暗赤色調を示し，壊死の顕著なものでは黄色味を帯びている．なかには緑色の肝細胞がんや黒色の悪性黒色腫などのように，腫瘍細胞が産生する色素（ビリルビンやメラニン）によって独特の色調を示すものもある．

　乳腺や胃の硬がん scirrhous carcinoma などのように線維成分を多く含むものは弾力のある硬い病変を形成するが，逆に線維性間質が乏しくて腫瘍細胞に富むものはやわらかい．粘液腫などのムコ多糖類（ムチン）を豊富に含む腫瘍は割面が光沢を帯びたゼリー状の外観を示す．

2.2　組織学的形態

　腫瘍を光学顕微鏡で観察すると，腫瘍細胞とそれ以外の成分が存在しているのがわかる．腫瘍細胞とその産生物を**腫瘍実質** parenchyma とよぶが，それらの形態は発生した母組織の形態に多少なりとも類似している．その類似性の程度は**分化** differentiation と表現され，組織や細胞の成熟度を反映しているといえる．一般に良性腫瘍は母組織との類似性が高いが，悪性腫瘍では相違点が大きく分化の程度は低いことが多い．さらに同じ種類の悪性腫瘍であっても，比較的分化の高いもの（高分化）とそうでないもの（低分化），およびそれらの中間的なもの（中分化）が存在する（図12-3）．

　一方，腫瘍細胞が母組織の細胞と異なっている性質は**異型性** atypia とよばれ，その程度を顕微鏡下で判定することが腫瘍の良悪性を見分ける重要な指標となっている．異型性をあらわす変化には，腫瘍細胞の核の腫大や濃染，核・細胞質比（N／C比）の増加，核小体の明瞭化，核膜の肥厚や不整，細胞の大小不同，核分裂像の増加などの個々の腫瘍細胞にみられる**細胞異型**と（図12-4），細胞の配列や構築の異常などによって示される**構造異型**とがある．通常，良性腫瘍ではこれらの異型性は目立たないが，悪性腫瘍では顕著にみとめられる．

　腫瘍実質以外の構成成分は**腫瘍間質** stroma とよばれ，実質を支持して栄養や酸素などを供給し

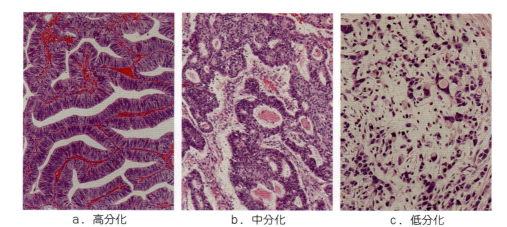

a. 高分化　　　　b. 中分化　　　　c. 低分化

高分化な腺がん（a）はもっぱら大型で明瞭な腺管形成を示すが，中分化（b）や低分化（c）ながんになるにしたがって，管状構造は小型あるいは不明瞭となる．

図 12-3　がん（腺がん）の分化度による組織像の違い

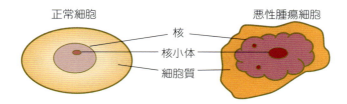

正常細胞に比べ悪性腫瘍細胞では核が濃染するとともに大型化・腫大し，核細胞質比が増加する．さらに核縁の肥厚や不整，大型の核小体もみられる．

図 12-4　腫瘍細胞にみられる異型性

ている．間質には膠原線維などの細胞外基質や線維芽細胞などからなる結合組織に加え，リンパ管や血管が存在し，リンパ球やマクロファージなどの遊走細胞もしばしばみられる．上皮性腫瘍では腫瘍細胞が上皮としての特徴，すなわち細胞同士が互いに接着して集団を形成する像がみられるため間質との区別は一般に容易であるが，接着性に乏しく間質の細胞との類似性を示すことの多い非上皮性腫瘍では，実質と間質の区別がしばしば困難である（図 12-5）．

3 腫瘍の発生と発育

　腫瘍の発生は1個の細胞が突然変異を起こして分裂することに始まる．同じ起源で同じ種類の細胞が次々と分裂をくり返して過剰増殖するので，これを**単クローン*性の増殖**とよんでいる．そ

＊　クローン：clone．コピー，複製の意．

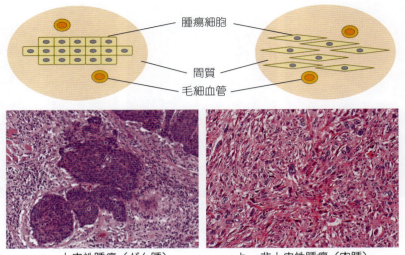

上皮性腫瘍（a）では腫瘍細胞が互いに接着した細胞集団（胞巣という）を形成して増殖するが，非上皮性腫瘍（b）では細胞同士の接着性はなく，胞巣はみられない．

図 12-5　上皮性腫瘍と非上皮性腫瘍

れに対して炎症や過形成などの腫瘍以外の病変は，性質や種類の異なる種々の細胞からなり，**多クローン性**である．

　腫瘍の多くは1つの臓器に孤立して1個の病変を形成するが（**単中心性発生**），なかには肝がんや膀胱がんなどのように同時期に，あるいは相前後して同一臓器に多発する腫瘍もある（**多中心性発生**）．

　がんに先行してがんよりも異型性や広がりの程度が軽い病変がみられることがあり，子宮頸部や食道粘膜にみられる**上皮異形成** epithelial dysplasia がそれに相当する（図 12-6）．そのような病変は放置すると次第にその異型性が増して高率にがんになることから，**前がん病変**（あるいは**前**

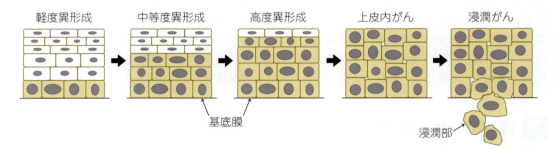

上皮異形成では軽度の細胞異型をともなう病変から中等度，高度へと異型性の程度が次第に増していき，次いで上皮の全層を異型細胞が置換した上皮内がんへと進展し，やがて基底膜を破壊して間質に浸潤する浸潤がんとなる．

図 12-6　上皮異形成と上皮内がん，浸潤がん

がん状態）とよばれている．これに対して，前がん病変を経ずに最初からがんが発生する場合は de novo がん（ラテン語で「新規にできたがん」の意）とよばれる．また，胃がんと慢性胃炎，肝がんと慢性肝炎や肝硬変，乳がんと乳腺症，皮膚がんと熱傷瘢痕などのように，がんの発生を誘導しやすい非腫瘍性の病変も知られている（前がん性変化）．

粘膜などの被覆上皮に発生したがんで，まだ基底膜を保ったまま上皮内にとどまっている初期の段階のものは上皮内がん carcinoma in situ とよばれている（図 12-6）．上皮内のがん細胞は増殖・成長する過程で，次第に既存の基底膜を破って深部へと進展（浸潤）するようになるが，たとえ浸潤を生じていてもまだ早期の段階のがんであれば，外科的治療（切除）によって完治が期待できる場合が少なくない．消化管に生じたがんではその深部への広がり（深達度）が粘膜下層までにとどまるものを早期がんとよび，より深部に浸潤したがん（進行がん）と区別している（図12-7）．たとえば胃の早期がんでは治療後の 5 年生存率が 90％ 以上と予後が良好であるが，進行が

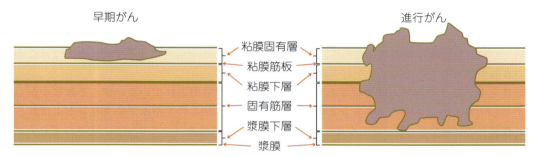

消化管に発生するがんは，粘膜固有層および粘膜下層にとどまった早期がん（左）とそれより深部に浸潤する進行がん（右）に分けられる．

図 12-7　消化管における早期がんと進行がん

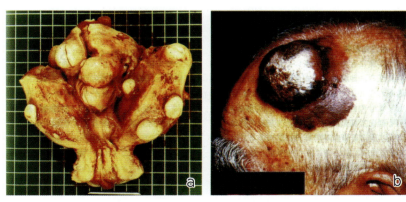

a. 子宮筋腫．子宮体部筋層に多発した平滑筋腫（白い球状・結節状の病変）．境界明瞭で周囲筋層とはっきり区別され，膨張性発育を示す．
b. 頭部にできた血管肉腫．血液に富むため暗赤色に見える．腫瘤の周辺（右側，下側）の皮膚に暗赤色部が広がっており，腫瘍の浸潤性発育が明らかである．

図 12-8　膨張性発育と浸潤性発育

164　総　論

んでは多臓器への転移をともなう可能性が高く生存率も大幅に低下するためである.

　腫瘍の主な発育形式としては，周囲組織を圧排しながら膨張性に広がる場合（**膨張性発育**）と，まるで草木の根が地中に広がるように周囲組織内を腫瘍細胞が不規則に分け入りながら広がる場合（**浸潤性発育**）がある（図12-1，図12-8）．良性腫瘍ではしばしば前者の発育様式がみられ，周囲組織との境界がはっきりしており，場合によっては圧排された結合組織による薄い層（**被膜**）を境界部に形成している．一方，悪性腫瘍ではしばしば後者の発育様式をとるために周囲との境界が不鮮明であり，手術で病巣を取り除いても切除縁が腫瘍に近接していればがん細胞が患者の身体に取り残される危険性がある．残存した腫瘍細胞が治療後に増殖発育した場合が**再発** recurrence である．なお，再発は腫瘍の本来の発生部位に生じる場合（局所性再発）と，遠隔臓器における転移（次節参照）としてみられる場合（転移性再発）とがある．

4 悪性腫瘍の進展と転移

　悪性腫瘍の最大の特徴は，腫瘍細胞がもとの病巣（**原発巣**）から離れて他の部に定着し，そこで新たに独立して増殖することである．この現象を**転移** metastasis とよぶ．悪性腫瘍ではこの転移の有無が患者の予後を大きく左右する．

　転移を生じるメカニズムは複雑であり，その全容はまだ解明されていないが，それにかかわる因子としてカドヘリンやカテニンなどの細胞同士を接着させる分子やインテグリンとよばれる細胞外基質との接着分子，腫瘍細胞が産生する細胞外基質分解酵素（マトリックスメタロプロテアーゼ）などの異常が知られている．腫瘍によっては転移を生じる臓器に特徴があり，たとえば乳がんや前立腺がんでは脊椎などの骨に転移を起こしやすい．そのような腫瘍では血流の方向などの単に解剖学的ないし物理的な要因だけでなく，転移先の臓器の微小環境と腫瘍細胞との適合性も転移の成立にかかわっているとされる[*].

　なお，転移の経路には血行性，リンパ行性，体腔内性のいずれかによるものがそのほとんどを占める（図12-9，12-10）．

4.1　血行性転移

　腫瘍が浸潤増殖する過程で周囲組織の静脈内に侵入すると，血流にそって遠隔臓器に運ばれて転移巣が形成される．胃や大腸などに発生した腫瘍の場合，血行性転移は通常門脈経由で肝に生じる．また，子宮がんや卵巣がん，腎がん，四肢の肉腫などは上・下大静脈を経由し右心から肺へと運ばれてそこに転移巣を形成する．さらに，肺の転移巣からがん細胞がさらに肺静脈内へ侵入すると，大循環系を経て脳や骨などにも転移するようになる．

4.2　リンパ行性転移

　悪性腫瘍でもっとも高頻度にみられる転移の方式である．腫瘍細胞が病巣内あるいは周辺部のリンパ管内に侵入するとリンパの流れにそって近傍のリンパ節（**所属リンパ節**という）に流れ着き，

---

[*]　がんの種類によって特徴的な転移臓器のパターンを示すこと（転移の臓器特異性）の説明として，"植物の種がそれに適した土壌でのみ発育，成長することができる" 様子になぞらえた「種と土壌説 seed and soil theory」が知られている．例として前立腺がんや乳がんにおける骨転移があげられる．

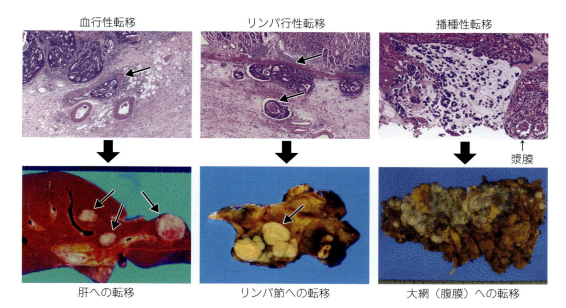

がん細胞が静脈内に浸潤する（左上図，矢印）と，血流にそって肝などに転移する（左下図，矢印）．また，リンパ管内に侵入する（中央上図，矢印）と，リンパ流を介してリンパ節に転移を生じる（中央下図，矢印）．胃や大腸の漿膜表面に露出したがん細胞（右上図）は直接大網などの腹膜に散布性に転移する．

図 12-9　がん転移の主な経路

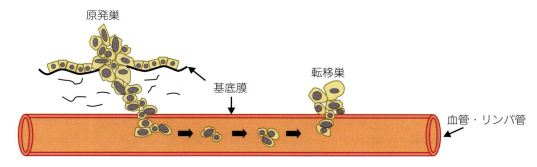

がん細胞は原発巣において基底膜を破って間質に浸潤し，やがて血管やリンパ管の基底膜をも破壊しそれらの内部に侵入する．血流やリンパ流にそって遠隔臓器にがん細胞が運ばれて定着し，同部の基底膜を破って増殖することにより転移巣を形成する．

図 12-10　がんの血行性・リンパ行性転移

そこで転移巣を形成する．リンパ節には腫瘍細胞の広がりをせき止めるフィルターとしての役割があり，腫瘍細胞が最初に到達するリンパ節をセンチネルリンパ節（「前哨または見張り番リンパ節」の意）とよぶ．しかしやがてはその障壁を越えて次々と別のリンパ節にも転移を起こしなが

ら進展するようになる．特に左鎖骨上窩のリンパ節は別名**ウィルヒョウリンパ節** Virchow's node とよばれ，胃がんなどが遠隔的に転移するときの代表的なリンパ節として有名である．腹腔内のリンパ流の多くは最終的に胸管をとおって左鎖骨下静脈角に入るため，離れた部位に存在する胃がんでも左鎖骨上窩のリンパ節に転移が生じる．

4.3　体腔内性転移

　腫瘍が臓器の深部に浸潤し，胸膜や腹膜などの漿膜の表面に露出すると，胸腔や腹腔などの体腔にあたかも種子がバラまかれたように広がって体腔表面のあちこちに転移巣が形成される．これを**播種性転移**とよぶ．それに反応して漿膜に炎症が生じ，滲出液や出血をともなうことにより，胸水や腹水が体腔に貯留する．この状態が**がん性胸膜炎・腹膜炎**であり，患者の身体をいちじるしく消耗させる予後不良な徴候である．腹腔における播種性転移では，重力の方向にしたがって直腸子宮窩（ダグラス窩）あるいは膀胱直腸窩などの小骨盤腔内に転移巣（シュニッツラー転移）を形成することが多い．

5　腫瘍と宿主の関係

5.1　腫瘍が宿主におよぼす影響

　腫瘍が生じると宿主（患者）に対してさまざまな影響を与える．局所においては腫瘍の発育により周囲組織が圧迫され，あるいは浸潤により破壊されるため，臓器が機能障害を起こす．たとえば食道がんによる嚥下障害や大腸がんによる腸閉塞や穿孔，膵頭部がんや十二指腸乳頭部がんによる閉塞性黄疸などがあげられる．脳幹部に発生した脳腫瘍では呼吸中枢を圧迫して呼吸障害を生じるなど，発生する部位や臓器によってはたとえ良性腫瘍であっても生命をおびやかす危険性がある．

　さらに局所に対する影響が全身にもおよぶことがあり，宿主をしばしば重篤な状態に至らしめる．たとえば消化器系の腫瘍において，食欲不振や食物の通過障害などのために食事を十分摂取できなくなると，るいそう（痩せ）や貧血が生じ，日常生活に支障をきたすようになる．そのような状態にあっても腫瘍はさらに発育し続けるためにますます宿主から栄養を奪い，諸臓器の萎縮やるいそうの進行，いちじるしい全身衰弱がもたらされる．このような状態が悪性腫瘍患者の末期にみられる**悪液質** cachexia である．なお，悪液質には腫瘍から直接産生されるある種の有害物質の影響もあるとされる．

　腫瘍は宿主から栄養を奪う一方でさまざまな物質を産生し分泌することも知られている．内分泌組織に発生する腫瘍ではしばしば母組織の細胞と同様のホルモンを産生し（**機能性腫瘍**），過剰なホルモン産生によって機能亢進症状がもたらされる．たとえば成長ホルモンを産生する下垂体腺腫では巨人症や末端肥大症がみられ，副腎皮質腺腫では分泌されたアルドステロンやコルチゾールなどのステロイドホルモンによって高血圧やクッシング症候群などが生じる．また，肺がんや乳がん，腎がんなどのあるものでは副甲状腺ホルモンに類似したたんぱく質（副甲状腺ホルモン関連たんぱく質 parathyroid hormone-related peptide：PTH-rP）を産生することがあり，骨からカルシウムを血中に遊離させて高カルシウム血症を起こす．このように腫瘍から産生されたホルモンやたんぱく質などに起因する種々の症状や合併症を**腫瘍随伴症候群** paraneoplastic syndrome とよぶ．

5.2 宿主が腫瘍におよぼす影響

宿主である生体は腫瘍の発生や発育に対する防御機構を有しており（宿主抵抗），その代表が腫瘍免疫である．腫瘍細胞は遺伝子変異にもとづいて正常細胞にはない異常なたんぱく質（腫瘍関連抗原）を産生するため，宿主はそれを異物として認識し，腫瘍細胞を体外へ排除しようとする免疫反応が起こる．これには抗体や補体の反応を介する液性免疫もあるが，ナチュラルキラー細胞やマクロファージなどが腫瘍細胞を認識して破壊する細胞性免疫によるところが大きい．リンパ球などの免疫担当細胞から産生されるインターロイキンやインターフェロンは腫瘍に対する細胞性免疫を活性化させる因子であり，腫瘍に対する治療として利用されることもある．

また，腫瘍のなかには宿主のもつホルモンの影響を受けるものがある．特に乳がんや子宮体がん，前立腺がんでは性ホルモンがそれらの発育や進展を促進することが知られており（ホルモン依存性腫瘍），ホルモン拮抗薬の投与や性腺摘出による抗ホルモン療法がしばしば奏功する．

6 腫瘍の原因と発生のメカニズム

6.1 原　因

腫瘍の原因は一般に体外性の要因（外因）と宿主側の要因（内因）とに分けられる．

外因には煙突のすすや合成染料などに含まれる芳香族炭化水素・アミンなどの成分をはじめ，ある種の化学薬品やかつての食品添加物などのさまざまな物質があり，それらを培養細胞や動物に作用させることで発がんを誘導することができる．たとえば，たばこの煙に含まれるタールなどの発がん物質に，肺がんや食道がんをはじめさまざまながんの発生を誘導する危険性があることは今日広く認識されている．また，肺がんや悪性中皮腫の発生原因として知られる石綿（アスベスト）への曝露により，それを取り扱う工場の従業員や地域住民に被害が発生したことや，オフセット印刷会社において，劣悪な作業環境のために高濃度の1, 2 - ジクロロプロパン等に長期曝露された作業員に胆管がんが多数発生したことは，近年わが国の大きな社会問題ともなった事例である．

さらに，放射線や紫外線などの物理的要因も外因の一つである．かつてロシアの原子力発電所で発生した放射能もれ事故では，被曝した近隣住民に甲状腺がんや白血病が多発しており，2011年の東日本大震災における原子力発電所の事故でも，近隣地区における同様の問題の発生が懸念されている．また，日光の紫外線は皮膚の細胞のDNAに障害をもたらし，ときに皮膚がんや悪性黒色腫を誘発することが知られている．

ウイルスや細菌，寄生虫にも腫瘍の発生に関与するものがある．代表的なものとして子宮頸がんにおけるヒトパピローマ（乳頭腫）ウイルス（HPV）や肝細胞がんにおけるB型およびC型肝炎ウイルス，成人T細胞白血病・リンパ腫でのヒト成人T細胞白血病ウイルスなどがあり，胃に感染するピロリ菌は胃がんやMALT型リンパ腫の発生原因の一つとして知られている．

一方，内因としては遺伝的素因や栄養状態，加齢，免疫力の低下，ホルモンの状態などがある．たとえば，遺伝性疾患の家族性大腸腺腫症や色素性乾皮症の患者ではそれぞれ高頻度に大腸がんや皮膚がんを合併する．また，特定のがんを高率に発生する人種や家系も知られている．いずれも遺伝によって引き継がれる遺伝子変異が発がんと関係している．

腫瘍には白血病や神経芽細胞腫のように小児に好発するものもあるが，多くは中高年において

発生する．加齢にともなって外因の影響が増加・蓄積することに加え，栄養や免疫力の低下もかかわっているためとされる．実際，後天性免疫不全症候群（エイズ）患者や臓器移植のために免疫抑制剤を投与された患者では悪性腫瘍の発生頻度が高い．

6.2 発生のメカニズム

　腫瘍発生のメカニズムを説明する古典的な仮説として二段階説と多段階説がある．二段階説（二相説ともいう）とは発がんの過程には**イニシエーション**（起始）と**プロモーション**（促進）の2つの異なる段階が存在するというものであり，イニシエーションの段階で細胞の変異が生じ，後のプロモーションの過程で変異細胞の増殖が起こることでがんが発生するとしている．しかし，この2段階の過程の後にもがん細胞の増殖や悪性化が進み，浸潤や転移をともなってより進行した状態（**プログレッション**，進展）が存在することから，現在では細胞に生じる遺伝子変異が段階的に積み重なることによって次第に腫瘍の性質を獲得し，さらに悪性度の高い腫瘍へと変化していくという**多段階発がん説**が主流となっている．たとえば大腸がんの発生では，粘膜上皮細胞の過剰増殖（過形成）にはじまり，軽度から中等度，そして高度の異型をともなう腺腫（良性腫瘍）の状態を段階的に経た後に腺がん（悪性腫瘍）が生じ，さらに転移能を獲得したより悪性度の高いがんへと進展する過程がみとめられ，それぞれの過程では異なる遺伝子や染色体の変異が次々と積み重なるように生じていることが見いだされている（図12-11）．

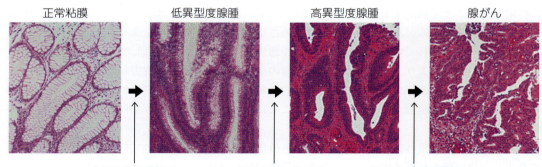

大腸がんのモデルでは，いくつかの遺伝子変異が積み重なるにつれて，腫瘍（腺腫）の異型性が次第に増し，最終的に腺がんが発生する．（変異遺伝子については表12-3を参照のこと）

図12-11　大腸がんにおける多段階発がんの過程

6.3 がん遺伝子とがん抑制遺伝子

　腫瘍細胞にはいくつかの遺伝子に変異がみられ，それらの変異を正常の細胞に導入することで細胞を実験的に腫瘍化させることができる．そのような遺伝子には**がん遺伝子** oncogene と**がん抑制遺伝子** tumor suppressor gene の2種類がある（表12-3）．
　がん遺伝子では点突然変異などが生じることにより，産生されるたんぱく質が正常では存在しない異常に活性化されたたんぱく質であったり，過剰なたんぱく質の産生が促されたりすること

表 12-3　主ながん遺伝子・がん抑制遺伝子とその機能，変異のみられる代表的な腫瘍

	遺伝子*	遺伝子産物（たんぱく質）の機能	変異のみられる主な腫瘍
が ん 遺 伝 子	*KRAS* （*Kirsten Rat Sarcoma virus*）	細胞膜受容体を介した細胞内への刺激伝達を仲介するたんぱく質（Gたんぱく質とよばれる）．	膵がん，膀胱がん，大腸がん
	EGFR （*Epidermal Growth Factor Receptor*）	主に上皮細胞の増殖を促す因子が結合する細胞膜受容体たんぱく質で，細胞増殖の刺激を細胞内へと伝達．	肺がん，大腸がん，乳がん
が ん 抑 制 遺 伝 子	*TP53* （*Tumor protein p53*）	細胞分裂を中止させ，アポトーシスを誘導する代表的なたんぱく質．	肉腫，食道がん，胆道がん
	BRCA1・2 （*Breast Cancer1・2*）	核内において特定の遺伝子の発現を調節するたんぱく質（核内転写因子）．	乳がん，卵巣がん
	APC （*Adenomatous polyposis coli*）	ある種の細胞内への刺激伝達を負に制御するたんぱく質．	大腸がん

＊ カッコ内は遺伝子の名称の由来を示す．

によって細胞の異常な増殖が誘導される．たとえば，膵がんや大腸がんなどではしばしば*KRAS*遺伝子の特定の部位（コドン＊12や13）に点突然変異が生じており，その変異した遺伝子から産生されるたんぱく質では同部のアミノ酸が別のアミノ酸と置換されているため，このたんぱく質の本来もつ機能（種々の膜受容体を介した細胞内の刺激伝達のコントロール）が損なわれ，つねに刺激が細胞内へと過剰に伝達されることで細胞が異常に増殖する．

　一方，がん抑制遺伝子の多くは本来細胞の増殖を制御したり，アポトーシスとよばれる細胞死にかかわる遺伝子であるが，同遺伝子の欠失などの変異によってその本来の機能が失われることで細胞の増殖速度が増したり，不死化を生じたりすることにより腫瘍化が生じる．たとえば*TP53*遺伝子は，DNAに障害を受けた細胞が分裂によって複製することを中止させアポトーシスへと導く働きをするたんぱく質を支配しているが，この遺伝子に欠失や点突然変異が生じるとそのたんぱく質の正常の機能が損なわれ，DNAに障害をもったままの細胞が複製し増殖することが可能となり，やがて肉腫や食道がん，胆道がんなどの腫瘍の発生をもたらす．

7 腫瘍の診断と治療

　腫瘍の診断においては，好発部位や年齢，性別，特有な症状，内視鏡・放射線学的所見などの臨床的事項を参考にしながら，先に述べた形態学的特徴にもとづいてその良悪性や組織型，進行の度合いなどが判定される．腫瘍の組織形態はそのタイプごとに異なる特徴がみられるため，腫

＊ コドンとは遺伝暗号の単位を意味し，核酸の塩基配列がアミノ酸配列へと細胞内で翻訳されるときの各アミノ酸に対応する連続した3つの塩基配列のことである．つまり，情報を写しとったmRNAの塩基3つを1組として1つのアミノ酸が決められており，この1組をコドンとよぶ（第2章 **1**「細胞の構造と機能」参照）．

170 総 論

瘍の組織標本を顕微鏡下で観察して判定を行う病理診断（第1章参照）は，腫瘍の診断や分類において今日もっとも重要な位置を占めている．しかしながら，腫瘍によってはまれなタイプのものや分化の程度が低いもの，異なるタイプであっても近似した形態を示すものもあるなど，分類や診断のうえで苦慮することがあり，その場合には腫瘍に特有に発現しているたんぱく質の有無や程度を免疫染色*によって把握したり，存在する特定の遺伝子変異を専用の機器で読み取り検出するなど，診断の現場で特殊な技術が補助的に応用される機会も少なくない．

腫瘍に対する治療の基本は白血病やリンパ腫などのある種のものを除くと，良悪性を問わず外科的摘出（切除）術であるといえるが，抗がん剤などを用いた化学療法や放射線療法なども適宜行われる．特に悪性腫瘍で高度に進行している例や転移がすでに判明している例などでは，手術による身体への侵襲が生命予後をさらに悪化させることが危惧されるために，化学療法や放射線療法が第一選択の治療法とされる場合が多い．ただし，これらの治療では悪性腫瘍の根治は難しいことが多いうえに，それらによる副作用（有害事象ともいう）も無視できない問題である．

なお，近年では肺がんや大腸がんにおける *EGFR*（上皮成長因子受容体）遺伝子や *KRAS*（カーステンラット肉腫ウイルス）遺伝子などのように，腫瘍に存在する変異遺伝子の産物（たんぱく質）を治療の標的とした薬物が開発され，がんの治療に用いられる機会が増えてきている．また，がんに対する腫瘍免疫を薬物により再活性化させて治療に結びつける新たな方法も見いだされ，それがすぐれた奏功を示す例があることが最近話題となった（本章コラム⑨参照）．

8 腫瘍の疫学

日本ではがん（**悪性新生物**）が死因のトップを占め，総死亡数の30%ががんによるものであり，およそ3人に1人ががんで死亡している状況である．これは死因の2位，3位を合わせた数字よりも大きく，がんの征圧がわが国における最重要課題の一つであることを意味している．がんによる死亡率は1950年頃より次第に増加し，1981年以降，死因順位の第1位を維持している．これには平均寿命の延長によりがん年齢層が増加したことに加え，がん以外の疾患による死亡数の減少も関係している．

2019年の性・部位別によるがん死亡数の順位をみると，男性では首位は肺（気管，気管支および肺）であり，次に胃，大腸，膵の順である．女性では大腸，肺（気管，気管支および肺），膵，胃の順となっている（図12-12）．

胃がんや肝がんなどは日本をはじめアジアに多いが，欧米では少ない．胃がんについては米食や食塩摂取量との関係が疑われているが確証は得られていない．一方，欧米に多い大腸がんや前立腺がんはかつての日本には少なかったものの最近増加してきており，特に**大腸がん**については肉類の摂取に加え食物繊維の少ない食事といった生活スタイルの欧米化と関係している可能性がある．国立がん研究センターが発表する「がん情報サービス」（2020年7月時点）によると，2017年の部位別罹患数で大腸がんは男性で3位，女性で2位，男女合わせて1位となっている．

また，たばこには肺がんをはじめとするさまざまな悪性腫瘍との因果関係のあることが指摘さ

---

* 免疫染色とは，特定のたんぱく質（抗原）に対して特異的に結合する抗体をマウスやウサギなどで作成し，色素化合物で人工的に標識したものを組織標本上で抗原抗体反応させ，顕微鏡下で着色の有無により目的とするたんぱく質の存在を判定する方法である．この目的で使用される抗体は多数存在し，その多くは市販で入手が可能である．

12 腫瘍　171

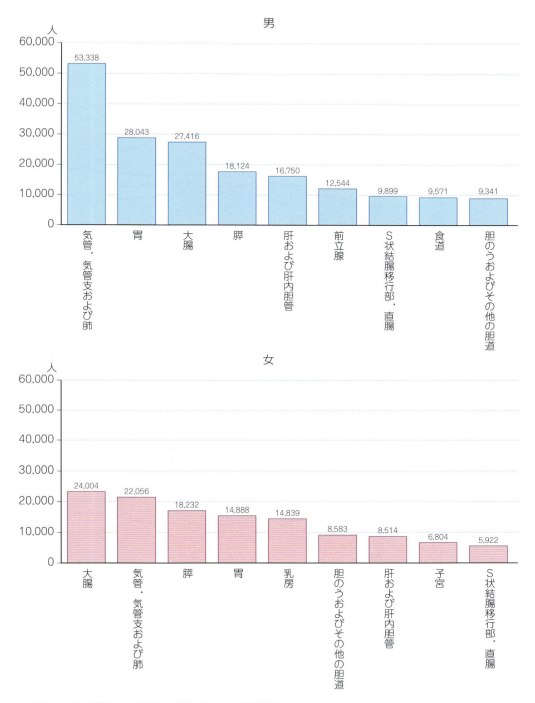

資料　厚生労働省「令和元年（2019）人口動態統計」

図12-12　悪性新生物（腫瘍）の性・部位別にみた死亡数
（厚生労働統計協会編（2021）国民衛生の動向 2021/2022．p.409をもとに作成）

172 総論

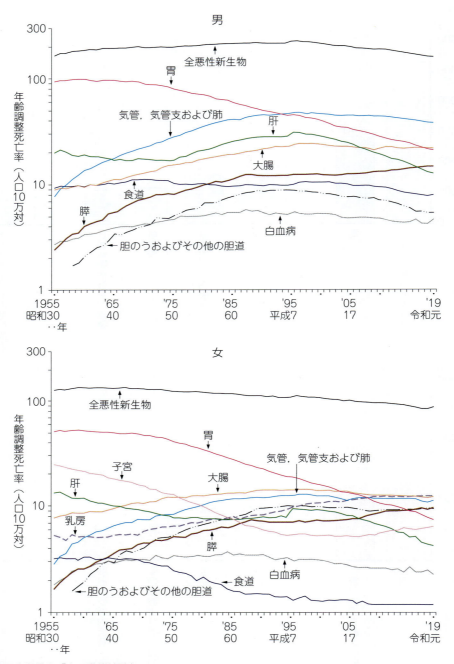

資料　厚生労働省「人口動態統計」
注　1）大腸は，結腸と直腸S状結腸移行部および直腸を示す．ただし，昭和40年までは直腸肛門部を含む．
　　2）肝は，肝および肝内胆管を示す．
　　3）年齢調整死亡率の基準人口は「昭和60年モデル人口」である．

図 12-13　性・部位別にみた悪性新生物（腫瘍）の年齢調整死亡率の推移
（厚生労働統計協会編（2021）国民衛生の動向 2021/2022，p.67 より転載）

れており，その認識が今日社会に広く浸透しているが，禁煙・分煙活動がさらにさかんになることで将来のがん死亡率の減少につながることが期待される．

なお，これまで述べたがんの多くは中年以降に発生するが，小児期に生じるがんもまれにあり（15歳未満の人口1万人に対して約1人の割合），小児での病気による死因の第1位となっている．小児がんの種類は大人でよくみられるがんの種類とは異なり，白血病に次いで脳腫瘍が多く，悪性リンパ腫や神経芽腫がそれらに続いている．また，小児がんには神経芽腫に加え肝芽腫，腎芽腫，横紋筋肉腫などの胎児期における各臓器の未熟な組織形態を模倣した独特のものがある．それらではがん細胞の増殖する速度が非常に速いのが特徴であり，発見後早期に診断されて治療が速やかに開始されることが重要である．これらの小児がんに加え，脳腫瘍や骨軟部腫瘍などは発生頻度がきわめて低い（人口10万人に6例未満）ため希少がんとよばれており，診療・受療上の課題が他のがんよりも多く残されていることから，政策的な対応が今日求められている．

［参考文献］
1．野島博（2009）絵でわかるがんと遺伝子，講談社．
2．中川恵一（2006）ビジュアル版 がんの教科書，三省堂．
3．厚生労働省ホームページ，人口動態統計の概況．

［学習課題］

(1) 腫瘍とは何かを述べることができる．
(2) 良性腫瘍と悪性腫瘍の違いを説明できる．
(3) 腫瘍の主な進展形式を説明できる．
(4) 腫瘍の主な原因と発生のメカニズムを説明できる．
(5) わが国のがんの疫学的特徴を説明できる．

キーワード

浸潤　　転移　　良性腫瘍　　悪性腫瘍　　上皮性腫瘍　　非上皮性腫瘍　　混合腫瘍
がん腫　　肉腫　　分化　　異型性　　センチネルリンパ節　　ウィルヒョウリンパ節
播種性転移　　悪液質　　腫瘍随伴症候群　　腫瘍免疫　　多段階発がん説　　がん遺伝子
がん抑制遺伝子　　分子標的治療　　悪性新生物

コラム⑨

がんと分子標的治療，免疫療法

　がん細胞では遺伝子の変異によって特定のたんぱく質を過剰に産生（発現ともいう）したり，あるいは本来は存在しない異常なたんぱく質を産生する現象がしばしばみとめられる．それらのたんぱく質の多くは細胞自身の増殖を促す働きを示すものであるが，それらを認識して拮抗する特殊な抗体や薬物を投与すると，細胞増殖の働きが阻害されることにより，そのようなたんぱく質を発現しているがん細胞の増殖が抑制され，やがて死滅する．

　このメカニズムをがんの治療に応用したものが分子標的治療とよばれるものであり，正常細胞にほとんど影響を与えることなく，がん細胞のみがもつ特定の分子（標的）を狙い撃ちにできる画期的な治療法として注目されている．

　今日臨床の現場で応用されているものの例として，肺がん（非小細胞がん）や大腸がんの変異 EGFR（上皮成長因子受容体）に対するゲフィチニブ，乳がんの HER2（ヒト上皮成長因子受容体 2）に対するトラスツズマブなどがある．前者ではがん細胞に発現している活性化された EGFR の細胞内への信号伝達をゲフィチニブが選択的に阻害する．また後者では，がん細胞に過剰に発現している HER2 に対してその特異的な抗体であるトラスツズマブが結合し，腫瘍免疫を介して抗腫瘍効果を発揮する．従来の薬物治療では効果の乏しい症例でも，それらのたんぱく質の発現がみられるものではがん細胞に対して選択的に作用してすぐれた有効性を示すことが知られている．

　また，がん細胞を攻撃して排除するという人間のからだに本来備わっている腫瘍免疫の機能を利用する治療法も最近開発されている．これは免疫の攻撃から逃れてがん細胞が自身を守るしくみを阻害する方法であり，使用される薬物（抗体）は**免疫チェックポイント阻害薬**と称されている．がん細胞に PD-L1（プログラム細胞死リガンド 1）というたんぱく質が発現していると，本来はがん細胞を攻撃するはずの T リンパ球がもつ PD-1（プログラム細胞死 1）とよばれるたんぱく質と反応してがん細胞を攻撃することができなくなるが，免疫チェックポイント阻害薬によって PD-L1 と PD-1 との反応を妨害することで，T リンパ球のもつがん細胞の攻撃機能を復活させることを企図した治療法である．

　近年，臨床応用が可能な抗体が次々と開発され，従来の治療に抵抗性を示して進行したがん患者において劇的な効果を発揮する例がみられるようになった．画期的な免疫治療法の開発につながった PD-L1/PD-1 による免疫監視機構回避のメカニズムの発見者（本庶佑京都大学特別教授，ジェームズ・アリソン米テキサス大学教授）は，2018 年のノーベル生理学・医学賞を受賞した．

13

生命の危機

［学習目標］

1. 生命に危機をもたらす損傷を理解する.
2. バイタルサインの種類とその変化が示す意義について理解する.
3. ショックの臨床症状と対応方針について学ぶ.
4. 死の徴候を理解し，脳死の概念やその判断基準について学ぶ.
5. 救急医療における生命の危機について理解する.

1 日本人の死因

わが国の死因は，悪性新生物，心疾患，脳血管疾患が3大死因といわれてきたが，近年，脳血管疾患が減少傾向であるのに対し，老衰や肺炎が増加傾向を示している．2018年の厚生労働省の統計によれば死亡総数に対するこれらの疾患の割合は，悪性新生物27.4％，心疾患15.3％，脳血管疾患7.9％，老衰8.0％，肺炎6.9％で，これらが主要な上位死因といえる状態となっている．

悪性新生物のなかで多いものは，男性では肺がん，胃がん，大腸がんの順であり，女性では大腸がん，肺がん，膵がんの順である（第12章，図12-12参照）．悪性新生物による死亡率を欧米諸国と比較すると，大まかにいって日本では胃がんが多く，肺がんが少ない．女性では欧米諸国に比べ，乳がんが少ない．しかしながら，近年，男女ともわが国では肺がんと大腸がん，膵がんの死亡率は増加傾向であり，また女性では乳がんの増加傾向がみられる．

心疾患による死亡のうち，虚血性心疾患によるものが占める割合は，日本と米国・英国では差がある．米英では心疾患のうち7～8割を虚血性心疾患が占めるのに対し，日本では虚血性心疾患は心疾患全体の半数以下である．日本では脳血管疾患による死亡のうち，脳出血による死亡と脳梗塞による死亡はともに減少傾向にある．

年齢階層別にみた死因のうち多いものは，5～14歳では悪性新生物，15～39歳では自殺，40～89歳では悪性新生物，90歳以上では心疾患，老衰があげられる．不慮の事故や自殺，他殺などのいわゆる外因死による死亡は死亡総数の4.8％（2019年）であるが，2018年の年齢階層では外因死による死亡が15～24歳で71.1％，25～34歳で56.6％を占めており，青少年の死因の主因となっている．外因死のうちもっとも多いものは不慮の事故であり，次いで自殺である．不慮の事故のうち多いものは転倒・転落，窒息，溺死および溺水，交通事故などである．

2 生命の危機をもたらす損傷

統計的にみた死因は上述のごとくであるが，救急医学や集中治療医学といった臨床医学の観点からみた場合，死因に直結するような生命の危機をもたらす損傷にはもっと多彩なものが含まれ，致死的な急性重症疾患として，多発外傷，広範囲熱傷（図13-1），急性中毒などをはじめとする表

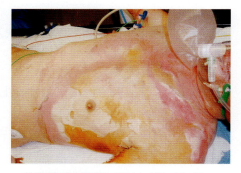

前胸部が広範囲に焼けただれている．
図 13-1　生命の危機をもたらす損傷の例（広範囲熱傷）

表 13-1 生命が直接的におびやかされる急性の重症疾患および病態

多発外傷	重症脳血管障害
広範囲熱傷	ショック
急性中毒	電撃症
急性呼吸不全	熱中症
急性心不全	低体温症
急性腎不全	溺水
急性肝不全	窒息
重症頭部外傷	急性放射線障害

13-1 に示すような疾患や病態があげられる．さらにこれらの重症病態に続発する特殊な全身規模の重篤な病態として播種性血管内凝固症候群（DIC）や多臓器機能障害症候群（MODS）がある．逆に全身性の重篤な病態が特定臓器に影響をおよぼす場合もあり，呼吸不全を生じる重篤な病態である急性呼吸促迫（または窮迫）症候群（ARDS）は，必ずしも肺に直接的な原因がなくても，敗血症や多発外傷といった全身性の重症病態を基礎として生じうる．

3 特殊な重症病態

3.1 播種性血管内凝固症候群

播種性血管内凝固症候群 disseminated intravascular coagulation：DIC とは血管内において，血液の凝固亢進の結果生じた出血傾向であり，生体にとってさまざまな好ましくない現象を連鎖的に引き起こしていく症候群である．そもそも血液は血管内を循環している間は凝固せず，血管外に出る（すなわち出血する）と凝固するという性質をもっているが，これらの性質を支えているのは，凝固系と線維素溶解（線溶）系のバランスである．ショックや敗血症などの生体にとって重篤であるいくつかの要因により，このバランスが崩れ血液の凝固機序が活性化すると，全身

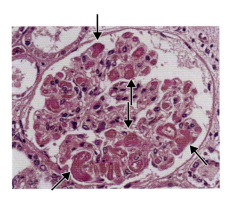

腎糸球体は血栓形成の好発部位で，毛細血管内に濃いピンク色に染まったフィブリン血栓（矢印）が多発している．

図 13-2 急性腎不全を合併した DIC 患者の腎糸球体

178 総　論

の微小循環系に（あたかも種を播いたように）無数の微小血栓 micro thrombi（フィブリンを主な成分とするのでフィブリン血栓ともよばれる）が形成され，重要臓器の血流障害を生じて機能障害を引き起こす（図13-2）．また，それだけでなく大量の血小板や凝固因子が消費され，その結果，凝固能は低下して出血傾向を生じる．これが DIC の病態である．DIC を引き起こす要因はショックや敗血症以外にアシドーシス，重症熱傷，重症外傷，心停止，白血病，がん末期状態などが知られている．

3.2　多臓器機能障害症候群

　多臓器機能障害症候群 multiple organ dysfunction syndrome：MODS とは，重症傷病が原因で生じた制御不能な炎症反応（過剰なサイトカイン）による 2 つ以上の臓器・系の進行性の機能障害であるといわれている．

　従来は多臓器不全 multiple organ failure：MOF とよばれていたが，救命例では臓器障害は可逆性であることから，最近では多臓器機能障害症候群（MODS）と称することが多い．具体的にはショック，重症外傷，敗血症などを原因として発症し，肝機能，腎機能，呼吸機能などに重篤な障害をきたしうることがよく知られている．MODS を起こしやすい疾患，病態，既往歴などを表13-2 に示す．

表 13-2　MODS を起こしやすい疾患，病態など

劇症肝炎
重症膵炎
急性閉塞性化膿性胆管炎
播種性血管内凝固症候群（DIC）
大手術による過大侵襲
遷延性のくり返す出血（骨盤骨折など）
肝機能低下
腎機能低下
重症糖尿病
免疫不全

3.3　急性呼吸促迫症候群

　急性呼吸促迫症候群 acute respiratory distress syndrome：ARDS の概念は，さまざまな原因疾患の存在する患者に急性に発症する，胸部 X 線写真で両側肺のびまん性浸潤影を呈する呼吸不全で，その原因として心不全が否定されるものである．表 13-3 に示すように肺に対する直接的な障害が原因として存在する場合もあるが，必ずしも肺に原因がない間接的な障害によっても起こりうる．

　ARDS の病態は複雑であり，いまだ解明されたとはいいがたいが，好中球をはじめとする炎症細胞が肺に集積し活性化され，さらにサイトカインや活性酸素，たんぱく質分解酵素などを産生放出することによって血管内皮細胞や気道上皮細胞の損傷が惹起され，血管透過性亢進による肺水腫が形成される機序が考えられている．

表 13-3　ARDS の原因疾患

直接的障害	間接的障害
1．びまん性肺感染症	1．敗血症
2．溺水	2．ショック
3．有毒ガス吸入	3．重症外傷
4．肺挫傷	4．播種性血管内凝固症候群（DIC）
5．中毒（パラコートなど）	5．急性膵炎
6．脂肪塞栓，羊水塞栓	6．大量輸血
	7．人工心肺
	8．妊娠高血圧症候群
	9．薬物中毒

4 バイタルサインとその変化

　生体の健康状態をあらわす直接的な指標としてバイタルサイン vital signs があり，通常，血圧，脈拍（心拍数），呼吸数，体温をさす．バイタルサインは日本語で生命徴候と訳されるように，生体に何らかの侵襲が加わった場合に敏感に反応し，侵襲の度合い，つまり生体の命がどの程度おびやかされているかを鋭敏に反映する．

　たとえば消化管出血によって生体から出血した場合，循環血液量の 15％程度までの出血であれば血圧は正常，脈拍は正常ないしやや増加する程度である．しかし出血がさらに続き出血量が循環血液量の 25 ～ 35％程度になると血圧は 60 ～ 90mmHg に低下し，一方で脈拍は 120/ 分以上の著明な頻脈を呈する．もしも出血がさらに増加し，循環血液量の 45％以上となれば血圧は40mmHg 以下となってほとんど測定不能となり，脈拍もほとんど触れなくなる．このような場合にもし心電図をモニターすれば心拍数はさらに速くなっていることが多いが，その後急速に徐脈となり，ついには心停止となって死に至る．また別の例として気管支喘息の発作による急性呼吸不全の場合，軽度から中等度の発作であれば呼吸数は増加するが，重度の発作になると呼吸数はむしろ減少し，最終的には呼吸停止して死に至る．

　このようにバイタルサインは侵襲に対し生体が障害された程度を直接的に反映し，これまで述べてきたような重篤な病態では当然悪化する．患者の診療に際してはバイタルサインに注目することは基本であり，これに異常がある場合には，生命に危険がおよんでいる可能性を考えて，ただちにバイタルサインを安定化させる治療を行うとともに，異常を生じさせた原因を追究する．このような診療への姿勢は特に救急医療の現場で大切である．

5 ショックの臨床症状と対応方針

　ショックはバイタルサインの悪化する代表的な病態である．ショックとは，急性の全身性循環障害であり，蒼白 pallor，虚脱 prostration，冷汗 perspiration，脈拍触知不能 pulselessness，呼吸不全 pulmonary insufficiency のいわゆるショックの五徴（Five P）といった臨床症状を呈し，ほかに血圧低下，四肢の冷感，意識レベルの低下，尿量の減少，代謝性アシドーシスなどによっ

て特徴づけられる症候群である．主要臓器への有効血流量が減少するために組織の代謝が障害され，正常の細胞機能が維持できなくなり，臓器の機能も障害され，放置すれば死に至る．このため早急な処置が必要であり，原因の検索と並行して治療を進めなければならない．ショック状態におちいった患者を目の前にした場合，行うべきことは，呼吸循環管理につとめつつ，どのような種類のショックであるかを考えることである（ショックの病態・種類については，第4章 9「ショック」参照）．

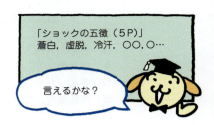

6 死の徴候

　生体がこれまで述べてきたような重篤な状態におちいり，治療が奏功しなかった場合には，早晩死に至り死の徴候を呈する．心臓死すなわち心停止後の死体に発現するすべての変化を死体現象というが，これには死亡直後から腐敗の発現までの比較的早期にみられる早期死体現象と，死体の崩壊が主である晩期死体現象がある．早期死体現象は，死斑，死体硬直，体温降下，体表の乾燥，角膜の混濁などであり，晩期死体現象としては自家融解，腐敗などがある．死の徴候とはこれらの死体現象（とくに早期死体現象）をさす場合が多い．

　一方，近年の救急医療や集中治療の進歩による生命維持装置の発達はヒトの死を複雑化し，特に人工呼吸器の出現によって脳死という概念が生まれた．すなわちたとえ脳に不可逆的な損傷があり，自発呼吸が停止したとしても，心臓が動いていれば人工呼吸器の装着によって全身の諸臓器に有効な血流を保つことができるような状態が出現したわけである．わが国では脳幹を含めた全脳の不可逆的な機能の喪失状態を脳死としているが，特に臓器移植に関連して脳死についての法整備が進められ，「臓器の移植に関する法律」で法的脳死が定められている．法的脳死判定に先立って，臨床的に脳死と判断する場合には表13-4の［1］〜［4］を，法的脳死判定には［1］〜［5］

表13-4　脳死と判定するための必須項目

```
［1］深昏睡
［2］両側瞳孔径4mm以上，瞳孔固定
［3］脳幹反射の消失（以下①から⑦のすべてを確認する）
　　　①対光反射の消失
　　　②角膜反射の消失
　　　③毛様脊髄反射の消失
　　　④眼球頭反射の消失
　　　⑤前庭反射の消失
　　　⑥咽頭反射の消失
　　　⑦咳反射の消失
［4］平坦脳波
　　　→聴性脳幹誘発反応の消失：必須条件ではないが確認することが望ましい．
［5］自発呼吸の消失
```

の確認を 6 時間以上時間をあけて 2 回行う必要がある.

7 救急医療と医療人の基本

　実際の医療現場で，生命の危機におちいった患者と遭遇するのは，どのようなときであろうか．入院中の患者の容態が悪化して，生命の危機におちいる場合もあるが，多くの患者が救急車で搬送されてくる救命救急センターや ER（emergency room：救急外来）では，このような患者を見る機会が特に多いであろう．一方で，重症な救急患者への初期対応法は，すべての医療人が身につけるべき基本的な能力でもある．この章で学んだことを踏まえ，実際の救急医療の現場で今後さらなる経験を積み重ねていくことが，医療従事者には求められている．

[参考文献]
厚生労働統計協会編（各年）国民衛生の動向.

[学習課題]

(1) 日本人の死因で多くみられるものについて述べることができる.
(2) 生命の危機をもたらす損傷の種類について述べることができる.
(3) 全身性に生じる特殊な重症病態の種類をあげて説明できる.
(4) 生命に危機がおよんだ場合，バイタルサインはどのように変化するかについて述べることができる.
(5) ショックの臨床症状について説明できる.
(6) わが国における脳死の定義ついて述べることができる.

キーワード

日本人の主要死因　　播種性血管内凝固症候群（DIC）　　多臓器機能障害症候群（MODS）
急性呼吸促迫症候群（ARDS）　　バイタルサイン　　ショックの五徴　　死体現象　　脳死
救急医療

各　論

14

循環器系

[学習目標]

1. 虚血性心疾患の原因と発病機序を理解する.
2. 心筋梗塞の病理所見,好発部位と臨床経過(転帰)について理解する.
3. 心疾患(弁膜症,心筋症,心不全,先天性心奇形など)の病理と臨床症状との関係について理解する.
4. 動脈硬化の病理所見,危険因子,合併症などについて理解する.

1 循環器の形態と機能

　生体が正常な機能を維持するためには，血液・リンパの循環が正常に保たれていることが必要である．正常な血液の循環により，身体各部の組織や細胞へ生命の維持に必要な酸素や栄養素が供給され，組織で産生された炭酸ガスやその他の老廃物が局所から搬出されている．循環器は解剖学的に心臓，血管およびリンパ管から構成されている．機能的には循環系は肺循環，体循環，門脈系，微小循環およびリンパ循環などに分けられる（第4章「循環障害」参照）．

1.1　心臓の形態と機能

　心臓の重量は成人でおよそ250～300gである．心臓の基本構造は，図14-1に示すように4つの部屋と4つの扉から構成されている．つまり，左右の心房と心室と，血液を送り出すための各房室弁（僧帽弁と三尖弁），動脈弁（大動脈弁と肺動脈弁）よりなっている．また，各心房心室は内側より心内膜，心筋層，心外膜から構成されている．さらに心内膜下層に存在する刺激伝導系は，心筋収縮を調節している．また，冠状動脈が心筋の栄養をつかさどっている．心臓の収縮と弛緩により，血液の駆出と充満をくり返し，心臓がポンプとして働き全身の血流と血圧を維持している．

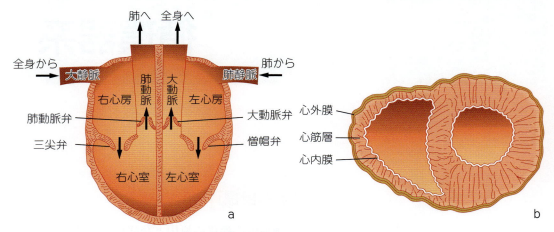

a. 心臓は4つの部屋（左右心室と心房）と4つの扉（弁）からなっている．扉はいずれも一方向にしか開放しない．
→は血液の流れを示している．
b. 心臓の横断面

図14-1　心臓の模式図

1.2　血管系の形態と機能

　血管系は，心臓から送り出される血液を全身のすみずみまで送る**動脈系**，組織・細胞と物質交換やガス交換を行う**微小循環系**，再び血液を心臓にもどす**静脈系**からなる．心臓のポンプ運動や血液の循環を円滑に行うために，血管はそれぞれの部位でさまざまな構造をしている．典型的な血管壁として動脈壁を観察すると，その基本構造は，主として内皮細胞とその下の内皮下結合組織からなる内膜，平滑筋細胞が主体となる中膜，結合組織や脂肪，神経などが豊富な外膜の3層構造からなる（図14-2）．微小循環系は動脈と静脈の間に介在し，組織内で分岐と**吻合**をくり返す

密な血管網（直径10〜200μm）をつくっており，細動脈から始まり，終末細動脈，前毛細血管括約部，毛細血管，後毛細血管，細静脈へと続いている．毛細血管は血管のなかでもっとも細くただ1層の内皮細胞からなり，周囲を周皮細胞pericyteが散在的に取り巻いている．血管の機能としては次のようなものがある．

・血圧の維持（動脈）
・心臓から各臓器への血液の供給（動脈）
・栄養物質や酸素，老廃物の交換（毛細血管）
・毛細血管からの血液を心臓へもどす（静脈）
・炭酸ガスを放出し，酸素を赤血球（ヘモグロビン）に取り込む（肺循環）
・小腸で吸収した栄養物質等を肝臓に送る（門脈）

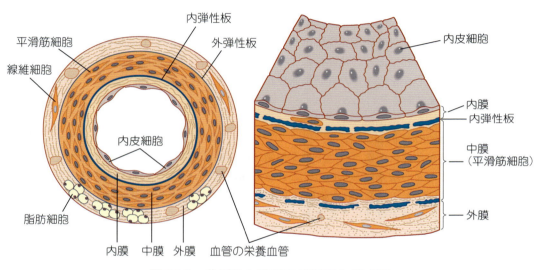

図14-2　典型的な動脈の横断面と模式図

2 主な疾病

　からだを構成する細胞・組織が必要とする酸素や栄養素を含んだ血液を絶えず送り込み，組織に生じた不要なものを運び出すために，また組織が必要とする血圧を維持するために，心臓と血管（循環器系）が働いている．この重要な機能が障害されると，短時間のうちに生命をおびやかす危険があり，また，慢性的な循環障害を引き起こす．

2.1　心臓疾患

　心臓疾患heart diseaseのうち，心臓に血液を供給する血管の異常による虚血性心疾患，心内膜炎，心臓弁膜症等についてそれぞれ述べる．

A　虚血性心疾患　ischemic heart disease

　冠状動脈は心臓に血液を供給する血管である．冠状動脈の病変によって心筋が必要とする血液

188 　各 論

を十分に供給できなくなって起こる心臓の病気を一般に虚血性心疾患という．心筋細胞への酸素供給の減少と酸素需要の増加から考えると，その原因となるものは表14-1に示すように数多くあげられるが，もっとも重要なものは動脈硬化（粥状硬化）による冠状動脈の狭窄である．スパズム（攣縮）は自律神経異常によって生じる動脈壁のけいれんで，動脈硬化があるとさらに起こりやすくなる．狭窄やスパズムが相互に補強して作用し，心臓に虚血を引き起こす可能性も指摘されている．このような状態にある患者は狭心症とよばれる発作性の激しい胸痛を訴える．

1）狭心症 angina pectoris

　冠状動脈の狭窄による狭心症は激しい労働や運動によって心筋の酸素需要（必要量）が大幅に増加する場合に特にあらわれやすい．また，冠状動脈のスパズムは，副交感神経が優位に働き，深夜から早朝にかけて発生しやすい．一方，安静時にも発症し，胸痛発作の持続時間が長く，治療の効果が乏しい発作は，重篤で心筋梗塞に移行するリスクが高いため不安定狭心症とよばれる．いずれにしても狭心症は一時的な発作であり，心筋の酸素需要に対して冠状動脈による供給が一時的に不足している状態である．狭心症によってただちに死亡する危険は少ないとはいえ，特に不安定狭心症では狭心症を起こした冠状動脈硬化の進展や血栓症の合併によって，心筋梗塞を容易に起こし得る状況にあるといえる．

2）心筋梗塞 myocardial infarction

　冠状動脈の内腔が急速に閉塞され，その支配領域の心筋に血液供給が途絶えると，その領域の心筋細胞が死んでしまい壊死におちいる．これを心筋梗塞といい，生命はいちじるしい危機にさらされる．動脈硬化により形成された粥腫（アテロームまたはプラーク plaque ともいう）が破れて血栓が形成され，内腔が急速に閉塞されることが発症の原因となっている．粥腫が破れることを一般にプラーク破綻とよんでいる．

　日本においての心疾患による死亡率は，およそ死亡数全体の16％を占め，悪性腫瘍の次のワースト第2位となっている（厚生労働省，平成29年（2017）人口動態統計）．また，欧米的な生活習慣が進む大都市では，1980年代以降，とりわけ中年男性の虚血性心疾患発生率の増加傾向が続

表14-1　虚血性心疾患の原因

1.　冠状動脈硬化（粥状硬化）
　　　a. 進行性内腔狭窄
　　　b. アテローム（粥腫）の破裂
　　　c. 血栓の形成
　　　d. アテローム（粥腫）内出血

2.　冠状動脈の機能的攣縮（スパズム）

3.　冠状動脈入口部の狭窄
　　　a. 大動脈硬化
　　　b. 解離性大動脈瘤
　　　c. 大動脈炎

4.　その他（炎症，塞栓症，血栓症，腫瘍，先天性異常）

いており，社会問題になっている．この虚血性心疾患の上昇原因は都市部の生活習慣（高カロリー食の摂取や運動不足など）の変化によって肥満やメタボリック症候群，糖尿病などの増加によるものと考えられる（第8章「代謝異常」参照）．

大動脈から起始した左右2本の冠状動脈のうち，左側のものがさらに2本に分岐して，計3本の冠状動脈の枝が心臓の一定の領域に栄養を供給している（図14-3）．したがって，どの冠状動脈の枝が閉塞されたかによって，心筋梗塞の発生する場所が心電図により，ほぼ診断できる．閉塞の頻度がもっとも高いのは左冠状動脈前下行枝（前室間枝ともいう）で約半数を占め，次いで右冠状動脈に多く，左冠状動脈回旋枝がもっとも少ない．心筋梗塞は普通は左心室だけに起こる．心内膜下の心筋に梗塞がみられるものを心内膜下梗塞といい，左心室の全周にみられることもある．心室壁の内側から外側まで全層性に梗塞がみられるものを貫壁性梗塞という（第4章，図4-17「心筋梗塞」参照）．冠状動脈硬化が進行した状況では，複数の枝で閉塞が同時に，あるいは相次いで起こることがある．

急性心筋梗塞の発生後1日くらいすると病変部は肉眼的に蒼白となり，周囲に充血をともなうようになる．心筋細胞が壊死（凝固壊死）におちいって，浮腫や出血，好中球の浸潤がみられる（図14-4a）．1週間くらいすると赤みをおびた肉芽組織が形成され，その後1カ月以上かかって線維化し，瘢痕組織となり（図14-4b），修復される（陳旧性心筋梗塞）．しかし，心筋細胞が再生できないため，この梗塞部分は心筋組織を欠いた線維性結合組織であり，心筋本来の拍動する機能を失っている．

心筋梗塞に際しては，図14-5のような病変が合併するので，十分に注意する必要がある．心筋梗塞の発生とともに，心拍動が障害を受け，心臓からの血液の拍出量が減少することによって，血圧が低下し，心原性ショックにおちいる．左心系からの血液の拍出が障害されると，後に述べるように，肺にうっ血や水腫を生ずる（肺水腫）．また，梗塞部の心内膜面には内膜の障害や心筋の運動障害により血栓を形成しやすくなり，ここから遊離した栓子が脳や他の臓器に塞栓症を起こす危険がある．

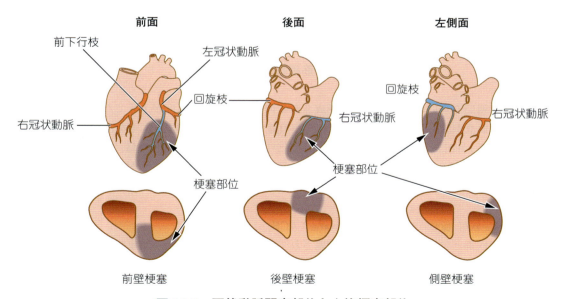

図14-3　冠状動脈閉塞部位と心筋梗塞部位

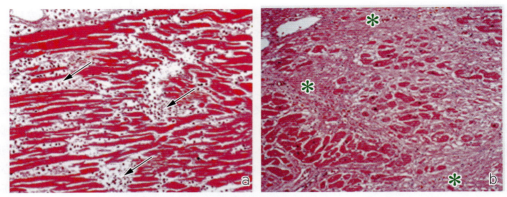

a. 新しい梗塞巣．心筋細胞が凝固壊死におちいっている．好中球（矢印）の浸潤が始まっている．
b. 陳旧性心筋梗塞．瘢痕化（＊）している．

図 14-4　心筋梗塞の病理所見

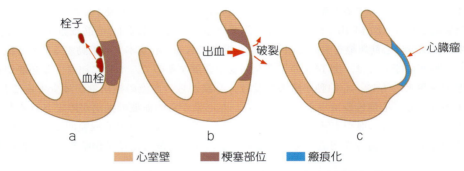

心筋梗塞により心原性ショックを起こし，肺にうっ血や水腫を生ずる．梗塞部に形成される血栓がはがれて塞栓症を起こす危険がある（a）．梗塞部が破裂すると出血により心臓タンポナーデを引き起こす（b）．瘢痕組織の厚さが十分でないと，心臓瘤が形成される（c）．

図 14-5　心筋梗塞のおもな合併症

　梗塞後1週間くらいの間に壊死部に形成される肉芽組織の量や強度が十分でないと，心室壁が破裂して，血液が流出し，心囊内に貯留して心拍動を妨げ，心停止に至る（図14-6）．これを**心臓タンポナーデ** cardiac tamponade という．梗塞が貫壁性に起こった場合には，瘢痕化した心室の壁が薄く，そのため心室内の圧力によってこの部分が囊状に突出することがある．これを**心臓瘤** cardiac aneurysm とよぶ（図14-5c）．

3）**急性冠症候群** acute coronary syndrome：ACS
　急性冠症候群とは冠状動脈が急速に閉塞されて起こる重篤な病態で，閉塞の程度により急性心筋梗塞か不安定狭心症として発症する．冠状動脈硬化による粥腫の破綻によって血栓が生じることが主な発症要因である．粥腫の破綻とは粥腫の脂質コアをおおう線維性被膜が脆弱になることで起こる破裂またはびらんである．病理学的に破綻しやすい特徴をもっている粥腫を臨床的に不

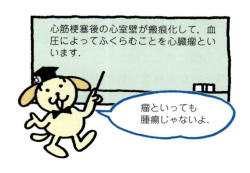

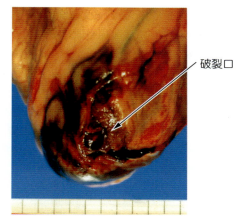

急性心筋梗塞による左心室破裂．出血をともなった心室壁の壊死と裂隙形成がみられる．

図 14-6　心筋梗塞による心臓破裂

安定プラークとよんでいる（後述）．

B　心内膜炎と心臓弁膜症　endocarditis and valvular diseases

　全身の循環を維持するために，心臓は収縮と拡張をくり返す．前述のごとく，心房と心室の間，心室と大動脈や肺動脈の間にはそれぞれの弁があって，血液の一方向通過を許し，また，逆流を防いでいる．このような働きをもつ弁に異常が生ずると，心臓の機能に重大な障害を与えるようになる．弁に異常を生ずる原因としては，弁を中心として発生する心内膜炎がもっとも重要である．心臓弁膜症には各弁の狭窄症と閉鎖不全があり，発症頻度は僧帽弁＞大動脈弁＞三尖弁＞肺動脈弁である．僧帽弁や動脈弁では狭窄と閉鎖不全とを合併している場合も多い．

1）リウマチ性心内膜炎　rheumatic endocarditis

　若年者に多いリウマチ熱による心内膜の炎症性疾患である．患者は発病に先立って上気道感染を起こしている．原因菌であるレンサ球菌（A群β溶血性型）と心内膜組織が共通抗原性を示すために発生する免疫反応によって，心内膜炎が発症すると考えられている．

　リウマチ性心内膜炎は僧帽弁にもっとも多く，ついで大動脈弁にみられ，他の弁ではまれである．弁の閉鎖する部分に小さな血栓性の隆起物（疣贅,疣の意）が多数付着しているのが特徴である（第4章，図4-14「血栓」参照）．また，弁膜に肉芽組織が形成され，その結果，弁膜は肥厚，硬化し，癒着も起こしていちじるしく変形してしまう．

　弁膜に以上のような強い瘢痕化を残すリウマチ性心内膜炎は，炎症が治まっても弁の変形が残るために重篤な弁膜症疾患に移行していく．しかし，最近では予防や治療が適切に行われるようになり，その頻度は減少している．

2) 感染性心内膜炎 infectious endocarditis

　血中に細菌が流れている菌血症や敗血症の状態にあるとき，細菌の感染によって弁膜に起こる炎症性病変である．黄色ブドウ球菌が主な病原菌であるが，免疫力が低下しているときには口腔や腸内の弱毒菌（緑色レンサ球菌など）によっても発生する．このような場合，菌は抜歯，扁桃切除あるいは皮膚の傷口などから血管内に入り込み（菌血症），心臓に達して起こる．

　感染性心内膜炎では，僧帽弁や大動脈弁に細菌や壊死組織を含む血栓性の疣贅が形成され，弁の変形や破壊を起こす（図14-7）．細菌を含む疣贅が遊離して，他の臓器に塞栓症を起こし，感染巣を拡大する危険がある．そのため髄膜炎や脳膿瘍の合併をみることがある．感染性心内膜炎による弁膜の急性の機能不全や，他の臓器の感染症によって重篤な状態となり，死亡に至る例も少なくない．救命できた場合でも，後にいちじるしい弁の変形を残すので，弁膜の障害が弁膜症として後に続く．

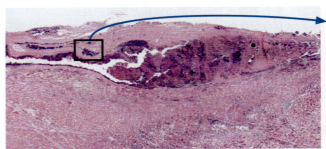
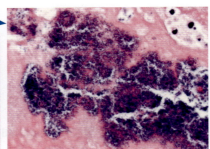

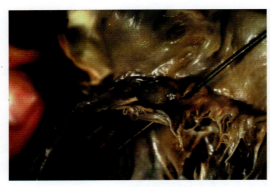
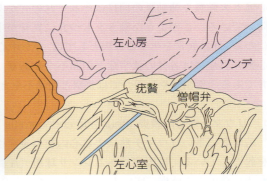

上：心内膜表面に細菌塊（紫青色），血栓，壊死組織がみられる．左の黒枠で示した細菌塊（コロニー）を拡大したものが右．
下：僧帽弁に疣贅が形成され，穿孔（ゾンデがとおしてある）を起こしている．このような弁はいちじるしく機能不全におちいり，また，はがれた疣贅が他の場所で塞栓症を起こし，感染の拡大をまねく．

図 14-7　感染性心内膜炎病理所見

3) 心臓弁膜症 valvular diseases

　心内膜炎のときに弁膜に生じた病変が治癒して瘢痕化すると，弁膜に**心臓弁膜症**とよばれる機能障害を残すようになる．弁膜症は2つの大きい障害にまとめられる．その1つは弁膜の狭窄症

stenosisである．これは肥厚した弁膜が癒着して，弁口がいちじるしくせまくなり，そのため血液の僧帽弁からの流入や大動脈弁からの拍出が妨げられる（図14-8）．もう1つは弁膜の肥厚や硬化により，弁膜の閉鎖が不完全となり，弁口から血液の逆流を許す閉鎖不全症 insufficiency（逆流症 regurgitation）である．弁膜症の原因には心内膜炎以外にも先天的な弁の異常，変性性石灰化や粘液腫様変性など多くの病態が関与している．

①僧帽弁狭窄症があると，左心房から左心室への血液の流入が障害される．これにより左心室へ流入する血液量を維持するために，左心房の肥大や拡張が起こる．この影響は肺循環にもおよんで，肺の慢性的なうっ血や，右心室肥大をまねく（図14-8a）．このような患者では肺におけるガス交換が不完全となり，呼吸機能が障害されやすいので，心不全とあいまって予後が不良となる．

②僧帽弁閉鎖不全症があると，左心室から左心房へ血液が逆流する．左心室は有効な大動脈圧を維持するために，拡張，肥大する．左心房は逆流する血液により拡張し，圧も高まって肺うっ血をまねき，右心室が肥大する（図14-8b）．弁膜の変形が強いと，閉鎖不全と狭窄が同時にみられ，状態はより重くなる．リウマチ性ならびに感染性心内膜炎以外に弁膜の粘液腫様変性によって起こる．

③大動脈弁狭窄症はリウマチ性心内膜炎や先天性二尖弁に加え，最近では高齢者や透析患者の増加により弁尖の変性性石灰化による狭窄症が増加している．大動脈弁に狭窄があると，大動脈へ必要な血液を送り出すために左心室が肥大する（図14-8c）．

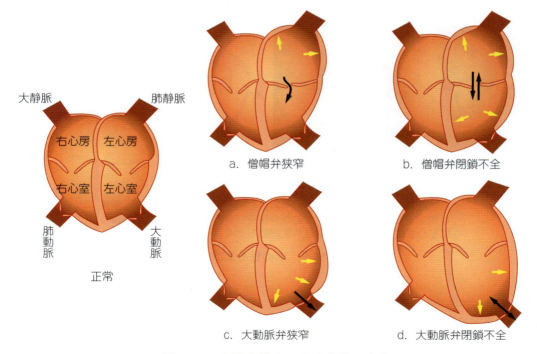

図 14-8　心臓弁膜症による心臓の変化

④**大動脈弁閉鎖不全症**はリウマチ性ならびに感染性心内膜炎によって生ずる．大動脈弁閉鎖不全症では大動脈から左心室へ血流が逆流する．この増加した血液を左心室から拍出するために，左心室に拡張と肥大が起こる（図 14-8d）．

C 心肥大 cardiac hypertrophy

心臓は日常的な全身の活動において，必要な血液の圧や量を絶えず調節して拍出している．もしも弁膜疾患などがあって心臓の負担が増大した場合には，心房や心室は血流・圧および容量の変化を肥大や拡張によって正常の範囲に保とうとする．これを**代償**という．しかし，その限度を超えると，代償も不可能となって心（機能）不全におちいる．

心室内の圧が増加すると，心室壁は肥厚して内腔が狭くなる．これを**求心性肥大** concentric hypertrophy という（図 14-9）．左心室では大動脈弁の狭窄や高血圧によって，右心室では肺動脈の圧が上昇するような疾患や，ファロー四徴症のように肺動脈狭窄をともなう疾患のときに，求心性肥大が起こる．

これに対して，各心室内の循環血液量が増加すると拡張性肥大が起こる．これを**遠心性肥大** eccentric hypertrophy とよぶ．このような心肥大は大動脈弁閉鎖不全症や僧帽弁閉鎖不全症をもつ左心室でみられる．

いちじるしく肥大した心臓では，心臓壁の厚さは正常の2倍，重量は3倍に達する．顕微鏡を使って肥大した心室の心筋細胞を観察すると，正常の心筋細胞よりも大きくなっており，心筋細胞がその容積を増加させることによって，仕事量の増加に対処しようとしていることがわかる．

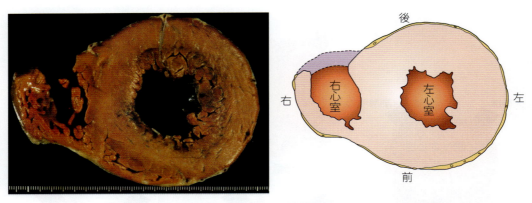

心臓に対する負荷が長期にわたると，心筋細胞の肥大を生じ，心重量が増加する．高血圧症や，大動脈弁狭窄が原因である場合，図のように左心室壁が厚くなり，肉柱や乳頭筋も太くなり内腔が狭くなる．

図 14-9 求心性心肥大

D 心筋症 cardiomyopathy

不明の原因により生じる心筋の疾患をいう．臨床病型により，肥大型，拡張型，拘束型の3型に分類される．**肥大型心筋症**では心室壁が高度に肥大し，臨床的に，心悸亢進，労作時呼吸困難などを訴える．組織学的に，著明に肥大した心筋細胞はしばしば巨大な核をもち，心筋線維は錯

綜して線維化をともなっている．肥大型心筋症には家族性発症，特に常染色体顕性遺伝がしばしばみられる．そのなかでミオシン重鎖遺伝子の変異が証明されるものがあり，これが心筋肥大の基礎をなすものと考えられるが，多くの症例での原因はまだ不明である．**拡張型心筋症**は，心室が高度に拡張して心筋の収縮不全を起こす．心室壁は薄くなり，組織学的に線維化と脂肪浸潤がみられる．そのほかに心内膜線維弾性症（心室内膜および弁の線維化と肥厚がみられ，血液流入の障害が起こる）などによる**拘束型心筋症**がある．わが国ではきわめてまれな疾患であるが，中央アフリカでは風土病としてよく知られている．

E 心不全 heart failure

全身が必要とする血液の量や圧を，心臓が代償の限度を超えて維持できなくなった状態を心（機能）不全という．心不全はいくつもの異なった疾患によって起こるが，共通する血流の動態から以下のように**左心不全**と**右心不全**に分けられる．

1）左心不全

左心室を中心とする左心系の機能不全である．なかでも心筋梗塞の場合のように，左心室の機能が急激に侵されると大動脈への循環血液量が減少し，血圧が急に低下してショック状態になる．適切な治療がなされない場合には，さらに心不全が強くなり，腎機能も侵されて，全身状態は急速に悪化する．他方，左心不全による血液拍出の減少は，肺静脈血の左心房への還流を障害して，肺のうっ血や水腫をまねき，その結果呼吸困難となる．

以上のように左心不全には急激に起こる場合（急性左心不全）と，次に述べるような経過の長い慢性の左心不全がある．慢性の左心不全の原因としては，僧帽弁の弁膜症がよく知られている．肺に慢性的なうっ血が続いた結果，肺胞内に漏出液の貯留（肺水腫）や，漏出性の出血が起こる．肺水腫により肺胞におけるガス交換が妨げられ，動脈血中の酸素が不足してくる．このような患者では唇や手足の爪が青紫色になり，**チアノーゼ**とよばれる状態になる．左心不全の患者の状態が急に悪化すると発作的に激しい呼吸障害を起こす．これを心臓喘息とよんでいる．

2）右心不全

右心系の急性心不全は，心筋梗塞や急性肺炎による急性の肺うっ血や肺水腫によって起こる．慢性の右心不全は，右心系の心筋障害，肺線維症や肺気腫などの慢性肺疾患のために肺動脈圧が上昇し，右心室が拡張，肥大した状態（**肺性心** cor pulmonale）によって起こるほか，先に述べた慢性左心不全に続発することも多い．これは左心不全が長く続くと，ついには右心系にも負担がかかるようになるためである．慢性化した左心不全に右心不全を合併すると，うっ血が全身に起こるようになる．そのため**うっ血性心不全**とよばれることも多い．

右心不全の影響は，右心房に還流する下大静脈の領域に強くあらわれ，肝，脾および消化管のうっ血を起こして，それぞれの機能を障害する．下肢のように重力の作用を受けやすい場所では，静脈圧が上昇して皮下に浮腫を生じやすく，**心臓性浮腫** cardiac edema とよばれる．さらに浮腫は腹腔にも生じて腹水となり，放置しておくとうっ血による腎機能低下も加わって，全身状態は悪化する．

F 先天性心奇形 congenital heart anomaly

　心臓や大動脈および肺動脈は胎生1ヵ月頃までに，その基本的な構造が形成される．ところが心臓や血管が形成される過程で何らかの異常がこれらの臓器に加わると，奇形を生じる．その結果，出生後に循環障害を起こして心不全におちいってしまう．本項では比較的頻度の高い先天性心奇形を説明する．

1）心房中隔欠損症 atrial septal defect

　心房中隔に欠損があって，左右の心房間に交通が存在する奇形である（図14-10①）．通常，血圧の差によって左心房から右心房へ血液が流れ増加した血液が肺動脈へ拍出するため右心室肥大が起こる．欠損の程度が強いと，次の項でもふれるように，肺動脈圧が上昇して，右心房から左心房へ血液が流れ（右→左短絡），チアノーゼがみられるようになる．

2）心室中隔欠損症 ventricular septal defect

　心室中隔に欠損があって，左右の心室間に交通が存在する奇形である（図14-10②）．先天性心疾患のなかで発生頻度がもっとも高い．両心室間の血圧の差によって，血液が欠損部をとおり左心室から右心室へと流れる（左→右短絡）．圧の高い血液が右心系に流入するため，右心肥大や，肺循環の高血圧（肺高血圧）となる．肺高血圧が続くと，肺動脈の壁が肥厚し，内腔の狭窄，さらには閉塞をきたすようになる．こうして肺循環の抵抗が次第に増加すると，だんだんと右心室の圧が上昇してくる．右心室圧が上昇すると，これまでとは逆に右→左短絡が起こり，心室中隔欠損をとおって静脈血が大動脈に混入し，チアノーゼを生じるようになる．

3）動脈管開存症 patent ductus arteriosus

　胎生期には右心室から肺動脈幹に拍出された血液は，大部分が開存している動脈管をとおって大動脈へ流入している．出生後，呼吸を開始すると，この抜け道（動脈管）は必要がなくなり，通常，生後2〜3週間のうちに動脈管は完全に閉鎖する．この動脈管が閉じずに残っているものを動脈管開存症という（図14-10③）．動脈管が開存していると，大動脈から肺動脈へ血液が流入する．

4）ファロー四徴症 Fallot's tetralogy

　本症はこれまで述べてきた単一の奇形とは異なり，次の4つの異常が組み合わさったものである．すなわち，①肺動脈狭窄，②心室中隔欠損，③大動脈が右方に転位し心室中隔欠損部にまたがる（大動脈騎乗），④右心室肥大，が合併する（図14-11）．このうち，③は②によるもので，また，④も①に続発するものであるから，①と②が基本的な構造異常である．先に説明した単独の心室中隔欠損とは異なって，肺動脈狭窄があるため右心室の血液は肺動脈へは流れにくく，心室中隔欠損をとおって左心室へと流れ，初めから右→左短絡が起こっている．そのうえ，肺動脈狭窄により肺を循環する血液が減少していることも手伝って，動脈血の酸素飽和度が低下し，乳児期からチアノーゼが目立つことが特徴である．ファロー四徴症は先天性心奇形の約10%を占め，チアノーゼ性心奇形の代表例である．

14 循環器系

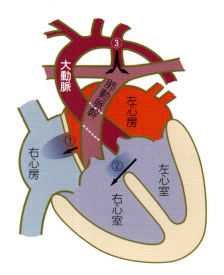

①心房中隔欠損症, ②心室中隔欠損症, ③動脈管開存症. これらの奇形は単独でみられることも, あるいは他の奇形と合併してみられることもある.

図 14-10　左右両心系をつなぐ心奇形

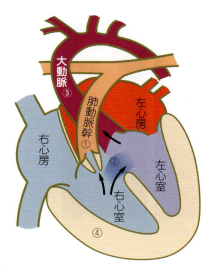

①肺動脈狭窄（多くは右心室の出口にあたる漏斗部狭窄）と②心室中隔欠損があり, ③大動脈の騎乗と④右心室肥大がみられる. 基本的には, ①により右心室圧が上がり, ②を通して右心室の血液が左心室に混入し（右→左短絡）, 大動脈に流出することによりチアノーゼを生じる.

図 14-11　ファロー四徴症

2.2　血管疾患

心臓から拍出された血液を全身のそれぞれの臓器まで運ぶ血管は, 流量や血圧に応じた内腔や壁の弾性をもっている. 血管壁の病変によってそのような性状が失われると, 血液の循環に障害を与えるようになる. ここでは動脈にみられる主要な病変である動脈硬化, 動脈瘤, 動脈炎について述べる.

A　動脈硬化

動脈硬化（症）という語は3つの異なる形態学的変化を含む. すなわち, 粥状（動脈）硬化（症）, メンケベルグ型中膜硬化（症）, そして細動脈硬化（症）である. 広い意味では3つを含む概念であるが, そのうち粥状硬化がもっとも重要であり, 日常的に動脈硬化とよぶときには, 通常この粥状硬化をさしている.

1）粥状（動脈）硬化 atherosclerosis

粥状硬化は主に弾性型動脈（大動脈）, 筋型動脈（冠状動脈, 腎動脈, 四肢動脈, 頸動脈, 脳底動脈など）の内膜に生じる限局性病変で, 肉眼的に黄色の点状, 線状あるいは斑状を呈した平坦な脂肪線条 fatty streak または脂肪斑（図 14-12a, 第8章, 図 8-4「脂質異常症－高血圧－動脈硬化」参照）とよばれる早期病変から, 進行すると内膜が丘状に隆起した粥腫あるいはアテローム atheroma を形成する（図 14-12b）. 粥腫は, その盛り上がった形状から粥腫性プラークまたは単

198　各論

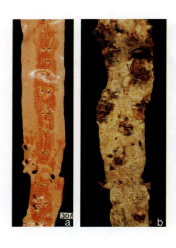

a. 動脈硬化は子どもの頃から発生し，年齢とともに進展する．この図は30歳の男性の大動脈を縦に開いたもので，内面が見えており，内膜に沈着した脂肪が赤く見えるように染色してある．病変部はまだ平坦で盛り上がりは弱く，脂肪斑とよばれる．粥状硬化の代表的な前駆病変であり，赤い点が集まった線状の病変としてみとめられるので，脂肪線条ともよばれる．
b. 66歳女性の大動脈で，内面は黄色調の盛り上がり（粥腫）で占められている．暗褐色に見える部分は潰瘍面に形成された血栓である．

図14-12　粥状硬化

にプラークともよばれ，これらは臨床との関連で使用されることが多い．隆起した粥腫内膜深部にはコレステロールエステルに富む粥状物（脂質コア）があり，その表面は線維性被膜でおおわれている（図14-13）．線維性被膜は一般に平滑筋細胞とコラーゲン，エラスチンなどの結合組織成分を主とするが，マクロファージやTリンパ球が種々の割合で混在している．脂質コアの周囲，特に肩とよばれる部分（後出の「不安定プラークとは」，表14-2参照）には脂質空胞が充満したマクロファージ（泡沫細胞）が集まっており，その間にTリンパ球が種々の割合で混在している．動脈内膜にBリンパ球はまれである．

　十分に進展した粥状硬化には二次的病変が合併しやすい．単なる狭窄だけではなく，進行した粥腫には石灰沈着，粥腫の破綻による潰瘍化，血栓の形成，粥腫またはプラーク内出血などをともない，複合病変とよばれる臨床的に重要な病変となる（図14-14，第4章の図4-14a参照）．これらの複合病変により血管壁が弾性を失って，動脈内腔が狭くなり，虚血性心疾患（特に心筋梗塞）や脳卒中などの急性あるいは慢性の臓器虚血（下肢では壊疽）を引き起こす．また，粥腫が中膜を侵蝕することによって動脈壁が薄くなり，脆弱化すると，内腔が拡張し動脈瘤を生じる．

　粥状硬化が原因となって日本人の死因として重要な虚血性心疾患や脳卒中が発生する．粥状硬化の原因は単一ではなく多元的である．粥状硬化の発生に促進的に作用する因子は「危険因子」と一般によばれており，脂質異常症，高血圧，糖尿病，喫煙，肥満，ストレスなどがあり，そのなかで脂質異常症がもっとも重要である（第8章の図8-4，コラム⑩参照）．リポたんぱく質とは血中のコレステロールや中性脂肪などの脂質を運ぶたんぱく質である．粥状硬化の発生には"悪玉"である**低比重リポたんぱく質**（LDL）の上昇と"善玉"である**高比重リポたんぱく質**（HDL）の低下が関係している．粥状硬化の発生機序は以前は変性疾患として考えられていたが，現在では多くの実験研究ならびに臨床研究によってその発生・進展に脂質代謝異常により動脈内膜に発生した特殊な炎症や免疫反応が関与していると考えられている．

不安定プラークとは

　典型的な粥腫（プラーク）は中心部の脂質コアと表面をおおう線維性被膜，隆起の両端（肩とよばれる）の部分から構成される（図14-13）．脂質コアが大きく，被膜が薄く，肩の部にマクロファー

14 循環器系　*199*

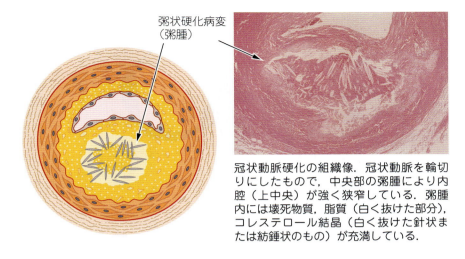

冠状動脈硬化の組織像．冠状動脈を輪切りにしたもので，中央部の粥腫により内腔（上中央）が強く狭窄している．粥腫内には壊死物質，脂質（白く抜けた部分），コレステロール結晶（白く抜けた針状または紡錘状のもの）が充満している．

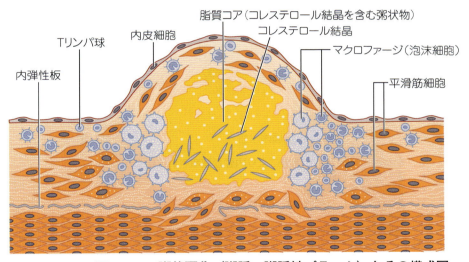

図 14-13　粥状硬化（粥腫，粥腫性プラーク）とその模式図

表 14-2　安定プラークと不安定プラークの病理学的特徴

	安定プラーク	不安定プラーク
被膜の厚さと細胞成分	厚い．主な細胞成分は平滑筋細胞．	薄い．マクロファージやTリンパ球が多い．
脂質コア（core）	小さい．脂質が少ない．	大きい．コレステロール結晶が多い．石灰化をともなうこともある．
肩部（shoulder）	炎症細胞の浸潤はないか少ない．平滑筋細胞が多い．	マクロファージ（泡沫細胞），Tリンパ球の浸潤が強い．

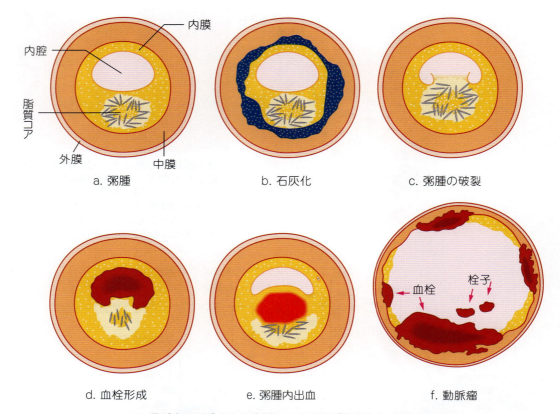

a．動脈内に形成された粥腫により内腔が狭窄されている．
b．粥腫による石灰化．
c．粥腫の破裂．
d．粥腫が破裂した部は血栓が形成されやすい．
e．粥腫内の出血．
f．粥腫が中膜を侵蝕することによって動脈瘤が形成される．
特にc〜eの病変は臨床的に重要で，心筋梗塞や脳卒中を引き起こす主な原因となる．

図14-14　粥状硬化の複合病変

ジやリンパ球などの炎症細胞が多い粥腫は一般に**不安定プラーク**とよばれており，種々の刺激に対し破れやすい状態にある．通常みられる粥腫は破れにくいため**安定プラーク**とよばれている．安定プラークと不安定プラークの病理学的特徴については表14-2にまとめた．臨床ではこれらの病変の特徴を把握することにより，患者の状況に応じた適切な治療を行うことで急性冠症候群の発症を防ぐことが大切である．

2）メンケベルグ Mönckeberg 型中膜硬化

　高齢者や糖尿病患者の筋型動脈にみられる病変である．中膜の平滑筋細胞や弾性組織に広範囲な変性が生じ，弾性を失った線維性組織により置き換えられる．線維化と関連して石灰が沈着し，血管全周にわたるリング状の石灰化がみられる．通常，内膜および外膜は侵されない．中膜硬化

だけでは臨床的に無症状であるが、しばしば浮腫と併存する。

3）細動脈硬化 arteriolosclerosis

細動脈硬化とは、腎臓をはじめ脾臓、副腎、膵臓、脳などの細動脈（直径<200μm）および小動脈にみられる動脈壁の肥厚と内腔の狭窄を生じる病変である。硝子様物質（ヒアリン hyaline）が内膜、中膜に沈着するヒアリン細動脈硬化 hyaline arteriolosclerosis と、タマネギ様の求心性内膜肥厚を特徴とする過形成性細動脈硬化 hyperplastic arteriolosclerosis という形態を示す。このような動脈硬化は高齢者にしばしばみられるが、高血圧や糖尿病との関連が深いとされる（第4章 10「高血圧」および第8章 2「脂質代謝異常」参照）。

B 大動脈瘤と大動脈解離 aortic aneurysm and dissection

動脈が局所的に風船のように拡張したものを動脈瘤といい、動脈壁の病変による脆弱化または構造上の異常により動脈壁の強度が減弱して発生する。いずれの動脈にも起こるが、大動脈にもっとも多くみられる。大動脈瘤のもっとも多い原因は粥状硬化で、内膜のプラーク病変により中膜が壊され、動脈壁が薄くなり、紡錘状あるいは嚢状に拡張する（図14-15, 14-16）。

粥状硬化による大動脈瘤は腹部大動脈に多く、特に腎動脈分岐部と総腸骨動脈の間が好発部位で、それ以外では、弓部や胸部下行大動脈にも発生する。粥状硬化以外の原因としては嚢胞性中膜壊死とよばれる先天性異常症（マルファン症候群）である中膜の変性疾患や大動脈炎があり、これらは胸部大動脈瘤の主要原因となっている。大動脈瘤は、はじめは無症状であるが、大きくなると破裂の危険が高くなり、破裂すると大出血となり短期間で死亡する。

大動脈解離 aortic dissection はまれな疾患ではあるが、予期しない突然の発症で急激に生命をおびやかす代表的な疾患である。解離とは内膜に生じた裂隙（内膜入口部：エントリー entry）から血液が中膜に流入し、中膜が何らかの原因で内層と外層に裂けていく（解離していく）重篤な疾患で、壁内に血液が流れ込むことによって新しく腔（もともとの内腔（真腔）に対して偽腔という）が形成されて2腔となった状態をさしている（図14-17）。解離を起こした大動脈は長軸にそって裂け、末梢方向だけでなく、中枢方向にも拡大する。解離した大動脈はしばしば偽腔の拡大による瘤を形成しており、この場合には解離性大動脈瘤 dissecting aneurysm of the aorta とよばれる。

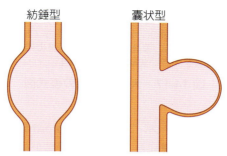

大動脈瘤は形状から紡錘状型と嚢状型に分けられる。紡錘状大動脈瘤はほぼ左右対称性に全体がふくらんでいる。嚢状大動脈瘤は一部分が袋状に飛び出している。嚢状の動脈瘤は小さくても破裂しやすいことから、発見されればすぐ治療の対象になる。

図14-15 大動脈瘤の形態

202　各論

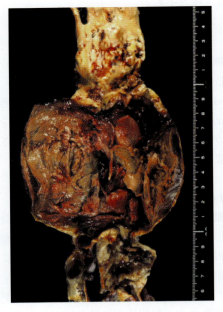
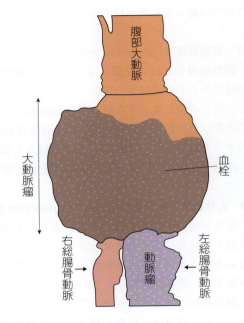

腹部大動脈の下端が大きく拡張して動脈瘤が形成され，その内腔に血栓が充満している．左総腸骨動脈にも動脈瘤がある．

図 14-16　大動脈瘤

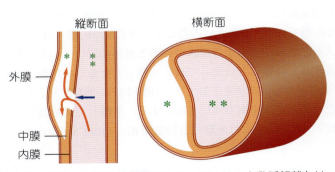

大動脈の壁は内膜，中膜，外膜の3層構造となっている．大動脈解離とは，大動脈壁が中膜のレベルで2層に剥離し，動脈走行にそってある長さ（1～2cm以上）をもち2腔になった状態で，新しくできた壁内の腔を偽腔（＊），本来の内腔を真腔（＊＊）という．青い矢印は内膜にできた裂隙を，赤い矢印は血流を示す．

図 14-17　大動脈解離の模式図

　今日，臨床的に広く使用されているスタンフォード Stanford 分類は，内膜の裂隙，つまりエントリーがどこであれ，解離が上行大動脈におよぶA型と解離が左鎖骨下動脈起始部より末梢にあるB型に分けている（図 14-18）．解離が上行大動脈におよぶと早期に死亡するリスクが高いため，この区別は重要である．
　脳の動脈瘤は先天性に形成されているものが多く，動脈の分かれ目の部分によく発生する（図

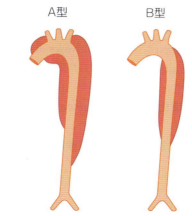

A型：上行大動脈に解離がおよんでいる状態
B型：上行大動脈に解離がおよんでいない状態

図 14-18　大動脈解離のスタンフォード分類

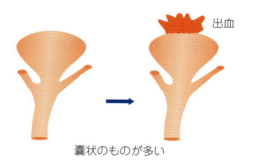

嚢状のものが多い

図 14-19　脳の動脈瘤の模式図

14-19)．普段は無症状であるが，破裂するとくも膜下出血を起こす．激しい頭痛を訴え，出血量が多いと瞬時に意識を失い，急死の原因となる．

　乳幼児に好発し，発熱とともに皮膚および粘膜に発疹をみた後，心臓の冠状動脈に動脈瘤がつくられる病気に川崎病がある．原因としては病原体の感染やアレルギーが考えられているが，いまなお不明である．冠状動脈瘤をもつ患者は，この部に血栓を生じて心筋梗塞を起こし，急死の原因となることがある．

C　大動脈炎 aortitis

　比較的まれな大動脈炎のなかで，次の2つがよく知られている．1つは梅毒性大動脈炎で胸部の大動脈にみられることが多い．病変が高度になると胸部大動脈瘤を起こす．もう1つに，原因は不明であるが，胸部大動脈とここから分岐する動脈（総頸動脈，鎖骨下動脈など）および肺動脈が肥厚し，内腔が狭窄する病気があり，高安動脈炎とよばれている．動脈が狭窄する結果，橈骨動脈で脈がふれなくなるため，脈なし病ともよばれる．めまいや失神発作が起こる．日本人に多く，若い女性に好発する．

204　各　論

[参考文献]

1．渡辺照男（2015）Pathology seminar：粥腫，News and Scope，6，pp. 18-20.
2．渡辺照男（2016）Pathology seminar：脂肪線条，News and Scope，1，pp. 15-18.
3．由谷親夫（2017）Pathology seminar：ACS における不安定プラーク，News and Scope，2，pp. 29-31.
4．範江林，渡辺照男（2018）動脈硬化の病理学：known and unknown，カレントテラピー，36 （11），pp. 1048-1054.
5．日本循環器学会ほか（2010）大動脈瘤・大動脈解離診療ガイドライン（2011 年改訂版），日本循環器学会ホームページ.

［学習課題］

(1) 心臓と血管の解剖構造・生理機能を説明できる．
(2) 虚血性心疾患の原因について述べることができる．
(3) 心筋梗塞の好発部位（冠状動脈の分枝とその支配域）について述べることができる．
(4) 心筋梗塞に合併する主な病変とその臨床像について述べることができる．
(5) 心臓弁膜症により引き起こされる循環障害を説明できる．
(6) 下記の概念を説明できる．
　　・急性冠症候群
　　・心臓タンポナーデ，心臓瘤
　　・求心性肥大と遠心性肥大
　　・心臓性浮腫
　　・大動脈瘤，大動脈解離
(7) ファロー四徴症にみられる異常は何かを説明できる．
(8) 粥状硬化に関する重要な危険因子を 4 つあげることができる．
(9) 粥状硬化の複合病変について述べることができる．
(10) 安定プラークと不安定プラークについて述べることができる．

キーワード

虚血性心疾患　　スパズム　　狭心症　　心筋梗塞　　心臓タンポナーデ　　心臓瘤
急性冠症候群　　心内膜炎　　心臓弁膜症　　心肥大　　心筋症　　心不全　　チアノーゼ
肺性心　　心臓性浮腫　　先天性心奇形　　動脈管開存症　　ファロー四徴症　　動脈硬化
粥状硬化　　粥腫（アテローム）　　不安定プラーク　　動脈瘤

コラム⑩

動脈硬化性疾患の発症リスクを低下させるスタチン

スタチンとは HMG-CoA 還元酵素*の働きを阻害し，血中のコレステロールの濃度を低下させる薬物の総称である．日本の研究者である遠藤章博士が 1973 年にアオカビから発見した．コレステロールが動脈硬化（粥状硬化）の発生や進展に強く関係していることは第 8 章「代謝異常」と第 14 章「循環器系」で述べられているが，動脈硬化を原因とする動脈硬化性疾患（心筋梗塞や脳梗塞など）が死因の上位を占めている先進国ではこの薬剤が大きな期待をもって受け入れられた．

1987 年に最初のスタチンが発売されて以降，現在までにさまざまな種類のスタチンが開発され，数多くの大規模臨床試験が行われてきたが，その結果，スタチンが動脈硬化性疾患の発症を低下させることが明らかになっている．そしてそのメカニズムとしては，コレステロールの動脈壁への沈着が抑えられることによって動脈硬化病変が安定化されること（粥腫が破綻しづらい状態になること）や，病変の進行が抑制されることが大きな要因と考えられている．

スタチンはペニシリンと同じようにアオカビから発見されたため，「動脈硬化のペニシリン」や「第二のペニシリン」などといわれることもある．しかし，発見から発売までがすんなりと運んだのではない．発見はしたもののマウスやラットでは効果がなかったり，特許をめぐる問題が発生したりなど，紆余曲折があったことが遠藤博士自身の著書に書かれている．しかし，たび重なる困難を乗り越えた遠藤博士は 2008 年にラスカー賞（アルバート・ラスカー医学研究賞）を与えられた．ラスカー賞というのは医学において主要な貢献をした人に与えられるアメリカ医学会最高の賞である．

発売から 30 余年が過ぎてスタチンは世界中で使われるようになっている．アメリカでは 40 歳以上の男女の 4 人に 1 人（2,500 万以上もの人びと）がスタチンを服用している．一方，筋痛，筋力低下，肝障害などの副作用（有害事象）があることも明らかになってきた．また，まれには横紋筋融解症などの重篤な障害も発生するようである．それでも LDL コレステロールをもっとも効果的に下げる薬のひとつとして広く使われ，動脈硬化性疾患の発症のリスク軽減に大きく貢献していると報告されている．

---

* HMG-CoA（3-ヒドロキシ-3-メチルグルタリル補酵素 A）還元酵素はコレステロールの合成を調節するもっとも重要な酵素である．コレステロールはアセチル-CoA からいくつかの段階〔アセチル CoA → HMG-CoA → メバロン酸 → スクワレン → コレステロール〕を経て合成される．HMG-CoA 還元酵素は，もっとも早い段階である HMG-CoA → メバロン酸の変換を助ける酵素である．ここで重要なのは，HMG-CoA 還元酵素はコレステロール合成全体の調節をするという役割も担っていることである（これを律速酵素という）．つまり，HMG-CoA 還元酵素はコレステロール合成のキーマンであり，その活性（働き）が増えればメバロン酸が多量にできてコレステロールの合成が増加し，逆に活性（働き）が減ればメバロン酸の量が少なくなりコレステロールの合成が減少することになる．スタチンはこの HMG-CoA 還元酵素の働きを阻害することによってコレステロールの合成を低下させている．

15

呼吸器系

[学習目標]

1. 肺の構造とガス交換との関連について理解する.
2. 主な呼吸器疾患の病理学的所見を学び, 臨床所見との関連を理解する.
3. 呼吸器疾患と病因について, 特に喫煙の関連について理解する.

1 呼吸器系の形態と機能

　肺は外呼吸を行う臓器であり，外気にさらされている．病原微生物をはじめとして，つねに外界からのさまざまな有害物質と対峙しており，感染症，免疫・アレルギー疾患，腫瘍など多種多様な疾患が発生する．肺は，本来の役目であるガス交換のほかに，生体防御機能や代謝機能においても重要な働きをしている．

　肺は左右一対であり，人体において最大の容積を有する臓器である．右肺には上・中・下葉，左肺は上葉・下葉がある．肺は酸素や二酸化炭素を含むガスのとおり道としての気道と，ガス交換の場である肺実質（肺胞）に分けることができる．鼻から喉頭までを上気道，気管より末梢を下気道といい，下気道の最末端に肺胞が袋状に付着している．

　大気中の酸素 O_2 は吸気により鼻や口腔を経由して喉頭，気管，気管支，終末細気管支，呼吸細気管支を通過して肺胞に到達する（図15-1）．O_2 は肺胞毛細血管に入り，肺静脈，左心房，左心室を経由して大動脈となって全身に運ばれる．一方，細胞で産生された二酸化炭素 CO_2 は全身の静脈を介して右心房から右心室に入り，肺動脈を経由して肺胞毛細血管に到達する．CO_2 は肺胞内に出て呼気によって体外に排出される．

　肺胞内面の総面積の90％をⅠ型肺胞上皮が，残りの10％をⅡ型肺胞上皮がおおっている．ガス交換は肺胞内のガスと肺胞隔壁内毛細血管に溶解したガスの間で行われるが，その間に介在するⅠ型肺胞上皮と肺胞隔壁の結合組織をとおり抜けなければならない．Ⅱ型肺胞上皮は表面活性物質（サーファクタント）を産生し，肺胞がつぶれることを防いでいる．

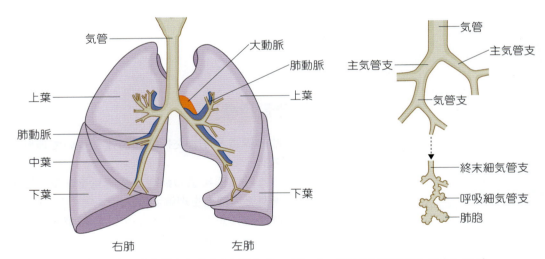

気管は左右の主気管支に分かれ両肺に入っていく．肺動脈は気管支と伴走しながら末梢へと進む．気管から始まる下気道は2分岐をくり返しながら末梢に向かい，約20分岐を経て肺胞に到達する．ガス交換は呼吸細気管支から始まる．

図 15-1　肺の構造

2 主な疾病

2.1 感染症

A 感冒 common cold

　鼻，咽頭などの上気道に急性の炎症をきたす．くしゃみ，鼻汁，咽頭痛，微熱などの症状をともなういわゆるかぜである．原因微生物はほとんどがウイルスであるが，同じような"かぜ"症状を惹起するウイルスが非常に多いため，かぜは単一疾患ではなく，かぜ症候群としてとらえることができる．ウイルスが飛散しやすい乾燥した冬季に多いが，夏かぜといわれるような夏に上気道炎を起こすウイルスもある．

B 急性気管支炎 acute bronchitis

　かぜによる上気道炎症が連続的に気管や気管支などの下気道に波及することで発症することが多い．咳嗽や喀痰が主症状である．原因微生物はウイルスやマイコプラズマが多いが，二次性の細菌感染を起こす場合もある．

C 肺炎 pneumonia

1）肺胞性肺炎と間質性肺炎

　肺炎は肺胞領域の炎症であるが，炎症の主座が肺胞内にある場合が肺胞性肺炎，肺胞隔壁や気管支・血管周囲結合織を含めた間質にある場合は間質性肺炎という（表 15-1）．単に肺炎という場合は，細菌をはじめとする何らかの原因微生物が同定される肺胞性肺炎と考えてよい．

2）気管支肺炎と大葉性肺炎

　下気道の炎症がさらに末梢の肺胞まで進展するのが肺炎である．肺炎の範囲が特定の気管支の

表 15-1　肺炎の分類

顕微鏡的な病変存在部位による分類	肺胞性肺炎／間質性肺炎	
肺内病変の広がりによる分類	気管支肺炎／小葉性肺炎／大葉性肺炎	
入院中の肺炎か否か	市中肺炎／院内肺炎	
原因微生物が細菌か否か	細菌性肺炎／非細菌性肺炎	
原因微生物による分類	細菌性肺炎	肺炎球菌性肺炎／インフルエンザ菌肺炎／ブドウ球菌性肺炎
	マイコプラズマ肺炎	
	レジオネラ肺炎	
	ウイルス性肺炎	
	真菌性肺炎	アスペルギルス肺炎／カンジダ肺炎／クリプトコッカス肺炎／ニューモシスチス肺炎
物理化学的あるいは免疫学的要因による肺炎	誤嚥性肺炎（細菌性肺炎をともなう）／放射線肺炎／薬剤性肺炎	

支配する領域，もしくは小葉に限られる場合，**気管支肺炎** bronchopneumonia，もしくは**小葉性肺炎**という．一方，気管支肺炎に比べて頻度は少ないが，葉のほぼ全体を侵す肺炎（**大葉性肺炎** lobar pneumonia）もあり，気管支肺炎より重症である．大葉性肺炎，気管支肺炎のいずれにおいても原因微生物は肺炎球菌が多い（表15-1）．

3）市中肺炎と院内肺炎

病院外で日常生活を送っている人が罹患する肺炎を市中肺炎といい，入院中に（入院後48時間以上経過して）罹患した肺炎を**院内肺炎**という．前者の原因微生物は肺炎球菌やインフルエンザ菌などが多く，後者はそれらに加えて緑膿菌やメチシリン耐性黄色ブドウ球菌（Methicillin-resistant *Staphylococcus aureus*：MRSA）の占める割合が多くなるため治療方針が異なる．

4）細菌性肺炎

原因微生物が細菌である肺炎が細菌性肺炎 bacterial pneumonia である．原因菌の約半数は肺炎球菌であり，インフルエンザ菌が次いで多い．肺胞内に好中球が充満する像が肺炎のもっとも大きな組織学的特徴であり，滲出液をともなうことが多い（図15-2）．

肺炎内部に壊死を起こし，壊死物質が気道から排出された結果として空洞をつくることがある．このような空洞形成性肺炎を**肺化膿症** pulmonary abscess ともいう．ブドウ球菌などの強毒菌が原因菌であることが多い．

わが国では急速に進行する高齢化によって**誤嚥性肺炎**の患者が急増している．嚥下機能の低下した高齢者，とりわけ脳血管障害を有する介護施設入所者や入院患者に多い．食物や吐物などを誤嚥して発症する明らかな誤嚥性肺炎もあるが，就寝中に口腔内細菌を含む唾液を無意識に誤嚥することで発症するケースも多いことに注意しなければならない．

誤嚥はくり返されるので病巣が両肺に多発することが多い．組織像は通常の細菌性肺炎と変わらないが，食物残渣などの異物が証明されれば誤嚥の関与が明らかになる．

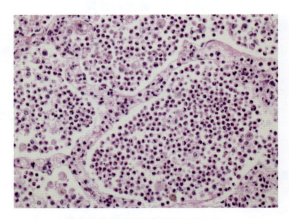

肺胞内に好中球が充満している．

図15-2　細菌性肺炎

5) マイコプラズマ肺炎 mycoplasma pneumonia

マイコプラズマは細菌に分類されるが，細胞壁をもたないので，通常の細菌性肺炎の治療に用いられる β ラクタム薬はマイコプラズマ肺炎には無効である．したがって細菌性肺炎とは別項を設けている．マイコプラズマ肺炎は市中肺炎のなかで肺炎球菌やインフルエンザ菌に次いで頻度の高い肺炎であり，若年成人に多いという大きな臨床的特徴がある．

6) ウイルス性肺炎 viral pneumonia

臨床的に診断することが難しい．ウイルスが原因微生物である市中肺炎が存在するが，よくわかっていない．サイトメガロウイルス肺炎は免疫抑制状態にあって発症する肺炎である．

D インフルエンザ influenza

インフルエンザはかぜ様の上気道炎としての症状もあるが，通常それらは目立たず，突然の高熱，頭痛，全身倦怠，筋肉痛などの全身症状で発症する．また，インフルエンザウイルスによるウイルス肺炎や続発性の細菌性肺炎を起こすこともある．慢性閉塞性肺疾患，脳血管疾患，循環器疾患，腎疾患などの基礎疾患を有する高齢者がインフルエンザに罹患すると，インフルエンザが直接死亡の原因になることもあるが，それよりもむしろ基礎疾患が悪化したことにより死亡すること（間接死亡）が多いことに注目すべきである．直接死亡と間接死亡をあわせて超過死亡というが，毎年わが国において超過死亡が数千人から1万人程度と推定されており，重大な公衆衛生上の問題である．

E 肺結核（症）pulmonary tuberculosis

結核は結核菌によって起こる感染症であり，肺はもっとも侵されやすい臓器である．かつて国民病とまでいわれた結核は，戦前戦後のまん延期を経て半世紀の間に急激に減少した．罹患率はまだ欧米先進国と比べてやや高い数値であるが，そう遠くない将来，低まん延国の基準である人口10万人あたりの年間罹患率が10以下になることが予想される．まん延期の結核は大半が若年成人に発症していたが，近年，人口の高齢化にともない高齢者の結核が多くなった．また，就労者や学生として入国する外国生まれの若年成人の結核も多くなっている．

1) 結核の感染

結核は空気感染によって伝播する．結核患者の咳によって飛散した結核菌を吸い込み，肺内において結核菌がある程度増殖したところで結核の感染が成立する．しかし胸部 X 線写真で確認できないため，感染した証拠は T スポットやクォンティフェロンなどのインターフェロン－γ遊離試験（IGRA）が陽性になることで確認する．IGRA は結核菌に感作されたリンパ球が結核菌特異抗原で刺激されるとインターフェロン－γを放出するという特徴を利用した結核感染の有無を調べる検査であり，近年ツベルクリン反応に代わって日常臨床に広く普及している．わが国の国民はほぼ全員 BCG 接種歴があるため，ツベルクリン反応が陽性になったとしても，結核の感染による陽性なのか BCG 接種による陽性なのかを区別できない．したがって，結核感染の有無をツベルクリン反応では判断できないことが問題となっていた．

212　各　論

2）潜在性結核感染症と結核の発病

　結核菌を喀痰から排出している患者と接触しても，感染が成立するのは約30％，結核菌を排除して感染が成立しないのが70％といわれている[1]．感染した結核菌が増殖を続け，胸部X線検査で異常陰影があらわれれば結核が発病したと判断する．咳，痰，微熱などの症状をともなうことが多い．感染は成立しているが発病していない状態を潜在性結核感染症といい，他の感染症における潜伏期に相当するものである．その期間は2〜3カ月から数十年という非常に大きな幅があり，終生発病しないことが多い．結核を発病するのは感染者の生涯を通じて約10％であり，その半数は感染後1年以内に発病し，残りの半数はそれ以降に発病する[1]．

　血液透析患者，糖尿病患者や免疫抑制剤で治療中の患者など，免疫抑制状態にある患者は発病しやすいハイリスクグループに属している．

3）一次結核症と二次結核症

　結核菌が気道を介して肺内に侵入し感染が成立すると，胸膜に近いところに初感染巣 primary focus という小さな病巣をつくる．結核菌はさらにリンパ流を介して肺門リンパ節に到達することもある．初感染巣とリンパ節の結核病変を一緒にして初期変化群 primary complex という．これらの結核病巣は，時間をおかず局所で拡大する（一次結核症）こともあるが，拡大せずに被包乾酪巣として結核菌が閉じ込められ，いったん活動を停止することが多い．胸部X線写真（図15-3a）で肺内や肺門リンパ節に数ミリ程度の石灰化小結節が偶然みつかれば，初感染巣や初期変化群などであろうと追認することになる．"休眠"状態にあった結核菌は宿主の免疫状態の抑制などがあれば再び活性化し，結核が再燃する．これを二次結核症という．上肺野の背側は二次結核を形成しやすい部位であり，わが国における高齢者結核の大半は再燃による二次結核症である．

4）粟粒結核 miliary tuberculosis

　結核菌が血流を介して全身に散布され，粟粒大の結核結節ができる状態を粟粒結核という．肺に病変をつくると胸部X線写真ではびまん性粒状影を呈する．

5）結核の病理

　急性炎症である細菌性肺炎における炎症細胞の主役は好中球であるが，結核では好中球はまれで，ラングハンス巨細胞をともなう類上皮細胞肉芽腫をつくり，内部はしばしば乾酪壊死におちいっている．ラングハンス巨細胞と類上皮細胞はどちらもマクロファージが変化した細胞で，病変の成り立ちに肉芽腫の周囲に浸潤したリンパ球を介する遅延型アレルギーがかかわっている．病変内の乾酪壊死物が気道を介して排出されると，しばしば空洞化する．空洞の内部にはおびただしい結核菌が存在しており，排菌源になる（図15-3b, c, d）．

F　非結核性抗酸菌症 non-tuberculous mycobacteriosis：NTM

　非結核性抗酸菌と結核菌は抗酸菌に属する細菌であり，組織学的に結核と同様の類上皮細胞肉芽腫をつくる．肺に高頻度に病変をつくるが，結核と異なりヒト−ヒト感染はないといわれている．分類学的に NTM 群には多くの菌種があるが，わが国においてもっとも多いのは *Mycobacterium avium complex*：MAC によって引き起こされる MAC症である．結核の減少にかわって，近年は

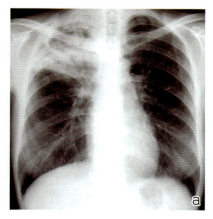
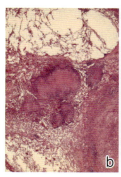 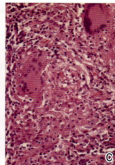 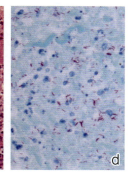

a. 胸部X線写真．右肺上葉に空洞をともなう結核病巣がある．
b. 組織像．壊死をともなう結節が多発している．
c. 組織像（拡大像）．多数の核が胞体の辺縁に並んでいるラングハンス巨細胞をともなう類上皮細胞肉芽腫．
d. 結核菌を染めるチール・ネールゼン染色で赤色に染色される結核菌が多数観察される．

図 15-3　肺結核

NTM症が増加している．

G　真菌症

　カビを総称して真菌という．肺真菌症は健康成人に発症することもあるが，抗がん剤，免疫抑制剤，ステロイドなどの薬剤を使用している免疫抑制状態にある個体に発症することが多い．

1）アスペルギルス症 aspergillosis
　アスペルギルスは土壌，大気中に存在する環境内常在真菌である．アスペルギルスが経気道的に侵入し発症する．
　①侵襲性肺アスペルギルス症
　抗がん剤などの治療で末梢血好中球が著明に減少した状態で発症することが多い．胸部X線やCTでは多発浸潤影や結節影を呈する．アスペルギルスは血管親和性が高く，しばしば肺動脈に侵

入して血栓を形成し，全身に播種する．その結果，その肺動脈支配領域の凝固壊死と病巣周囲に出血を起こす（図15-4）．早期に発見し治療されなければ急速に進展し，致死的である．

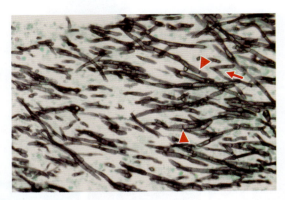

アスペルギルスの菌糸がグロコット染色で黒色に染色される．菌糸の幅はほぼ一定で，Y字状分岐（矢印）を示し，隔壁（矢頭）がある．

図15-4 侵襲性肺アスペルギルス症

②慢性肺アスペルギルス症

免疫能が軽度低下した糖尿病，ステロイド治療をしている患者などに数カ月単位で緩徐に発症・進展する．胸部X線で結節影や浸潤影を呈する．結核などの遺残空洞内や嚢胞内に発育して菌球 fungus ball と称する真菌の塊がみられることがある．

2) クリプトコッカス症 cryptococcosis

他の真菌症と異なり，免疫抑制状態にない成人にも発症することがある．経気道的に肺に侵入し，肺内に浸潤影や結節影をつくるが，髄膜炎に進展することがある．

3) ニューモシスチス肺炎 pneumocystis pneumonia

原因微生物であるニューモシスチス・イロベチイ Pneumocystis jirovecii は真菌に分類される．細胞性免疫が低下した状態で発症する．AIDS関連の日和見感染症として発症するほかに，ステロイド長期使用者や抗TNFα阻害薬などの生物製剤を使用する患者にも発症する（図15-5）．

2.2 気管支喘息

気管支喘息（喘息）bronchial asthma は病理学的に気道に好酸球を中心とする炎症細胞の浸潤にもとづく慢性炎症があり，気道狭窄による喘鳴，呼吸困難や咳を呈する疾患である．1日のうちで，あるいは季節的に，軽快と増悪の変動がある．喘息は環境中に何らかの発作の誘因となるアレルゲンが想定されるアトピー型と，アレルゲンがみつからない非アトピー型に分けられる．

アトピー型喘息患者が病因アレルゲンに曝露されるとマスト細胞からヒスタミンなどのメディエーターが放出され，曝露後15分以内に気道平滑筋が収縮し，即時型喘息反応が起こる．続いて，気道粘膜に浸潤している好酸球やリンパ球などの炎症細胞からロイコトリエンなど種々のメディエーターが産生され，曝露後数時間で遅発型喘息反応が起こるといわれている．しかし実際の臨

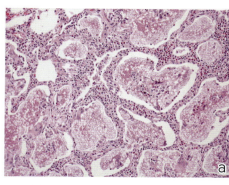
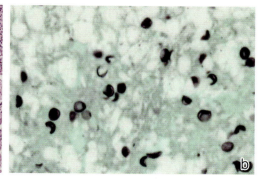

a. 肺胞内は好酸性の泡沫状滲出物で満たされ，肺胞隔壁は肥厚し，リンパ球などの単核球が浸潤している．
b. 肺胞内滲出物のグロコット染色．カップ状あるいは三日月状のニューモシスチス・イロベチイの囊子が黒色に染まる．

図 15-5　ニューモシスチス肺炎

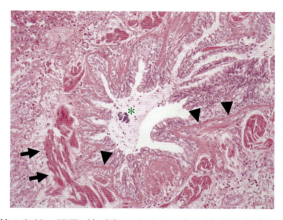

気道平滑筋の収縮・肥厚（矢印）のために，細気管支粘膜がひだ状に折りたたまれている．内腔に分泌物（＊）が貯留し，上皮下結合織が肥厚している（矢頭）．細気管支周囲に多くの好酸球が滲出している．

図 15-6　喘息死における肺

床現場で，このような明確な時間的経過を含む因果関係を証明できる喘息は少ない．

喘息が慢性化すると，粘膜の好酸球浸潤に加え，上皮下組織の線維化（いわゆる基底膜の肥厚），気道平滑筋の肥厚，粘膜下腺の過形成などによる気道狭窄が慢性化（＝気道壁のリモデリング）し，症状が固定化するようになる（図 15-6）．

2.3　慢性閉塞性肺疾患

慢性閉塞性肺疾患 chronic obstructive pulmonary disease：COPD は臨床的な疾患概念である．たばこ煙などの有害物質を数年から数十年という長期にわたって吸入することで発症する．①喫煙歴，②40歳以上，③徐々に進行する咳，痰，もしくは労作時息切れなどの症状，④閉塞性換気

障害*——などがそろえば COPD と診断できる．

　COPD はわが国における慢性呼吸器疾患のなかでももっとも多く，患者数は 5 百万人以上と推定されているが，医療機関を受診して治療されているのは数十万人にすぎない．COPD は形態的に，肺胞領域の気腫性病変（肺気腫 pulmonary emphysema）が目立つ気腫型 COPD と，末梢気道病変が目立つ非気腫型 COPD の 2 つがある．気腫型の方が多いが，両者は併存することが多く，区分けが難しいこともある．

A　気腫型 COPD

　肺気腫が前景に立つ COPD である．肺気腫は病理組織学的に"終末細気管支より末梢の気腔の異常な拡張があり，肺胞壁の破壊をともなうが，明らかな線維化はない"と定義されている．しかし，最近は高分解能 CT で気腫性病変を容易に検出できるようになったため，生検による組織学的な裏づけを必要としない（図 15-7a, b）．

B　非気腫型 COPD

　肺気腫よりも気道病変が優位な COPD である．終末細気管支から呼吸細気管支にかけての末梢気道では，気道分泌物（粘液）の貯留，気道平滑筋の肥厚，気道周囲組織の線維化（図 15-7c）などにより，末梢気道が狭窄し，閉塞性換気障害の原因になる．

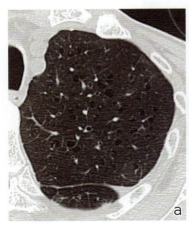
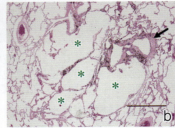
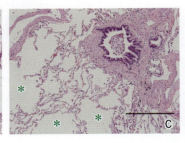

a．肺気腫の CT 像．左肺尖部に黒く抜けて見える小嚢胞が多発している．
b．肺気腫の組織像．肺胞隔壁が断裂してできた嚢胞（＝肺気腫，＊）が終末細気管支（矢印）に隣接して存在している．嚢胞の周囲は肺胞隔壁の断裂を免れたほぼ正常な肺胞が取り囲んでいる．細気管支周囲や，互いの嚢胞を隔てる嚢胞壁に炭粉が沈着している（bar ＝ 1mm）．
c．末梢気道病変の組織像．終末細気管支内腔に粘液が貯留し，気道周囲が線維性に肥厚している．肺気腫（＊）もある（bar ＝ 500 μm）．

図 15-7　COPD における肺気腫と気道病変

＊　気管支の内腔が狭くなり，換気，特に呼気がしにくくなる．肺機能検査（スパイロメトリー）で肺活量を測定するときに最初の 1 秒間に吐き出せる呼気量を肺活量で割った「1 秒率」が 70％未満になる．

2.4 喫煙以外の原因による肺気腫

わが国においては肺気腫を有する症例の90％以上に喫煙歴がある．しかし，喫煙歴のない肺気腫もある．日本人にまれであるが，遺伝的疾患である a_1-アンチトリプシン欠損症では両側下肺野を中心に肺気腫がある．COPDにおける肺気腫は上肺野に病変をつくりやすいことが異なる．

2.5 慢性気管支炎

慢性気管支炎 chronic bronchitis は病理学的にも臨床的にもあいまいな概念である．臨床現場では，咳や痰が慢性的に続く状態があれば慢性気管支炎と診断することがある．厳密にいえば，冬に増悪することが多いので，ひと冬3カ月以上かつ連続する2年以上にわたって咳や痰があれば慢性気管支炎と診断してよい．ただし，同じような症状をきたす気管支拡張症やびまん性汎細気管支炎のような原因疾患があれば，その病名を優先し，慢性気管支炎とはよばないことになっている．

COPDのなかでも咳や痰が多い症例をかつて慢性気管支炎型COPDと称していた．これは現在の非気腫型COPDと重なる概念である．

2.6 特発性間質性肺炎

肺にびまん性の線維化をきたす疾患を間質性肺炎という．さまざまな原因や背景のもとで発症するが，原因を特定できない場合，特発性間質性肺炎 idiopathic interstitial pneumonia：IIP という．間質性肺炎と肺線維症はほぼ同義と考えてよいが，線維化に比してリンパ球などの細胞浸潤が強い場合に間質性肺炎，線維化が強い場合に肺線維症とすることもある．

A 特発性肺線維症

特発性間質性肺炎はいくつかの亜型があるが，そのなかでも特発性肺線維症 idiopathic pulmonary fibrosis：IPF はもっとも多く，かつ予後が悪い．比較的まれな疾患であり，わが国において1万〜数万人の患者がいると推定されている．COPDのように明確な因果関係はないが，喫煙者に多いという事実がある．乾性咳嗽や労作時呼吸困難で緩徐に発症する．両側下肺野かつ胸膜下に線維化病変が好発し，胸部CTやX線写真で網状影や蜂巣状陰影として描出される（図15-8a）．陰影の悪化とともに肺活量も並行して減少する．5年生存率は20〜40％程度であり，呼吸困難とともに肺野の陰影が急激に悪化する急性増悪で死亡する症例が多い．特発性肺線維症に有効な薬剤はないとされていたが，最近では進行を遅らせる抗線維化薬が登場し，生存率の延長が期待されている．

特発性肺線維症は肺傷害をきたす未知の物質が経気道的に何度も肺に侵入することで病変が進行すると想定されている．長い年月のくり返す肺傷害を反映して，新しい線維化病変と陳旧化した線維化病変の両者が組織学的に観察できる．線維化病変は主として両側下肺野の胸膜直下や小葉間隔壁にそって存在し，介在する肺組織はほぼ正常構造を保っている（図15-8b）．

B 急性間質性肺炎 acute interstitial pneumonia：AIP

発熱，呼吸困難などで発症し，数日から数週間で急激に病変が進展する予後不良の特発性間質性肺炎である．非常にまれな疾患である．組織学的に硝子膜形成をともなうびまん性の病変であり，びまん性肺胞傷害 diffuse alveolar damage：DAD といわれる（図15-9）．

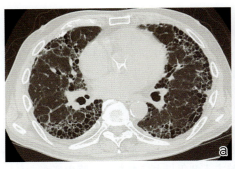
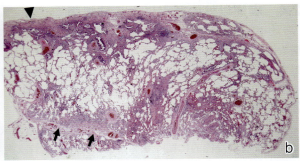

a. CT像で両側胸膜に接して蜂巣状陰影がみられる.
b. 生検ルーペ像で胸膜側（矢頭）と小葉間隔壁（矢印）にそって線維化病変がみられる. 介在する肺はほぼ正常である.

図 15-8　特発性肺線維症

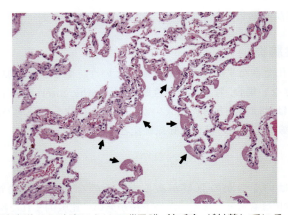

肺胞道から肺胞にかけて硝子膜（矢印）が付着している.

図 15-9　びまん性肺胞傷害

2.7　膠原病関連間質性肺炎

　膠原病は全身の結合織に病変をつくる自己免疫疾患であるが，その膠原病の一表現型として肺に間質性肺炎を起こすことがある．膠原病としての関節症状などに加えて，乾性咳嗽や労作時呼吸困難をともなう．画像所見や組織学的所見は特発性間質性肺炎と共通する所見が多い．関節リウマチ，シェーグレン症候群，全身性強皮症，皮膚筋炎など間質性肺炎を合併する膠原病は多い．

2.8　サルコイドーシス

　サルコイドーシスは多臓器を侵す原因不明の肉芽腫性疾患である．縦隔・肺門リンパ節や肺はもっとも病変をつくる頻度が高く，眼，皮膚などが続く．サルコイドーシスの多くは無症状で検診の胸部X線写真で縦隔・肺門リンパ節腫脹として発見されることが多いが，眼のかすみなどで眼科を受診して発見されることもある．大半の症例は無治療で寛解もしくは治癒するが，約10％の症例は肺，神経，心臓などの病変が進行して難治化する．心臓の伝導路に肉芽腫をつくること

> **参考**
>
> ### クライオバイオプシー
>
> 　特発性間質性肺炎のようなびまん性肺疾患を診断するには，生検による病理組織学的所見が大きな決め手になる．全身麻酔下の外科的肺生検が必要となる場合が多いが，侵襲が大きいこともあり，最近は行われる機会が減少した．気管支内視鏡を用いた経気管支肺生検で得られる試料はサイズが小さく，診断に適していない．
>
> 　最近，手術場での全身麻酔を必要とせずに，気管支内視鏡下で従来の生検鉗子にかわってクライオプローブを用いたクライオバイオプシーが行われるようになってきた．プローブの先端を生検すべき気道に接着させ，−90℃近くまで凍結させ，プローブにくっついた組織を引きちぎって試料を回収する方法である．従来の経気管支肺生検よりも大きな組織が得られ，組織の挫滅が少なく，外科的肺生検のような侵襲がないなどの利点があり，臨床現場で普及しつつある．外科的肺生検にかわりうる診断手技であるか否か，今後の検証結果がまたれる．

による重篤な不整脈や，肺病変の慢性化による肺線維症は死因となりうる．

　組織学的にラングハンス巨細胞をともなう類上皮細胞肉芽腫をつくる．結核に酷似しているが，結核の肉芽腫が乾酪壊死を起こすのに対して，サルコイドーシスの肉芽腫は小さな壊死巣をつくることがあるが，乾酪壊死にはならない（図15-10）．

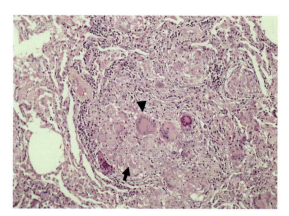

淡明で円形から楕円形の核を有する類上皮細胞（矢印）とラングハンス巨細胞（矢頭）からなる類上皮細胞肉芽腫．

図15-10　サルコイドーシス

2.9　過敏性肺炎

　過敏性肺炎 hypersensitivity pneumonitis は有機物の粉じんや化学物質をくりかえし吸いこむことでアレルギー反応を誘発し発症する肉芽腫性疾患である．

A 夏型過敏性肺炎

古い木造家屋などに生息するトリコスポロンという真菌が病原となって発症する．九州に多く，北日本に少ない．原因微生物の発育に適している高温多湿の夏季に多い．わが国の過敏性肺炎のなかでもっとも患者数が多いとされていたが，居住環境の変化にともない最近は患者数が減少している．抗原に曝露されると数時間後に発熱，咳嗽，呼吸困難を起こすが，抗原から離れると軽快する．胸部X線写真でびまん性粒状影を呈する．組織学的に，肺胞隔壁にリンパ球が浸潤し，肺胞隔壁や末梢気道周囲の結合織に幼若で小さな肉芽腫をつくる（図15-11）．

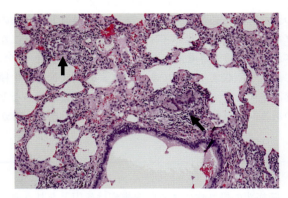

肺胞隔壁にリンパ球が浸潤し，多核巨細胞（矢印）を含む小さな肉芽腫が形成されている．

図15-11 過敏性肺炎

B 慢性過敏性肺炎

抗原に持続的に曝露されると，肺は非可逆性の線維化を起こし慢性化する．夏型過敏性肺炎は冬季の抗原曝露が回避されるので，慢性過敏性肺炎になることは少ない．一方，鳥飼育者のように，鳥排泄物や羽毛などの抗原を長期間にわたり吸入することで慢性過敏性肺炎（鳥関連過敏性肺炎）を発症することがある．慢性過敏性肺炎は慢性経過で発症し，特発性肺線維症とよく似た臨床所見と組織学的所見を呈する．生検しても肉芽腫がみつからないことがしばしばであり，特発性肺線維症との鑑別が難しい．

2.10 びまん性汎細気管支炎

びまん性汎細気管支炎 diffuse panbronchiolitis では慢性的な咳，膿性痰，呼吸困難などの症状がある．約80％の症例は慢性副鼻腔炎を併発している．しかし，近年は小児の副鼻腔炎が著明に減少したこともあり，びまん性汎細気管支炎の頻度も減少している．また，エリスロマイシンによる治療の結果，難治化する症例が少なくなった．組織学的に，呼吸細気管支を中心とする末梢気道壁にリンパ球が著明に浸潤しており，泡沫状のマクロファージの集簇もみられる．気道内腔には好中球が充満している．進行すると全肺野の気管支拡張像が胸部CTで確認できる．

2.11 じん肺

じん肺 pneumoconiosis は職業上の粉じんを長期間吸入することで肺に線維化病変を呈する慢性

呼吸器疾患である．鉱山やトンネル作業などによるじん肺は減少し，アーク溶接や金属研磨作業などによるじん肺が多くなった．

A 珪肺 silicosis

遊離ケイ酸（シリカ，SiO_2）を長期間吸入することで発症する．通常10〜20年の職業性粉じん曝露歴がある．採石場，窯業，鉱山，土木工事などの職歴に多い．珪肺は，かつてのわが国におけるじん肺の代表的疾患であったが，職場の減少や作業環境の改善が進み，最近の新規発生は非常に少なくなった．胸部X線写真で径1mmから1cmの小結節が上肺野を中心にびまん性に存在する．この結節は珪肺結節といわれている．珪肺は結核を合併することが多く，珪肺結核といわれる．また，喫煙者が多いために肺気腫をしばしば合併する．

B 石綿肺 asbestosis

石綿（アスベスト）を長期間吸入することで発症する肺線維症を石綿肺という．石綿肺は形態的に特発性肺線維症に類似しており，職歴が鑑別のもっとも重要な手がかりになる．肺組織中にアスベスト小体や，壁側胸膜が隆起・肥厚する胸膜プラーク（図15-12）を証明できれば，石綿曝露の根拠となり石綿肺と診断して差し支えない．

石綿は建築資材や断熱材としてさまざまな用途に用いられてきた．造船業，鉄道車両製造業をはじめとして関連する職種は非常に多い．石綿肺は，悪性胸膜中皮腫，肺がん，胸膜プラークとならんで，石綿関連の重要な胸郭内病変である．石綿作業従事者の喫煙は他の喫煙者に比して肺がん発生を増加させるとする報告がある．

C 溶接工肺

わが国のじん肺患者は減少しつつあるが，溶接工肺は新規発生患者数がむしろ増加している．

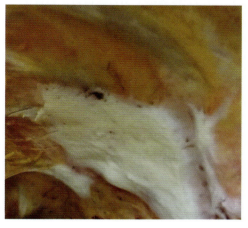

左前胸部の壁側胸膜にできた石灰化プラーク．胸壁より扁平に隆起している．

図15-12 石綿曝露による胸膜石灰化プラーク

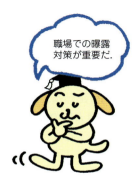

222　各　論

2.12　肺循環障害

A　肺水腫 pulmonary edema

　肺血管外に液体成分が異常に貯留した状態である．肺水腫は静水圧性肺水腫と透過性亢進型肺水腫に分けられる．

1）静水圧性肺水腫

　急性心筋梗塞などで左心不全におちいると全身に血液を送り出す力が低下する．その結果，血液が肺に過剰に貯留し，肺毛細血管内の静水圧が上昇し肺血管外に液体成分がもれ出た状態（＝心原性肺水腫）になる．臨床的には激しい咳と聴診上の湿性ラ音とともにピンク色の泡のような痰をともなう．胸部Ｘ線写真で肺門からすりガラス陰影が両肺の末梢に対称的にのびる蝶形陰影を呈する．

2）透過性亢進型肺水腫

　著明な低酸素血症をともなう重症肺炎などによって惹起される急性呼吸促迫症候群においては，さまざまなサイトカインやメディエーターが血中に放出される．その結果，肺毛細血管の透過性が亢進し，肺水腫をきたす．静水圧性肺水腫と異なり，肺胞内に出た液体はたんぱくに富み，肺胞道に硝子膜を形成する．組織学的に，急性間質性肺炎と同じように，びまん性肺胞傷害の像を呈する．

B　肺血栓塞栓症 pulmonary thromboembolism：PTE

　下肢，骨盤などの深部静脈で形成された血栓が局所から離れ，栓子となって肺動脈を閉塞する状態である．高齢者，長期臥床，手術後など，体動が制限された状態で発症しやすい．

2.13　肺がん

　肺がん lung cancer は肺に発生する上皮細胞由来の悪性腫瘍である．何らかの遺伝子異常を起こす未知の発がん因子が肺の上皮細胞（多くの場合，気管支上皮）に働き，上皮細胞と似て非なる細胞（がん細胞＝非自己）が無限に増殖する状態，すなわち肺がんになる．わが国における男性の悪性腫瘍のなかで肺がんはもっとも多いがんであり，死亡者数も最多である．女性では乳がん，大腸がん，胃がんに次いで4番目に多いがんであるが，死亡者数は大腸がんに次いで2番目に多い．

　肺がんの発生に喫煙は深く関係しており，喫煙開始年齢が若いほど，1日の喫煙本数が多いほど，肺がんに罹患する確率は高くなる．喫煙者の肺がんに罹患するリスクは非喫煙者に比して 4.5 倍といわれている．

　肺がんの主たる組織型は4つある．腺がん，扁平上皮がん，小細胞がんや大細胞神経内分泌がんなどの神経内分泌腫瘍，そして大細胞がんである．かつての肺がんは扁平上皮がんが一番多かったが，最近は喫煙人口の減少もあり，喫煙との関連が濃厚な扁平上皮がんが減少し，代わって腺がんがもっとも多くなり，以下，扁平上皮がん，小細胞がん，大細胞がんの順である．

　肺がん全体の5年生存率は20％程度であり，肝がんとならんで，もっとも予後の悪い悪性腫瘍の一つであるが，最近の肺がん治療の進歩はめざましいものがある．細胞のがん化に直接的に重要な役割を果たす遺伝子であるドライバー遺伝子が次々に同定され，ドライバー遺伝子変異があ

ればドライバー遺伝子阻害薬が著明な効果を示すことが明らかになった．変異した EGFR[*1] 阻害薬や ALK[*2] 阻害薬などの分子標的治療薬が登場したことで，切除不能の肺腺がん患者の生命予後が著明に延長した（第 12 章コラム⑨参照）．日本人の腺がん症例の約半数に *EGFR* 遺伝子変異があるので，外科的切除が不可能な症例に *EGFR* 遺伝子変異があることが確認できれば，従来の殺細胞性抗がん剤に代わって EGFR 阻害薬を第一選択薬として治療に用いられるようになった．

また，近年のがん免疫に関する研究の進歩もめざましい．がん細胞を非自己と認識して非自己を攻撃・排除する免疫担当細胞（T 細胞）の働きを利用した免疫チェックポイント阻害薬は，がん細胞が有する T 細胞からの攻撃を逃れるしくみを阻害し，ブレーキがかかっていた T 細胞の能力を回復させ，がん細胞を再び攻撃できるようにする薬剤である（第 6 章 **7**「がんと免疫」参照）．2014 年に治療薬としてはじめて登場した．切除不能の肺がんの治療は，従来の殺細胞性抗がん剤に加えて，あらたに分子標的治療薬や免疫チェックポイント阻害薬が使えるようになり，肺がんの生命予後をさらに改善することが期待されている．

A 腺がん adenocarcinoma

非喫煙者に多いがんではあるが，それでも喫煙者における腺がんの発生リスクは非喫煙者に比べて 2 倍上昇するといわれている．腫瘍細胞が腺構造への分化を示し，粘液（ムチン）を産生するがんである（図 15-13）．これらが観察できない場合でも，腺がんに陽性を示す上皮マーカーを免疫組織化学的に証明することで診断できる．

末梢肺に発生することが多く，早期は無症状で胸部 X 線写真において孤在性結節性陰影として発見されることが多い．

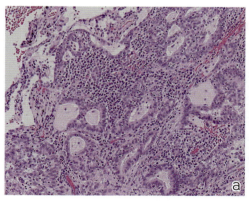 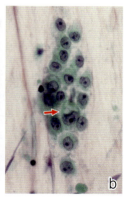

a. がん細胞が腺管をつくりながら発育している．
b. 喀痰細胞診（パパニコロウ染色）．明瞭な核小体を有する腫瘍細胞が互いに接着し集塊となっている．胞体に粘液をたくわえている（矢印）．

図 15-13 腺がん

---

*1 EGFR：epidermal growth factor receptor．上皮成長因子受容体．
*2 ALK：anaplastic lymphoma kinase．未分化リンパ腫キナーゼ．

B 扁平上皮がん squamous cell carcinoma

喫煙との関連がもっとも濃厚ながんである．喫煙は扁平上皮がんの発生リスクを10倍以上に押し上げる．がん細胞が角化する，もしくはがん細胞間に細胞間橋がみられるがんである（図15-14）．これらが観察できない非角化扁平上皮がんは，扁平上皮への分化を示すマーカーを免疫組織化学的に証明することで診断される．

約3分の2の症例は主気管支や葉気管支などの中枢気道に発生し，残り3分の1は末梢肺に発症する．中枢気道に発症すると気道を狭窄・閉塞し無気肺の原因になる．

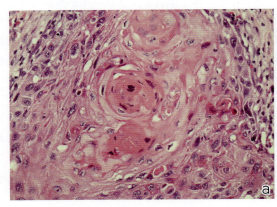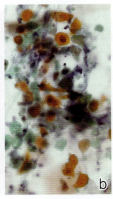

a. がん細胞巣の中心に胞体が赤い角化したがん細胞が集簇し，がん真珠を形成している．
b. 喀痰細胞診（パパニコロウ染色）．胞体が赤く染まった細胞は角化したがん細胞であり，類円形あるいはオタマジャクシ様などのさまざまな形態を示している．がん細胞は集塊をつくらず，ばらばらに存在する．

図15-14 扁平上皮がん

C 小細胞がん small cell carcinoma

小細胞がんは扁平上皮がんとならんで喫煙者に多いがんである．小型の腫瘍細胞が一定の傾向をとらず，びまん性に増殖する．核ががん細胞の大部分を占拠し，胞体の占める割合が小さい（図15-15）．約90％の症例は神経内分泌マーカーが陽性である．

中枢気道に発生することが多いが，末梢発生もある．増殖速度が速く，早期に所属リンパ節や遠隔臓器に転移を起こす．胸部X線写真上，肺門部の腫瘍と縦隔リンパ節の腫瘍で発見されることが多い．抗がん剤や放射線で治療すると腫瘍は縮小することが多いが，効果は一時的であり，肺がんのなかでもっとも予後が悪い．低ナトリウム血症，クッシング症候群などの傍腫瘍症候群を呈することがある．

D 大細胞がん large cell carcinoma

大細胞がんは未分化がんであり，小細胞がん，腺がん，扁平上皮がんのいずれの特徴も示さないまれな肺がんである．除外診断で大細胞がんという診断に到達する．外科的切除された肺全体を探索し，他のがんではないということを確認しなければならない．

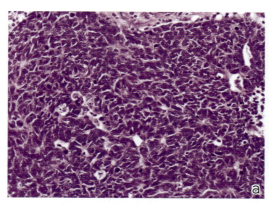
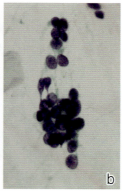

a. 小型の腫瘍細胞がびまん性に増殖している．細胞質は乏しく核は楕円形をはじめとしてさまざまな形をしている．
b. 喀痰細胞診（パパニコロウ染色）．腫瘍細胞は核の占める割合が大きく，細胞質が見えない（＝裸核）．

図 15-15　小細胞がん

2.14　その他の肺腫瘍

A　カルチノイド腫瘍 carcinoid tumor

カルチノイドは組織学的には小細胞がんと同じく神経内分泌腫瘍に分類されているが，予後は小細胞がんよりもよい．3分の2は中枢気道に発生し，3分の1は末梢肺で発生する．カルチノイド症候群といわれる皮膚紅潮，下痢などの症状が出ることがある．

B　良性腫瘍

肺の良性腫瘍はまれである．胸部X線写真では境界明瞭な結節性陰影として描出される．良性腫瘍のなかでも比較的多いのは過誤腫である．

2.15　胸膜中皮腫

胸膜中皮腫 pleural mesothelioma は，胸膜中皮から発生する悪性腫瘍である．比較的予後のよい上皮型と予後のよくない肉腫型に分けられる．病因として職業性の石綿曝露がある．わが国においては1970～1990年代に年間30万トンもの石綿を輸入し建材に使用していたが，2006年に石綿輸入が途絶え，2012年に石綿を含む製品の製造・使用が全面禁止となった．しかし，胸膜中皮腫は石綿曝露から20～50年の潜伏期を経て発症するため，今後20～30年は胸膜中皮腫の発生はあまり減少しないとみられる．また，胸膜中皮腫は石綿肺と異なり，低濃度曝露でも発生する．石綿工場の近隣住民に胸膜中皮腫が発生し，社会問題になったことがある．

[引用文献]

1) Hopewell, C., et al.（2010）Murray and Nadel's Textbook of Respiratory Medicine 5th ed., Saunders.

226   各 論

[参考文献]

1. 北村聖総編集（2013）臨床病態学1　第2版，ヌーヴェルヒロカワ.
2. 南学正臣総編集（2019）内科学書　第9版，中山書店.

［学習課題］

(1) 感冒，気管支炎，インフルエンザの起こり方や症状について説明できる.
(2) 肺胞性肺炎と間質性肺炎，気管支肺炎（小葉性肺炎）と大葉性肺炎の違いについて説明できる.
(3) 結核菌の感染経路をあげ，一次結核症と二次結核症の意味について説明できる.
(4) 慢性閉塞性肺疾患（COPD）の診断基準をあげることができる.
(5) 肺がんを腺がん，扁平上皮がん，小細胞がんに分け，病理学的特徴について述べることができる.

キーワード

呼吸器感染症　　肺胞性肺炎　　間質性肺炎　　気管支肺炎　　大葉性肺炎　　院内肺炎
細菌性肺炎　　インフルエンザ　　肺結核症　　粟粒結核　　乾酪壊死　　アスペルギルス症
クリプトコッカス症　　ニューモシスチス肺炎　　気管支喘息　　慢性閉塞性肺疾患（COPD）
特発性間質性肺炎　　特発性肺線維症　　サルコイドーシス　　過敏性肺炎　　じん肺
肺水腫　　肺がん　　胸膜中皮腫

16

歯・口腔系

[学習目標]

1. 歯・口腔の解剖と機能を理解し疾患との関連を学ぶ.
2. う蝕, 歯周疾患の原因と病態を学ぶ.
3. 口腔粘膜疾患, 口腔腫瘍, 囊胞の分類と好発部位を理解する.

228 各 論

1 歯・口腔の形態と機能

1.1 歯・口腔の形態

　口腔は食べたり，話したり，呼吸をする際の大切な場所である．口唇，頬，口蓋，舌，顎骨，歯，唾液腺などが存在する．

A 口 唇

　上唇，下唇は唇交連でつながり口角を形成する．上唇の皮膚側の正中には浅い溝があり，人中という．口唇粘膜正中にはそれぞれ上唇小帯，下唇小帯がある．

B 頬

　口腔の側壁で，上顎大臼歯に相当する部位に耳下腺乳頭があり，耳下腺導管が開口する．

C 口 蓋

　前方は硬口蓋で骨の表面に粘膜がおおっており動かないが，後方は軟口蓋で，筋肉の表面を粘膜がおおっている．軟口蓋の動きが悪いと，口と鼻を遮断できずに，発音や食物を飲み込むことがうまくできない．

D 舌

　舌は大部分が筋肉で，その表面を粘膜がおおっている．かむ，味わう，飲み込む，話すなど口腔機能の大部分に関与する器官である．舌筋には舌の外部に起始し舌に停止する外舌筋（オトガイ舌筋，舌骨舌筋，茎突舌筋）と舌の内部で起始し停止する内舌筋（縦舌筋，横舌筋，垂直舌筋）がある．舌外側縁には葉状乳頭があり，舌背後方にはV字型に並ぶ有郭乳頭があり，味蕾を有していて味覚に関与している．舌背にある糸状乳頭，茸状乳頭は触覚に関与する．舌の知覚は前方3分の2は舌神経，後方3分の1は舌咽神経，味覚は前方3分の2は鼓索神経，後方3分の1は舌咽神経によって支配される．運動神経は舌下神経による．

E 顎 骨

　上顎骨は眼の下から上唇までの顔の土台となる骨で，上顎体と前頭突起，頬骨突起，歯槽突起，口蓋突起からなる．上顎体には副鼻腔の一つである上顎洞がある．

　下顎骨は側頭骨にある関節窩の部位で頭蓋骨につり下げられている．下顎骨は歯のある下顎体と関節突起のある下顎枝からなる．

F 歯

　歯は顎骨に植立している硬組織でエナメル質，象牙質，セメント質，歯髄からなる（図16-1）．歯は上顎・下顎骨の歯槽突起に植立している．歯が植立している歯槽突起を歯槽骨という．歯槽骨と歯のセメント質の結合は歯根膜のシャーピー線維による．歯には乳歯（20本）と永久歯（28～32本）がある．乳歯は生後6カ月ごろから生え始め，3歳前には生えそろう．永久歯は6歳ごろから生え始め，12歳までには生えそろう．

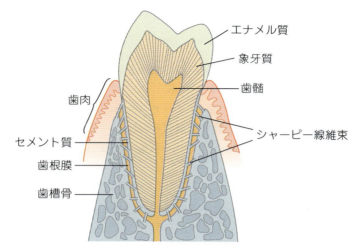

歯の最表面はエナメル質，その内側には象牙質，そして歯髄がある．歯根部では象牙質の表面にセメント質があり，歯槽骨とはシャーピー線維で結ばれている．また歯と歯槽骨の空隙には歯根膜があって咬合力などを吸収する役目をはたしている．

図 16-1　歯と歯周組織の模式図

G　唾液腺

唾液腺には，耳下腺，顎下腺，舌下腺の大唾液腺と，口唇，頬，口蓋，舌に分布する小唾液腺がある．耳下腺の導管である耳下腺管は頬粘膜の臼歯相当部に開口し，顎下線，舌下腺の導管である顎下腺管は口底の舌下小丘に開口する．

1.2　歯・口腔の機能

歯・口腔の機能には咀嚼，味覚，消化，嚥下，発音などの機能がある．

A　咀嚼，味覚，消化，嚥下

咀嚼機能は食物を口腔内に摂取し，歯でかみ砕き，唾液と混ぜ合わせて味わい，飲み込む一連の動作である．咀嚼運動では歯だけでなく，舌，口底，頬の協調した動きによって食物を上下の歯の間に運ぶ．そして，かみ砕いた食物は再びまとめられて舌後方へ送られ，嚥下される．また，目で見て，においをかぎ，かんだときの歯ごたえによって反射的に唾液の分泌が亢進し，咀嚼運動は促進される．

B　発　音

音声は呼気が声帯を通過することで発せられるが，舌，歯，口蓋，口唇，頬も重要な作用をする．腫瘍や先天奇形によって，舌や軟口蓋が切除されると言葉がまったく聞き取れなくなる．

2 主な疾病

2.1 う蝕とその続発症

う蝕とは細菌の作用によって起こる歯の硬組織の破壊をいう．う蝕に罹患した歯をう蝕歯あるいはう歯といい，一般に"むし歯"とよばれている．

う蝕は口の中の細菌（ストレプトコッカス・ミュータンスなど）が歯に付着した食べ物を分解し，発酵して生じた乳酸がエナメル質や象牙質の無機質を脱灰し，また細菌の酵素によって歯の有機質が分解されて溶解することで歯が破壊されていく現象である．う蝕の進行には唾液，食物，全身状態なども影響する．

う蝕の初期では肉眼的にエナメル質表面に白濁あるいは褐色の着色がみられる．う蝕の進行は，エナメル質ではエナメル小柱，象牙質では象牙細管の走向にそって進行する．したがって図 16-2 の a のように，歯の平滑な面に発生したう蝕はエナメル象牙境に向かってとがった円錐形となり，歯の表面の小さな溝やくぼみから発生したう蝕は同図 b のようにエナメル象牙境に基底部をもつ円錐形となる．象牙質内では歯髄に向かってとがった円錐形となる．

う蝕が進行すると歯が欠けたり，歯髄炎，歯根膜炎などを引き起こし，さらに進展すると顎骨骨髄炎を引き起こす．

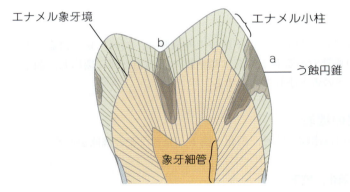

う蝕はエナメル小柱や象牙細管にそって拡大する．立体的には円錐形をしており，う蝕円錐という．

図 16-2 う蝕の組織図

2.2 歯周疾患

歯周疾患では，いわゆる歯槽膿漏といわれる辺縁性歯周炎 marginal periodontitis がもっとも一般的な疾患である．局所的原因として，歯石，食片圧入，歯列不正，不良補綴物などがあり，全身的原因として，糖尿病，血液疾患，内分泌異常などがある．

辺縁性歯周炎の初期では，慢性炎症が歯肉に限局しており，組織学的変化は歯周ポケット底で好中球，リンパ球の浸潤がみられる．その下方では毛細血管の拡張，炎症性細胞浸潤などがみとめられる．歯肉炎が進行すると，歯周ポケットおよび上皮下の結合組織に炎症性細胞浸潤をみとめ，その結合組織中の炎症が歯根膜線維の破壊，歯槽骨の吸収を引き起こす．

2.3 歯科疾患の全身への影響

超高齢化が進むわが国において口腔衛生状態を良好に保つことは健康寿命を延ばすための基本である．口腔衛生状態が全身の健康に影響することは以前から指摘されていたが，近年，歯周病やう蝕と他臓器疾患との関連について詳細な研究が進んでいる．糖尿病と歯周病については，歯周病に罹患した口腔病変からの炎症性物質がインスリン抵抗性に影響することが明らかになっており，そのほか歯周病と動脈硬化症，心筋梗塞との関係も指摘されている．

また，がんの外科手術や放射線治療，化学療法を行う際には治療前に口腔衛生状態を良好にして治療にのぞむ方が合併症も少なく，治療効果も高い．そこで，治療前から歯科と医科が連携して口腔機能の管理を行うことが推奨され，周術期口腔機能管理として保険にも認められている．

2.4 口腔粘膜の病変

A 口内炎

口腔粘膜の炎症を口内炎といい，原因が口腔内にある場合と，全身疾患の口腔症状として出現する場合がある．口腔内の原因としては，歯石や義歯の刺激，熱いものや極端にからい飲食物などが考えられる．全身疾患が原因の場合も，全身疾患によって口腔粘膜の抵抗性が低下して生じるので，口内炎の症状はあまり変わらない．単純性口内炎（カタル性口内炎），急性壊死性潰瘍性口内炎，アフタ性口内炎，壊疽性口内炎がある．組織学的には粘膜上皮細胞の剝離，浮腫，上皮下への炎症性細胞浸潤，壊死，潰瘍の形成がみとめられる．

B 白板症

喫煙，アルコール，義歯の刺激などによって口腔粘膜に生じる白色病変である．組織学的には粘膜上皮の著明な角化と肥厚，上皮下の結合組織への炎症性細胞浸潤がみとめられる．前がん病変として注意しなければならない（図16-3）．

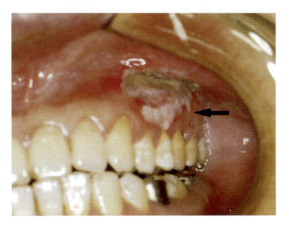

肉眼的には白い病変であるが，前がん病変として注意しなければならない．喫煙，アルコール，義歯の刺激などによって口腔粘膜に生じる．

図16-3 歯肉の白板症

C 扁平苔癬

口腔では頰粘膜，歯肉によく発現する．発赤した粘膜に白色のレース模様が混じっている．組織学的には粘膜上皮の角化が亢進し，結合組織にはリンパ球の帯状浸潤がみとめられる．

2.5 腫瘍

顎骨に生じる腫瘍は歯原性腫瘍と非歯原性腫瘍に分けられる．歯の形成に関与する組織には上皮性，間葉性のものがあり，これらの組織から生じた腫瘍を歯原性腫瘍，歯に由来しない組織から生じた腫瘍を非歯原性腫瘍という．歯原性腫瘍には，エナメル上皮腫（図16-4），腺様歯原性腫瘍，歯牙腫，セメント質腫がある．非歯原性腫瘍で良性腫瘍には乳頭腫，線維腫，骨腫などがある．

がん腫は上皮性の悪性腫瘍であり，舌，口底，頰，歯肉などの口腔粘膜は扁平上皮でおおわれているため，扁平上皮がんがもっとも多い（図16-5）．

悪性黒色腫は口腔粘膜に発生する頻度が比較的高い．唾液腺では腺がんや腺様囊胞がんが生じる．

肉腫には骨肉腫，軟骨肉腫，線維肉腫などがある．また白血病や悪性リンパ腫のために口腔内に腫瘍を形成することがある．

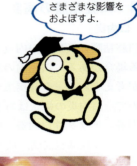

歯の病気は全身にさまざまな影響をおよぼすよ．

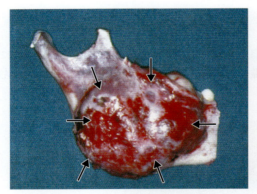

良性の歯原性腫瘍であるが再発しやすいので，腫瘍周囲の組織も含めて広い範囲を切除する．

図 16-4　下顎骨のエナメル上皮腫

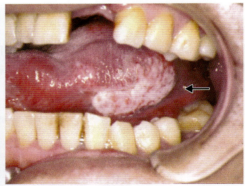

舌がんは一般に舌縁部に生じやすく，舌尖や舌背部には生じにくい．

図 16-5　舌の扁平上皮がん

2.6 囊胞

囊胞は上皮によって囲まれた空洞のなかに液状物や角化物を含んでいる．歯が原因で生じる囊胞には歯根囊胞，含歯囊胞（図16-6），原始性囊胞，石灰化歯原性囊胞がある．歯が関与しない顎骨内の囊胞には顔裂性囊胞，単純性骨囊胞，脈瘤性囊胞，静止性骨空洞がある．口腔軟組織に生じる囊胞には類皮囊胞，類表皮囊胞，粘液囊胞（ガマ腫）がある．

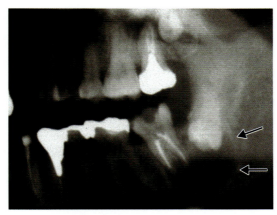

レントゲン写真で，下顎の親知らず（智歯）周囲に黒い透過像があるのが囊胞である．

図 16-6　下顎骨に生じた含歯囊胞

[参考文献]
1. 高野伸夫，井上孝（2011）チャートでわかる口腔病変診断治療ビジュアルガイド医歯薬出版．
2. 白砂兼光，古郷幹彦編（2010）口腔外科学　第3版，医歯薬出版．
3. 渡邊裕編（2013）口腔ケアの疑問解決Q&A：評価・アセスメントから病態にあわせたアプローチまで，学研メディカル秀潤社．
4. 栗田賢一，覚道健治（2011）口腔外科の疾患と治療，永末書店．
5. 仙波伊知郎，髙田隆ほか（2012）病理学・口腔病理学，医歯薬出版．
6. 佐野司，倉林亨編（2013）基本臨床画像診断：読影の基本を知り各種疾患をよむ，医歯薬出版．
7. 内山健志，大関悟，近藤壽郎，坂下英明　編集・執筆（2011）サクシンクト口腔外科学：カラーアトラス，学建書院．

[学習課題]

(1) 口腔を構成する器官を述べることができる．
(2) う蝕の発生機序を説明できる．
(3) 辺縁性歯周炎の進行を説明できる．
(4) 口内炎の種類を述べることができる．
(5) 口腔腫瘍の分類を述べることができる．
(6) 顎骨囊胞の分類を述べることができる．

キーワード

歯槽骨　　唾液腺　　咀嚼運動　　う蝕　　う歯　　歯槽膿漏　　辺縁性歯周炎　　口内炎
白板症　　歯原性腫瘍　　エナメル上皮腫　　歯根囊胞　　含歯囊胞

17

消化器系

[学習目標]

1. 消化管と肝，胆，膵の解剖学的位置関係やおのおのの機能を理解する．
2. 炎症の原因や種類，腫瘍の発生・進展様式と臨床との関連について理解する．

1 消化器の形態と機能

　消化器は食物を摂取する口腔に始まり，食道，胃，十二指腸，小腸，大腸，直腸を経て消化，吸収され肛門に達する管腔臓器である（図17-1）．口腔で咀嚼されて唾液で一部消化された食物は食道を経て胃に達し，胃腺から分泌される消化酵素により本格的な消化が始まる．胃では主にたんぱく質が消化される．一方，肝臓で産生された胆汁は胆嚢へ運ばれて濃縮，貯蔵されたのち，総胆管をとおって膵頭部で膵管と合流し，膵液と一緒に十二指腸乳頭（ファーター乳頭）より十二指腸内腔へ分泌されて膵液による脂肪消化を補助する．膵液はそのほかにたんぱく質や糖を分解する消化酵素を含む．

　小腸では腸内容物の消化がさらに進行するとともに，消化された栄養分のほとんどが吸収される．次いで大腸へ運ばれて，主に水分が吸収されて流動状の内容物が濃縮，固形化され便となる．消化管の基本構造は内腔側より粘膜，粘膜筋板，粘膜下層，固有筋層，外膜あるいは漿膜からなる．食道粘膜は組織学的に重層扁平上皮からなり，胃・十二指腸・小腸・大腸粘膜は円柱上皮からなる．固有筋層は食道から直腸までいずれも内輪状筋と外縦走筋の2層からなり，蠕動運動により内容物をよく混合しながら順次肛門側へ送る機能を有する．

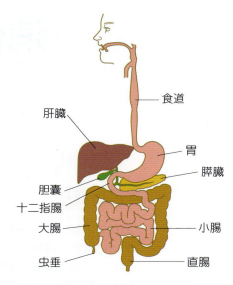

図 17-1　消化器の形態

1.1　食　道

　食道は下咽頭と胃の間にある長さ約25cmの管状の臓器である．食道の入口部，気管分岐部の高さの部，および胃との境界部である噴門部は内腔が狭く，生理的狭窄部とよばれ，食道がんの好発部位とされている．食道の粘膜上皮は重層扁平上皮である．他の消化管と違って食道は漿膜をもたないので，周囲組織との間に明確な境はない．

1.2 胃

胃は消化管のなかでもっとも膨大した部で，飲み下した食物はある時間このなかにとどまり，そこで分泌される胃液と混じって消化され，粥状のものとなる．

胃には前壁と後壁があり，その上縁を小弯，下縁を大弯という．胃の区分には解剖学的分類や臨床的分類があるが，日本胃癌学会の「胃癌取扱い規約」では胃の大弯および小弯を3等分し，それぞれの対応点を結んで，胃を上部（U，胃底部または穹窿部），中部（M，体部），下部（L，前庭部または幽門部）の3つの領域に分ける（図17-2）．

食道と胃の境界部を食道胃接合部（ECJ）といい，幽門とは胃と十二指腸との境で，内面が輪状に高まっていて幽門輪を形成している．

胃の粘膜には噴門腺，胃底腺（胃体部と底部に分布），幽門腺がある．胃底腺には**ペプシン**を分泌する主細胞，塩酸を分泌する壁細胞，粘液を分泌する副細胞がある．

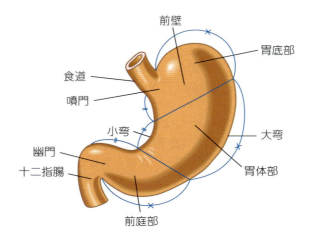

図 17-2　胃（前面）の区分と名称

1.3 肝　臓

肝臓はヒトの臓器のなかでもっとも大きなもので，物質代謝の中心として多くの代謝機能を営んでいる．その主な機能は，グリコーゲンの合成と貯蔵，免疫グロブリン以外の血清たんぱく質の合成，血清リポたんぱく質の合成，胆汁分泌，有毒物質の解毒である．肝臓は1日700mL前後の**胆汁**を分泌し，その主成分である胆汁酸は脂肪の吸収に不可欠である．肝臓は左右二葉からなり，肝に流入する血管には栄養血管である**肝動脈**と機能血管ともいえる**門脈**があり，正常では肝に流入する血液の約5分の4は門脈から供給されている．この門脈は食道を除く全消化管から肝臓に流入する静脈で，小腸で消化・吸収された栄養分を肝臓に導きたんぱく質などの合成やグリコーゲンの貯蔵を行うとともに，アンモニアなどの有毒物質の解毒を行う．

1.4 膵　臓

膵臓は消化器系臓器に属する最大の外分泌腺臓器であり，かつ内分泌腺臓器でもある．膵臓の95％以上は外分泌組織で，産生された各種膵消化酵素は膵管を介して十二指腸乳頭部より分泌され，消化に関与する．膵には内分泌腺である**膵臓ランゲルハンス島**（ラ氏島）が散在し，4種の

238　各　論

内分泌細胞（α，β，δ および PP 細胞）が存在し，**グルカゴン，インスリン，ソマトスタチン**などを産生し，血中に分泌する．

2 主な疾病

2.1　食道の疾病

A　食道がん

食道にも良性腫瘍と悪性腫瘍が発生するが，実際上問題となるのは食道がん esophageal cancer で，その 90％以上は重層扁平上皮がんである．食道がんの発生年齢は一般に 50 歳代から 60 歳代の中高年に多い．発生部位としては食道の 3 つの生理的狭窄部に好発するが，特に中部，次いで下部食道に多い．食道がんは，嚥下困難を初発症状とする進行がんで発見されることが多いため治療が困難であったが，最近は内視鏡診断技術の発達によってがんの深達度が粘膜下層までの「表在型」が診断できるようになり，治療の進歩もあって生存率が向上している．表在型のなかで，粘膜内にとどまる病変を早期食道がん*とよんでいる．さらに，腫瘍病変のうち，非浸潤性で粘膜上皮内に限局するものを上皮内扁平上皮がんとよび，がんとはいえない腫瘍性の上皮内異型病変を扁平上皮内腫瘍 intraepithelial neoplasia：IEN とよんで，がんになる前の病変を早く見つけ出して治療するようになっている．

食道がんは，解剖学的な位置関係から，しばしば重篤な合併症をひき起こす．がん組織が壊死になり，がんに侵された食道壁が破れると（食道穿孔），周囲の縦隔に激しい化膿性炎症が起こる．がんの浸潤が気管，気管支，大動脈に達すると，食道と気管が連絡（食道・気管瘻）したり，大出血の原因になったりする．

2.2　胃の疾病

A　慢性胃炎

慢性胃炎 chronic gastritis とは，胃の慢性の非特異的炎症であるが，この原因はよくわかっていない．慢性胃炎になると胃の粘膜は萎縮し，胃腺の数も減少するので，胃腺から分泌される胃液中の塩酸やたんぱく分解酵素であるペプシンなどが減少するようになる．そのため胃液の検査を行うと低酸症であることが多い．次に目立つことは，慢性胃炎になると，正常の胃の粘膜にはもともとみられない細胞，つまり本来は小腸や大腸の粘膜に存在する杯細胞やパネート細胞があらわれることである．これを**腸上皮化生**とよんでいる．日本人には慢性胃炎の頻度が高い．20 歳を超えると程度はさまざまであるが慢性胃炎の像を大部分の人が示すようになる．腸上皮化生の発生も 20 ～ 30 歳代から始まり，40 歳代になるとピークに達し，約半数の人にみとめられるようになる．

B　胃潰瘍

胃潰瘍 gastric ulcer は頻度の高い疾患で，特に男性に多い．主な臨床症状は心窩部（みぞおち）

---

* 早期の食道がんは「壁深達度が粘膜内にとどまるがんで，リンパ節転移の有無を問わない」と定義されている．一方，表在がんは「壁進達度が粘膜下層までで，リンパ節転移の有無を問わない」となっている．

の痛みや不快感である．心窩部痛は空腹時に起こり，食物の摂取により消失することが多い．

　胃潰瘍は，胃の小弯にそった胃体部と幽門部の境界付近で，臨床的に胃角部といわれる領域に好発する．胃潰瘍と同じ性質の潰瘍は十二指腸にも発生するので，胃潰瘍と十二指腸潰瘍をあわせて消化性潰瘍 peptic ulcer とよぶことも多い．

　潰瘍とは，粘膜筋板より深い部に達する胃壁，あるいは腸管壁の欠損をさす．粘膜に限局した組織の欠損はびらん erosion とよばれている．潰瘍は組織の欠損の深さにより，Ⅰ度からⅣ度までの4段階に分類できる（図17-3）．すなわち，Ⅰ度の潰瘍 UL-Ⅰは粘膜のみの欠損で，びらんと同一状態である．Ⅱ度の潰瘍 UL-Ⅱは潰瘍による欠損が粘膜筋板を越えるもので，したがって潰瘍底は粘膜下組織に達する．同様にⅢ度の潰瘍 UL-Ⅲは固有筋層に，Ⅳ度の潰瘍 UL-Ⅳは漿膜下組織あるいは漿膜にまでおよぶものをさす．

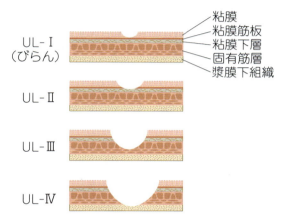

潰瘍を英語で ulcer というので，一般に UL と略される．潰瘍は，深さにより図のように UL-Ⅰ～UL-Ⅳの4つに分類できる．

図 17-3　胃潰瘍の模式図

　胃潰瘍の病理発生でもっとも広くみとめられているのは，胃液による消化作用説である．胃液にはペプシンなどのたんぱく消化酵素と高濃度の塩酸が含まれているが，正常の粘膜は，粘膜上皮から分泌される粘液によって消化を受けないように保護されている．しかし，何らかの原因によって保護が不十分となると粘膜が消化作用により壊死になり，びらんや潰瘍が起こる．原因が取り除かれれば，正常と区別がつかないほどに再生粘膜によって修復されるが，そうでないとより深い潰瘍へと進行する．何が引き金となって粘膜のびらんが起こるのかはよくわかっていないが，近年，らせん状のグラム陰性桿菌であるヘリコバクター・ピロリ菌 Helicobacter pylori が，急性胃炎，慢性胃炎，胃潰瘍の発症に関係していることが判明し，注目されている（コラム⑪参照）．

　臨床的には次のような場合に潰瘍が発生しやすいことが知られている．
①胃液分泌の異常（過剰分泌，空腹時分泌）
②ストレス（特に精神的な緊張の持続）
③非ステロイド性抗炎症薬 nonsteroid anti-inflammatory drug：NSAID の内服
④副腎皮質ホルモンの大量・長期投与（ステロイド潰瘍）

⑤ショック（たとえば重症火傷のとき）

　胃潰瘍は治療の進歩により，よほどの大きな潰瘍でないかぎり内科的治療で治癒する．潰瘍の底部には滲出物・壊死組織が付着し，その下には肉芽組織がある．潰瘍辺縁では粘膜上皮がさかんに再生を行い，潰瘍の治癒期になると再生上皮が潰瘍面に向かってのび，最終的には全体をカバーして瘢痕となり治癒する．

　胃潰瘍には種々の合併症が起こることがある．その代表的なものに，**穿孔** perforation，**穿通** penetration，出血 hemorrhage，瘢痕性収縮による狭窄がある．穿孔は，潰瘍による組織の欠損が胃壁全層におよび，そのため胃の内容物が腹腔内にもれ出てしまうことである．その結果，腹腔内に細菌感染が起こり，急性化膿性腹膜炎という非常に危険な状態をひき起こす．緊急に手術をしなければ致命的である．穿通は潰瘍がゆっくりと進行し，潰瘍底が肝，膵などの周囲の臓器に癒着した状態で潰瘍性病変が癒着臓器の表面や内部にまで達するもので，底部が癒着しているために穿孔からまぬがれることをいう（図17-4）．胃潰瘍からの大出血は，潰瘍のために太い動脈が潰瘍面に露出し，それが潰瘍性病変に侵されて破れるために起こる．大量の吐血，下血があり，ショック状態となり，放置するとしばしば致命的である．出血すると赤血球に含まれるヘモグロビンが胃液中の塩酸と反応して暗褐色の塩酸ヘマチンとなるため，吐血はコーヒー残渣様となる．また，下血のさいには黒色のタール便を排泄する．胃と十二指腸の境界にある幽門輪はもともとせまい部位であるため，この部位に潰瘍が発生すると，瘢痕化による収縮のため幽門狭窄を起こしやすい．

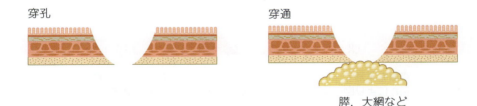

図 17-4　胃の穿孔と穿通の違い

C　ポリープと腺腫

　ポリープ polyp とは，粘膜面から内腔に向かって限局性に隆起する病変をいう．肉眼的には茸のように茎 stalk を有するものから，低い隆起のみのものまでいろいろなタイプが存在する．胃のポリープは大きく2種類に分けることができる．

①過形成性ポリープ
　異型を示さない胃の粘膜上皮細胞の過形成によるもので，もっとも多い胃のポリープである．

②腺腫性ポリープ
　胃粘膜上皮より発生する良性腫瘍で，**腺腫** adenoma ともよばれる．異型をともなう新生腺管でできている．腺腫の5～10％にがんが発生（がん化）するので注意が必要である．
　前述の過形成性ポリープからのがん化は起こらないと考えられている．

D　胃がん

　胃がん gastric cancer は中年以後に多く，男・女比は約2：1である．わが国では胃がんを早期

に発見し治療するための研究がさかんに行われてきた．以前，わが国でもっとも多い悪性腫瘍は男女ともに胃がんであったが，最近では急カーブで増加した男性の肺がん，女性では大腸がんが胃がんを抜いて上位になっている．胃X線検査の二重造影法や胃内視鏡の開発と生検の普及により，胃がんの早期診断が可能となった．早期発見・早期治療を行えば，胃がんは確実に治るものであり，胃がんによる死亡はゆっくりではあるが着実に減少している．

胃がんは胃の上皮組織，つまり粘膜から発生する．部位としては前庭部小弯が多い．しかし，噴門部，大弯，胃底部やその他の部位にも発生する．胃がんは治療と予後の観点から**早期胃がん** early cancer と**進行胃がん**に区別することが多い．

1) 早期胃がん

「がんの浸潤が粘膜または粘膜下層までにとどまるもの」を胃の早期がんという．

がんが粘膜にとどまっていれば99％以上，粘膜下層にとどまるものでは95％前後の5年生存率が得られる．一方，進行がんでは40～50％から10％以下と進行が進むほど悪くなる．日本では地域や職場単位で胃の集団検診が実施され，可能な限り早期の胃がんを発見する努力がなされている．

わが国で広く使用されている「胃癌取扱い規約」によると，胃がんは肉眼的に0～4型の基本型に分けられている*．そのなかで，がんの浸潤が粘膜下層までにとどまる場合が多い0型（表在型）が早期胃がんの基本的な肉眼型で，さらに0型は図17-5，17-6のように0-Ⅰ～0-Ⅲ型に分けられている．

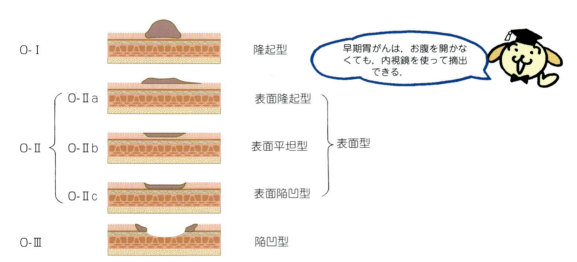

早期胃がんの肉眼的な基本型は0型（表在型）である．0型にはⅠ型（隆起型），Ⅱ型（表面型），Ⅲ型（陥凹型）があり，Ⅱ型はさらにⅡa（表面隆起型），Ⅱb（表面平坦型），Ⅱc（表面陥凹型）に亜分類される．このうちⅡc型が早期胃がんのなかでもっとも頻度の高い肉眼型である．

図 17-5　早期胃がんの肉眼分類

---

*　0～4型のいずれにも分類できないものがあり，その場合は5型（分類不能）とする．

242 各論

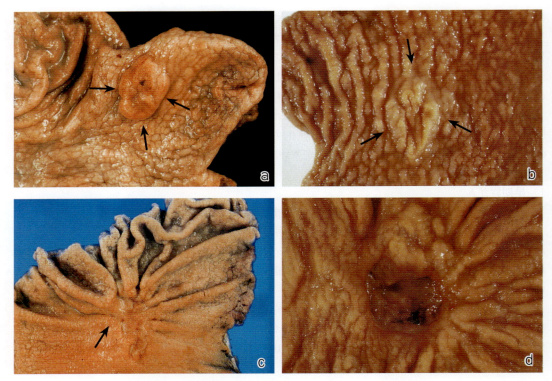

a. 0-Ⅰ型（隆起型）：腫瘍を形成して内腔に向かって突出（矢印）.
b. 0-Ⅱa型（表面隆起型）：中央部の白っぽく見える部（矢印）で，粘膜面よりわずかに隆起している.
c. 0-Ⅱc型（表面陥凹型）：粘膜面よりわずかに陥凹している．左上方（矢印）では境界が不鮮明となっており0-Ⅱb型（表面平坦型）に移行している.
d. 0-Ⅲ型（陥凹型）：0-Ⅱc型と比べて深い潰瘍を形成している.

図 17-6　早期胃がんの肉眼像

2) 進行胃がん

　がん発生の真の原因は遺伝子の異常によることが明らかになりつつあるが，進行胃がんを完全に治すには外科的に胃を切除する以外に方法はない．進行がんで発見された場合，化学療法や放射線療法を併用しても5年生存率は極端に悪くなる．がん細胞が固有筋層より深く浸潤する場合を進行がんというが，胃壁の組織を貫いて腹膜に達した場合，5年生存率は10％以下となる．

　進行がんは肉眼的に1〜4型に分けられる（図17-7）.
　1型：腫瘍形成型で粘膜面から胃内腔に乳頭状または半球状に隆起する型（図17-8）
　2型：潰瘍形成型で周囲との境界が明瞭なもの
　3型：潰瘍形成型で，かつ周囲への浸潤傾向が強いもの
　4型：びまん浸潤型で，周囲との境界が不明瞭なもの

　腫瘍形成型は，幽門近くに発生すると内腔をせばめて通過障害を起こし，潰瘍型は潜在性出血あるいは大出血の原因となる．びまん浸潤型は明らかな腫瘍や潰瘍を形成することなく，がん細胞が胃壁の組織内に広い範囲にわたって増殖するものをいい，進行が早く，胃がんのなかでも特

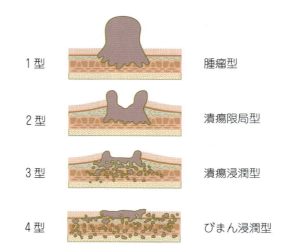

図 17-7　進行胃がんの肉眼分類

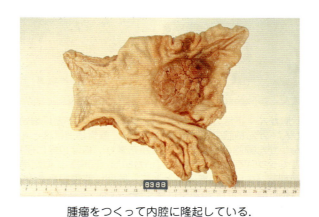

腫瘤をつくって内腔に隆起している．

図 17-8　胃体部小弯に発生した1型進行胃がん

に悪性である．この型は同時に間質結合織の増殖も著明である．このため胃壁は一様に厚みを増して硬くなり，胃の運動がいちじるしく障害される．この場合は特に硬がん（**スキルスがん** scirrhous carcinoma）とよばれる．

　胃がんの多くは組織学的に腺がんである．しかし腺がんとはいっても症例ごとに内容は多彩であり，また同一症例でも部分的に異なった組織像を示すので（図17-9），十分な病理学的検査が必要である．腺がんは胃腺から発生するが，正常な胃腺によく似た構造を示す場合は，乳頭腺がんや分化型腺がんといい，高齢者に多く胃内腔へ隆起性に発育し，周辺組織へ拡大性に増殖する傾向を示して予後はよい．一方，ほとんど腺構造を形成しない場合は低分化型腺がんや未分化がんとよばれ，若年者に多く肉眼的に陥凹型で，周辺組織へ木の根がはったようにびまん性，浸潤性に増殖する傾向を示して予後が悪い．低分化型腺がんのうち腺腔形成がほとんどなく，がん細胞がその細胞質中に粘液を産生充満し，核を一側に押しやるために印環様の形態を示すものを**印環細胞がん** signet ring cell carcinoma という．また，がん細胞のびまん性浸潤性発育とともに，結

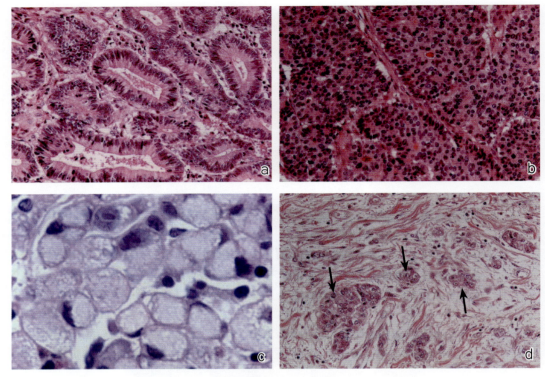

a. 高分化型管状腺がん：正常の腺管構造に似た管状腺がんが密に増殖.
b. 低分化型腺がん：がん細胞の密な増殖からなり，腺管構造はほとんどみられない.
c. 印環細胞がん：がん細胞の細胞質に粘液が充満し，核は辺縁に圧排されてリング状の細胞膜にくっついており，指輪に付いた印形（印環）に似た構造を示す.
d. 硬がん：がん細胞（矢印）の増殖とともに，周囲に膠原線維を主とした結合織の増生がいちじるしい．そのため胃壁は厚く硬くなる.

図 17-9　胃がんの組織像

合織の増生がいちじるしく非常に硬くなるがんを硬がんという.

　胃がんの進展のうえで重要な問題は転移である．リンパ行性転移はまず胃周囲の所属リンパ節に始まり，膵臓・十二指腸の周囲，肝門部リンパ節におよぶ．次いで胸管を経て左鎖骨上窩リンパ節へ転移した場合はウィルヒョウ Virchow 転移という．播種性転移は，胃がんが胃漿膜面に浸潤露出し，腹腔内に種を播く（播種）ように広がるもので，女性であれば腹腔内最下部のダグラス窩に転移をつくりやすく（ダグラス窩転移），また，がん性腹膜炎をひき起こす．卵巣に転移するとクルーケンベルグ腫瘍 Krukenberg tumor といわれる．血行性には肝や肺，その他の臓器に転移する．

3）胃の生検

　胃の X 線診断学や内視鏡の発達に加えて，早期胃がんの発見にはたしてきた胃生検の役割ははかり知れないものがある．なぜなら，浅い潰瘍病変と早期胃がんは，臨床的にしばしば鑑別が困難であり，このような部位から内視鏡で病変を見ながら一部の組織を採取し（直視下生検），顕微

鏡による病理学的検査を行うことによって，はじめてがんかどうかが明らかとなるからである.

わが国には 1971 年から胃がん診断のための病理診断基準があり，胃の生検による結果を簡潔なグループ分類で表現してきた．その後，グループ分類診断基準の見直しが行われ，2010 年 3 月に新グループ分類として下記のように改定された.

グループ 1：正常組織および非腫瘍性病変
グループ 2：腫瘍性（腺腫またはがん）か非腫瘍性か判断の困難な病変
グループ 3：腺腫
グループ 4：腫瘍と判定される病変のうち，がんが疑われる病変
グループ 5：がん

グループ 2 あるいは 4 と診断された場合は，できるだけ早く再生検を行い，確定診断を行う必要がある.

2.3 腸の疾病

A 虫垂炎

俗に盲腸炎といわれる病気は，盲腸の病気ではなく，虫垂（虫様突起 appendix vermiformis）の炎症であり，虫垂炎 appendicitis というのが正しい．ありふれた炎症性の疾患で，どの年齢層にもみられるが若い人に多い．解剖学的に虫垂は細く盲端に終わっており，一度炎症が起こると炎症による浮腫のために出口がふさがれやすく，そうなると内圧が高まるために炎症が虫垂壁を伝わって広がりやすい.

急性虫垂炎は，激しい腹痛，右下腹部の圧痛，発熱，白血球増加などで，急激に発症するが，高齢者や幼児では症状があいまいなことがある．急性虫垂炎は病変の程度から，①カタル性虫垂炎，②化膿性虫垂炎，③壊疽性虫垂炎，の 3 段階に分けられる.

カタル性虫垂炎はもっとも軽く，炎症は粘膜にとどまり，ほとんど完全に治癒し得る．化膿性虫垂炎になると病変ははげしくなり，粘膜には潰瘍を形成し，内腔に膿汁を充満するようになる．病変がはげしい場合には壊疽性虫垂炎となり，虫垂壁は壊死になり，もろくなり，そのため虫垂壁が破れて穿孔を起こし，放置すると腹膜炎へと進む．腹膜炎をともなうようになると治療は難しくなり，経過も長びき，腹膜の癒着や腸の通過障害を残すようになる.

B 腸閉塞症（イレウス）

腸の内容の通過が障害されることを腸閉塞（イレウス ileus）という．急性腸閉塞症は，しばしば緊急の開腹手術が必要で，放置すれば短期間で死亡する．腸閉塞を起こす原因は非常に多いが，大きくは機械的・機能的の 2 種類に分けることができる.

1）機械的腸閉塞症

腸の内腔が嚥下された異物や十二指腸内に排出された胆石，あるいは腸内容が固まってできた糞石などにより閉塞される場合，および腹膜の癒着のために腸管が屈曲し，そのため通過が障害されたような場合に起こる．また，腸管が下位の腸管内に嵌入したり（腸重積），根もとから 180 度以上ねじられたとき（軸捻転），あるいはヘルニアの嵌頓などによっても起こる（図 17-10，図 17-11）．腸重積は乳幼児に多く，回盲部に起こりやすい.

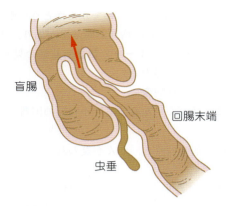

回腸末端部が盲腸内にはまりこんでいる．はまりこんだ回腸の内腔は狭く，腸内容が通過できない．

図 17-10　腸重積の模式図

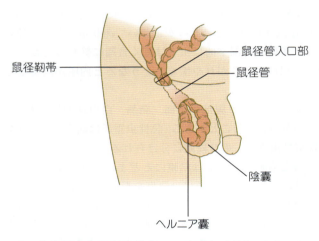

腹腔内の腸管が鼠径管をとおって陰囊内に脱出している．

図 17-11　鼠径ヘルニア

2) 機能的腸閉塞症

　腸の蠕動運動の麻痺によって内容物の通過が障害されるために起こる．開腹手術の後や急性腹膜炎，急性膵炎のときに起こる．

C　ヘルニア

　腹腔は内側を腹膜で，周囲を筋肉や脂肪織で包まれているが，血管や神経などが腹腔内へ入る場所や，反対に腹腔から出ていく場所では腹膜や筋肉による被覆が弱いため，そのような部位から腸管が脱出することがある．このような現象をヘルニア hernia とよぶ．代表的なものに鼠径ヘルニア，臍ヘルニア，横隔膜ヘルニアなどがある．

このなかで鼠径ヘルニアについて少し詳しく述べる．両側の腹壁下部（鼠径部）には腹壁の筋肉とその腱膜，および鼠径靱帯の間に形成された鼠径管とよばれる抵抗減弱部がある．この部は胎生期に，男性では睾丸が腹腔から陰嚢へ下降し，また，女性では子宮を固定する靱帯が下降して大陰唇に付着する．この鼠径管が生まれた後もうまく閉じていない場合，たとえば乳幼児が号泣した際や，高齢になって組織の抵抗が弱まったりすると，腹腔内の腸管などが腹圧により脱出し，ヘルニアが発生する（図17-11）．はじめは容易にもとにもどすことができる．しかし炎症による癒着などにより簡単には腹腔にもどせなくなると嵌頓ヘルニアとなり，腸閉塞症と同様の結果をまねく．

D　腸管の感染症
1）コレラ
　飲料水や食物から経口的に感染する．コレラ菌の毒素により主として小腸が侵される．"米のとぎ汁のような水様便"と嘔吐をくり返し，電解質の喪失と脱水により重篤な症状を呈する．

2）腸チフス
　経口感染によって主として回腸に潰瘍を形成する感染症である．チフス菌は腸よりリンパ節を経由して血行性に広がり，菌血症を起こす．全身性に病変を起こすが，特に肝や脾が著明に腫大する．

3）赤　痢
　赤痢菌の経口感染によって，大腸に潰瘍を形成する急性感染症である．激しい下痢，血便を起こす．アメーバ赤痢はアメーバの経口感染により，大腸に多数の潰瘍を形成する．東南アジアや南米に多いが，日本にも散在性にみられる．

　以上のような感染性疾患は，衛生状態の改善と抗生物質をはじめとする治療の進歩により，わが国にはまれになった．しかし，海外との交流がさかんになるにつれ，旅行先で感染する機会が多くなっているので十分な注意が必要である．

E　クローン病
　クローン病 Crohn's disease は，回腸末端部や大腸に潰瘍を形成する原因不明の炎症性疾患である．瘢痕形成により腸壁が硬くなり，内腔が狭くなるため通過障害を起こす．進行すると潰瘍が穿孔し，腹腔内に膿瘍をつくったり，癒着した腸管との間に瘻孔を形成したりする．

F　潰瘍性大腸炎
　潰瘍性大腸炎 ulcerative colitis は，通常，直腸にはじまり，しだいに口側大腸に向かって連続的に広がっていく慢性の疾患で，病変が増悪と寛解をくり返すのが特徴である．クローン病とは違って病変は粘膜下組織までに限られているが，治りにくく，再発をくり返す厄介な病気である．のちに大腸がんを合併することがある．

248　各　論

G　大腸腫瘍

1）大腸の区分と名称

大腸は結腸と直腸に分けられ，それぞれ以下のように区分される（図17-12）．

［結　腸］
　盲腸：回盲弁の上唇より尾側の囊状部
　上行結腸：盲腸に続き，右結腸曲に至る部分
　横行結腸：右および左結腸曲にはさまれた部分
　下行結腸：左結腸曲からS状結腸起始部に至る後腹膜に固定された部分
　S状結腸：下行結腸に続く部分で，腸骨稜に対応する部位より仙骨上端（岬角）の高さまで

［直　腸］
　直腸S状部：岬角の高さより第2仙椎下縁の高さまで
　上部直腸：第2仙椎下縁の高さより腹膜反転部*まで
　下部直腸：腹膜反転部より恥骨直腸筋付着部上縁まで

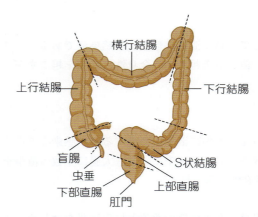

図 17-12　大腸の区分と名称

2）腺　腫

　前出の 2.2「胃の疾病」のポリープで述べたように，肉眼的に隆起している病変をポリープとよんでいるが，腸にもポリープが発生する．小腸にはほとんどみられないが大腸，なかでもS状結腸と直腸に好発する．ポリープには複数の疾患が含まれるが，大部分は腺腫で，**腺腫性ポリープ**とよばれることもある．腺腫の発生は頻度が高く，剖検例における検討では 30〜35％の頻度で発見され，年齢と相関している．大腸がん検診でもっとも多く発見される腫瘍でもある．大きさは米粒大から数 cm くらいで，多発する場合が多い．腺腫の一部はがん化するので注意が必要である．
　大腸に多数のポリープが発生する疾患があり，大腸腺腫症と総称されている．そのなかのもっ

---

*　直腸S状部は前面と側面を腹膜におおわれているが，上部直腸は前面だけが腹膜におおわれている．腹膜は反転し，前面で凹みを形成して男性の場合は直腸膀胱窩，女性の場合は直腸子宮窩（ダグラス窩ともいう）を形成するため下部直腸は腹膜におおわれていない．

とも代表的なものに家族性大腸ポリポーシス familial adenomatous polyposis：FAP がある．これは顕性遺伝により家族性に発生する大腸腺腫症で，そのまま放置すれば95％の高率でがんが発生する恐ろしい疾患である．

3）大腸がん

大腸がんの肉眼型の基本分類は，胃がんの肉眼型分類に準じる．転移の有無にかかわらず，がんが粘膜下層までにとどまり，固有筋層におよんでいない病変を早期がんとすることも胃がんの分類と同じである．

大腸においても胃と同一の考え方により，内視鏡生検材料を対象として，病変の診断（疾患）区分を明確にすることを目的として，上皮性のものにグループ1からグループ5までのグループ分類を行う．生検診断の際には診断名を記載し，それに各グループ分類を併記する．

日本人の大腸がんは欧米人に比べて少なかったが，食生活の欧米化にともない近年増加している．悪性腫瘍の部位別死亡数で大腸がんは女性では第1位，男性では肺がん，胃がんに続き第3位の位置を占めている（第12章，図12-12参照）．

小腸のがんは非常にまれで，ほとんどが大腸に発生する（図17-13）．大腸のうちもっとも発生頻度の高い部位は直腸で，次いでS状結腸，上行結腸の順である．大腸がんの約3分の2は直腸からS状結腸に発生している．胃がんと異なり大腸がんは早期がんで発見される頻度が少なかったが，最近は便潜血検査の普及や内視鏡の発達により早期がんで発見される割合が増えている．大腸がんの多くは，中心に潰瘍をつくり，周囲が堤防状に隆起した形をとり，肉眼的に進行胃がんの2型に相当するものが多い．通過障害による便秘あるいは下痢と便秘をくり返す交代性下痢やがん組織の壊死による出血（血便）などが最初の症状であることが多い．肉眼的に血便がなくとも，検査によって微量の出血（潜血）が発見され，がんの早期発見へとつながることがある．

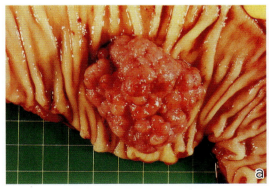
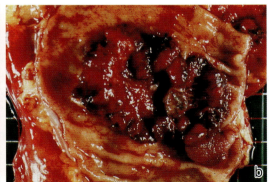

隆起した腫瘤を形成した大腸がん　　潰瘍形成が目立つ大腸がん

図 17-13　大腸がん

4）腺腫のがん化

大腸がんの組織発生については，最初に腺腫が発生し，腺腫が大きくなるにしたがい，腺腫内にがんが発生するという"腺腫のがん化説 adenoma-carcinoma sequence"が一般的にみとめられている．これを説明するのに複数の遺伝子の異常が集積して，腺腫からがんが起こる多段階発

250 各 論

がん説*が提唱されている（第12章，図12-11参照）．10%前後の大腸腺腫ががん化すると考えられているが，特に絨毛腺腫とよばれる腺腫では約50%ががん化する．一方，腺腫を介さず正常粘膜から直接がんが発生するという"新たにできたがん de novo carcinoma"も少なからず存在する．

2.4 肝・胆道・膵の疾病

A 黄疸

黄疸 jaundice とは，血清中のビリルビン bilirubin の濃度が病的に上昇し，全身の臓器・組織が黄色く染まった状態である．強い黄疸があるときは皮膚の色からすぐにわかるが，軽い黄疸では判断がむずかしい．眼球結膜は比較的軽い黄疸でもあらわれやすいから，眼球結膜の黄疸で気づかれることが多い．正確には血清中のビリルビン濃度を調べる方法がある．健康な人では血清中の総ビリルビン濃度は 1mg/dL 以下とされているが，黄疸時にはこの値が増加してくる．重症の場合には 30mg/dL を超えるようにもなる．

ビリルビンは胆汁の主成分であり，肝臓で合成・分泌され，一時胆嚢に貯蔵・濃縮されて，十二指腸乳頭部から排泄される．黄褐色の色素で，尿と糞便に特有の色調を与えている．

ビリルビンの素材は赤血球の破壊に由来するヘモグロビンである．ヘモグロビンは脾臓を主とする全身の細網内皮系細胞に取り込まれて分解され，ビリルビンに変化する．これは血漿たんぱくと結合して間接型ビリルビンの形で肝臓に運ばれる．次いで肝細胞に取り込まれ，肝細胞内で加工されて直接型ビリルビンにつくりかえられる．肝臓は胆汁を分泌する一種の外分泌腺であり，直接型ビリルビンは毛細胆管といわれる細い管に排泄される．毛細胆管は小葉間胆管を経て肝臓を出る．最後には総胆管をとおって十二指腸乳頭に開く．このようにビリルビンは複雑な過程を経て生成・排泄される．黄疸はそのどこかに障害があると起こり，障害の部位によりそれぞれに特徴的な黄疸が発生してくる．ここでは一般的な分類にしたがって3種類に区別して説明する（図17-14）．

1）溶血性黄疸

何らかの原因で大量の赤血球が破壊され，多量の間接型ビリルビンがつくられると，肝臓で処理しきれないで血液中に停滞・増加して黄疸が起こる．母・胎児の Rh 血液型不適合妊娠で生まれてくる児に発生する新生児重症黄疸や，溶血を起こすような各種の溶血性貧血にともなう黄疸などがよい例である．したがってこの場合には，黄疸の原因は肝臓にあるのではなくて血液の方にあるのであるが，肝細胞障害が共存すると黄疸はますます増強する．血清中に増加するビリルビンは間接型ビリルビンである．

2）肝細胞性黄疸

肝細胞に障害があって発生する黄疸で，その発生機序は複雑である．肝細胞が障害されるので，血中に間接型ビリルビンが増加するが，同時に毛細胆管が破れて血中に胆汁が流れ込むので直接型ビリルビンも増加する．急性ウイルス性肝炎や薬物中毒による黄疸が代表的である．

---

* がん抑制遺伝子の不活化による正常細胞の過剰増殖→がん遺伝子の活性化またはがん抑制遺伝子の不活化による腺腫の発生・増大→別のがん抑制遺伝子の不活化による腺腫のがん化．

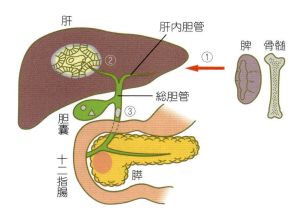

①脾臓や骨髄で過剰な赤血球破壊が起こると，肝臓で十分に処理できず，間接型ビリルビンが増加し，溶血性黄疸を起こす．
②肝細胞が障害された場合，間接型と直接型ビリルビンの両方が増加して肝細胞性黄疸となる．
③胆石や腫瘍などで，胆管が閉塞すると直接型ビリルビンが増加する閉塞性黄疸となる．

図17-14 ビリルビン生成の機序と黄疸の発生

3) 閉塞性黄疸

胆管系，つまり毛細胆管から十二指腸乳頭までのどこかに閉塞があるときに発生する．閉塞部位から上流側には胆汁がうっ滞し，血液中に逆流して黄疸を起こす．そのため血清中に増加するのは主に直接型ビリルビンである．検査ではビリルビンとともに血清中のアルカリフォスファターゼ値が上昇するのが特徴である．

閉塞の原因には次のようなものがある．

①先天性胆道閉鎖症

生まれたときから，肝門より十二指腸乳頭に至る間の胆管のいずれかの部分が閉塞している状態を **先天性胆道閉鎖症** といい，手術によって胆汁を腸に排泄できるようにしなければ，肝機能不全によって死亡する．

②胆道の異物－胆石症

詳細は「F 胆嚢炎と胆石症」で述べる．

③腫瘍

胆管に発生したがんを **胆管がん** という．総胆管は直径5mm程度の細い管であるので，がんがあまり広がらないうちに内腔が閉塞され，そのため早期より黄疸があらわれる．総胆管は十二指腸に開く直前で膵頭部に入り，膵管と合流して十二指腸乳頭に開く．このため膵臓のこの部位に生じたがん（**膵頭部がん**）も総胆管を圧迫し，黄疸を起こす．また胆嚢がんや胃がんなどが総胆管周囲に浸潤したり，リンパ節に転移したりして総胆管を圧迫することによっても黄疸が起こる．

B ウイルス性肝炎

肝炎とは肝臓に起こる炎症のことをさす．肝炎は主な原因としてウイルス，アルコール，薬物

252　各　論

によって引き起こされるが，そのほかに自己免疫や胆道疾患による肝炎もある．肝炎のなかでもっとも多いのはウイルス性肝炎 viral hepatitis で，一般的に肝炎といえばウイルス性肝炎をさす．

　ウイルス性肝炎の原因となるウイルスの種類は現在まで 7 種類がわかっている．このうち A 型肝炎，B 型肝炎，C 型肝炎については，ウイルス学的に多くの知見が得られており，A 型肝炎や B 型肝炎に対してはワクチンも開発され，C 型肝炎に対してはインターフェロンによる治療法も進んできている．その他 D, E, G, TTV 型肝炎がある．

　A 型肝炎の原因ウイルスは大便のなかに排泄され，種々の経路を経て経口的に感染する．そのために食物や飲み水を介して衛生環境が劣悪な地域でまん延しており，集団発生することも多い．子どもがかかりやすいが，慢性肝炎に移行することはなく，治りやすい肝炎である．

　B 型肝炎は血清肝炎ともいわれ，経皮的に感染し，多くは輸血に際して伝播される．ウイルスは B 型肝炎ウイルス hepatitis B virus：HBV とよばれ，ウイルスの一部である HBs 抗原や HBc 抗原が，血清中や肝細胞内に証明される．A 型肝炎とは違って，約 10% の患者は慢性肝炎や肝硬変などの重篤な病気へ移行するため十分な治療が必要である．

　B 型肝炎に感染している母親から生まれた子どもの多くが，乳児期に感染し，若い時期に肝硬変から肝がんへと進行していくことが最近の研究により明らかにされている．この母子感染を防ぐためには，生後すぐからのワクチン接種が必要である．現在，HBs 抗原陽性の血液は輸血に使用されなくなっており，輸血後の B 型肝炎の発生は 1% 以下となった．

　C 型肝炎は，C 型肝炎ウイルスによる肝炎で血液を介して感染し，急性肝炎の約 4 分の 1 を占めている．この型の肝炎は劇症化することはまれであるが，非常に慢性化しやすく，約 60% が慢性肝炎や肝硬変へ移行し，その約 70% に肝がんが発生するといわれ，B 型肝炎と同様に厄介な病気である．

　表 17-1 は A 型，B 型，C 型肝炎についてわが国での感染頻度，感染源，肝炎の経過などについてまとめたものである．

　ウイルス性肝炎のときに発生する肝細胞障害は，肝細胞内で増殖するウイルスに対して，宿主の免疫反応が働く結果だと考えられている．このとき肝細胞内に存在する種々の酵素が，肝細胞

表 17-1　ウイルス性肝炎の比較

肝炎の種類	キャリア数	感染経路	感染源	肝炎の経過	劇症肝炎	慢性化	肝硬変／肝がんへの移行
A 型		経口感染	飲食物	急性肝炎	たまにあり	なし	なし
B 型	110〜140万人[*1]	血液, 垂直感染[*2], 水平感染[*3]	輸血, 母子感染, 家庭内感染, 性行為感染	急性肝炎	たまにあり	あり	あり
C 型	190〜230万人[*1]	血液, 垂直感染, 水平感染	輸血, 母子感染, 性行為感染	急性肝炎 慢性肝炎	たまにあり	多い	多い

＊1　厚生労働統計協会編（2019）国民衛生の動向 2019/2020, p.144.
＊2　垂直感染：親から子に直接感染するもので，母親の体内にいる胎児に胎盤を介して，あるいは出産時に産道を介したり，出産後の授乳を介して感染すること．
＊3　水平感染：患者から排出された感染性ウイルスが，皮膚や呼吸器，咽頭，消化器，眼，泌尿・生殖器粘膜などを介して感染する場合や，輸血や汚染注射針などを介して感染すること．

の破壊により血中に流れこむ．そのなかでもアスパラギン酸アミノトランスフェラーゼ（AST）とアラニンアミノトランスフェラーゼ（ALT）は特に肝細胞に多く含まれるために，肝細胞障害の強さを知る目安としてよく使われている．たとえば，正常な人のALTは40単位/L以下であるが，急性肝炎のときには3,000〜4,000単位/Lにも達する．

ウイルス性肝炎は臨床的および病理学的変化の度合いから以下のような各型に分けられる．

1) 急性肝炎（軽症型肝炎）

普通の肝炎で，軽症型肝炎のことである．黄疸や全身倦怠感などで発症する．肝細胞障害はびまん性にみとめられるが，残っている肝細胞の旺盛な再生により，数カ月の治療によりほぼ正常に回復する．

2) 重症肝炎

ウイルス性肝炎の約1%がこの重症肝炎となり，その約3分の2が発症後数週間以内に死亡する非常に恐ろしい病気である．大部分の肝細胞が一度に急激に壊死におちいるために，肝臓は普通の大きさの半分くらいにまで小さくなっている．

3) 慢性肝炎　chronic hepatitis

大人がB型肝炎にかかった場合，約10%が慢性肝炎に移行するといわれている．C型肝炎はB型肝炎よりもより高頻度（20〜50%）に慢性化することが最近明らかにされている．慢性肝炎は感染時期が不明で，食欲不振や全身倦怠感を訴え，血液検査によってはじめて慢性肝炎であることが判明する場合が多い．この病気は血清のALTが50〜200単位/Lのあたりを上下していて，安静にしていれば症状は落ちつくが，仕事をしたりして少しでも無理をすると再燃しやすいという特徴がある．ゆっくりと進行し，肝細胞の壊死と再生をくり返し，やがては肝硬変という厄介な病気へと進行する．

C　脂肪性肝障害

1) アルコール性肝障害

欧米ではアルコール性肝炎は，肝疾患の原因としてもっとも重要なものである．わが国でも近年アルコール摂取量の増加とともに，アルコールによる肝障害 alcoholic liver disease が増えてきている．

一般にアルコールを1日60g（ビール中瓶3本分），女性や酒に弱い人で1日40g（ビール中瓶2本分）を飲んでいる人は「過剰飲酒」と位置づけられ，5年間常習的に飲み続けるとアルコール性肝障害を起こすといわれる．初期には肝細胞の脂肪変性が起こり，脂肪肝 fatty liver といわれる状態になる．正常の肝臓では肝重量の約5%は脂質であるが，30%以上の肝細胞に脂肪化があればアルコール性脂肪肝という．黄疸や血清トランスアミラーゼ値の上昇をともなう肝炎様症状があらわれることがあり，アルコール性肝炎といっている．脂肪肝は可逆性で，アルコール摂取を絶って適切な食事をとれば，数週間で消失する．しかしアルコール摂取を続ければ，肝細胞障害と線維の増加が続き，肝硬変へ移行していく．

254　各　論

2）非アルコール性肝障害

　近年，メタボリックシンドローム患者の急増にともない，アルコール過剰摂取によらない非アルコール性脂肪性肝疾患 non-alcoholic fatty liver disease：NAFLD が急増している．NAFLD では肝細胞に大小の脂肪滴が 5％以上みとめられるものを脂肪肝と定義している．脂肪肝だけであればまだ病気とはいえないが，放置していると肝細胞変性・壊死・炎症などの病変を示す非アルコール性脂肪性肝炎 non-alcoholic steatohepatitis：NASH が起こり，さらに肝臓の線維化や肝硬変，肝細胞がんに進行することがある．

D　肝硬変症

　肝硬変症 liver cirrhosis の原因としては，慢性ウイルス性肝炎，何らかの慢性中毒性障害，栄養不良状態などが考えられている．

　肝硬変になると，肝臓の正常構造が失われ，肝細胞の脱落と線維化により，硬くなり，大きさも小さくなる．ここまで病変が進むともとどおりに回復することはできなくなる．肝臓の正常な血流は障害され，肝機能も十分には働かなくなり，以下のような重篤な合併症をひき起こす．

1）肝脳症候群 hepatic encephalopathy

　肝機能が十分に働いていない（肝不全）ため，たんぱく質が体内で代謝されて産生されるアンモニア等の有毒物を解毒できないようになる．これらの有毒物が増加してくると意識レベルが低下し，最終的には昏睡におちいり死亡する．これを肝性昏睡 hepatic coma という．

2）門脈圧亢進症 portal hypertension

　胃・腸・膵臓・脾臓などからの血液は，門脈を介して肝臓に集められる．この血液は種々の代謝・解毒を受けた後，最終的には心臓にもどり再び全身に循環していく．肝硬変では肝内の血流がスムーズに行われないため，血液はうっ滞して門脈圧が上昇し，門脈圧亢進症となる（第 4 章「循環障害」参照）．門脈は他の多くの静脈とも連絡しているために，圧が高くなると門脈血は脇道をとおって心臓へかえるようになる．この脇道に相当する血管を側副血行路（旁側路）collateral circulation という．このなかで特に重要なものは，脾静脈と胃静脈をとおって下部食道へ達するルートで，これが進行すると下部食道壁の静脈が強く拡張し，粘膜の表面にもり上がってくる．これを食道静脈瘤（図 17-15，第 4 章の図 4-6・4-7 参照）といい，食物が通過するときなどに簡単に破れて大出血（吐血）を起こし，そのまま出血死したり，肝不全を増強して死亡したりする．肝硬変患者の 15％は食道静脈瘤の破裂で死亡し，約 35％は破裂後の肝不全で死亡する．そのほかに腹壁静脈の怒張（メズーサの頭）もみられる．脾臓の腫大や腹水の貯留なども門脈圧亢進症時によく起こる症状である．

E　肝がん

　肝がん liver carcinoma にはその発生母地の違いから，①肝細胞がん hepatocellular carcinoma，②肝内胆管がん cholangiocarcinoma の 2 種類が存在する．

　肝硬変があると非常に高い頻度で肝細胞がんが発生する．特に B 型肝炎から肝硬変へと移行して死亡する患者の半数近くが肝細胞がんを合併している（図 17-16）．その肝細胞がんの遺伝子の

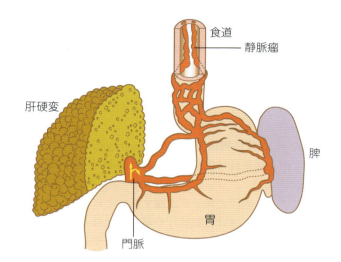

肝臓内を血液がとおりにくくなっているので，門脈血の一部は胃の静脈を介して食道静脈へ達し，静脈瘤を形成する．脾の血流も増し，うっ血のため脾が腫大する．

図 17-15 肝硬変による門脈圧亢進症と食道静脈瘤の発生

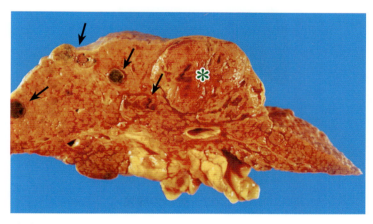

中央上部に大きな腫瘤（＊）を形成し，それ以外にも小さな腫瘤（矢印）が多発している．胆汁産生のため暗褐色に見えるものもある．残りの肝組織は肝硬変のため小さな結節に細分されている．

図 17-16 肝がん

なかに，B型肝炎ウイルスの遺伝子が組み込まれていることが明らかになり，B型肝炎ウイルスの発がん性が大きな問題となっている．また，C型肝炎ウイルスの発見により，C型慢性肝炎→肝硬変→肝細胞がんの関係が注目されている．一方，アルコール性肝硬変から肝がんが発生することは少ないとされていたが，最近増加の傾向にあることが注目されている．

肝細胞がんは発生母地である肝細胞に類似し，胆汁分泌や脂肪・糖を貯蔵する能力などの機能を保持している．胎児期の肝細胞が合成しているアルファフェトプロテイン α-fetoprotein やビタミンK欠乏により生じる異常たんぱく質である PIVKA-Ⅱ（ピブカーツー）[*1]を血液中に分泌するため，肝細胞がんの診断や広がりの目安として臨床的に利用されている．

肝内胆管がんは肝臓の胆管上皮から発生するがんで，肝細胞がんにくらべて頻度は低い．

F 胆嚢炎と胆石症

胆嚢炎のうち，比較的多いのは慢性胆嚢炎 chronic cholecystitis で，しばしば胆石症をともなっている．慢性炎症によって壁が線維性に肥厚した胆嚢は，その機能も低下し，胆嚢造影法によって造影されない場合がある．

胆石は胆汁組成の異常により，胆汁の成分が沈殿することによって生じるとされている．たとえば慢性胆嚢炎では，炎症によってはげた組織片や細菌の塊などが核となると同時に，胆嚢の濃縮機能が変化して胆汁の組成に異常が起こることから，胆石が生成されやすくなっていると考えられている．胆石は肝内胆管，胆嚢，肝外胆管のどこにもできるが（図17-17），胆嚢内および肝内にもっとも多い．胆石による刺激で胆嚢炎や胆管炎，膵炎などが合併する．胆管内の胆石は胆汁の通過を障害して閉塞性黄疸をひき起こす．

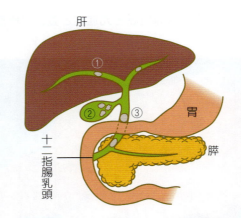

① 肝内結石 ② 胆嚢結石 ③ 総胆管結石

図 17-17 胆石の種類

G 膵 炎

1）急性膵炎 acute pancreatitis

急性膵壊死ともいわれる重篤な膵疾患で，暴飲・暴食の後に起こることが多い．また肥満した人に多い．急激な腹痛，嘔吐，発熱などの症状を示し，死亡することもある．急性腹症[*2]の一つに数えられる．急性膵炎の発生については多くの説があるが，その根本は膵液による自己消化で

[*1] protein induced by vitamin K absence-Ⅱ．肝で合成される凝固活性をもたない異常プロトロンビン．肝細胞がん患者で高値を示す．
[*2] 急性に発症する痛み，圧痛，筋緊張などがあって，迅速な診断と緊急の処置を必要とする腹腔内の重篤な病変．急性虫垂炎が代表的である．

ある．膵液は脂質，たんぱく質，炭水化物などを分解する種々の強力な消化酵素を含んでいるから，その組織融解・壊死のはげしさが想像できるであろう．

それでは，正常では起こらない自己消化がなぜ発生するのであろうか．いろいろな原因がいわれてきたが，膵管へ胆汁が逆流し，膵液の活性化が起こることが重視されている．膵管は十二指腸に開く直前で総胆管と合流し，膵液は胆汁と一緒に十二指腸乳頭から排泄される．胆石や十二指腸乳頭部付近の炎症などにより出口がふさがれると膵液がうっ滞し，膵組織内にもれ出て自己消化が起こるようになる．

膵液中の酵素の一部は血中に入りこむ．臨床的には血清中や尿中のアミラーゼが測定され，その値は急性膵炎の重篤度とよく比例し，治療効果の目安になっている．

2) 慢性膵炎 chronic pancreatitis

慢性膵炎とは 6 カ月以上にわたって膵炎の症状があるものをいい，外分泌組織が少しずつ壊されて萎縮し，線維が増加して膵組織が硬くなっている．血清アミラーゼ値も上昇している例が多い．膵液の産生が低下するので，消化不良や吸収不良の原因となる．

H 膵がん

膵臓は頭部・体部・尾部の 3 部分に区別されるが，膵がん pancreatic carcinoma は頭部に発生することが多い．膵頭部のがんは付近に総胆管や十二指腸乳頭が存在するため，これらを圧迫して早期から閉塞性黄疸を示すことが多い．膵頭部には重要な血管や神経が多く集まっていて，それらを巻き込んで発育しているため，たとえ早期に発見されても予後は悪いことが多い．一方，体部・尾部に発生したがんは臨床症状を示すことが遅く，早期の発見が困難である．膵がんの治療成績が悪い理由はこういう事情によっている．

［参考文献］

1．日本胃癌学会編（2017）胃癌取扱い規約　第 15 版，金原出版．
2．杉原健一監修，五十嵐正広ほか編（2017）大腸疾患NOW 2017-2018，日本メディカルセンター．
3．小俣政男監修，椎名秀一朗ほか編（2014）肝疾患Review 2014-2015，日本メディカルセンター．
4．与芝真監修，安田宏ほか（2003）一目でわかる肝臓病学　第 2 版，メディカル・サイエンス・インターナショナル．
5．大谷克弥（2003）ピロリ菌で分かった胃の新しい病気たち，現代書林．
6．多田正大（2002）潰瘍性大腸炎とクローン病，日本メディカルセンター．
7．宮田道夫（1997）胃の話，悠飛社．
8．肝炎情報センターホームページ．
9．Longo, D., Fauci, A., Kasper, D., Hauser, S., Jameson, J., Loscalzo, J. (2011) Harrison's Principles of Internal Medicine, 18th edition, McGraw-Hill Professional.

258 　各 論

［学習課題］

(1) 食道がん，胃がん，大腸がんの好発部位を述べることができる．
(2) 胃潰瘍の合併症を述べることができる．
(3) 早期胃がんと進行胃がんの違いを述べることができる．
(4) 胃がんの転移様式を述べることができる．
(5) Ａ型，Ｂ型，Ｃ型肝炎の違いを説明できる．
(6) 肝硬変の合併症を述べることができる．
(7) 疾病の診断や治療経過の観察のため，しばしば測定される血清中の酵素やたんぱく質の意義について説明できる．
　　① AST，ALT
　　② アルファフェトプロテイン，PIVKA-Ⅱ（ピブカーツー）
　　③ アミラーゼ

キーワード

食道がん　　胃潰瘍　　ヘリコバクター・ピロリ菌　　ポリープ　　胃がん　　虫垂炎
腸閉塞（イレウス）　　ヘルニア　　腸重積　　大腸がん　　家族性大腸ポリポーシス
腺腫のがん化説　　多段階発がん説　　黄疸　　ビリルビン　　胆管がん　　ウイルス性肝炎
脂肪肝　　肝硬変　　肝がん　　胆石　　膵炎　　膵がん

コラム ⑪

ヘリコバクター・ピロリ菌

　ヘリコバクター・ピロリ菌 *Helicobacter pylori*（*H. pylori*）の発見により，オーストラリアの病理医ロビン・ウォーレンと消化器内科医バリー・マーシャルの両氏は2005年のノーベル生理学・医学賞を受賞した．ウォーレン氏は1970年代末に胃の組織検査でらせん状の細菌が集まり，胃粘膜に炎症を起こしていることを発見し，マーシャル氏は1982年にこの細菌の分離と培養に成功し，自ら菌を飲んで胃炎を起こし抗生物質により治ることを示した．
　感染はピロリ菌が胃粘膜上皮に接着することで胃に感染する．次いでピロリ菌の*cagA*遺伝子（*cytotoxin-associated gene A*）から分泌されるたんぱく質であるCagAが胃の上皮細胞に移入されるとシグナル伝達系に影響をおよぼして細胞間接着の解離，細胞の分化・増殖・アポトーシスを引き起こす．その他，ピロリ菌から分泌された毒素やウレアーゼによって生じたアンモニアなどにより胃粘膜上皮が傷害され，胃炎や潰瘍を形成したり胃の粘膜のリンパ組織（mucosa-associated lymphoid tissue：MALT）から発生する低悪性度の胃リンパ腫であるMALTリンパ腫や腺がんが発生するようになる．
　日本人では90％の人がピロリ菌に感染していて，今日では慢性活動性胃炎，びらん，潰瘍の主病因として，またMALTリンパ腫や胃がんの原因であることも明らかとなり，除菌治療を行うことによって消化器症状は消失し，難治性消化性潰瘍の治癒促進や再発を防止する．またMALTリンパ腫は消退し，胃がんの発生が抑制されることが証明されている．このようにピロリ菌の発見が胃の病気の概念を大きく変えることになった．

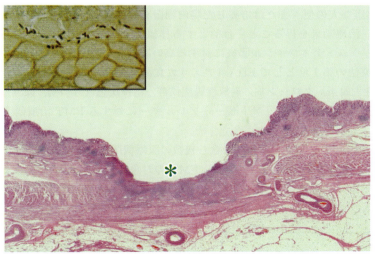

固有筋層に達する胃潰瘍（＊）と辺縁の粘膜表面にみとめられたピロリ菌（左上の挿入図で黒く見える桿菌：ワーチン・スターリー染色）

コラム⑫

腸内細菌を移植して病気を治す

われわれの体にはたくさんの細菌が常在している．その数は数百兆個といわれ，人間の総細胞数（約37兆個）をはるかに上回るものである．常在菌の90％は腸内に生息しており，その種類は千種を超え，重量にすると1.5〜2kgに相当する．この腸内菌生態系は一般に腸内細菌叢または腸内フローラとよばれている．フローラとはさまざまな植物が群生する「花畑」を意味する．腸内細菌叢の主な生理機能は，①病原体の侵入の防御と排除，②食物繊維の消化による短鎖脂肪酸の産生，③ビタミンなど種々の生理活性物質産生による腸管の免疫力向上——などである．

ここ数年の科学の進歩によって，特に次世代シークエンサーを用いた微生物叢microbiota（microbiome）の遺伝子解析によって，腸内細菌叢は生体の恒常性維持に重要な役割を担っているだけでなく，下痢や便秘といった腸疾患に限らず，肥満症，アレルギー，喘息，自閉症，うつ病，がん，動脈硬化などのさまざまな疾患の発症においても腸内細菌叢の乱れや多様性の減少が関与していることが明らかになった．

たとえば，実験的に肥満ネズミの腸管内容をやせているネズミの糞で入れ替えると，肥満ネズミがやせるようになる．また，攻撃性のあるネズミの腸管内容を温厚なネズミの糞で入れ替えると，ネズミの攻撃性をやわらげることができる．このように腸内細菌叢の変化が病気の発症にも深く関係していることから，薬物治療が効かない患者に対して，健康な糞便微生物を利用する治療法の開発も考えられるようになってきた．それが，糞便微生物移植法 fecal microbiota transplant：FMT である．

FMT は健康な人の便，または培養した腸内細菌を対象患者の腸管に内視鏡で移植することにより，治療効果を得ることを目的とする移植術である．現在，FMT により再発性クロストリジウム・ディフィシル腸炎に対する高い有効性が臨床試験で証明され，2014年より選択治療法の第1位としてFDA（アメリカ食品医薬品局）が承認している．そのほかに，潰瘍性大腸炎，クローン病，過敏性腸症候群，精神疾患（うつ病，躁うつ病，パニック障害など），糖尿病（2型），アトピー・アレルギーに対する FMT 治療研究も進められている．

日本では2013年より私立大学病院を含む複数の医療機関で潰瘍性大腸炎やクローン病に対する FMT の臨床試験が行われている．FMT の対象となる疾患や治療効果などについては依然未知な要素が多く残されているものの，これまでの医療のアプローチとは違ったかたちで病気の治療や予防に役立つことが期待されている．

18

内分泌器系

[学習目標]

1. 各内分泌臓器が分泌するホルモンをあげ，その機能亢進と機能低下について，ホルモンの作用機序と症状の関係を理解する.
2. 内分泌臓器の腫瘍にはどのような特徴があるか，機能性腫瘍では腫瘍の産生するホルモンと症状を関連づけて理解する.
3. 自己免疫と関連した内分泌臓器の病気にはどのようなものがあるかを理解する.

1 内分泌器の形態と機能

ホルモンとは内分泌臓器より血中に分泌される少量でも効果の大きい物質である．ホルモンはからだ全体のバランスのとれた成長を促し，全身のいろいろな臓器の調和をとりながら恒常性を維持している．また，からだを男らしく，あるいは女らしく成熟させ，生殖に深くかかわっている．

このようなホルモンを分泌する内分泌腺の主なものを図18-1にあげる．それぞれいろいろな作用をもつホルモンを分泌するとともに，**視床下部一下垂体系**によってホルモン分泌がコントロールされている（図18-2, 18-3）．たとえば，血液中の甲状腺ホルモンが多くなると，視床下部からの甲状腺刺激ホルモン放出ホルモン（TRH）と下垂体の甲状腺刺激ホルモン（TSH）分泌が抑制されて，甲状腺でのホルモンの分泌を抑制する．逆に甲状腺ホルモンが減少すると，TRHやTSHの分泌が促進されて，甲状腺にホルモンを合成分泌するように指令が届く．副腎皮質ホルモンも副腎皮質刺激ホルモン放出ホルモン（CRH）や副腎皮質刺激ホルモン（ACTH）によって同様のコントロールを受けている．このような機構を**フィードバック調整**という．また血糖とその調整ホルモンであるインスリン，あるいは血清カルシウムと副甲状腺ホルモンも互いに拮抗するよう

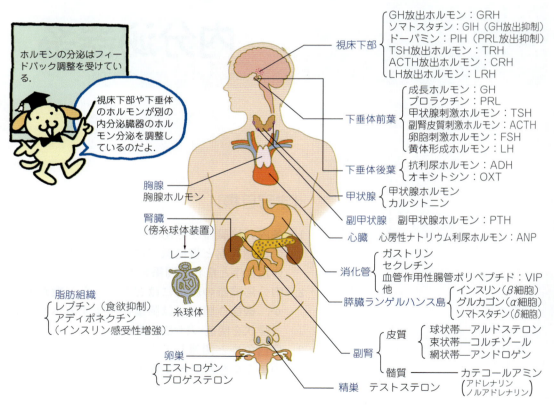

古典的内分泌臓器（下垂体，甲状腺，副甲状腺，膵臓ランゲルハンス島，副腎，性腺）以外の心臓や消化管，脂肪組織などで産生されるホルモンもある．

図18-1　内分泌臓器とその産生ホルモン

18 内分泌器系

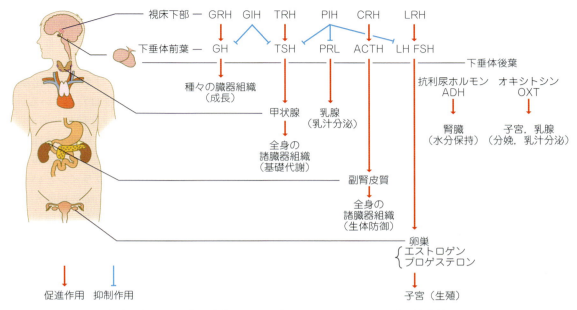

視床下部－下垂体で産生される種々のホルモンは，それぞれ特異的に全身の他の内分泌腺から産生されるホルモン分泌を調整している．（略語は図18-1参照）

図18-2　視床下部－下垂体系のホルモンとその作用

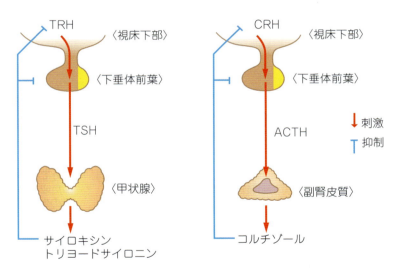

甲状腺ホルモンが増加すると（左），血液を介してその情報が下垂体に伝えられ，下垂体前葉からのTSH分泌を抑制する．このため血中TSHの減少により，甲状腺ホルモンの産生分泌が低下する．ほかに視床下部を介して働く経路もある．副腎皮質のコルチゾール産生分泌（右）についても同様のフィードバック調整が働いている．

図18-3　フィードバック調整

に同様なフィードバックによって調整されている．内分泌臓器から分泌されたホルモンは，血流を介して全身の臓器組織に送られるが，それぞれのホルモンに感受性のある細胞の受容体（レセプター）と特異的に結合して，その作用が発揮される．

　古典的な内分泌臓器に加えて，心臓や消化管にもホルモン産生細胞の存在が確認されている．心房性ナトリウム利尿ホルモンや消化管ホルモンがその代表例である．消化管内にある内分泌細胞は，種々の消化管ホルモンを分泌し，消化管の運動，消化，吸収に重要な役割をはたしている．

　ホルモンをはじめとして，細胞にいろいろな刺激を与える物質を**サイトカイン**と総称するが，このようなホルモン様物質のなかには血流を介さずに，自分の周囲の細胞に対して効果を発揮する**パラクライン**といわれる作用機序をもつものもある（第6章 **2**「免疫系のしくみと働き」参照）．また分泌した物質が同じ細胞のレセプターと結合して自分自身に作用する**オートクライン**という作用機序をもつサイトカインもある．たとえば，膵臓ランゲルハンス島（ラ氏島）のδ細胞から周囲の組織中に分泌されるソマトスタチンは，ラ氏島内のα細胞のグルカゴン分泌や，β細胞のインスリン分泌をパラクラインによって抑制するとともにδ細胞自身のソマトスタチン分泌をオートクラインにより調整している．このように近年内分泌の概念がより広義に，大きく変わりつつある（図18-4）．

　ホルモンを分泌する内分泌腺の病気の大部分はホルモンの分泌量の異常によって起こる．すなわちホルモンが多くつくられすぎる**機能亢進症**と，逆にホルモンの不足による**機能低下症**とがある．機能亢進症の原因としては，ホルモン産生細胞が何らかの原因で増えてしまう過形成や，生物活性のあるホルモン産生能を有する腫瘍がある．機能低下症の原因としては，炎症や腫瘍によ

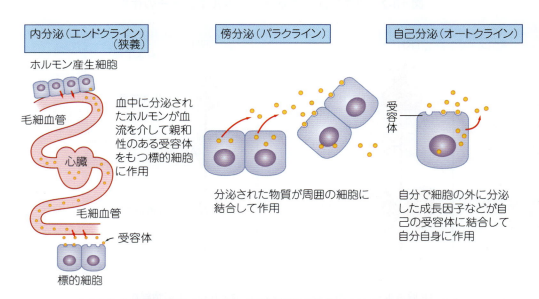

ホルモン産生細胞から血流を通して標的臓器に作用する古典的ホルモンの作用機序（左）以外に，ある細胞が産生した物質（サイトカイン）がその周囲の細胞に作用する傍分泌（中）や，産生した物質がそれを産生した細胞自身に働く自己分泌（右）によって組織や細胞の機能が調整されている．

図18-4　細胞間情報伝達（広義の内分泌）

る内分泌腺組織の破壊などがある．ホルモンの不活性化障害やレセプター異常が機能亢進や機能
低下の原因となることもある．

　機能亢進症を起こす腫瘍は，正常のホルモン産生の調整機構からはずれて，自律性にホルモン
を産生する．このため血中のホルモンが増加し臨床症状が出現する．このような腫瘍は機能性腫
瘍とよばれる．機能性腫瘍には正所性ホルモン産生腫瘍と，異所性ホルモン産生腫瘍の2つがある．
正所性ホルモン産生腫瘍とは，正常組織が産生しているホルモンとそこから発生した腫瘍が同じ
ホルモンをつくる場合である．異所性ホルモン産生腫瘍とは，たとえば肺がん（主に小細胞がん）
が副腎皮質刺激ホルモン（ACTH）を産生し，このため副腎皮質ホルモンがたくさん産生されてクッ
シング症候群をひき起こすような場合である（後述）．すなわち，腫瘍の発生母地である正常組織
では産生されないホルモンを腫瘍が産生する場合で，このような腫瘍を異所性ホルモン産生腫瘍
という．

2 主な疾病

2.1 脳下垂体（下垂体）

　視床下部は第3脳室底の部分にあり，下垂体と漏斗によって連なっている．視床下部は下垂体
ホルモンをコントロールするさまざまなホルモンを分泌している．

　下垂体は視床下部とつながる柄によってトルコ鞍内に突出する重さ 0.6g 前後の小さな臓器であ
る．下垂体はさらに前葉と後葉に分けられる．前葉は好酸性細胞，好塩基性細胞，嫌色素性細胞
の3種類の上皮細胞より構成される．後葉は神経組織であり，視床下部の神経細胞でつくられた
ホルモンが神経線維をとおってここから分泌される．前述のように，下垂体のホルモンのなかには，
他の内分泌腺の機能を調整するものがあり，下垂体は内分泌腺の上位中枢といわれている．

A　下垂体性巨人症および先端巨大症

　成長ホルモンの過剰分泌が成長期の小児に起こると，身長が異常に高い下垂体性巨人症
pituitary gigantism となる．成人に起こると先端巨大症 acromegaly となり，手足の指の骨や下顎
の骨などが肥厚し，特有の顔貌になる．また内臓を含めた全身の組織の肥大と代謝の亢進をとも
なう．糖尿病や高血圧の合併もしばしばみられる．原因は下垂体の腺腫＊（成長ホルモン産生腺腫）
によるものが多い．下垂体腺腫が大きくなると，トルコ鞍上部を走る視神経を圧迫し，視力障害（半
盲）を合併するようになる．

B　クッシング病

　下垂体の腺腫が ACTH を持続性に分泌すると，副腎皮質は過形成を示し厚くなり糖質コルチコ
イド（コルチゾール）の分泌が増し，後述するクッシング症候群の症状をあらわしてくる．クッ
シング症候群のうち下垂体腺腫が原因で起こるものをクッシング病 Cushing's disease という．

＊　下垂体腺腫には，成長ホルモン産生腺腫のほか，ACTH 産生腺腫，プロラクチン産生腺腫，TSH 産生腺腫，ゴナドトロピ
　ン産生腺腫，ホルモンを産生しない非機能性腺腫がある．

C 下垂体性小人症

小児期に成長ホルモンの分泌が少なくなると下垂体性小人症 pituitary dwarfism となる．患者は身長が低く，年間の成長率や骨の発育が遅れるが，からだのバランスはとれている．原因としては約3分の1が下垂体あるいはその近くの腫瘍（頭蓋咽頭腫によるものが多い）によって，下垂体組織が破壊されて起こる．しかし，多くの症例は原因不明の特発性の下垂体機能障害によるものである．また本症ではしばしば成長ホルモン以外の他の下垂体ホルモンの低下をともなっている．

D 下垂体前葉機能低下症

下垂体前葉の種々のホルモン分泌が低下すると，甲状腺刺激ホルモン（TSH）の欠乏によって甲状腺の機能が低下し，さらに，副腎皮質刺激ホルモン（ACTH）の欠乏によって副腎皮質の機能が低下する．また卵胞刺激ホルモン（FSH）・黄体刺激ホルモン（LH）も不足し性腺機能が低下する．このため全身の種々の内分泌腺の働きが悪くなり，多彩な症状が起こる（図18-5）．シモンズ病 Simmonds' disease は下垂体の機能が全体的に低下し，悪液質といわれる，やせて衰弱した状態になったものである．原因は循環障害，腫瘍，炎症などによる下垂体の広範な壊死である．また分娩後，下垂体が虚血による壊死におちいった状態をシーハン症候群 Sheehan syndrome という．

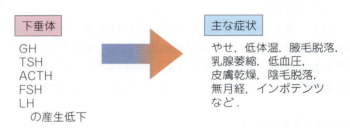

図 18-5　下垂体前葉機能低下症

E 尿崩症

尿崩症 diabetes insipidus とは下垂体後葉のバソプレッシン（抗利尿ホルモン：ADH）が不足するために通常1日5L以上に尿量が増え，口渇や多飲を起こす病気である．原因不明の特発性のものと，脳腫瘍（頭蓋咽頭腫が代表）などによる症候性のものがある．

2.2 甲状腺

甲状腺は第3～4気管軟骨の前方にある15～20gの蝶の形をした臓器で，組織学的には直径約200μmの球形の濾胞が集まってできている．濾胞の内面をおおう濾胞上皮細胞は血液中のヨードをとり込み，これを利用してサイロキシン（T_4）およびトリヨードサイロニン（T_3）といわれる甲状腺ホルモンを産生する．つくられたホルモンは濾胞内にコロイドという形でたくわえられ，必要に応じて毛細血管内に分泌される．このような甲状腺ホルモンの産生，分泌は先に述べたように下垂体のTSHによってフィードバック機構により調整されている（図18-3）．甲状腺ホルモンは，発育期には骨や脳の発育に必須で，成人ではATP産生のための細胞内酸素消費を増加させ

ることで基礎代謝率が増加し，糖や脂質代謝が亢進するように働く．また濾胞周囲には**傍濾胞細胞**（C cell）があり，副甲状腺ホルモンに拮抗する**カルシトニン**を分泌している．

A　バセドウ病

血液中に $T_3 \cdot T_4$ が上昇する**甲状腺機能亢進症**にはいくつかの原因がある．その代表的なものがバセドウ病 Basedow's disease（グレーブス病）である．バセドウ病は20歳以降の女性に多く，男性の5〜7倍みられる．この病気の患者の血清中にはTSHに対する自己抗体が存在し，この自己抗体がTSH受容体と結合することで甲状腺ホルモン分泌を促進する．この作用はTSHと同じ働きであり，このため甲状腺ホルモンの産生が異常に亢進する．バセドウ病は，免疫機構の異常が深く関係した**自己免疫疾患**と考えられている．バセドウ病の患者では甲状腺はびまん性に腫大し（びまん性甲状腺腫*），頻脈，眼球突出，基礎代謝の亢進，るいそう，多汗，手足のふるえなどの症状がみられる．組織学的には前述の異常甲状腺刺激物質が持続性に甲状腺を刺激するため，濾胞の過形成があり，濾胞上皮はたけが高く，しばしば乳頭状に増殖している（図18-6）．

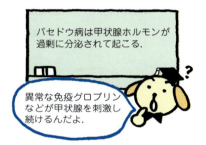

甲状腺機能亢進症は，バセドウ病のほかに，機能性腫瘍が甲状腺ホルモンを過剰に分泌するプランマー病がある．亜急性甲状腺炎や橋本病の一時期に一過性の甲状腺機能亢進がみられることもある．

B　橋本病（慢性リンパ球性甲状腺炎）

橋本病は代表的な**臓器特異的自己免疫疾患**で，血中に甲状腺に対する抗体が証明される．中年女性に好発し，甲状腺ははじめびまん性に腫大するが，末期には萎縮する．胚中心をもつリンパ濾胞が甲状腺内に多数みられ，リンパ球浸潤がいちじるしい．濾胞細胞は変性におちいっている．濾胞上皮の好酸性変化が特徴的である（図18-6）．病理組織像の特徴から慢性リンパ球性甲状腺炎ともよばれる．

C　甲状腺機能低下症

甲状腺機能低下症とは甲状腺ホルモンの分泌が不足するために種々の症状を示すようになる状態である．

この甲状腺機能低下が胎生期あるいは新生児期に起こると**クレチン病** cretinism となる．クレチン病では甲状腺機能低下による症状とともに小人症，骨格系の異常や知能低下をともなう．

成人に甲状腺機能低下症が起こった場合の代表的症状として，皮膚に粘液様物質（ムコたんぱく質）が沈着する**粘液水腫**がある．中年女性に多く，基礎代謝が低下し，皮膚乾燥，低体温，遅脈，便秘，精神活動の鈍化，発汗減少などがみられる．甲状腺は

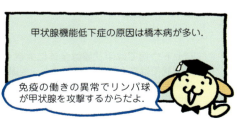

---

*　臨床的には甲状腺が腫れた状態を一般に甲状腺腫 goiter という．これは腫瘍という意味ではなく，単に甲状腺が腫大していることをさして用いる言葉である．

268 各論

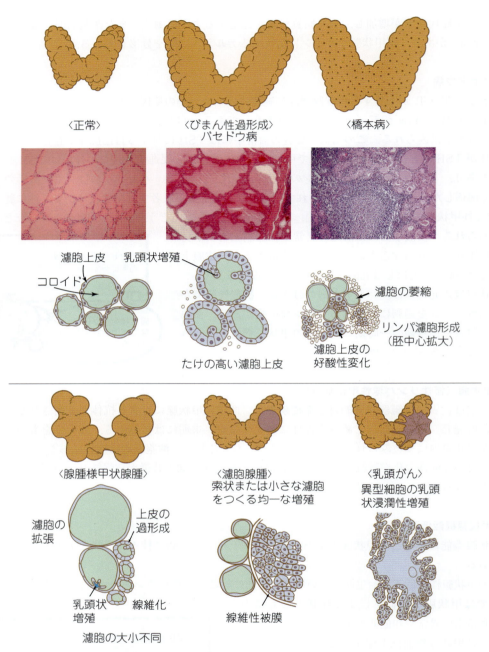

バセドウ病では甲状腺は全体に大きくなり，濾胞上皮も大型化して増殖している．
橋本病では左右対称性に腫大し，組織学的には萎縮した濾胞間にリンパ濾胞形成をともなう著明なリンパ球浸潤がみられる．
腺腫様甲状腺腫では多発性の結節がみられ，大小の濾胞が増生している．
濾胞腺腫は線維性被膜で囲まれた単発性の結節で，腫瘍細胞が均一な増殖パターンを示している．被膜を破って周囲への浸潤性増殖がみられれば，濾胞がんである．
乳頭がんでは異型細胞が乳頭状パターンを示して浸潤性に増殖している．

図 18-6　代表的甲状腺疾患の病理所見

腫大していることもあるが，末期には萎縮性となる．原因としては橋本病によることが多い．

D 腫　瘍

1) 腺腫様甲状腺腫

甲状腺組織の過形成とコロイド貯留をともなう大小の多発性結節性病変がみられる．患者は前頸部に腫瘤を触れて来院するが，検査すると甲状腺機能は正常に保たれている．腫瘍類似の病気と考えられている（図18-6）．

2) 濾胞腺腫

濾胞上皮が自律性に増殖して結節をつくった良性腫瘍で，中年女性に多い．通常1個みられ，甲状腺機能の異常は通常みとめられない（図18-6）．

3) 甲状腺がん

甲状腺がんは女性に多く，若い女性にもみられる（図18-7）．リンパ節に転移しやすい乳頭がんと，血行性に肺や骨に転移しやすい濾胞がんがある．甲状腺がんは，他の部位のがんにくらべると発育が遅く，長期生存例が多いことが特徴である．しかし，頻度は低いが予後がいちじるしく不良な未分化がんも発生する．

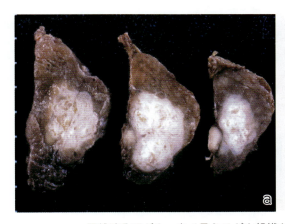 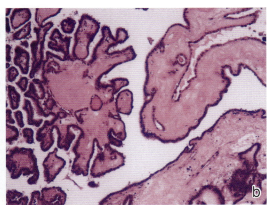

a. 甲状腺乳頭がん．白く見えるがん組織が周囲甲状腺組織に浸潤性に発育している．
b. 顕微鏡で見ると異型細胞（がん細胞）が乳頭状に増殖している．

図 18-7　甲状腺がん

4) 髄様がん

傍濾胞細胞由来の腫瘍でカルシトニンを分泌する．アミロイドが腫瘍内にしばしば沈着している．MEN Ⅱ型でみられる（後述）．

2.3 副甲状腺

副甲状腺（上皮小体）は，甲状腺の外側後面に接して，上下左右に計4個みられる米粒大の小

さな内分泌腺である．副甲状腺ホルモンはパラソルモンとよばれ，血清中のカルシウム濃度を高め，また同時にリン酸の濃度を下げる働きをする．このカルシウムおよびリン酸の調節にはパラソルモンのほかにビタミンDが関与している（図18-8）．

A 副甲状腺機能亢進症

副甲状腺に過形成や腺腫が起こるとパラソルモンがたくさん分泌されて原発性副甲状腺機能亢進症が起こる．過形成の場合には4個の副甲状腺がすべて大きくなることが多いが，腺腫では1個だけが腫大する．副甲状腺機能亢進症では，骨からカルシウムが吸収されて骨がやわらかくなり，病的骨折を起こしやすくなる．また尿中のリン酸が高くなり，尿路結石をくり返す．皮膚，腎臓，肺などに石灰沈着が起こる．

慢性腎不全 chronic renal failure の患者では，ビタミンDの働きが低下して血中のカルシウムが低値となる．血中のカルシウムが低くなり，腎不全のため高リン血症が続くとこれに反応して副甲状腺機能が亢進し，副甲状腺が大きくなる（続発性副甲状腺機能亢進症）．

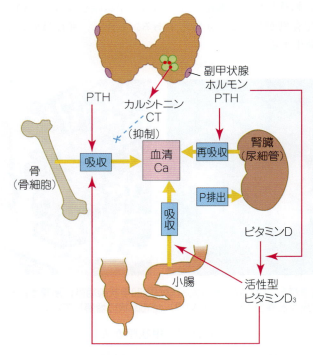

カルシウム（Ca）代謝は副甲状腺ホルモン（PTH），活性型ビタミンD_3とカルシトニンにより調整されている．PTHは骨吸収を促進し骨からCa^{++}を遊離させるとともに腎臓でCa^{++}の再吸収を促進する．また腎臓からリン酸（P）の排泄を促進する．活性型ビタミンD_3は小腸からCa^{++}とPの吸収を促進するとともに，骨吸収・骨形成をともに促進する．カルシトニンは骨吸収を抑制し血中Ca^{++}を低下させる．

図 18-8　副甲状腺ホルモンとカルシトニンの作用

B　副甲状腺機能低下症

　甲状腺摘出手術の際，副甲状腺も同時にとられてしまったときに起こる続発性副甲状腺機能低下症が多い．原因のわからない特発性副甲状腺機能低下症もある．パラソルモンの低下により血清カルシウム濃度が低下するためテタニー tetany（神経の興奮性が高くなって起こる痛みをともなう筋肉のけいれん）がみられる．

2.4　副　腎

　副腎は外側の皮質と内側の髄質の2つの部分から構成されている（図18-9）．皮質はさらに球状帯，束状帯，網状帯の3層よりなる．球状帯は電解質の調整に関与するアルドステロンなどの鉱質コルチコイドを，束状帯は糖たんぱく代謝や免疫に関係したコルチゾールなどの糖質コルチコイドを，網状帯は性ステロイドを分泌している．これらの副腎皮質ステロイドのうち糖質コルチコイド分泌は下垂体のACTHによってフィードバック機構により調整されている．鉱質コルチコイドはレニン-アンジオテンシン系により調整されている．

　髄質は発生学的には交感神経と同じ外胚葉由来の組織で，カテコールアミン（アドレナリンとノルアドレナリン）を分泌する．

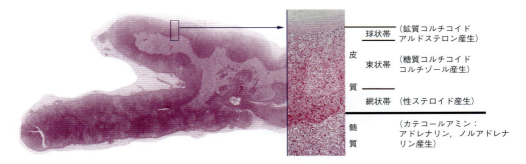

　副腎皮質は外側からアルドステロンを産生する球状帯，コルチゾールを産生する束状帯，さらに性ステロイドを産生する網状帯の3層で構成されている．髄質からはカテコールアミンが分泌される．

図18-9　副腎の構造と産生されるホルモン

A　クッシング症候群

　クッシング症候群 Cushing's syndrome は成人女性に多く，満月様顔貌，中心性肥満，高血圧，糖尿病がみられる（図18-10）．副腎皮質からコルチゾールが過剰に分泌されて起こるが，その原因には次の3つがある．

(1) **下垂体性**：下垂体腺腫によりACTHが過剰に分泌されて両側副腎皮質が過形成を起こし，コルチゾールの産生が高まる（クッシング病）．
(2) **副腎皮質腫瘍**：副腎皮質腺腫（図18-11）やがんが自律性にコルチゾールを産生する．下垂体のACTH産生はフィードバックにより抑制されており，血中ACTHは低下している．病変のない方の副腎皮質は萎縮している．
(3) **異所性ACTH産生腫瘍**：肺がん，とくに小細胞がんなどが異所性にACTHを産生し，副腎皮質の過形成を起こす．

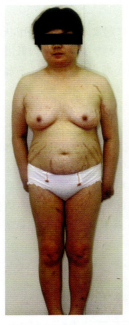
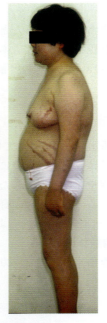
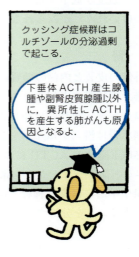

顔貌は満月様で中心性肥満，腹部皮膚線条がみられる．

図 18-10　クッシング症候群

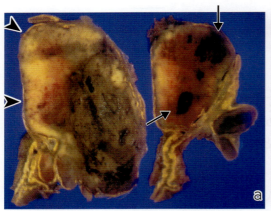
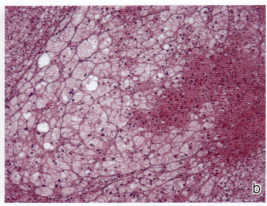

a. 腺腫には出血を起こした部分（矢印）と黄色〜褐色の部分が混在する．表面は薄くなった副腎皮質（黄色く見える）によりおおわれている（矢頭）．
b. 肉眼的に割面が黄色い部分は脂肪に富む明調細胞（左側）からなり，褐色の部分は細胞質が赤く染まる暗調細胞（右側）よりなる．

図 18-11　クッシング症候群患者の副腎皮質腺腫

B　原発性アルドステロン症（コン症候群）

　原発性アルドステロン症 primary aldosteronism（コン症候群 Conn syndrome）では副腎皮質からアルドステロンが過剰に分泌されるため，高血圧や血清中のカリウム低下が起こる．低カリ

ウム血症の結果，口渇，多飲，多尿，テタニー，周期性四肢麻痺がみられるようになる．アルドステロンを過剰に分泌する副腎皮質腺腫が原因となる（図18-12）．

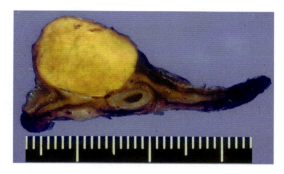

黄金色で充実性である．

図 18-12　原発性アルドステロン症患者の副腎皮質腺腫

C　アジソン病
慢性の副腎皮質機能低下症はアジソン病 Addison's disease とよばれている．結核などの炎症やがんの転移による副腎皮質の広範な破壊が原因となる．4分の1は自己免疫疾患と考えられる特発性アジソン病である．副腎皮質ホルモンが不足するため，皮膚や口腔粘膜にメラニン色素の沈着が起こり，全身倦怠，疲れやすい，体重減少，食欲不振，低血圧，低血糖がみられる．

D　副腎性器症候群
副腎皮質のがんや腺腫からアンドロゲンが過剰に分泌される場合と，先天性副腎皮質酵素欠損による場合がある．後者の場合，副腎は高度の過形成を示す．症状として男性化が起こる．

E　褐色細胞腫
褐色細胞腫とはカテコールアミンを分泌する腫瘍であり，大部分は副腎髄質に起こる．大人に発生し，大部分の腫瘍は良性である．症状としては発作性ないし持続性の高血圧，血糖の上昇，頭痛，代謝亢進によるやせ，発汗，四肢のふるえや顔面蒼白がみられる．

F　神経芽細胞腫
多くは5歳以下の子どもにみられる悪性腫瘍で，副腎髄質に起こるものが多い．リンパ節，肝，骨などに転移しやすい．

2.5　多発性内分泌腫瘍症　multiple endocrine neoplasia：MEN
種々の内分泌腺に腺腫や過形成あるいはがんが多発する症候群で，しばしば家族性にみとめられる．常染色体顕性遺伝と考えられている．MEN I 型（Wermer 症候群）は，下垂体のプロラクチン（PRL），成長ホルモン（GH）産生腫瘍，副甲状腺腺腫過形成，インスリンやガストリンあるいはグルカゴンを分泌する膵ラ氏島の機能性腫瘍からなり，MEN II A 型（Sipple 症候群）は，

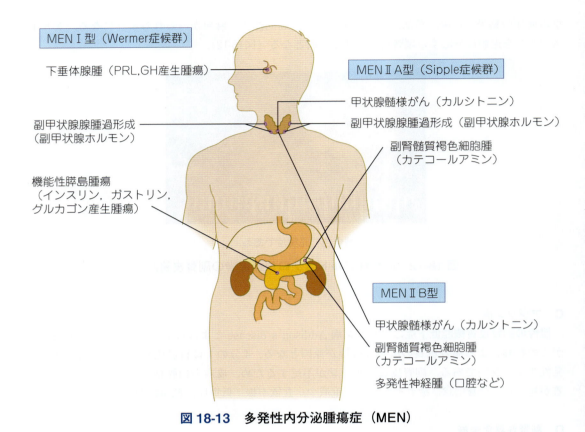

図 18-13　多発性内分泌腫瘍症（MEN）

カルシトニンを分泌する甲状腺髄様がん，副甲状腺腺腫過形成，カテコールアミンを分泌する副腎髄質褐色細胞腫より構成される．MEN Ⅱ B 型は甲状腺髄様がん，副腎髄質褐色細胞腫と口腔粘膜などの神経腫で構成される．

2.6　膵臓ランゲルハンス島

糖尿病 diabetes はインスリンの作用不足によって肝臓や筋肉でのグルコース利用が抑制されて，血糖が上昇する病気である（第 8 章「代謝異常」参照）．糖尿病腎症や網膜症，末梢神経障害，動脈硬化症を合併し，重症になると糖尿病性昏睡におちいる．発症には遺伝的素因と環境因子が関与している．糖尿病にはインスリン依存型の 1 型糖尿病と，インスリン非依存型の 2 型糖尿病，さらに慢性膵炎や褐色細胞腫，先端巨大症，クッシング症候群，インスリン受容体異常症などに併発した二次性糖尿病に分けられる．1 型糖尿病は自己免疫性疾患で若年発症が多くインスリン投与が必須である．ラ氏島の細胞に対する抗体が出現し，ラ氏島にリンパ球が浸潤している．2 型糖尿病は成人型糖尿病の大部分を占め，インスリンの分泌低下と高血糖が続くことによる組織でのインスリン感受性の低下によって起こると考えられている．膵臓は肉眼的には萎縮していることもあるが，変化のみられないことも多い．組織学的にはラ氏島に硝子化やアミロイド沈着，線維化がみられる．またβ細胞にたくわえられているインスリン顆粒の減少消失がみられることもある．

2.7 脂肪組織

脂肪細胞はエネルギー貯蔵組織としてだけでなく，アディポサイトカインと総称されるさまざまな生物学的活性物質を活発に分泌する内分泌臓器であることが近年明らかになった（第8章 **6**「生活習慣病—肥満とメタボリックシンドローム」参照）．代表的な物質としては，摂食抑制作用のあるレプチンや，インスリン感受性を高め，抗糖尿病，抗動脈硬化作用のあるアディポネクチンがある．アディポネクチンは脂肪の蓄積により，血中濃度が低下する．

3 自己免疫と内分泌疾患

3.1 自己免疫性多発内分泌症候群

複数の自己免疫疾患と内分泌疾患を合併した疾病で，自己免疫性甲状腺疾患，1型糖尿病，悪性貧血などに他の疾患を合併することがある．

3.2 IgG4 関連疾患

同時性あるいは異時性に，全身性，多発性に発生する疾患のなかに，IgG4 に関連した疾患がみとめられる．自己免疫性の膵炎，甲状腺疾患，下垂体炎，視床下部炎などがあり，腫瘍形成をともなうことが多い．

[参考文献]
1. 医療情報科学研究所編（2014）病気がみえる〈vol.3〉糖尿病・代謝・内分泌 第4版, メディックメディア.
2. 横手幸太郎監修, 瀧野一郎ほか編（2018）ここが知りたい！ 内分泌疾患診療ハンドブック 第2版, 中外医学社.
3. 対馬敏夫, 小原孝男, 高野加寿恵, 東光編（2003）内分泌・代謝疾患の治療と看護, 南江堂.
4. 寺内康夫, 鯉淵典之, 後藤英司（2011）Principles and Practice 内分泌・代謝, 文光堂.

[学習課題]

(1) 視床下部下垂体系の異常によって起こる病気にはどんなものがあるかあげることができる.
(2) 甲状腺機能亢進と機能低下の代表的な病因と病態について説明できる.
(3) クッシング症候群の原因とホルモン動態を説明できる.
(4) 糖尿病の分類, 病態, 合併症を述べることができる.

276 各 論

キーワード

ホルモン　　フィードバック調整　　オートクライン　　正所性ホルモン産生腫瘍
異所性ホルモン産生腫瘍　　成長ホルモン　　甲状腺機能亢進症　　バセドウ病　　橋本病
甲状腺機能低下症　　クレチン病　　甲状腺がん　　カルシトニン　　パラソルモン
副甲状腺機能亢進症　　慢性腎不全　　副甲状腺機能低下症　　テタニー　　カテコールアミン
クッシング症候群　　原発性アルドステロン症（コン症候群）　　褐色細胞腫
多発性内分泌腫瘍症（MEN）　　糖尿病　　インスリン　　自己免疫性多発内分泌症候群

19

造血器系

[学習目標]

1. 正常の造血の過程やリンパ節の働きを理解してから疾患を理解する.
2. 貧血の発生のメカニズムを理解する.
3. 白血病と悪性リンパ腫の種類と病態を理解する.

278　各　論

　近年の分子生物学の急速な進歩により，疾患（特に悪性腫瘍）の基盤にさまざまな遺伝子異常や分子異常があることが明らかになってきた．その傾向は造血器疾患の分野で特に強く，白血病や悪性リンパ腫において多くの遺伝子異常や分子異常が明らかにされている．そして，それにもとづいた疾患のきめ細やかな分類や，特定の分子を標的とした治療薬（分子標的治療薬）の開発がなされている．本章では，造血器疾患のうち代表的な疾患の成り立ちについて，その基本を理解することを目的とする．

1 造血器の形態と機能

　血液は細胞と血漿からなっており，細胞には赤血球，血小板，白血球がある（図 19-1）．赤血球の役割は酸素の運搬であり，血小板は止血の際に働く．白血球は顆粒球，単球，リンパ球に分けられ，顆粒球はさらに好中球，好酸球，好塩基球に分けられる．白血球は主に外敵からからだを守る働きをしているが，細胞によってその働きが異なっている．たとえば単球から分化したマクロファージは細菌や異物を貪食する．リンパ球は B 細胞や T 細胞からなり，液性免疫や細胞性免疫などの高度な免疫応答を行う．これらの細胞は骨髄にある細胞（造血細胞）からつくられるが，リンパ球はリンパ節や脾臓でもつくられている．

2 主な疾病

2.1　貧　血

　赤血球のなかにはヘモグロビンがあるが，これが酸素の受け渡しをする本体である（図 19-2）．貧血 anemia とは末梢血液のなかのヘモグロビン濃度が減少している状態（WHO の基準では，15 歳以上の男性で 13.0g/dL 未満，15 歳以上の女性で 12.0g/dL 未満）である．通常ヘモグロビン濃度が低下すると，赤血球の数やヘマトクリット値（血液のなかに占める赤血球の容積の割合）も同時に低下するが，上に述べたように酸素運搬の本体はヘモグロビンであることから，ヘモグロビン濃度が貧血のもっとも重要な指標とされている．ただし，赤血球数もヘマトクリット値も貧血の重要な指標であることに違いはなく，実際の診療ではこの 3 つの検査をして貧血の有無やその種類の判断をしている．

　一方，貧血のメカニズムについては赤血球の数で考えた方がわかりやすい場合が多い．つまり，つくられる赤血球の数が少なかったり（産生の減少），つくられる数よりなくなる数の方が多かったり（崩壊や消失の増加）すると貧血になる．貧血になると顔色や皮膚の色が白くなる（蒼白）．また酸素が十分与えられないため，息切れや動悸がし，疲れやすくなる．以下に代表的な貧血について述べる．

A　鉄欠乏性貧血

　鉄欠乏性貧血はもっとも一般的な貧血で女性に多い．ヘモグロビンの中心には鉄があるが（図 19-2），鉄が足りなくなるとヘモグロビンの合成がうまくいかないためにヘモグロビンの量は減り，赤血球の大きさは小さくなる．つまり，小球性低色素性貧血の形をとる．原因として次のようなものがある．

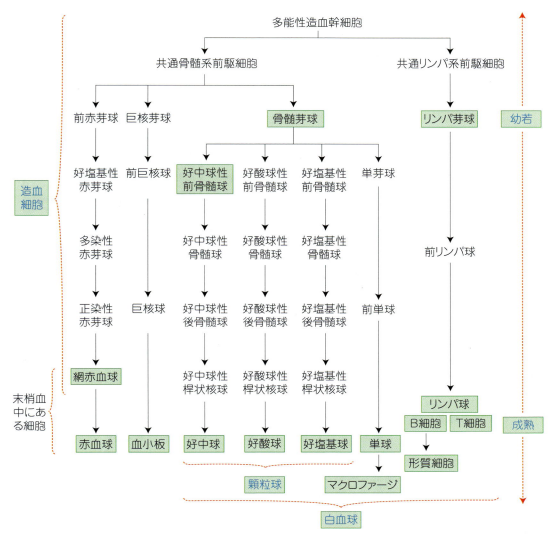

図 19-1 血球の成り立ち

1) 鉄の需要増大

　中学生のころに急にからだが大きくなる時期がある．このとき，からだの需要に追いつくために赤血球も増えようとするのであるが，鉄の供給が追いつかなくなって不足することがある．また妊娠時には胎児が子宮内で急速に成長する．胎児が赤血球をつくるのに必要な鉄を母体が供給しなければならないために，母体の方は鉄が不足しやすい．このような場合に鉄欠乏性貧血になる．

2) 慢性的な出血

　月経血が多い場合や，大腸がんなどの消化管のがんからの出血が続いた場合，鉄もいっしょに

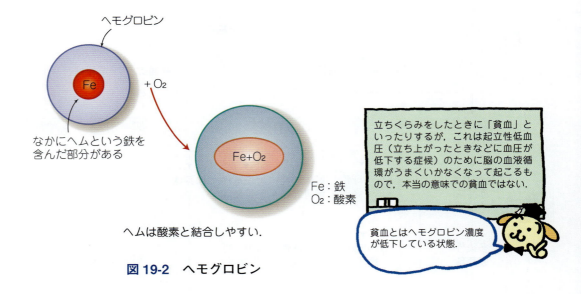

図 19-2　ヘモグロビン

失われてしまうため，からだのなかの鉄が不足して貧血になる．

B　再生不良性貧血

再生不良性貧血 aplastic anaemia は骨髄の造血細胞全体の数が少なくなる（骨髄低形成）ため，循環血中の血球の数も少なくなる疾患である．貧血が主な症状であるため貧血という名前がついているが，赤血球だけではなく白血球や血小板もすべて少なくなることに注意しなければならない（これを汎血球減少症という）．原因が不明のもの（特発性）と，薬剤によるものや肝炎の後になるもの（続発性）がある．薬剤としては抗がん剤がもっとも一般的であるが，抗生物質，鎮痛剤でも起こることがある．抗がん剤はがん細胞が細胞分裂をよく行っていることを利用して治療をするものであるが，造血細胞も細胞分裂をよく行っているために同時に障害され，再生不良性貧血が発生する．一方，抗生物質や鎮痛剤の場合には，同じように薬を服用しても再生不良性貧血になる人とならない人（こちらの方が多い）がいるため，過敏性反応（アレルギー）が原因と考えられている．

C　溶血性貧血

溶血性貧血は赤血球の崩壊が増加するために貧血になる状態である（図 19-3）．その原因として，遺伝的に赤血球が壊されやすくなっている場合（遺伝性球状赤血球症など），赤血球に対する抗体ができて壊されたりする場合（自己免疫性溶血性貧血），機械的に壊されたりする場合（心臓に人工弁を入れた場合など）がある．溶血性貧血になることによって次のような変化が起こる．

1）脾　腫

赤血球の分解処理器官である脾臓の働きが活発になり大きくなる．

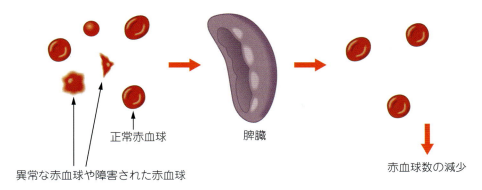

異常な赤血球や障害された赤血球は脾臓で処理される．そのため循環血中の赤血球が少なくなる．脾臓の働きが活発となり，大きくなる．

図 19-3　溶血性貧血

2）黄　疸

　正常では，ヘモグロビンは脾臓などの器官で処理されて間接型ビリルビンとなり，その後肝臓で代謝され直接型ビリルビンとなって胆汁のなかに排泄されている．溶血性貧血では赤血球が壊されて多量のヘモグロビンが出てくるため，血中に間接型ビリルビンの量が増え，黄疸 jaundice になる．

3）骨髄過形成

　壊される赤血球が増えるので，それを補おうとして骨髄での赤血球産生が増加する．そのことは末梢血に網赤血球が増えることでわかる．

2.2　白血病

　白血病 leukemia は白血球の造血細胞の悪性腫瘍である．造血細胞の遺伝子の変異によって，細胞が自律的な増殖能力（周りからの影響を受けずに自分自身の力だけで無制限に増える能力）を獲得し，骨髄で増殖する．そしてその異常細胞（白血病細胞）は血液中にもあふれ出てくる．正常の白血球は血液の中に入り，からだのすみずみまで分布する細胞であるが，その悪性細胞である白血病細胞も同様の傾向を示す．そのため，白血病とわかったときにはすでにいろいろなところに白血病細胞が入りこんでいる．

　治療としては，以前は抗がん剤による化学療法のみに頼っていたが，現在はそれに加えて骨髄移植，さらには白血病細胞が示す特徴的な変化（遺伝子異常や分子異常）を標的とする分子標的治療が行われている．ただし，化学療法などの治療法によっては正常の免疫担当細胞も障害されて免疫不全状態になるため，日和見感染を起こしやすくなるという有害事象（副作用）も発生する．

　正常では，造血細胞は大きく骨髄系細胞とリンパ系細胞に分かれ，幼若な細胞からいろいろな段階を経て成熟した細胞になり（これを分化という），末梢血液中に出ていく（図 19-1）．白血病は大きく骨髄性白血病とリンパ性白血病に分けられる．骨髄性白血病は骨髄系細胞が悪性化するものであり，リンパ性白血病はリンパ系細胞が悪性化するものである．また，それぞれの白血病は，

分化する能力を失った幼若な細胞が増える急性白血病と，分化・成熟する能力を失っていない腫瘍細胞が増える慢性白血病に分けられる．

A 急性骨髄性白血病

急性骨髄性白血病は幼若な骨髄系細胞が増える疾患であり，日本では白血病のなかでもっとも多い．代表的なものに骨髄芽球が増えるものや前骨髄球が増えるものがある．悪性化した骨髄芽球や前骨髄球は骨髄のなかで増殖し，血中にまであふれ出てくる．骨髄では正常な造血能が侵されてしまうが，ある程度は残っているために血中には成熟した顆粒球も出てくる．このように，血中には幼若な細胞と成熟した細胞が同時に存在し，分化の中間の段階にある細胞（図19-1）がみられない状態となる．これを白血病裂孔という．

白血病細胞はいろいろな臓器に浸潤してさまざまな症状を引き起こす．また，骨髄の造血能が侵されてしまうために正常な血球（赤血球，白血球，血小板）が減り，貧血になったり感染症にかかりやすくなったり，さらには出血しやすくなったりする．

B 慢性骨髄性白血病

慢性骨髄性白血病は，ゆっくりと発病し，慢性の経過をとる白血病である．白血病細胞は分化・成熟する能力をもっているために，骨髄と末梢血中には骨髄芽球のような幼若な細胞から，分化の中間の段階にある細胞，そして好中球や好酸球などの成熟した細胞が増加する（図19-1）．そのため白血病裂孔はみられない．

また，これらの白血病細胞にはフィラデルフィア染色体とよばれる異常染色体がみられる（図19-4）．白血病細胞は脾臓や肝臓に浸潤するために脾臓や肝臓がはれる（脾腫，肝腫）（図19-5）．脾臓が巨大になることもある．慢性骨髄性白血病は，あるとき急性骨髄性白血病のように変化することがある．これを急性転化という．

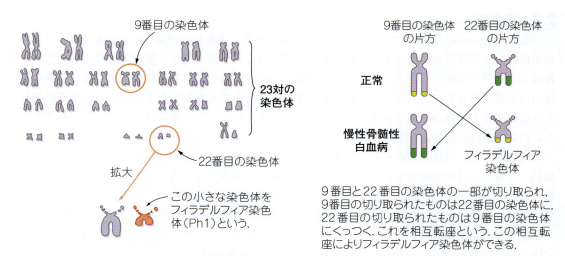

図19-4 フィラデルフィア染色体

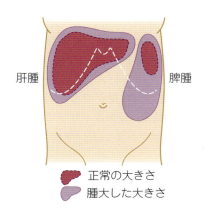

図 19-5　慢性骨髄性白血病による脾腫と肝腫

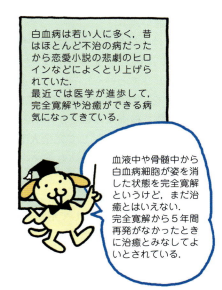

C　リンパ性白血病

　リンパ性白血病には急性リンパ性白血病と慢性リンパ性白血病がある．急性リンパ性白血病はリンパ球系の幼若な細胞（リンパ芽球）が増殖する疾患である．B細胞性とT細胞性の急性リンパ性白血病があるが，B細胞性のものの方が多く，6歳以下の子どもに多くみられる．白血病細胞は骨髄で増殖するが，リンパ節でも増殖する．慢性リンパ性白血病は成熟したB細胞が増殖するものであり，日本では少ない．

D　成人T細胞白血病／リンパ腫

　成人T細胞白血病／リンパ腫 adult T-cell leukemia/lymphoma：ATLL は，世界のなかでも日本（特に九州，南西諸島，四国地方）に多いという特徴がある．40歳以上の成人が発症する．ヒトT細胞白血病ウイルス-1型 human T-cell leukemia virus type 1：HTLV-1 のT細胞への感染が発症に深く関係しており，患者血中にウイルスに対する抗体が検出される．特徴的な花びら状の核をもつT細胞由来の腫瘍細胞が皮膚やリンパ節などに浸潤し，血中にも出現する（図19-6）．予

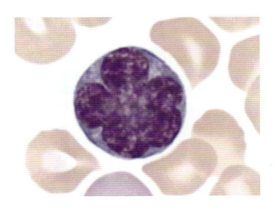

図 19-6　花びら状の核をもつATLLの細胞（花細胞）

後が非常に悪い．

　HTLV-1は主に母乳を介した母子感染により感染する．ただし，子がウイルスに感染したとしてもすぐにATLLを発症するわけではなく，当初は持続感染状態になる（この状態の人をHTLV-1キャリアという）．そして，成人したキャリアの一部の人がATLLを発症する．したがって，ATLLを予防するためには母子感染を予防することが非常に重要であり，妊婦健診においてHTLV-1抗体を検査することが標準となっている．検査の結果，母がキャリアであることがわかった場合，生まれた子に対して完全人工栄養を行うことが推奨されている（平成28年度厚生労働省事業「HTLV-1母子感染予防対策マニュアル」）．

2.3　多発性骨髄腫

　正常では，B細胞は分化して形質細胞となり，抗体を産生する．多発性骨髄腫 multiple myeloma はこの形質細胞の悪性腫瘍であり，悪性細胞を骨髄腫細胞とよぶ．次のような変化が特徴的である．

1）骨の変化

　骨髄腫細胞は骨髄で増殖するため骨が破壊吸収され，X線で骨の一部が抜けたような像（打ち抜き像）がみられる（図19-7）．

2）血漿Mたんぱく

　骨髄腫細胞も正常の形質細胞と同様に免疫グロブリンをつくるが，腫瘍細胞が1つのクローンからなるため1種類の免疫グロブリンを多量につくるという特徴がある．この単クローン性の免疫グロブリンをMたんぱくという（図19-8）．

3）たんぱく尿と腎障害

　免疫グロブリンの軽鎖が尿中に多量に出る．これをベンス・ジョーンズ Bence-Jones たんぱくという．これが尿細管にたまって，腎臓の機能が侵される．

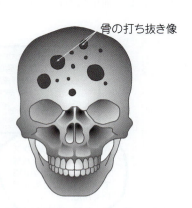

図19-7　多発性骨髄腫における骨の打ち抜き像（レントゲン像）

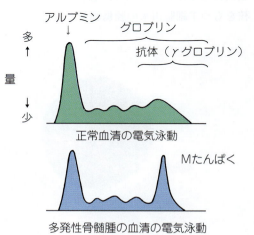

図19-8　血漿Mたんぱく

4）アミロイドーシス

免疫グロブリンの軽鎖が変化してAL型アミロイドとなって全身（特に舌や心臓，腎臓など）に沈着し，臓器の機能を障害する．これをアミロイドーシスという．

2.4 脾　腫

脾臓がはれる（腫大する）ことを脾腫という．原因として大きく以下の3つがある．

A　血液疾患

血液細胞の悪性腫瘍，つまり白血病細胞や悪性リンパ腫細胞は脾臓に浸潤しやすい．特に慢性骨髄性白血病や慢性リンパ性白血病では著明な脾腫が起きる（図19-5）．また溶血性貧血（図19-3）でも脾腫が生じる．

B　循環障害

脾臓の静脈は門脈につながっていて，脾臓から出た血液は肝臓へ流れている．肝硬変では門脈の圧が高くなるため（門脈圧亢進）その圧が脾臓にかかり，脾臓がうっ血して腫大する．

C　感染症

菌血症や敗血症が発生した場合，血中をまわっている細菌や毒素は脾臓をはじめとする細網内皮系の細胞にとらえられる．脾臓には炎症が起き，白血球の浸潤などによって腫大する．

2.5 リンパ節炎

リンパ節はからだのいたるところにあって，免疫の関門の役目をしているが，大体その守備範囲は決まっている．たとえば，腋窩のリンパ節は手や胸を流れてきたリンパ液を受け取っている（これを腋窩リンパ節は手や胸の所属リンパ節であるという）（図19-9）．このためリンパ節の病気には，それが所属している領域の病気や状態に影響されやすいという特徴がある．たとえば結核は肺を侵しやすいため，その近くの肺門部，頸部，腋窩部のリンパ節に結核性リンパ節炎が起きやすい．また，猫ひっかき病は腋窩部（猫からひっかかれるのは，ほとんどの場合，手である），性病は鼠径部（病原体は性器から侵入する）のリンパ節を侵しやすい．

リンパ節炎には大きく分けて反応性，急性，特殊性の3つの種類がある．反応性リンパ節炎は，近くにがんや炎症などがある場合に，所属リンパ節にリンパ球などの免疫担当細胞の増殖が起こるものである．急性リンパ節炎は細菌がリンパ節に流れ込んだ場合に生じる．この場合は痛みもある．特殊性リンパ節炎とは，原因によりそれぞれ特徴のある炎症（肉芽腫性炎）を起こすものである．結核，猫ひっかき病，梅毒，鼠径リンパ肉芽腫，野兎病などがある．結核性リンパ節炎では肺の結核病巣と同じような類上皮細胞の増殖と乾酪壊死を特徴とした肉芽腫性炎症ができる（図19-10）．

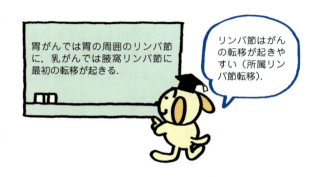

胃がんでは胃の周囲のリンパ節に，乳がんでは腋窩リンパ節に最初の転移が起きる．

リンパ節はがんの転移が起きやすい（所属リンパ節転移）．

286 各論

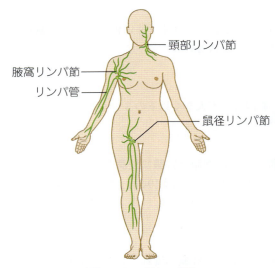

図 19-9　リンパ節

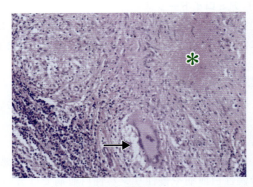

図では3個の結核結節が融合している．右上の結節では乾酪壊死（＊）が目立つ．中央下の結節には核が花冠（ロゼット）状に配列したラングハンス巨細胞（矢印）が存在する（第5章 7「肉芽腫性炎症」参照）．

図 19-10　結核性リンパ節炎

2.6　悪性リンパ腫

　リンパ球は免疫において中心的な役割をはたす細胞である．正常ではリンパ球の増殖と除去（アポトーシスによる細胞死）は非常に高度で洗練されたしくみによってコントロールされている．悪性リンパ腫 malignant lymphoma はリンパ球や免疫に関連する細胞の悪性腫瘍であり，遺伝子の異常がその発生に大きな役割をはたすと考えられている．ある遺伝子異常では細胞の増殖にスイッチが入り，別の遺伝子の異常ではアポトーシスによる細胞の除去のしくみが抑えられるために腫瘍細胞が増殖する．

　悪性リンパ腫の大部分はリンパ節に発生するが，咽頭，胃，腸，皮膚など正常でもリンパ球が集まりやすい場所にも発生する（この場合，節外性悪性リンパ腫といわれる）．悪性リンパ腫は大きくB細胞由来のB細胞リンパ腫，T細胞由来のT細胞リンパ腫，そしてホジキンリンパ腫の3つに分けられている．B細胞リンパ腫とT細胞リンパ腫を合わせて「非ホジキンリンパ腫」という．

　また，B細胞リンパ腫とT細胞リンパ腫はさらにいくつかのタイプに分類されている．B細胞とT細胞の区別や，それぞれの悪性リンパ腫のタイプの決定には，細胞がもっている特有のたんぱく質（CDマーカーなど）を検出することが必要である．たとえば正常のB細胞とB細胞リンパ腫にはCD20が検出され，正常のT細胞とT細胞リンパ腫にはCD3が検出される．

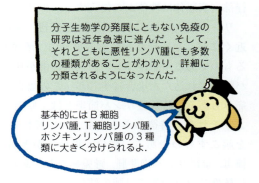

分子生物学の発展にともない免疫の研究は近年急速に進んだ．そして，それとともに悪性リンパ腫にも多数の種類があることがわかり，詳細に分類されるようになったんだ．

基本的にはB細胞リンパ腫，T細胞リンパ腫，ホジキンリンパ腫の3種類に大きく分けられるよ．

A　B細胞リンパ腫

　B細胞リンパ腫は日本では悪性リンパ腫の6割程度を占めている．いくつかのタイプがありそ

れぞれ予後も異なる．以下に代表的なものをあげる．

1) 濾胞性リンパ腫

濾胞性リンパ腫は腫瘍細胞があたかもリンパ濾胞のような構造をつくりながら増殖するリンパ腫であり（図19-11），*BCL2* 遺伝子の異常がその発生に大きく関与している．*BCL2* 遺伝子にはアポトーシスを抑える役割があるが，正常ではこの遺伝子の発現は低く抑えられている．そのため不必要になったリンパ球にはアポトーシスが生じ，除去される．しかし，濾胞性リンパ腫では *BCL2* 遺伝子が過剰に発現されるために，リンパ球（この場合，B 細胞）が除去されずに増えることになる．治療としてはリツキシマブが有効である．リツキシマブは腫瘍細胞の細胞表面に発現している CD20 に結合する分子標的治療薬である．

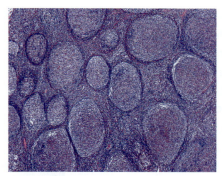

リンパ腫細胞がリンパ濾胞（正常リンパ節の構造）に似た丸い塊をつくって増殖している．

図 19-11　濾胞性リンパ腫

2) MALT リンパ腫

正常ではリンパ節以外にも消化管，肺，唾液腺などにリンパ組織が存在する．これを**粘膜関連リンパ組織**（mucosa-associated lymphoid tissue：MALT）という．MALT リンパ腫はこの粘膜関連リンパ組織から発生する低悪性度の B 細胞リンパ腫であり，節外性悪性リンパ腫の代表である．胃に発生することが多いが，肺や唾液腺，さらには甲状腺など他の組織にも発生する．胃の MALT リンパ腫にはヘリコバクター・ピロリ菌の感染が大きく関与しており，除菌療法のみで寛解が得られることが多い．予後は一般によい．

3) びまん性大細胞型 B 細胞リンパ腫

大型の B 細胞性の腫瘍細胞が特別な構造をつくらず，一面にびまん性に増殖する悪性リンパ腫である．日本では悪性リンパ腫のなかでもっとも多い．症例によって細胞像が異なっており，また，遺伝子異常もさまざまであることから，いろいろな B 細胞リンパ腫が混ざっている可能性がある．予後は一般的に悪い．

B　T細胞リンパ腫

　T細胞リンパ腫は日本では悪性リンパ腫の2割程度を占めている．先に述べた成人T細胞白血病／リンパ腫 ATLL も T細胞リンパ腫の一種であり，日本では T細胞リンパ腫のなかでもっとも多い．腫瘍細胞がリンパ節で増殖するだけでなく，末梢血中にも多数出現するため白血病という名前がついている．

　ATLL 以外の T細胞リンパ腫には，非特定型末梢性 T細胞リンパ腫，血管免疫芽球性 T細胞リンパ腫，ALK 陽性未分化大細胞リンパ腫などがある．治療としては主に化学療法が行われるが，分子標的治療薬の効果が期待されているものもある．T細胞リンパ腫の予後は一般的に悪い．

C　ホジキンリンパ腫

　ホジキンリンパ腫 Hodgkin's lymphoma はリード・ステルンベルグ細胞 Reed-Sternberg cell やホジキン細胞という名前の大型の細胞が増殖する疾患である（図 19-12）．日本では他のリンパ腫に比べ頻度は少ない（4～7%程度）．若年者（20歳代を中心）と，中高年者（50～60歳代を中心）に多く，二峰性の年齢分布を示す．女性より男性の方が多い傾向がある．頸部のリンパ節などのからだの表面近くのリンパ節から発症することが多く，そこからとなりのリンパ節，そのまたとなりのリンパ節というふうに侵されていく傾向がある．つまり，ホジキンリンパ腫はB細胞リンパ腫やT細胞リンパ腫に比べて病変が限られている場合が多く，また病気の進み具合もゆっくりとしていて比較的予後がよい．

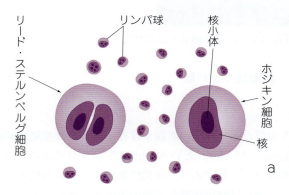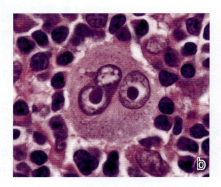

a. 多核のリード・ステルンベルグ細胞と単核のホジキン細胞の増殖がホジキンリンパ腫の特徴である．どちらの細胞も核のなかにある核小体が異常に大きい．
b. 中央に見られる非常に大きい腫瘍細胞がリード・ステルンベルグ細胞である．周辺の正常リンパ球と比較するとその大きさがわかる．核小体（図では紫に見える）も大きく，正常リンパ球ほどの大きさである．

図 19-12　ホジキンリンパ腫

[参考文献]
1．渡邉純一（2018）イラストで理解するみんなの血液内科学 中外医学社．
2．Bunn, H.F., Aster, J.C. 編著，奈良信雄訳（2012）ハーバード大学テキスト　血液疾患の病態生理，メディカルサイエンスインターナショナル．

３．中村栄男，大島孝一ほか編（2018）リンパ腫アトラス 第 5 版，文光堂．
４．医療情報科学研究所編（2017）病気がみえる vol.5：血液　第 2 版，メディックメディア．

［学習課題］

（1）鉄欠乏性貧血，再生不良性貧血，溶血性貧血の違いを説明できる．
（2）急性骨髄性白血病と慢性骨髄性白血病の違いを説明できる．
（3）リンパ節の働きとリンパ節炎について述べることができる．
（4）悪性リンパ腫を 3 つに分け，その特徴を述べることができる．

キーワード

ヘモグロビン　　鉄欠乏性貧血　　再生不良性貧血　　汎血球減少症　　溶血性貧血
急性骨髄性白血病　　慢性骨髄性白血病　　フィラデルフィア染色体　　急性リンパ性白血病
成人 T 細胞白血病／リンパ腫　　多発性骨髄腫　　M たんぱく　　悪性リンパ腫
B 細胞リンパ腫　　T 細胞リンパ腫　　ホジキンリンパ腫

20

腎・尿路系

[学習目標]

1. 腎・尿路のしくみと機能について理解する.
2. 代表的糸球体疾患や全身疾患の際の糸球体の変化について学ぶ.
3. 尿路感染症と尿路の閉塞について理解する.
4. 腎・尿路の悪性腫瘍について学ぶ.
5. 腎生検やその他の検査法について理解する.

292　各　論

1 腎・尿路の形態と機能

　腎（腎臓）の主な働きは，代謝（からだのなかで行われるいろいろな化学反応）によってできた老廃物をからだの外に出し，生体内の水と電解質（各種のイオン）のバランスを調節し，血液の酸性度（pH）を調整することである．これらの仕事は血液から尿をつくりだすという腎独特の機能によって行われている．このほかの腎の働きとして，血圧を調節するホルモンであるレニンや赤血球の産生を促す物質（エリスロポエチン）の分泌も忘れてはならない．また，腎でつくられた活性型ビタミンDによりカルシウムの吸収が促進され，強い骨がつくられる．腎はヒトの生存にとってもっとも重要な臓器の一つといえる（表20-1）．

表 20-1　腎の働き

①老廃物をからだの外に出す．
②水と電解質のバランスをとる．
③血圧を調節する．
④エリスロポエチンなどを分泌する．
⑤強い骨をつくる．

　さて腎の構造について簡単に復習してみよう．腎は肉眼的には外側にある皮質と内部にある髄質からなっている．皮質および髄質でつくられた尿は，腎盂という袋のような部分に集められ，尿管をとおって一度膀胱にたくわえられた後，尿道から排出される（図20-1）．
　顕微鏡で観察すると尿をつくる基本的要素はネフロンとよばれる構造である．ネフロンは1個の糸球体とそれに続く1本の尿細管からできており，片方の腎だけでも百万個以上のネフロンがあるといわれている（図20-2）．糸球体はその名が示すように，からみ合った毛細血管からなる球状の構造をしており（図20-3，20-4），この毛細血管から原尿とよばれる液体がこし出される．原尿は，次に細く長い管である尿細管に流れていくが，ここで再び水分が吸収されたり各種のイオンの交換が行われて最終的な尿となる．特に，髄質におけるヘアピン状の尿細管の折り返しはヘンレのループとよばれ，水と電解質の交換に重要な部分である．ヒトの腎では，1日平均1.5Lの尿がつくられるが，これは糸球体から濾過された150Lの濾過液（原尿）が尿細管で濃縮されたものである．

2 主な疾病

2.1　慢性腎不全と尿毒症

　腎の働きがだんだんと悪くなった状態を慢性腎不全 chronic renal failure といい，患者はいろいろな症状を示す．腎の働きが悪いと水や塩分の排泄がうまく行われないため，余分な水がからだのなかにたまり，浮腫（むくみ）が起こる．尿細管が障害されると各種のイオンの交換がうまく行われないため血液のpHが酸性の方へかたむき，アシドーシス acidosis という状態になる．また体内のリンやカルシウムの異常により副甲状腺の働きが活発になり，骨がやわらかく，もろくなってくる．体内の余分な水分のため血液の量が増え，心不全や肺水腫が起こる．また脳の働き

20 腎・尿路系　293

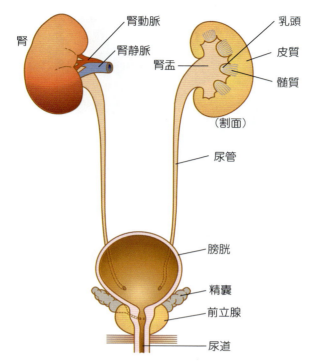

腎でつくられた尿は腎乳頭より腎盂に出て，尿管をとおって膀胱に入る．左の腎と膀胱などは，内部の構造を示すための割面図である．

図 20-1　腎と尿路（男）

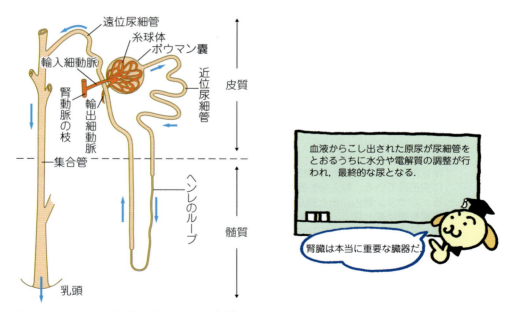

血液からこし出された原尿が尿細管をとおるうちに水分や電解質の調整が行われ，最終的な尿となる．

腎臓は本当に重要な臓器だ

糸球体で濾過された原尿は尿細管に送られる．尿細管による再吸収と濃縮を受け，尿となって乳頭から腎盂内へ排泄される．青い矢印は尿の流れを示す．髄質におけるヘアピン状の尿細管の折り返しはヘンレのループとよばれている．

図 20-2　ネフロンの構造

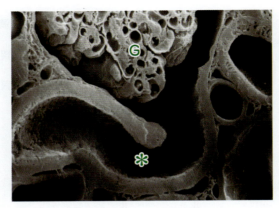

正常腎皮質の割断面を走査型電子顕微鏡で観察したもの．上方に糸球体（G）があり，ボウマン嚢が近位尿細管（＊）へと続いている．

図 20-3　正常腎の走査型電子顕微鏡像

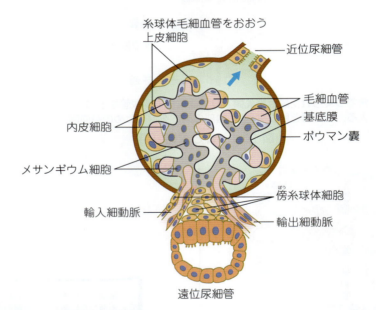

糸球体はからみ合った毛細血管の集合で，メサンギウムに支えられてボウマン嚢内に突出している．輸入細動脈から入ってきた血液は毛細血管で濾過されて原尿となる．ボウマン嚢内に出た原尿は尿細管へと送られ，水や電解質などが再吸収され，濃縮を受け尿となる．図は断面であり，実際には輸入・輸出細動脈と毛細血管は連続している．傍糸球体細胞からはレニンという血圧を上げる物質が分泌される．

図 20-4　糸球体の構造

も悪くなり，けいれんを起こしたり昏睡状態になることもある．しばしば患者は貧血や胃腸炎を合併する．このように慢性腎不全にともなってさまざまな臓器の働きが異常になっている状態を特に**尿毒症** uremia とよぶ．尿毒症とは，腎の排泄機能の低下だけではなく，それによって発生す

るいろいろな代謝，ホルモン，および全身臓器の異常が蓄積されて起こるものである．

　腎不全の程度をあらわす臨床検査としては，血清中の尿素窒素の濃度（BUN[*1]）とクレアチニン値[*2]が重要である．腎の働きが悪いと老廃物である尿素やクレアチニンがうまく排泄されず，これらの値が上昇するわけである．

　尿毒症に至らないまでも軽度の腎不全が長期に続くことは，心筋梗塞や脳卒中などの重大な疾患の原因になるとして，最近，慢性腎臓病 chronic kidney disease：CKD という概念で注目されている．

　腎機能が正常の 10% 以下になると生命の危険が迫り人工透析や腎移植が必要となる．人工透析を必要とする末期の腎不全患者はわが国では約 33 万人（2016 年，日本透析医学会）であり増加傾向にある．末期腎不全の主な原因は糖尿病腎症や糸球体腎炎である．

2.2　糸球体の病気

　すでに述べたように，糸球体は尿のもとである原尿をつくる重要な部分である．この糸球体が侵される病気のうち，主なものを表 20-2 に示す．

表 20-2　主な糸球体の病気

糸球体腎炎	急性糸球体腎炎 微小変化型ネフローゼ症候群 膜性糸球体腎炎（膜性腎症） IgA 腎症 急速進行性糸球体腎炎
全身疾患にともなう 糸球体の病気	SLE（全身性エリテマトーデス） 糖尿病 アミロイドーシス ANCA 関連血管炎

　糸球体に病変が起こると，まず尿にその変化があらわれる．糸球体が障害され血液のなかのたんぱく成分が尿のなかにもれ出るとたんぱく尿が起こる．また，血液成分がそのまま尿中に出た場合，血尿があらわれる．たんぱく尿や血尿があるかどうかを簡単に調べるには，試薬をしみ込ませたテープを尿にひたし，色の変化を見る検査法（試験紙法）が広く行われている．

　いろいろの糸球体の病気の際にしばしばみられる特異な臨床像として，ネフローゼ症候群 nephrotic syndrome がある．患者の糸球体から血清中のたんぱく質（主にアルブミン）が大量にもれ出るため，強いたんぱく尿（1 日に合計 3.5g 以上の尿たんぱく）を示すと同時に，血清中のたんぱく濃度が下がる（低たんぱく血症）．このため血清の膠質浸透圧が下がり全身の浮腫が起こる．このほか，血清中の脂質（コレステロールなど）の濃度が上がったり（高脂血症），血液の凝固異常が起こったりする．

　ネフローゼ症候群というのはこのような一連の臨床症状をさしているのであって，特定の病気の名前ではないことに注意すべきである．ネフローゼ症候群を起こす糸球体の病気にはいろいろ

[*1]　血中尿素窒素 blood urea nitrogen の略．8 〜 20mg/dL が基準範囲．
[*2]　筋肉でつくられる代謝産物．0.4 〜 1.1mg/dL が基準範囲．

のものがあるが，子どもでは微小変化型ネフローゼ症候群が，大人では膜性糸球体腎炎（膜性腎症）がその代表である．

A 糸球体腎炎

糸球体を中心とした炎症，あるいは炎症に似た病態を糸球体腎炎 glomerulonephritis とよんでおり，腎疾患の代表といえる．後で述べる腎生検のおかげでいろいろの糸球体腎炎が病理学的に明らかになった．ここでは図 20-5 に示すような代表的な糸球体腎炎に限って述べる．

1) 急性糸球体腎炎

急性糸球体腎炎は子どもや若い成人に起こる病気であり，患者は発熱，血尿，乏尿（尿の量が少なくなる）などを示す．たんぱく尿も起こるが，ネフローゼ症候群のような高度のものはみられない．患者のほとんどは，このような症状の起こる 1〜2 週間前に A 群 β 溶血性レンサ球菌という細菌による上気道炎（咽頭炎など）を起こしており，この菌に対するアレルギーがこの糸球体腎炎の引き金となっていると考えられている（溶連菌感染後糸球体腎炎）．顕微鏡的には病変が毛細血管内にあるので管内性糸球体腎炎とよばれる像を示す（図 20-5b, 20-6）．患者の血清を調べ

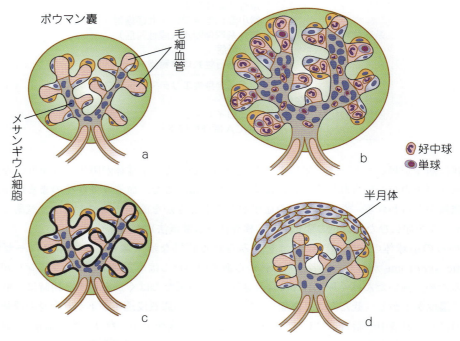

a. 正常糸球体．
b. 急性糸球体腎炎．糸球体はメサンギウム細胞や内皮細胞の増殖，好中球や単球の浸潤により大きく腫大する．
c. 膜性糸球体腎炎．毛細血管の壁が膜のように厚くなる．
d. 急速進行性糸球体腎炎．ボウマン嚢内に上皮細胞が増殖して半月体をつくる．

図 20-5 代表的糸球体腎炎の顕微鏡像

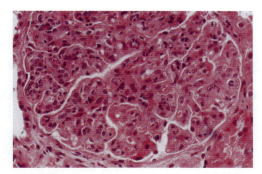

毛細血管内に細胞が充満しているためどこが血管腔かメサンギウムか，わかりにくくなっている．

図 20-6　急性糸球体腎炎（管内性糸球体腎炎）

ると，この菌に対する抗体であるASLO＊1やASK＊2抗体価が上昇しており，これが診断に役立つ．

2）微小変化型ネフローゼ症候群

　これも子どもに多い病気であるが，急性糸球体腎炎と違いネフローゼ症候群を示す．腎生検でとられた組織を顕微鏡で観察しても，糸球体には異常がないように見えるので微小変化病という変わった名前でよばれている．副腎皮質ホルモン（ステロイド剤）がよく効き，予後はよい．

3）膜性糸球体腎炎（膜性腎症）

　大人に多い病気で，顕微鏡で糸球体を観察したときに，糸球体の毛細血管の壁が免疫複合体の沈着により厚い膜のように見えるためこの名前がつけられている（図20-5c，20-7，20-8a）．

4）IgA腎症

　IgA腎症は日本人にもっとも多い糸球体腎炎で，蛍光抗体法で調べるとIgAという種類の免疫グロブリンが糸球体に沈着している（図20-8b）．慢性腎炎として経過し，顕微鏡的にはメサンギウム増殖性糸球体腎炎の像を示す．患者の多くは血尿を示す．軽い血尿の場合は学校や職場の検診で初めて発見されることが多い．

5）急速進行性（半月体形成性）糸球体腎炎

　発病すると数週から数カ月で腎不全になってしまうもっとも予後の悪い糸球体腎炎である．顕微鏡で観察すると，多くの糸球体のまわり（ボウマン嚢内）に半月体とよばれる肉芽組織のようなものがみとめられる（図20-5d）．半月体によって糸球体が押しつぶされると考えるとわかりやすい．

B　全身疾患にともなう糸球体の病気

　表20-2にあげたもののなかで，SLEと糖尿病について簡単に述べる．

＊1　antistreptolysin Oの略．
＊2　antistreptokinaseの略．

298　各論

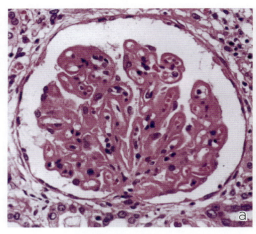
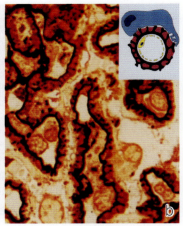

a. 毛細血管の壁が厚くなり，ピンクに染まったひものように見える．
b. 基底膜を黒く染める染色で観察すると，基底膜の外側に褐色に染まった無数の顆粒状物質が沈着している．顆粒と顆粒の間には黒い基底膜の新生があり，その形からスパイク spike とよばれている．右上の挿入図は模式図で，青は上皮細胞，黒は基底膜とスパイク，赤は沈着物を示す．

図 20-7　膜性糸球体腎炎

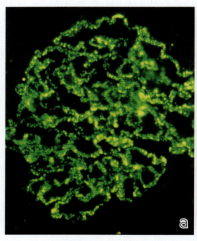
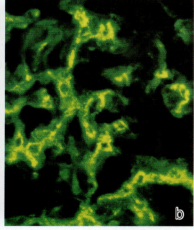

抗体である免疫グロブリン（Ig）に蛍光色素を結合させたものを用いて，組織切片上で抗原抗体反応を起こさせて観察したもの．
a. 抗 IgG 抗体を反応させたもので，腎の糸球体毛細血管壁にそって IgG が顆粒状の蛍光としてみとめられ，IgG が抗原抗体複合体として沈着していることを示している．膜性糸球体腎炎や一部のループス腎炎などに見られる．
b. IgA 腎症で，IgA が主として糸球体のメサンギウムに沈着している．

図 20-8　糸球体病変の蛍光抗体法

SLE（全身性エリテマトーデス）は若い女性に起こりやすい自己免疫疾患であるが，多くの患者で糸球体が侵され（ループス腎炎とよばれる），これが患者の予後を大きく左右する．血液中に

抗原抗体複合体というものができて,これが糸球体に沈着するために病変が起こる(第6章 4 「自己免疫疾患」参照).

　糖尿病の状態が長く続くと,多くの患者がたんぱく尿を示し,ネフローゼ症候群となることもあり,だんだんと腎不全へと進む.顕微鏡で観察すると糸球体はいろいろの変化を示すが,キンメルスティール・ウィルソン Kimmelstiel-Wilson 病変[*1]という名前は有名である.糖尿病は,わが国における人工透析[*2]を必要とする慢性腎不全の代表疾患である.また,糖尿病の患者では感染に対する抵抗力が弱いことは第8章「代謝異常」で述べたが,尿路感染による腎盂腎炎(後述)にかかりやすいことも記憶にとどめておきたい.

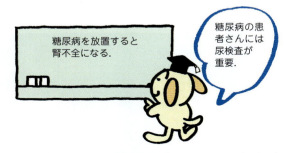

2.3　腎生検

　生検 biopsy という操作は,ヒトのからだの一部を切り取り顕微鏡で観察し病理学的診断を行う検査法であるが,腎の病気,特に糸球体の病気の診断に重要である(第1章「病理学の領域」参照).腎組織の採取には特殊な針を腰に刺す方法(針生検)が用いられることが多いが,場合によっては手術により皮膚を切開し採取すること(開放生検)もある.針生検によって得られる組織の大きさは,直径1mm,長さ15mmくらいの小さなもので,これをさらに普通の光学顕微鏡,電子顕微鏡,および蛍光抗体法(図20-8)のための材料に分け,特別に処理する.

2.4　高血圧と腎

　高血圧 hypertension には特に原因のはっきりしない本態性高血圧と,原因の明らかな続発性高血圧に分けられるが,患者のほとんどは本態性のものであり続発性のものはまれである(第4章 10「高血圧」参照).本項では本態性高血圧と,続発性のなかの腎性高血圧について述べる.

A　本態性高血圧

　本態性高血圧のほとんどは中年以降に起こる.血圧は年齢とともにだんだんと上がっていくことが多いが,降圧剤(血圧を下げる薬)が効きやすく,このような本態性高血圧を特に良性高血圧ということがある.

　本態性高血圧の起こるしくみはまだよく解明されていないが,遺伝因子と環境因子の2つが重要と考えられている.遺伝因子というのは,高血圧が同じ家族内で起こりやすいことや,人種による差(黒人は白人の約2倍高血圧になりやすい)などから考えられることである.最近,高血圧の原因となる遺伝子の研究が進んでおり,複数の候補遺伝子がつきとめられつつある.環境因子というのは,精神的ストレスの多い職業についている人や,食事のなかの塩分摂取が多い人の方が高血圧になりやすいことなどをさしている.

　高血圧が長く続いた患者の腎は正常よりも小さいことが多い.これは高血圧に合併した細動脈

[*1] 糸球体のなかにこぶ状のかたまりができる病変である.糖尿病性糸球体硬化症ともよばれる.
[*2] 数日おきに血液のなかの老廃物を機械を用いて取り除く腎不全の治療法.

硬化のために血管の内腔（血液の通り道）がせまくなり，腎の実質（糸球体や尿細管）が十分な血液を受けられず，その一部がなくなったり小さくなったりしたために，このような状態を細動脈硬化性腎硬化症（図 20-9）という．

一方，良性高血圧とは反対に，降圧剤が効きにくく，高血圧の程度や進み具合のはげしい悪性高血圧という疾患がある．この患者の多くは発病してから数年以内に腎不全や脳出血などで死亡することが多いが，これはまれなタイプの高血圧である．

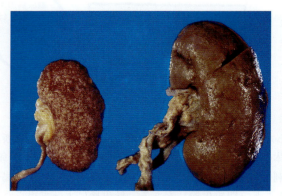
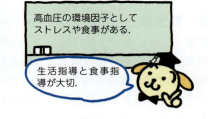

この患者は高血圧が長年続き，最後は腎不全となった．右の正常腎に比べ小さく萎縮し，硬くなっている．

図 20-9 細動脈硬化性腎硬化症（左）

B 腎性高血圧

高血圧が腎に影響を与えることはすでに述べたが，これとは逆に，腎に病気があると高血圧が起こりやすくなるという事実も重要である．このように，腎の病気による高血圧を腎性高血圧とよんでいる．いろいろな原因で起こった慢性腎不全の患者に高血圧が合併することはよく知られており，これは腎がからだのなかの水分やナトリウムの量を調節していることに関係している．

またそれとは別に，腎血管性高血圧といわれる興味深い高血圧がある．これは腎そのものに病変はないが，腎に血液を送る腎動脈の内腔が狭くなり腎に血液が十分に届かないため，腎にある傍糸球体細胞（図 20-4 参照）からレニンという血圧を上げる物質が分泌されるために高血圧となるものである．この場合，手術によって動脈の病変部を取り去ることができれば，高血圧を治すことができる．

2.5 急性腎不全

腎の機能が急に悪くなった状態を急性腎不全 acute renal failure という．臨床的には尿の量が少なくなり（乏尿），BUN が急激に上昇してくる．その原因としてさまざまなものがあるが，なかでも急性尿細管壊死という疾患がもっとも重要で，ここではそれについて述べる．

急性尿細管壊死は，腎のなかでも尿細管の細胞が強く侵されるために起こる急性腎不全であり，その原因は大きく2つに分けられる．第1は，重症のやけど，外傷，および感染症（敗血症）などに合併して起こるもので，しばしばショック状態（全身の血圧低下）をともなっている．腎に

血液が十分に行かないこと（虚血）が尿細管障害の原因と考えられている．第2は，いろいろな毒物が尿細管細胞を障害する場合であり，その例としては，水銀，鉛，ヒ素などの金属や四塩化炭素などの有機溶剤およびゲンタマイシンや造影剤など腎毒性薬物があげられる．

一般に急性尿細管壊死の患者では，うまく治療が行われ急性期をもちこたえると，3〜4週間の経過で尿細管が再生し，腎機能が回復に向かうことが多い．このため適切な治療が重要であり，重症のやけどや交通事故の患者では，尿の量をつねにチェックし腎不全が起こっていないかどうかを知ることが大切である．

2.6 尿路感染症

尿路は，呼吸器とならんでヒトのからだのなかで感染症にかかりやすい場所である．特に腎の感染症（腎盂腎炎 pyelonephritis）と膀胱炎が重要である．

腎盂や腎の実質に細菌が増殖し膿がたまるような急性の腎盂腎炎では，患者は発熱や腰痛を訴え，尿のなかに多数の白血球がみとめられる（膿尿）．一方，軽い炎症がくり返し起こったときには，数カ月や数年にわたり少しずつ腎組織の破壊と機能の低下が進行する（慢性腎盂腎炎）．

膀胱炎は膀胱に細菌の侵入と増殖が起こった状態であり，炎症により膀胱の壁が刺激されるため，患者は頻尿（排尿回数が多い）や排尿時の痛みを訴える．膀胱炎は非常にありふれた病気であるが，細菌が尿管を伝って腎に達し，腎盂腎炎に発展することがあるので適切な治療が必要である．

尿路感染症にかかりやすくなる条件として尿路の通過障害（次項に述べる）が重要である．これは川の流れにたとえることができ，よどみなく流れている水は澄んでいるが，流れがせき止められている所では水はにごってくるのと同じで，尿路も通過障害があると病原菌が繁殖して感染症を起こしやすくなるわけである．

尿路感染症を起こす細菌としてもっとも多いのは大腸菌である．女性では尿道が短いため，大腸菌が尿路に侵入しやすく，膀胱炎や腎盂腎炎にかかることが男性よりも多い．また妊娠中は尿管が胎児によって圧迫されるため，さらに尿路感染が起こりやすくなる．

すでに述べたが，糖尿病患者では感染に対する抵抗力が全般に低下しているため，尿路感染症にもかかりやすく，注意が必要である．また，脊髄損傷などで自分で排尿できない患者でも尿路感染のリスクが高い．

2.7 尿路の通過障害

尿路のどこかに流れをせき止めるような病変が起こると，それより上の尿路の内圧が高まり，腎盂や尿管は押し広げられて大きくなる．腎の実質は拡張した腎盂により圧迫され，だんだんと薄くなり（萎縮），ついには機能しなくなる．このような状態を水腎症 hydronephrosis とよぶ．しばしば尿路感染症を合併する．

水腎症の起こり方は，尿路のつまり方の程度や，両方に起こっているのか片方だけなのか，などで違ってくる．片方だけの水腎症では，もう一方の腎が働きを"肩がわり"（代償）するため腎機能の低下は起こらず，発見されにくい．水腎症は早く発見されれば手術で治療できるものが少なくないため，早期の診断が重要である．

さて尿路の通過障害を起こす原因について考えてみよう．図20-10に主なものを示す．先天奇形

というのは生まれつき尿道などが狭くなっている場合である．尿路結石とは，尿のなかに含まれている成分が何らかの原因で結晶となり，ついには石のようなかたまりになったもので，小さいものは尿道から排尿とともに出てくることがある．大きいものの場合，尿路の出血（血尿）や激しい痛みをともなうことがあり，また水腎症や腎盂腎炎の原因となる．尿路結石の多くはカルシウムを含んでいるため腹部の単純 X 線写真（普通のレントゲン写真）で発見される．

結石と同様に腎盂や尿管に腫瘍ができた場合にも尿路の通過障害が起こる．また次章で詳しく述べるが，前立腺の肥大（過形成）やがんの場合にも通過障害が起こる．前立腺は男性の尿道を取り囲んでいるため，これが大きくなると尿道を圧迫し，患者は排尿したくてもできないと訴える．

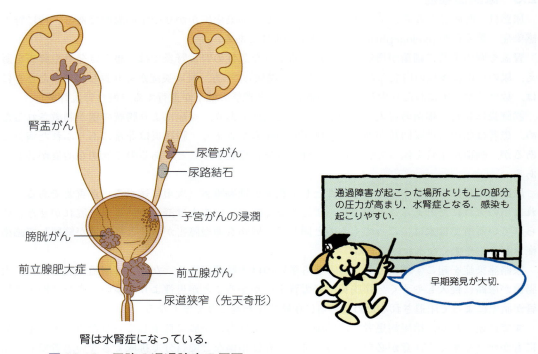

図 20-10　尿路の通過障害の原因

2.8　腎細胞がんとウィルムス腫瘍

この 2 つは腎にできる悪性腫瘍の代表である．腎細胞がんが大人にできるのに対して，ウィルムス Wilms 腫瘍は子どもの腫瘍である．

A　腎細胞がん

尿細管の上皮細胞から発生すると考えられているがんで，淡明細胞型など 10 種類以上に分類されている．ピンポン玉くらいから人のこぶしくらいの大きさで発見されることが多く，がん細胞が脂肪分を含んでいるため黄色っぽいことが多い（図 20-11）．腎を圧迫して大きくなるため，血尿や腰痛を示すことが多い．このため 60 〜 70 歳の人が血尿を示したときはこの腫瘍を疑う必要がある．

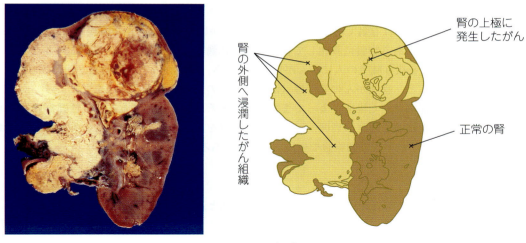

図 20-11　腎細胞がん

B　ウィルムス腫瘍（腎芽腫）

　胎生期の未熟な腎組織をまねたような組織像を示す悪性腫瘍である．子どもの腹部の半分くらいを占めるような大きさで発見されることもめずらしくない．以前は予後の悪い腫瘍であったが，手術のほかに抗がん剤や放射線療法を行うようになってからは多くの子どもの命が救われている．

2.9　膀胱がん

　膀胱を含めてほとんどの尿路の粘膜は尿路上皮でおおわれているため，尿路にできるがんのほとんどは尿路上皮がんである（図 20-12）．

　膀胱がんは女性よりも男性にできやすく，年齢的には 50 〜 60 歳代に多い．興味深いのはいろ

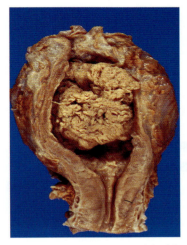

膀胱腔内を大きな乳頭状腫瘍が占拠している．

図 20-12　膀胱がん

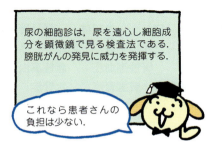

いろな化学物質がこのがんの発生と関係していることである．特に**アニリン色素**という染料に使う物質と膀胱がんの関係は有名である．これは血液のなかに取り込まれた物質が尿中に排出され，尿のなかで発がん性のある物質に変化して膀胱の粘膜に働くと考えられている．このように発がんと関係のある物質を扱う職業の人にがんが発生したとき，**職業がん**という言葉が使われる．

　顕微鏡で観察すると，膀胱がんの異型性（がんとしての顔つきの悪さ）は患者によって，あるいは同じ患者でも採取された場所によってまちまちである．つまり，ほとんど良性腫瘍に近いものもあれば，悪性度が強く膀胱の周囲へ浸潤したり転移を起こす予後の悪いものもあるわけである．したがって病理学的検査（細胞診や生検）が重要である．

[参考文献]
1．小林修三，日髙寿美編（2017）まるごと図解 腎臓病と透析，照林社．
2．バーバラ・ハーリヒ著，坂井建雄，大久保暢子ほか訳（2017）ヒューマンボディ原著第5版，エルゼビア・ジャパン．

［学習課題］

(1) ネフロンとは何かを説明できる．
(2) 慢性腎不全の症状を3つあげることができる．
(3) 代表的な糸球体腎炎をあげ，特徴を述べることができる．
(4) ネフローゼ症候群とはどういう状態であり，どのような疾患で起こるのかを説明できる．
(5) 糸球体が侵されやすい全身疾患を2つあげることができる．
(6) 尿路の通過障害を起こす病態を3つあげ，そのまま放置するとどのような危険があるのかを述べることができる．
(7) 腎実質に起こる悪性腫瘍について，大人に起こるものと小児に起こるものに分け，その特徴を述べることができる．
(8) 膀胱がんの特徴について述べることができる．

キーワード

レニン　　ネフロン　　糸球体　　慢性腎不全　　浮腫　　アシドーシス　　尿毒症
慢性腎臓病　　たんぱく尿　　血尿　　ネフローゼ症候群　　糸球体腎炎　　IgA腎症
ループス腎炎　　腎性高血圧　　悪性高血圧　　腎血管性高血圧　　急性腎不全
急性尿細管壊死　　腎盂腎炎　　水腎症　　尿路結石　　腎細胞がん　　ウィルムス腫瘍
尿路上皮がん

21

生殖器・乳腺

[学習目標]

1. 男性生殖器では，前立腺肥大，前立腺がんと前立腺上皮内腫瘍，精巣腫瘍について学ぶ.
2. 女性生殖器では，子宮頸がんと異形成，子宮体がん，子宮筋腫，卵巣腫瘍について学ぶ.
3. 乳腺では，線維腺腫，乳腺症，乳がんについて学ぶ.

1 男性・女性生殖器の形態と機能

男性生殖器は主として前立腺，精巣（睾丸），陰茎からなる（図21-1）．前立腺は尿道の起始部を取り囲むように位置し，健常成人ではクルミ大，弾性硬で腺管構造が線維筋性組織のなかに分布し，尿道周辺の前立腺肥大が発生する内腺とその外側，前立腺がんが好発する外腺に分けられる．前立腺では付属する精嚢腺とともに精子の運動に必要な分泌物をつくる．精巣は陰嚢内にあり，精子形成とホルモン分泌を行う．陰茎は尿道とこれを取り囲む海綿体よりなり，尿道前立腺部に開口する輸精管からの精液の射精と排尿に機能する．

女性生殖器は両側卵巣，卵管と子宮，腟よりなる（図21-2）．卵巣は生殖期成人では示指頭大で，卵形成・排卵とホルモン分泌を行う．卵管は長さ約5cm，卵は膨大部で受精する．子宮は大きさ・形ともに西洋梨に類似し，受精卵着床と胎児の成長の場である．乳腺は年齢にともない発達，妊娠・分娩により成熟し，閉経後萎縮する．乳腺は授乳にはもちろん，審美的にも女性にとって重要な器官である．

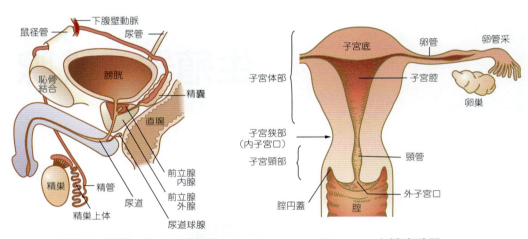

図 21-1　男性生殖器とその周辺臓器　　　　図 21-2　女性生殖器

2 主な疾病

2.1 男性生殖器

A 前立腺肥大症

正常前立腺の大きさは左右径35mm程度が正常上限とされ，その重量は剖検での検討によると40〜50歳ごろまでは20g前後とほぼ一定である．その後は加齢にしたがって増大し，80歳代で約90％が前立腺肥大症となる．高齢男性の排尿障害の主要な原因で，近年の社会の高齢化にともない問題となっている．

前立腺肥大では，著明になると尿道を圧迫し排尿障害（頻尿，尿閉）とその合併症（膀胱炎など）を引き起こす．これは尿道を取り巻く前立腺の主として内腺部分が肥大するからである（図21-3）．前立腺の後壁は直腸の前壁に接するので，増大した前立腺は直腸に示指を挿入して行う指

診（直腸診）で触知され，硬度により下記の前立腺がんと鑑別することができる．また，超音波検査により前立腺の体積（正常は20mL未満）を測定し診断することができる．病理組織学的には得られた組織を用いて診断される．臨床的には前立腺肥大 benign prostatic hypertrophy：BPHと称されるが，病理組織学的には分泌を行う腺成分とそれを取り巻く線維筋性間質成分の結節性過形成 nodular hyperplasia である．治療は，主として薬物治療と外科療法（開放手術や経尿道的前立腺切除術（TUR-P））により行われるが，近年の外科療法ではより低侵襲性とされる光選択的レーザー前立腺蒸散術（PVP）も漸増している．TUR-Pにより得られた組織片は組織学的に検索され，偶発がんの有無が確認される．

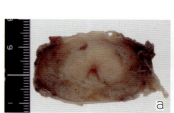
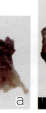
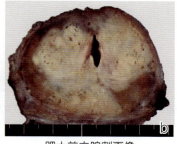
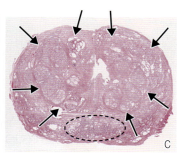

正常大の前立腺割面像　　　肥大前立腺割面像　　　H&E染色ルーペ像

aは正常大の前立腺．bは固定後の前立腺割面像で，尿道周囲の黄白色結節状部分が肥大部分，背側境界不明瞭な白色部分ががん部分．cはH&E染色のルーペ像で前立腺肥大が内腺（矢印）に発生し，がん（点線枠内）が外腺部分に発生するのがよくわかる．

図21-3　前立腺肥大と前立腺がんの発生部位

B　前立腺がん

わが国の前立腺がん prostate cancer の罹患率（人口10万対・年齢調整率）は2000年における22.9人が2011年に66.8人となり増加傾向にあったが，2014年には58.7人となっている．死亡率（人口10万対・年齢調整率）も2004年に8.4人となったが，以後，漸減している[1]．好発年齢は50歳代以上で，臨床的には直腸診，超音波検査などの画像診断，血中PSA（前立腺特異抗原）の定量などにより診断される．PSAは前立腺がんの診断時のみならず，経過観察中においてももっとも有用性の高い腫瘍マーカーで，住民検診にPSAを用いている自治体もあり，議論はあるがスクリーニングにも有用とされている．住民健診での前立腺がん検診の実施率は83.0%（2015年度調査）と上昇傾向にあるが，発見される前立腺がんの約10%は主に骨に転移した状態である[2]（図21-4）．

病理学的には前立腺がんは通常，針生検により得られた組織で確診される．組織学的には大部分が腺がん adenocarcinoma で，主として外腺から発生する（図21-3c）．組織学的分類に加えてグリーソンGleason分類が行われる．特にグリーソン分類は重要で，組織学的悪性度の指標であり，増殖形態により主となる組織パターンと2番目の組織パターンをそれぞれ1から5でスコア化し評価する．この分類は予後判定にすぐれており，グリーソンスコアの合計が7以上では予後不良となる．5年後の再発率ではグリーソンスコア合計が2～4ならば11%，合計が7では約40%となる．

前立腺がんの治療は，①手術療法，②放射線療法，③内分泌療法，④無治療経過観察があるが，

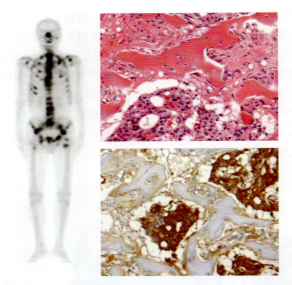

骨シンチでは，肋骨・脊椎・骨盤・大腿骨などに多発転移が明らかで，組織検査（右上）では骨形成性の腺がんの転移をみとめる．PSAの免疫染色により（右下）前立腺がんの転移であることが証明された．

図 21-4　多発性の骨転移を呈した前立腺がん

がんの範囲・組織像などを考慮し決定される．前立腺がんの多くが男性ホルモンであるアンドロゲン依存性の増殖をするため，内分泌療法が有効で，予後が比較的良好なものもある．

　また前立腺がんはもっとも **骨転移** の頻度の高い悪性腫瘍で，骨形成性の非常に硬い転移巣をつくるのが特徴である．多発骨転移や病的骨折により前立腺がんが発見される症例も，まれではない．前立腺がんは通常の臨床症状を契機にみつけられるがん（**臨床がん** clinical cancer）以外に，転移巣から先にみつかる **オカルトがん** occult cancer や，前立腺肥大の手術などで採取された材料に偶然がんが発見される **偶発がん** incidental cancer，そして生前は気づかれずに病理解剖によってはじめて見出される **ラテントがん** latent cancer など，臨床的に無症状で存在する頻度の高いがんである．

C　前立腺上皮内腫瘍

　前立腺上皮内腫瘍 prostatic intraepithelial neoplasia：PIN は細胞異型・構造異型から低異型度 PIN，高異型度 PIN の2つに分類される．がんとの合併率が高いことから，両者とも境界病変あるいは前がん病変とされている．

D　精巣腫瘍

　精巣腫瘍 testicular tumor は組織学的に胚細胞腫瘍，性索間質性腫瘍，胚細胞および性索間質成分両者をもつ腫瘍などに分類される．このなかで **胚細胞腫瘍** がもっとも頻度が高く重要である．胚細胞とは，将来精子になっていくもとになる細胞で，その特殊性から精巣に特徴的な腫瘍が発

生する．セミノーマ（精上皮腫）seminoma，胎児性がん embryonal carcinoma，卵黄囊腫瘍 yolk sac tumor，絨毛がん choriocarcinoma，奇形腫などがある．精巣腫瘍の発生は年齢的に大きく三峰性を示し，もっとも大きなピークは25～34歳にあり，セミノーマ，胎児性がん，絨毛がん，性索/間質腫瘍が占める．0～4歳の小さなピークでは卵黄囊腫瘍と奇形腫が，45～70歳の小さなピークではセミノーマと悪性リンパ腫 malignant lymphoma が多い．特に，胚細胞腫瘍・性腺腫瘍は男女合わせて，20～29歳の若年成人のもっとも頻度の高いがん（16％）となっている（2009-2011年）．

なかでも男性ではセミノーマはもっとも頻度が高く，精巣胚細胞腫瘍の40～50％，30～40歳代の精巣腫瘍の大部分を占める重要な腫瘍である．通常，セミノーマは睾丸の腫大によって発見されるが（図21-5a），現在では超音波検査などの画像診断によって臨床的にも診断される．臨床検査ではセミノーマに特異的なマーカーはない．hCG（ヒト絨毛性ゴナドトロピン）が高値を示す場合は，より高悪性度の絨毛がん成分の混在が疑われる．組織学的にセミノーマ細胞は大型，類円形で淡明な細胞質と中心性の核を有し，これに種々の程度のリンパ球浸潤を混じえ，二相性を呈するのが特徴である（図21-5b）．現在では化学療法が発達したので，睾丸内に腫瘍が限局する場合の10年生存率は90％以上である．セミノーマは停留睾丸に高頻度で発生するとされ，注意が必要である．

胎児性がんは血中 AFP（α-フェトプロテイン）高値を示し，大型の上皮様細胞が管状，乳頭状に増殖する．絨毛がんは血中 hCG 高値を示す高悪性度の腫瘍であり，組織像は卵巣，子宮に発生する絨毛がんに類似する．

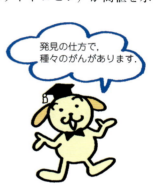

発見の仕方で，種々のがんがあります．

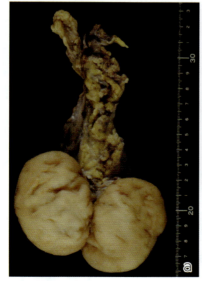
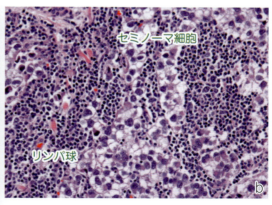

a. 割面肉眼像．約6×4cmに腫大した精巣は黄白色・充実性の均一な腫瘍組織により置換されている．
b. 組織像．淡明な大型腫瘍細胞とリンパ球の二相性が明らかである．

図21-5　セミノーマ

2.2 女性生殖器

A 子宮頸がんと異形成，扁平上皮内病変

　子宮頸がん cervical carcinoma は子宮の入口部，子宮頸部頸管移行部に発生する悪性腫瘍で，扁平上皮がんが大部分（約80％）であるが，腺がん（約20％）も発生する．**扁平上皮がん**は，その進行度により非浸潤性の上皮内がん，その浸潤が5mmを超えない微小浸潤扁平上皮がん microinvasive squamous cell carcinoma，それ以上の扁平上皮がんに分類される．上皮内がんは治療後ほとんど再発することはなく，また微小浸潤がんの予後はその浸潤と広がりにもよるが，5年生存率は90％以上である．しかし，がんが骨盤壁に達したりリンパ節や他臓器に転移すると，5年生存率は50％以下となる．

　子宮頸がん（上皮内がんを含む）の罹患数（全国推計値）は2000年まで年間1万2千人前後を推移していたが，2001年から漸増し，2008年から急増，2014年には3万3,366人となっている．死亡数（全年齢，2014年）は2,902人と推計されている．罹患年齢のピークは35歳から39歳（罹患率13％）で，乳がん（22％）に次いで第2位である．20歳代前半から40歳代前半の罹患者数が増加している[1]．

　子宮頸がんの発生には**ヒトパピローマ（乳頭腫）ウイルス** human papilloma virus：**HPV** が関与する．HPV は原則的に HPV 感染者との性交渉により感染するので，子宮頸がんはハイリスクHPV の持続感染を主因としたウイルス発がんである．この持続感染は，はじめ子宮頸部上皮に異常を起こし，異形成 dysplasia とよばれる病変の発症にかかわっている．異形成は腫瘍であるとの考えから子宮頸部上皮内腫瘍 cervical intraepithelial neoplasia：CIN ともよばれている．異形成は進行すると上皮内がん carcinoma in situ：CIS を引き起こし，他の因子が加わると浸潤性の子宮頸がんの発生につらなる（図21-6）．最近では軽度異形成（またはCIN1）を軽度扁平上皮内病変 low-grade squamous intraepithelial lesion：LSIL とし，中等度異形成（CIN2），高度異形成（CIN3），および上皮内がんの3つの病変は高度扁平上皮内病変（HSIL）とすることで，組織診断

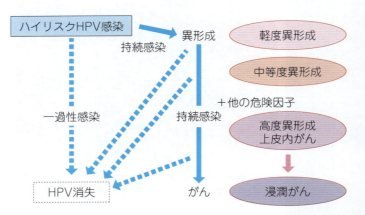
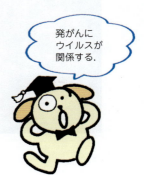

ハイリスク HPV が子宮頸部に感染すると，その一部は上皮に軽度異形成を引き起こし，この一部は中等度から高度異形成へと進展し，放置すると浸潤がんになる．

図21-6　HPV 感染と子宮頸がんの自然史

においても細胞診と同じ分類，用語を使用するようになっている．

異形成性上皮では，コイロサイトーシス koilocytosis とよばれる核周囲が明るく抜けて見える特徴的な細胞変化（核周囲明庭）が出現する．コイロサイトーシスは HPV 感染の形態的指標として重要で，他の臓器の乳頭状病変，たとえば喉頭パピローマなどにも出現する．HPV には 100 以上の型があり，子宮頸がんの原因ウイルスとなるのは高リスク群 HPV（16, 18, 31, 33, 52, 58 型など）といわれる．細胞診によるスクリーニングに加えて HPV 検査を併用することが推奨されてきている．

細胞診では頸部・腟部粘膜を擦過し，これをスライドガラスに塗抹しパパニコロウ染色をほどこし鏡検して異型細胞を見出すことにより行う（図 21-7）（詳しい方法については付録「病理診断検査」を参照）．

病理学的には，子宮頸部からの生検組織を用いて確定診断を行う．早期には自覚症状がないので，検診で発見されるものがほとんどである．子宮頸がんの細胞診，特に子宮がん検診および生検組織診断では，前がん病変である異形成（上皮内病変）の段階で発見することができる（図 21-8）．細胞診は生検より簡便なため，多数の女性の子宮頸がんの早期発見・治療に多大な貢献をしている．2004 年から検診対象者が 20 歳以上となっているので，これまで以上に若年で発見される子宮頸部異形成および子宮頸がんが増加している．また，妊婦検診で異形成が発見される機会もまれではなくなっている．

子宮頸がんの治療は原則として放射線治療・手術によるが，近年 HPV ワクチンが開発・臨床応用され，欧米ではその予防効果が確認され男性にも接種されるようになってきている．子宮頸がんが予防可能な時代となってきた．

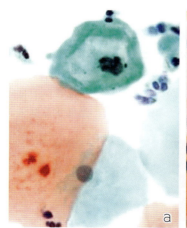 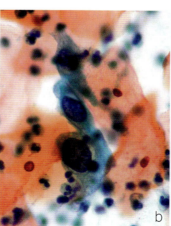 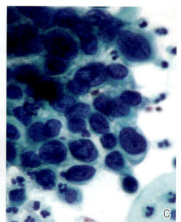

a コイロサイトーシスをともなう軽度異形成　　b 中等度異形成　　c 高度異形成

a では不正形核の周囲に明庭（明るい領域）をともなうコイロサイトーシスをみとめる．コイロサイトーシスは HPV 感染の特徴的所見である．b と c では核が腫大し，核／細胞質比が高くなる．

図 21-7　パパニコロウ染色による子宮頸部細胞診

312 各論

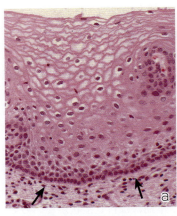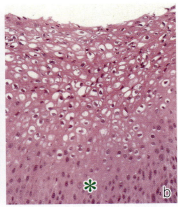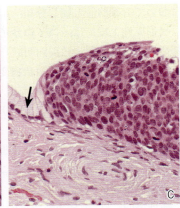

a. 正常粘膜：重層扁平上皮によりおおわれた部分で，最下層には基底細胞が基底膜上に1列に配列（矢印）．表層は錯角化層で，グリコーゲンに富むため細胞質が明るい．
b. 異形成：粘膜の下3分の1くらいの層が核が大きい異型細胞で置き換わっている（＊）．中層の細胞は細胞質が著明に空胞化し，白く抜けて見える（コイロサイトーシス）．
c. 上皮内がん：上皮全層が大きな濃染する核をもつ異型細胞で置換されている．左方の粘膜（矢印）は円柱上皮で，病変が扁平上皮と円柱上皮の境界部に起こっていることを示している．

図 21-8　子宮頸部異形成と上皮内がん

B　子宮体がんと子宮内膜増殖症

　子宮体がん corpus cancer は，臨床的には主として50歳代以上の閉経後女性に，不正性器出血を主訴として発見される，子宮体部の粘膜から発生する悪性腫瘍である．日本では増加傾向にあるがんの一つで，罹患率（2014年，年齢調整率）は16.0（人口10万対）となっている[1]．病理学的には体部の吸引細胞診あるいは生検により診断されるが，解剖学的構造から材料が得にくいので子宮頸がんにくらべて診断は困難である．組織学的には腺がんがもっとも多く，なかでも高分化，中分化型の正常の子宮内膜に類似した組織構造を示す類内膜がんが多い（図21-9）．近年，その前駆病変として，異型のない子宮内膜増殖症と子宮内膜異型増殖症があげられ，特に後者は子宮内膜上皮内腫瘍 endometrial intraepithelial neoplasia：EIN とも称され類内膜がんへ進展するリスク

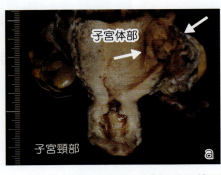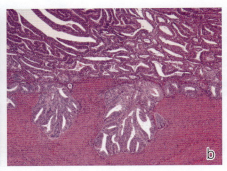

a. 肉眼像では子宮内膜の左側に乳頭状に増殖する腫瘍をみとめる．
b. 組織像では類内膜腺がんが下方の子宮筋層内に管状・浸潤性に増殖している．

図 21-9　子宮体がん

が高いため重視されている．

C 子宮筋腫

子宮筋腫 myoma uteri, uterine leiomyoma は，病理学的には子宮筋層から発生する境界明瞭，類球形の良性の平滑筋腫で，臨床的には過多月経，貧血，腹部腫瘤で発見される．子宮筋腫は，小さいものを含めると閉経後の大多数の子宮に見出され，よくみられる女性の子宮病変である（図21-10）．経過にともなって悪性化することはないとされている．悪性の平滑筋肉腫は，別の機序で発生する．

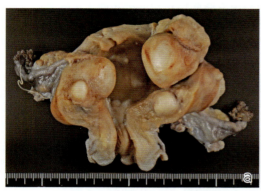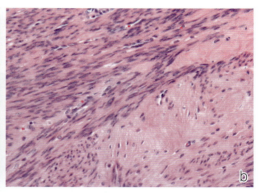

a．八つ頭状に多発した子宮筋腫の肉眼像．
b．組織像では硝子化（ピンク色の部）をともない平滑筋細胞様の紡錘形細胞が束状に増殖している．細胞分裂像はみられず，多形性は目立たない．

図 21-10 子宮筋腫

D 絨毛がん

絨毛がん choriocarcinoma の多くは胞状奇胎などの異常妊娠に続発して発生する高悪性度の悪性腫瘍で，広汎な出血・壊死を特徴とし，早期に肺に転移して致命的となる．組織学的には，異型の著明なラングハンス型トロフォブラストと多核の合胞体型トロフォブラストが増殖する二相性パターンを呈する．合胞体型トロフォブラストから産生される絨毛性ゴナドトロピン β-hCG は，免疫組織化学的にもこの細胞のマーカーとなり，かつ尿中 β-hCG の分娩後の持続する異常高値は胞状奇胎，絨毛がんのマーカーとして利用されている．

E 卵巣腫瘍

わが国の卵巣がん罹患数は 2014 年に 1 万 48 人で，その死亡者数は 2014 年までに 4,840 人と増加し，2017 年には 4,745 人と近年はほぼ横ばい状態である[1]．女性生殖器悪性腫瘍のなかでもっとも死亡数の多い疾患である．卵巣では，その組織学的多様性から種々の腫瘍が発生する．臨床的には多くは腹部腫瘤で発見される．生検が容易にできない場所なので，血液検査（CA125, CEA などの腫瘍マーカー）および CT，MRI 等の画像検査により術前に臨床診断がなされ，多くは術中迅速診断あるいは術後の病理組織検査により最終診断が行われる．病理学的には，卵巣の表層細胞に由来する表層上皮性腫瘍，卵子の周囲の細胞から出る性索／間質性腫瘍，卵子のもとになる

胚細胞から発生する胚細胞腫瘍，その他の腫瘍に分類される．卵巣に特徴的で頻度の高い腫瘍は表層上皮性腫瘍と胚細胞腫瘍である．ここでは頻度の高い腫瘍について述べる．

表層上皮性腫瘍は，**漿液性腫瘍** serous tumor，**粘液性腫瘍** mucinous tumor，**類内膜腫瘍** endometrioid tumor，**明細胞腫瘍** clear cell tumor，およびまれながらブレンナー腫瘍，漿液粘液性腫瘍，未分化がんに分類され，良性，境界悪性型，悪性の3つがあり，いずれも多囊胞性から充実性となる．この卵巣腫瘍では，良性から悪性まで顕微鏡的に移行像があり，そのため良性・悪性の2つに分類するのが困難で，かつ臨床的にも良性・悪性の中間の性格を示すものがあり，これを境界悪性型として分類する．粘液性腫瘍（図21-11）では，ねばねばの粘稠な内容液を含み，良性・境界悪性型のものでも，その内容液がもれると腹腔内に粘液が充満する**腹膜偽粘液腫** pseudomyxoma peritonei という状態になり致死的となる．悪性の粘液性がんでは囊胞壁に結節性の肥厚部がみられ，高異型度の腺がん細胞が浸潤性に増殖する（図21-12）漿液性腫瘍は，淡明

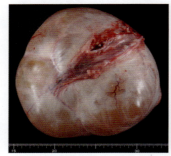
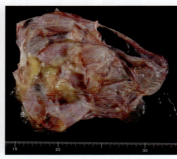
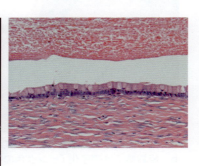

約17cm大に腫大した多房性の粘液性囊胞腺腫．左から表面，割面，組織像．割面では内壁に付着した黄色調の粘液がみられる．組織像では薄い青色に染まった粘液を充満した円柱状腫瘍細胞が単層性に増殖している．

図 21-11　粘液性腫瘍

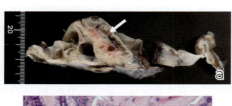

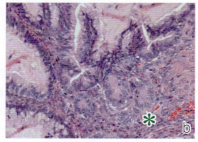

a．粘液性囊胞腺がんの壁の割面の一部．充実性腫瘤部分（矢印）がみられるようになる．
b．粘液を充満した異型円柱状腫瘍細胞が浸潤性に増殖している（＊）．

図 21-12　粘液性がん

なさらさらの漿液性内容を含む点が前者と異なる．組織学的には，良性（図 21-13）では腫瘍細胞は一層性で異型は乏しいが，悪性になると乳頭状，管状の浸潤性増殖を示すようになる（図 21-14）．いずれも高齢者の卵巣に発生する．悪性腫瘍の発生頻度は施設によりやや異なるが，おおよそ漿液性がん 40％，粘液性がん 13％，類内膜がん 18％，明細胞がん 24％で，残りの約 5％は未分化がん，混合型がんが占める．

性索間質性腫瘍とは卵細胞（胚細胞）を取り囲むホルモンを産生する細胞（精索間質）に由来する腫瘍で，顆粒膜細胞腫 granulosa cell tumor，莢膜細胞腫 thecoma，線維腫 fibroma があげられる．ホルモン症状として女性化を示すことが多い．若年者の卵巣腫瘍でもっとも多いのは胚細胞腫瘍に属する**成熟奇形腫** mature teratoma（**皮様嚢腫** dermoid cyst）で，嚢胞内容に皮脂，毛髪，嚢胞壁に歯牙，軟骨，表皮組織などを含む（図 21-15）．悪性胚細胞腫瘍では，未分化胚細胞腫 dysgerminoma，卵黄嚢腫瘍，胎児性がん，絨毛がんがあげられる．未分化胚細胞腫は睾丸セミノーマと同様の組織像を示す．

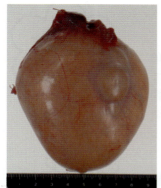
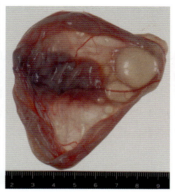
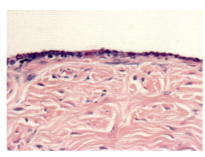

左から表面，割面，組織像．割面ではさらさらの漿液性内容は流出し平滑な内壁がみられる．組織像では小型・立方状の腫瘍細胞が単層性に増殖する．

図 21-13 漿液性嚢胞腺腫

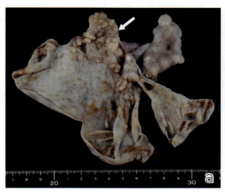
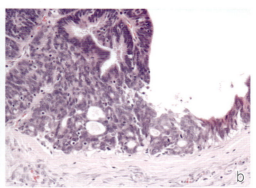

a．割面では充実性・結節状の腫瘤が多発している（矢印）．
b．組織像では異型の目立つ大型の円柱状腫瘍細胞が浸潤性に増殖している．

図 21-14 漿液性嚢胞腺がん

316　各論

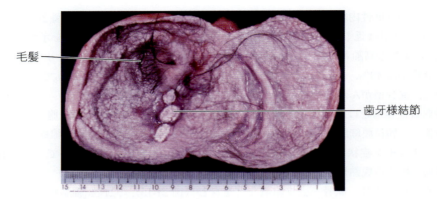

囊胞を展開して内面を観察すると，多数の毛髪，歯牙様硬組織がみとめられる．内部に充満していた皮脂様物質や多量の毛髪塊は取り除いている．

図 21-15　成熟嚢胞性奇形腫（皮様嚢腫）

以上述べた原発性卵巣腫瘍のほかに，転移性卵巣腫瘍として特徴的なクルーケンベルグ腫瘍 Krukenberg tumor がある．これは主として胃の印環細胞がんが両側卵巣に転移したもので，卵巣は大きくなり割面は充実性，粘液状である．卵巣腫瘍として摘出され，病理学的検索によってクルーケンベルグ腫瘍と診断され，胃がんが発見されることもある．

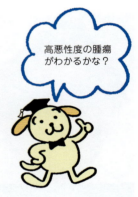

2.3　乳　腺

A　線維腺腫

　線維腺腫 fibroadenoma は 20 〜 30 歳代の女性の乳房に発生する良性腫瘍で，通常 3 cm 以下で，可動性のいい弾性軟の類球形の腫瘍である．病理学的には間質線維成分と腺管成分の両者の増殖により形成される境界明瞭な腫瘍である（図 21-16a）．悪性化することはない．

B　乳腺症

　乳腺症（マストパチー mastopathy）は通常 40 歳代以上の女性に発生する良性の乳腺腫瘤で，乳管または小葉過形成，線維化，囊胞形成，アポクリン化生，腺増生症，乳頭腫症などの種々の組織変化が混在する病変である（図 21-16b）．真の腫瘍ではない．臨床的には画像検査などで診断され，摘出材料により病理学的に確診される．悪性化することはないとされている．

C　乳がん

　乳がん breast cancer は日本でも増加傾向にある悪性腫瘍の一つで，30 歳代以上の女性に多く，罹患率は 40 歳代と 60 歳代に二峰性を呈する年齢分布を示す．ちなみに，思春期から若年成人，いわゆる AYA 世代（adolescents and young adults）のうち 30 〜 39 歳で罹患率が高いがんは，1 位：乳がん（22％），2 位：子宮頸がん（13％），3 位：胚細胞腫瘍・性腺腫瘍（8％）と女性特有の

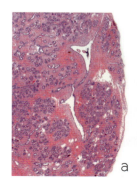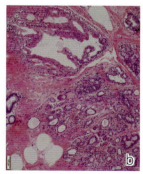

a. 線維腺腫．線維性の間質増生と管状の乳管増殖．
b. いわゆる乳腺症．アポクリン化生を示す微小嚢胞状の乳管（上方）と小型乳管の集簇からなる腺症（下方）．

図 21-16 線維腺腫

がんが多数を占めている[1]．多くの乳がんの原因は不明であるが，5〜10％は遺伝要因が影響して発症していると推測されている．2013年に米国の有名女優が予防的乳腺切除を行ったことを発表し，知られるようになった**遺伝性乳がん卵巣がん症候群** hereditary breast and ovarian cancer：HBOC は，*BRCA1* や *BRCA2* という遺伝子の病的変異による（本章コラム⑬参照）．

臨床的には，硬い乳腺腫瘤，乳房左右不同，えくぼ形成，異常乳頭分泌などが特徴で，視診，触診，マンモグラフィー，超音波，MRIなどの検査で臨床診断がなされる．臨床的に有用なマーカーはないので，乳がんが疑われた場合には，はじめに穿刺吸引細胞診あるいは針生検により細胞学的あるいは組織学的診断がなされる．次いで腫瘍の進展をみて乳房切除あるいは部分切除などが行われる．術前に確定診断が得られなければ，手術時の迅速診断によって確定診断がなされる．針生検および迅速診断が困難な場合は，はじめに腫瘤摘出術による材料で組織学的診断が行われ，乳房切除術などがなされる．乳がんの最初の転移は腋窩リンパ節がもっとも多く，そのため手術時にリンパ節郭清がなされる場合もある．

近年，画像診断の発達により小さい乳がんが発見・診断されるようになり，乳房温存療法が増加してきた．これは，がんを含む乳腺組織を部分的に摘出し，断端陰性を迅速診断にて確認した後，放射線照射を行うものである．これにより乳房の形は大きく変形することがなくなった．また，**センチネルリンパ節**という概念が普及し，術中にがんが最初に転移すると考えられるリンパ節（センチネルリンパ節）を探し，これに転移がない場合は，広範なリンパ節郭清は行わなくなった．これにより，術後の上肢の運動障害・リンパ浮腫などが大きく軽減されるようになっている．

病理学的には，増殖するがん細胞の種類により**小葉がん** lobular carcinoma と**乳管がん** ductal carcinoma に分類されるが，本質的にはいずれも腺がんである．がん細胞が乳管のなかにとどまる**非浸潤がん** noninvasive carcinoma と間質に浸潤する**浸潤がん** invasive carcinoma に分類され，1mm以内の浸潤を示すものは**微小浸潤がん** microinvasive carcinoma として分類される．非浸潤がんは予後良好であるが，浸潤がんでリンパ節転移のあるものは予後不良である．日本では，乳がんの80％以上は浸潤性乳管がんである．特殊型として乳房**パジェット病** Paget's disease がある（図21-17）．これは乳腺内に腫瘍をつくらず，乳頭部びらんのみを特徴とし，がん細胞が表皮

318　各論

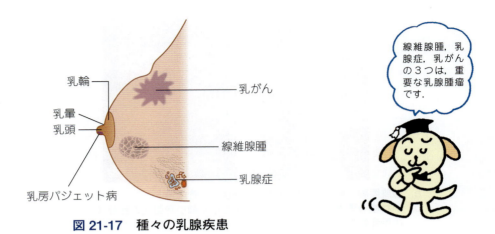

図 21-17　種々の乳腺疾患

線維腺腫，乳腺症，乳がんの3つは，重要な乳腺腫瘤です．

内を拡大して増殖する．パジェット病は，臨床的に炎症と鑑別が必要な疾患である．
　従来，乳がんの治療は手術（乳房切除あるいは温存療法），ホルモン療法（抗エストロゲン製剤），化学療法（抗がん剤）が主体であったが，近年 HER2（c-erbB2/neu）陽性の乳がんに対しては抗 HER2 抗体を用いた治療もなされている．HER2 は細胞増殖因子受容体の一つで，この受容体に増殖因子が結合して細胞の増殖が促進される．乳がんでは約 20％に HER2 の過剰発現がみられ，抗 HER2 抗体はこの受容体に結合し，がん細胞の増殖を抑制する．このような治療は，腫瘍細胞の特定の分子を標的としてその増殖抑制を行うので，分子標的治療といわれる．（第12章コラム⑨参照）．
　さらに，これまでのバイオマーカー（エストロゲン受容体（ER），プロゲステロン受容体（PgR），HER2）に加えて細胞の増殖能を示す Ki-67 に対する免疫染色の結果が術前・術後の治療の重要な指標となっている（図 21-18）．針生検によって得られた組織を用いてがんの診断・組織型の分類ばかりでなく，免疫染色により ER，PgR，HER2，Ki-67 の発現を評価し，その組み合わせに応じて

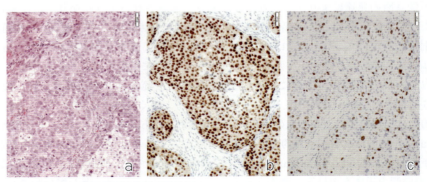

a. 浸潤性乳管がん（H&E，充実型）．
b. エストロゲン受容体（ER）の免疫染色で，>90％の腫瘍細胞核に陽性．
c. Ki-67 の免疫染色．多数の腫瘍細胞核に陽性．

図 21-18　浸潤性乳管がんのエストロゲン受容体（ER）と Ki-67 の免疫染色像

治療方法が選択されている．特にHER2発現は治療法の選択に重要で，免疫染色により評価が困難な場合はインサイチュー・ハイブリダイゼーション *in situ* hybridization：ISH という方法（「用語の解説」参照）により遺伝子レベルの検査が行われる（図21-19）．このHER2療法を用いた術前治療により浸潤がん領域が消失する「完全奏効」症例が報告され，さらにリンパ節転移まで消失する「病理学的完全奏効」症例もまれではなくなっている．

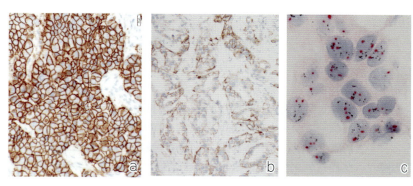

aのHER2の免疫染色ではほぼすべてのがん細胞が染色されている．bの症例では陽性に染色された細胞が少なく評価が保留されたため，ISHが施行されて染色体異常が確認され，HER2陽性と評価された（c）．

図 21-19 HER2の免疫染色と *in situ* hybridization（ISH）像

[引用文献]

1）国立がん研究センター がん対策情報センター，がん情報サービス．最新がん統計（更新・確認日：2019年01月21日）．
2）日本泌尿器科学会編（2018）前立腺がん検診ガイドライン 2018年版，メディカルレビュー社．

[参考文献]

1．日本泌尿器科学会，日本病理学会，日本医学放射線学会編（2010）前立腺癌取扱い規約 第4版，金原出版．
2．日本泌尿器科学会，日本病理学会，日本医学放射線学会，日本臨床腫瘍学会編（2018）精巣腫瘍取扱い規約 第4版，金原出版．
3．日本産科婦人科学会，日本病理学会編（2017）子宮頸癌取扱い規約：病理編第4版，金原出版．
4．日本産科婦人科学会，日本病理学会編（2017）子宮体癌取扱い規約：病理編第4版，金原出版．
5．日本産科婦人科学会，日本病理学会編（2016）卵巣腫瘍・卵管癌・腹膜癌取扱い規約：病理編，金原出版．
6．日本乳学会編（2018）乳がん取扱い規約第18版，金原出版．
7．日本細胞診断学推進協会（2009）子宮頸がん検診とヒトパピローマウイルス questions & answers 集．
8．落合慈之監修，角田肇，針原康編（2017）婦人科・乳腺外科疾患ビジュアルブック 第2版，学研メディカル秀潤社．

320 各 論

［学習課題］

(1) 男女の外性器，内性器の位置，形態を図に描いて説明できる．
(2) 生殖器系臓器の代表的な腫瘍および腫瘍様病変の特徴を述べることができる．
(3) 腫瘍および腫瘍様病変の名称とその組織像（組織型）を対応させて述べることができる．
(4) 臨床的事項と病理像を対照して説明できる．特に，乳がんでは内因性サブタイプ分類と治療法について理解する．

キーワード

排尿障害　　直腸診　　前立腺肥大　　前立腺がん　　精巣腫瘍　　セミノーマ　　卵黄囊腫瘍
子宮頸がん　　ヒトパピローマウイルス（HPV）　　コイロサイトーシス　　子宮体がん
類内膜腺がん　　子宮内膜増殖症　　子宮筋腫　　粘液性腫瘍　　漿液性腫瘍　　腹膜偽粘液腫
成熟囊胞性奇形腫　　クルーケンベルグ腫瘍　　線維腺腫　　乳腺症（マストパチー）
センチネルリンパ節　　パジェット病　　分子標的治療　　ISH

コラム ⑬

遺伝性乳がん卵巣がん症候群（HBOC）の早期診断と治療

　乳がんにおいては，従来から 5 ～ 10％ に家族性・遺伝性のものがあることが指摘されていたが，その原因遺伝子として 1994 年に *BRCA1* 遺伝子，1995 年に *BRCA2* 遺伝子が同定された．遺伝性乳がん卵巣がん症候群（HBOC）は代表的な遺伝性腫瘍で，*BRCA1* または *BRCA2* 遺伝子の病的な変異が原因で乳がんや卵巣がんなどを高リスクで発症する．70 歳までの間に，*BRCA1* 遺伝子変異保因者（以下，保因者）では 70 ～ 80％，*BRCA2* 保因者では 40 ～ 50％ の人に乳がんが発症する．卵巣がんの発症は，前者では 20 ～ 40％，後者では 10 ～ 20％ である．そのほか，前立腺がん，膵がんなどのリスクが高いことも知られている．

　HBOC は常染色体顕性遺伝をするので，この遺伝子異常は 50％ の確率で親から子に性別に関係なく受け継がれる．*BRCA* 遺伝子は DNA の修復に重要な機能を有するがん抑制遺伝子で，正常人では対立遺伝子として 2 つを有しているが，保因者では生来すべての細胞にすでに 1 つに変異がある．そのため，残る 1 つに何らかのきっかけで変異が起こると発がんすることから発がんの可能性が高くなる．

　問題はこの遺伝様式に加え，発症年齢，病理学的特徴にある．保因者では，乳がんの発症年齢が母親年代の人が多く，本人の診断・治療のみならず子孫の生涯予後を配慮する必要がある．確定診断のための遺伝子検査は最高の個人情報になるので，遺伝カウンセラーなどの専門家の介入が重要となる．「若年（50 歳以下）発症乳がん」，「乳がんと卵巣がんの両方を発症した」などの病歴・家族歴があれば，HBOC 家系である可能性を考慮すべきである．

　保因者への対策としては，早期からの①検診，②薬物によるリスク低減，③リスク低減乳房切除術，④リスク低減卵巣卵管切除術，そして近年開発された⑤ PARP（poly ADP-ribose polymerase）阻害薬などがあげられる．PARP 阻害薬は DNA 修復に異常をきたした細胞に特異的に作用し，がん細胞の細胞死を誘導する抗腫瘍効果が注目されている．

　BRCA1 遺伝子変異による乳がんの特徴として，内因性サブタイプではエストロゲン受容体（ER），プロゲステロン受容体（PgR），HER2 の 3 つがすべて陰性であるトリプルネガティブ乳がんが高頻度である．従来は予後不良とされてきたが，近年，薬物治療の発達により術前治療で腫瘍が消失する完全奏効症例もまれではなくなってきている．

　乳がんの治療は ER，HER2 発現，Ki-67 標識率などのバイオマーカーを応用した個別化医療がもっとも早く応用された腫瘍の一つである．診断では組織像およびバイオマーカーの組み合わせによる内因性サブタイプをも考慮して HBOC の可能性も推察し，患者とその家族が的確な医療を受けられるように診断を進める必要がある．

22

脳・神経系

[学習目標]

1. 神経系の正常構造と機能を理解する.
2. 脳梗塞および脳出血の原因と形態学的変化を学ぶ.
3. 神経系の主要な変性疾患, 感染症, 脳腫瘍の分類とその形態学的特徴を学ぶ.

1 脳・神経系の形態と機能

神経系の主な構成単位は**ニューロン**で，これは神経細胞とそれから出る樹状突起や軸索からなる．神経細胞は電気的に信号を伝えるが，次の神経細胞に伝わるところは**シナプス**とよばれ，化学伝達物質が伝達の媒介を行う．またニューロンの働きを助ける神経膠細胞（**グリア細胞**）には神経線維の鞘（**髄鞘**，**ミエリン**）を形成し，跳躍伝導を支える**オリゴデンドロサイト**（乏突起膠細胞）と多数の突起を有し神経組織の構築や物質輸送を介して微小環境の調節にあたる**アストロサイト**（星細胞）がある．中枢神経系から知覚性および運動性の末梢神経が出るが，これは神経細胞の突起（軸索）の束からなり，末梢神経では**シュワン細胞**が髄鞘を形成している．

脳には機能の局在があり，種々の疾患で脳の一部が侵されると，その部位がつかさどっている機能の障害が**巣症状**としてあらわれる．たとえば，前頭葉の運動野やそこから脊髄に下降する錐体路が障害されると，対応する部位に運動麻痺が生じる．したがって，脳病変の場所とその性状が臨床症状と対応しているかどうかを検討することも病理診断をするうえで重要なことである．

2 主な疾病

2.1 頭蓋内圧亢進と脳ヘルニア

脳は全体が頭蓋骨と硬膜に囲まれ脳脊髄液に浸った状態で外力から保護されている．この閉鎖腔に新たに腫瘍や血腫などの容積を占める病変（**頭蓋内占拠性病変**）が発生した場合，頭蓋内圧が高くなりやすく，そのために頭痛・嘔吐・うっ血乳頭・意識障害・徐脈などがみられる．さらに圧迫された脳は圧の少ない方へ，すなわち大脳鎌の下では対側に，天幕部（小脳テント）では下方へ嵌入する．これらを脳ヘルニアとよぶ．脳ヘルニアが生じる場所によっていろいろな名前があるが，重要なものは天幕切痕ヘルニア（鉤ヘルニア）と小脳扁桃ヘルニアである（図22-1）．

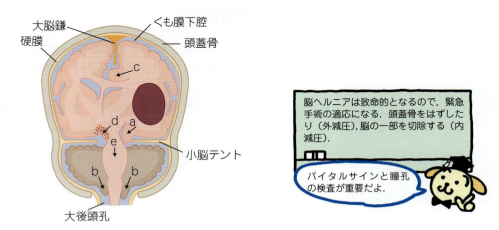

a. 鉤ヘルニア，b. 小脳扁桃ヘルニア，c. 帯状回ヘルニア，
d. カーノハン切痕，e. 中心性ヘルニア

図 22-1　脳ヘルニア

頭蓋内圧が亢進している患者に腰椎穿刺をして髄液を抜くと，急激な圧変動のために脳ヘルニアを起こす危険があり注意が必要である．

A　天幕切痕ヘルニア（鉤ヘルニア）tentorial herniation（uncal herniation）

　一側の大脳半球に占拠性病変があると，同じ側の側頭葉の内側下面（鉤とよばれる部分）が，小脳天幕の縁のわずかな隙間に嵌入する．程度がひどくなると，さらに同側の動眼神経が圧迫され瞳孔が散大し対光反射が消失する．続いて呼吸の異常や除脳硬直姿勢がみられる．

B　小脳扁桃ヘルニア　tonsillar herniation

　後頭蓋窩内に占拠性病変があると，圧迫された小脳（特に小脳扁桃）が大後頭孔をとおって脊髄側に嵌入して延髄を強く圧迫し，呼吸・循環麻痺を起こす．

2.2　脳血管障害

　脳血管性疾患は，多くが脳卒中症状（急激に起こり意識障害と運動麻痺などの神経症状を合併する症候群）をもって発症する．脳血管障害の主なものは脳出血，くも膜下出血，脳梗塞である．
　脳血管障害は日本人の死因として悪性新生物，心疾患に続いて，肺炎とともに第3または4位にのぼる重要な疾患である．

A　脳梗塞　cerebral infarction

　脳はその活動のために，つねに酸素（成人で全体の20％）とブドウ糖（25％）を消費しており，血流が途絶えると，神経細胞は容易に死んでしまう．壊死した脳組織ははじめやわらかくなり，のちに融解してマクロファージによって貪食後，清掃され空洞となる．脳軟化という言葉は脳梗塞と同義語として使われることがある（第4章 **7**「虚血と梗塞」参照）．脳梗塞は，その原因と臨床型によりアテローム血栓性梗塞，心原性脳塞栓，ラクナ梗塞の3つに分けられる．

1）アテローム血栓性梗塞 atherothrombotic embolization

　脳底部の動脈や頸部の総頸動脈分岐部付近の粥状硬化（アテローム硬化）にともなって局所で血栓形成を生じ，脳血管が狭窄・閉塞するために脳梗塞を起こす．血栓形成の原因として粥腫被膜の破裂，狭窄部の末梢側の壁在血栓，粥腫内の出血があげられる．脳血栓は高齢者に多く，動脈硬化にともなうため糖尿病患者は脳血栓を起こしやすい．梗塞巣は大脳白質や基底核に生じ，皮質は保たれることが多い（図22-2）．

2）心原性脳塞栓 cardiogenic cerebral embolism

　僧帽弁あるいは大動脈弁の弁膜疾患，心房細動を有する患者に発生する左房内血栓，心筋梗塞患者の左室壁に発生する血栓が塞子として流出し，脳血管を閉塞して脳梗塞を生じる．動脈支配域の全部あるいは一部で皮質を含み境界鮮明な大梗塞を生じ，出血性梗塞へと変化しやすい（図22-3）．ただし発症早期に塞子を融解すれば，症状が急速に改善しうる．

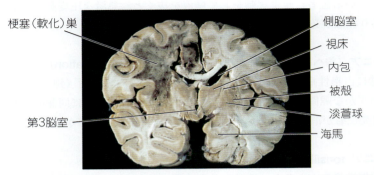

左側の大脳半球に広汎な梗塞巣があり，下方は基底核（被殻や淡蒼球）に達している．

図 22-2　脳梗塞

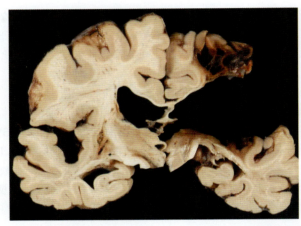

陳旧性とは古い病巣という意味で，右大脳の中大脳動脈領域が心原性脳梗塞のため，脱落し空洞化している．

図 22-3　陳旧性脳梗塞

3) ラクナ梗塞 lacunar infarction

　ラクナ梗塞は日本人にもっとも多いタイプで，大脳基底核や視床などの脳深部に径15mm以下の小さな空洞（ラクナ）を生じる．原因として高血圧が重要で，脳底部からの穿通動脈*に硝子様変性を生じ，内腔が狭窄・閉塞するとラクナを生じる．同様の機序で高血圧が持続すると細動脈が破れて脳内出血の原因にもなる．したがって脳出血とラクナ梗塞の予防のためには高血圧の治療が重要である．

　なお，一過性脳虚血発作 transient ischemic attack：TIA とは脳血管に詰まった小栓子が比較的早く溶解し，症状が一時的でまもなく回復し，急性梗塞を伴わないものをいう．TIA はくり返

---

* 穿通動脈（穿通枝）は脳底部の動脈から直接分岐し，基底核や視床に分布する．

し起こることが多く，より重篤な脳卒中の発作に移行する．したがって，TIA は大発作を予告するという意味で重要である．

B 脳出血 cerebral hemorrhage

高血圧が長く持続すると脳実質内の細動脈壁に負担がかかり，血管壊死（フィブリノイド壊死）を起こし，そこが破れて脳内出血の原因となる．この際，大脳深部の大脳基底核（被殻）や視床に出血を起こしやすく，まれには小脳や脳幹（橋）にも同様に高血圧性脳出血を生じる（図22-4，第4章，図4-8「破綻性出血と漏出性出血」参照）．高血圧以外の原因としては，後述する脳動静脈奇形や脳腫瘍および新生児ビタミンK欠乏などの出血傾向でも脳出血を起こす．

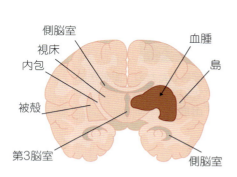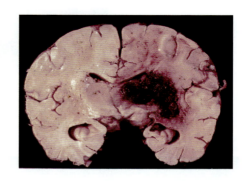

出血による血腫のために右側の基底核（被殻など），視床，内包などが破壊されている．

図 22-4 脳出血

C くも膜下出血 subarachnoid hemorrhage

脳底部動脈の分岐部に動脈瘤が生じ，それが破れるとくも膜下出血を起こす（図22-5）．脳動脈瘤がなぜできるかは明らかではないが，先天的に動脈壁の構造に欠陥があり内弾性板や中膜が欠如しているのが特徴で，そこが血圧によって押し広げられ，囊状の動脈瘤を生じると考えられている．くも膜下出血の量が多いと後にその血腫内を走行する動脈に血管攣縮（スパズム）が生じて血流が途絶し，重篤な脳梗塞を合併する．また動脈瘤は，再破裂を高率に起こし死亡率の高い疾患であるため，外科的に動脈瘤茎部をクリッピングし再破裂を防止する（図22-6）．脳動脈瘤はウイリス動脈輪の前半部の血管分岐部が好発部位であり，前交通動脈瘤や内頸・後交通動脈瘤そして中大脳動脈瘤などが生じる．そのほかに，脳動静脈奇形 arteriovenous malformation：AVM という先天性の血管奇形が破裂してくも膜下出血を起こすことがある．これは動脈が毛細血管を介さずに直接静脈に移行し，異常な血管のかたまりをつくったもので，出血以外にしばしば痙攣を起こす．

2.3 神経変性疾患

神経系には徐々に発症し，進行性に悪化して死に至る疾患が多数あり，病理学的に変性所見を示すこれらの疾患を神経変性症とよぶ．根治的な治療法がなく神経難病といわれている．アルツハイマー病に代表される主に大脳の変性をきたす疾患は次項の「認知症」の項目を参照．

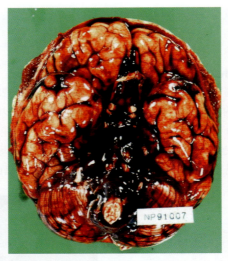

内頸動脈と後交通動脈の分岐部の動脈瘤が破裂したため，頭蓋底に厚い血腫があり，出血がくも膜下腔に広がっている．

図 22-5 くも膜下出血

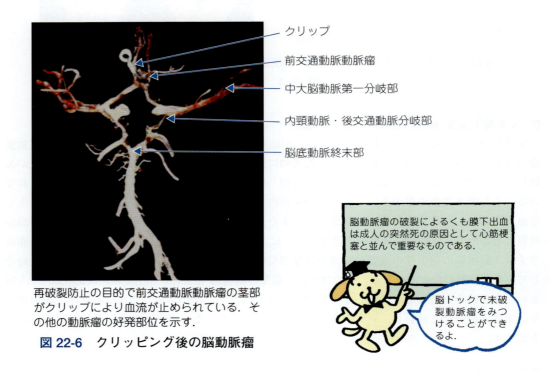

- クリップ
- 前交通動脈動脈瘤
- 中大脳動脈第一分岐部
- 内頸動脈・後交通動脈分岐部
- 脳底動脈終末部

再破裂防止の目的で前交通動脈動脈瘤の茎部がクリップにより血流が止められている．その他の動脈瘤の好発部位を示す．

図 22-6 クリッピング後の脳動脈瘤

脳動脈瘤の破裂によるくも膜下出血は成人の突然死の原因として心筋梗塞と並んで重要なものである．

脳ドックで未破裂動脈瘤をみつけることができるよ．

A　パーキンソン病 Parkinson's disease

　運動がうまくできず，筋強剛，振戦，無動症（運動減少）を示し（錐体外路症状という），病理学的には中脳の黒質にある**ドーパミン**[*1]含有神経細胞が変性脱落している．この神経細胞はニュー

ロメラニンという褐色色素をもつため，肉眼的に中脳の黒質は黒く見えるが，パーキンソン病ではこの黒色調が失われ退色している．残った神経細胞にはレビー小体とよばれる封入体がみとめられ，**α-シヌクレイン**[*2]が異常蓄積している．黒質でつくられたドーパミンは，神経線維をとおって線条体（被殻）に送られるが，パーキンソン病では黒質でのドーパミンの産生がいちじるしく減少している．そこで，ドーパミンの前駆物質であるL-ドーパを投与すると，脳内でドーパミンに変わり神経症状の改善がみられる．

B　筋萎縮性側索硬化症 amyotrophic lateral sclerosis：ALS

筋肉の運動を支配する脊髄前角細胞や脳幹の運動神経核細胞が選択的に脱落し，そのため骨格筋に神経原性の筋萎縮（群性萎縮）が起こり，呼吸筋も麻痺して死に至る．しかし眼球運動は侵されにくい．前頭葉の運動野（中心前回）の神経細胞も障害され，錐体路が脱落するため腱反射の亢進がみられる．しかし感覚障害や膀胱・直腸障害は起こらず，寝たきりになっても褥瘡を起こしにくい．

2.4　認知症 neurocognitive disorder, dementia

認知症では物忘れすることも自覚できず（病識の欠如），家族の名前も忘れ，通い慣れた道でも自宅に帰れなくなる（失見当識）など，認知の欠損によって日常生活が阻害される場合に認知症と診断される．日本人の寿命が延び，2012年時点で高齢者認知症者は462万人と推計され，65歳以上の認知症有病率は約15%と報告された．特にアルツハイマー病が増えており，認知症のもっとも多い原因となっている．

対策として予防や軽度の段階から進行を抑制する試みが重要とされ，認知症の前駆状態を示す概念として，**軽度認知障害** mild cognitive impairment：MCIなどとよばれる（コラム⑤を参照）．認知症は大きく変性型認知症と血管性認知症とに分けられる．

A　アルツハイマー病 Alzheimer's disease

アルツハイマー病では，神経細胞の脱落により大脳が萎縮して側脳室が拡大する．特に記憶にかかわる海馬が強く萎縮する．

特徴的な所見としてβたんぱく質からなる**アミロイド**が全脳に沈着し，多数の**老人斑**を形成する（図22-7）．また，神経細胞内にタウたんぱく質からなる神経原線維変化 neurofibrillary tangle：NFTとよばれる糸くず様の線維物質が沈着する（表22-1）．神経伝達物質であるアセチルコリンが減少するので，その分解酵素阻害薬が治療に用いられる．

関連する認知症として，**神経原線維変化型老年認知症** senile dementia of the NFT type：SD-NFTがある．海馬とその周辺に多数の神経原線維変化が出現し萎縮するが，老人斑をほとんどみとめない．臨床的にアルツハイマー病と診断されていることも多い．

[*1]　ドーパミンはカテコールアミンに属する神経伝達物質で，ノルアドレナリン，アドレナリンの前駆体でもある．運動調節，学習・記憶や注意などの認知機能の調節にかかわる．

[*2]　α-シヌクレインは主に神経細胞のシナプス前終末に存在するたんぱく質である．コードする遺伝子に変異が生じると家族性パーキンソン病の原因となる．

B　レビー小体型認知症　dementia with Lewy bodies：DLB

　レビー小体型認知症は前述のパーキンソン病の関連疾患で，レビー小体が辺縁系*から大脳皮質に広く出現している．物忘れに加えて，パーキンソン病様の症状（手のふるえ，歩行障害など）や，ときにレム睡眠行動障害（「用語の解説」参照）や幻視を生じる．

C　ピック病　Pick's disease

　前頭葉底面と側頭葉先端部および底面の萎縮が強く，前頭側頭葉変性症の代表疾患である．記銘力の低下よりも性格変化など人格の崩壊が目立つ．萎縮部位の神経細胞にタウたんぱく質からなるピック小体（ピック嗜銀球）がみられる（表22-1）．

D　血管性認知症　vascular dementia

　血管性認知症は脳血管障害が原因となる認知症で，多発梗塞性認知症や細動脈硬化などによる小血管病変性認知症，および出血性血管性認知症などがある．経過は急性発症または階段状悪化を示し，障害される部位に応じて失語や運動麻痺などをともなう（表22-1）．高齢者ではアルツハイマー病と脳血管障害を併発することが多く，両者が認知症発症にかかわっていると判断された場合，混合型認知症とよばれる．

2.5　脱髄性疾患　demyelinating disease

　脳神経では電気的信号をより速く伝える（跳躍伝導）ために，髄鞘（ミエリン）が神経突起（軸

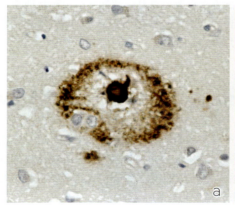 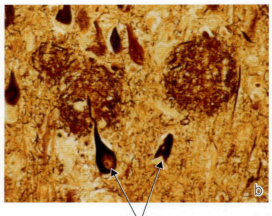

神経原線維変化

　a．アミロイドβたんぱく質に対する免疫組織化学染色．アミロイドの沈着が老人斑の中心（アミロイドコア）とリング状の周辺部位に濃い色で検出されている．
　b．平野銀染色．円形の老人斑と炎型の神経原線維変化がみとめられる．

図 22-7　アルツハイマー病の大脳にみられる老人斑

＊　辺縁系は，大脳の脳梁を取り囲む帯状回と海馬傍回をまとめて呼称したことに始まり，系統発生的に古い大脳皮質とそれと密接な関係がある扁桃体，海馬などを合わせて示すことが多い．

表 22-1　認知症の鑑別

病理	アルツハイマー病	ピック病	血管性認知症
病　理	びまん性脳萎縮 老人斑，神経原線維変化	限局性葉性脳萎縮 ピック嗜銀球	多発性梗塞
発症年齢	60歳以上	50〜60歳	60歳以上
男女比	2：3	1：1	3：2
臨　床	全般的認知症，物忘れ，見当識の低下，進行性の経過．	人格崩壊，性格変化，病識欠如，時刻表的行動，進行性の経過．	まだら認知症，人格の崩壊なし，病識あり，脳卒中発作の頻発，階段的または動揺性の経過．

索）を取り巻いている．脱髄性疾患では髄鞘が破壊されるが，軸索の障害は軽く神経細胞が保たれていることが，脳梗塞などの壊死性病変と異なる．機序として免疫異常により，リンパ球や単球によって髄鞘が破壊されることがあり，脱髄病変が多発し増悪緩解をくり返す特徴があることから多発性硬化症とよばれる．また髄鞘の構成成分が代謝障害や遺伝子異常のために広範に障害されたものを白質ジストロフィーとよぶ．

A　多発性硬化症 multiple sclerosis

　脳，脊髄，視神経に境界鮮明な新旧の脱髄斑が多発性にみられる（図22-8）．大脳では側脳室周囲白質に好発し，血管周囲にリンパ球やマクロファージの浸潤をともなっている．

2.6　感染症

A　脳炎 encephalitis

　脳実質に炎症の主座があると脳炎と診断され，その主なものとして日本脳炎ウイルスなどによるウイルス脳炎がある．日本脳炎はわが国の急性ウイルス脳炎の代表であったが，最近はほとんどみられなくなった．これはウイルスを媒体とする蚊の減少，予防接種や抵抗力の増強などによるが，子どもや高齢者などに少数の発症がみられる．大脳，小脳，脳幹，脊髄の灰白質を中心とした灰白質脳炎と髄膜炎をみる．単純ヘルペスウイルスによる急性脳炎では特徴的なことに側頭葉と前頭葉の底面に出血や壊死を生じ，急性壊死性脳炎とよばれる．予後はきわめて悪い．HIV

332 各論

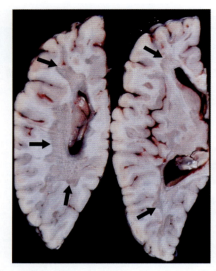

脳室の周囲に着色した脱髄斑（矢印）がみられる．
図22-8　多発性硬化症

ウイルス（エイズウイルス）に脳が侵されるとHIV白質脳症となり，大脳は萎縮し認知症を生じる．

B　髄膜炎　meningitis

　脳を包む髄膜に炎症の主座がある髄膜炎では，脳脊髄液にリンパ球や好中球などの炎症細胞が多数出現する．髄液検査が重要で，髄液圧が上昇し，細胞数やたんぱく量が上昇する．髄膜炎の病原体としては，細菌，ウイルス，真菌などさまざまである．インフルエンザ菌（Hib）や肺炎球菌などによる細菌性髄膜炎は，抗菌薬の発達した現在でも予後不良であり，ワクチン接種が重要である．結核性髄膜炎では結核菌の培養に時間を要するので，髄液中の結核菌の遺伝子の存在を調べるPCR法が迅速な診断法として取り入れられている．一方，感染微生物がみとめられないのに髄液中に髄膜反応がみられる場合，無菌性髄膜炎という．一般にはウイルス性髄膜炎と同義語のように用いられているが，ウイルスによるものはその一部である．予後は一般に良好で1〜2週間で軽快するものが多い．

C　脳膿瘍　brain abscess

　脳膿瘍とはブドウ球菌や連鎖球菌などの化膿性細菌が中耳炎，乳様突起炎，副鼻腔炎など隣接した化膿巣から直接脳内に侵入し，側頭葉，前頭葉や小脳に単発性に膿瘍を形成したものである．一方，血行性のものは多発性が多く，小児の先天性心疾患に合併する例が多い．急性期には好中球，フィブリン析出，組織壊死などがみとめられ，数週間のうちに中心部は融解し，周囲に肉芽組織やアストロサイトの増殖が起こり，これらがもとになって被膜が形成される．髄液中には細菌を証明しないことが多い．

2.7 外傷

頭部外傷は一般に急性期と慢性期の2つに分けられ，急性期外傷は脳浮腫や血腫による頭蓋内圧亢進がもっとも問題となり，慢性期にはいわゆる後遺症が大きな問題となっている．

A 脳挫傷 cerebral contusion

脳挫傷は脳組織が頭部外傷によって壊され，点状出血や壊死があり，その周囲に浮腫をともなう．発生機序として外力により脳実質が直接圧迫損傷を受けるとする説と頭蓋骨と脳との相対的運動のずれによるとする説がある．また損傷を受ける部位は打撲側の損傷 coup injury よりも反対側の損傷 contre-coup injury の方が大きくなることがある．好発部位は前頭葉，側頭葉であり，特に前頭葉下面と側頭葉先端部は脳損傷を受けやすい．

B 頭蓋内血腫

硬膜外血腫，硬膜下血腫，脳内血腫および以上の血腫の組み合わせからなる合併血腫に分類される．硬膜外血腫は交通事故や転落によって頭蓋骨の骨折があり，その内面の溝を走る中硬膜動脈が損傷されて，頭蓋骨と硬膜の間に出血したものをいう．血腫が大きいと天幕切痕ヘルニアを生じる（図22-9）．一方，硬膜下血腫は交通外傷などにより，大脳表面と静脈洞とを連結する橋静脈が破綻したり，脳挫傷にともなう脳表の動静脈が破綻して血腫が硬膜下を広く広がったものをいう．硬膜外血腫と異なり，骨折をともなわないことが多く，血腫は打撲の反対側に形成されることが多い．頭部外傷による脳内血腫は前二者に比べて発生頻度は少ないが，好発部位は側頭葉と前頭葉である．

注意すべきことに，硬膜下血腫が外傷後3週間以後に発症したり，はっきりした外傷の既往なく出現することがあり，慢性硬膜下血腫とよばれ，高齢者に多い．血腫は反応性に生じた肉芽組織によって被包化されている．

C 脊髄損傷

脳と同様に脊髄挫傷や脊髄血腫が起こるが，多くの場合，脊椎の骨折や脱臼をともなう．

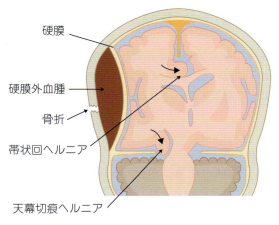

頭蓋骨骨折のため硬膜の動脈が損傷し，側頭部に凸レンズ状の血腫が生じている．圧迫された脳は正中線が他側に移動（midline shift）し，帯状回ヘルニアや天幕切痕ヘルニアを起こしている．

図22-9 急性硬膜外出血

2.8 脳腫瘍

頭蓋内に発生する新生物のすべてを脳腫瘍 brain tumor とよび，原発性脳腫瘍と転移性脳腫瘍に区別する．原発性脳腫瘍は神経固有の組織から発生するグリオーマと，それ以外に髄膜から生じる髄膜腫などがある．原発性脳腫瘍が脳から他臓器に転移することは少ないが，肺がんや乳がんのように他の全身臓器に発生した悪性腫瘍はしばしば脳に転移する．また，成人の原発性脳腫瘍は大脳に好発するが，小児では小脳や脳幹に腫瘍が生じることが多い．小児悪性腫瘍のなかでは白血病に次いで脳腫瘍が2番目に多い．原発性脳腫瘍の種類は非常に多いが，年齢と場所によって発生する腫瘍に特徴があり，病理組織診断をする際の重要な情報になる．

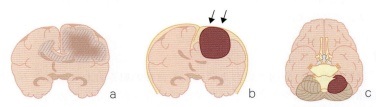

a．グリオブラストーマ（膠芽腫）：大脳半球に発生し，脳実質内を浸潤性に増殖し，脳梁を介してさらに反対側の大脳にまでおよんでいる．腫瘍内に高率に壊死がみられ，腫瘍の境界は不明瞭なことが多い．
b．髄膜腫：硬膜に付着し（矢印），脳に食い込むように大きくなるが，境界は鮮明である．
c．神経鞘腫：脳を下面から見たところ．聴神経から発生し，小脳橋角部に腫瘤を形成している．

図 22-10　主な脳腫瘍の発生部位とその広がり

A　グリオーマ

神経細胞から発生する腫瘍は少なく，主に神経膠細胞（グリア細胞）から発生し，**グリオーマ** glioma（**膠腫**）と総称する．グリア細胞には，アストロサイトとオリゴデンドロサイトと上衣細胞があり，これらの細胞から発生した腫瘍をそれぞれアストロサイトーマ（星細胞腫），オリゴデンドログリオーマ（乏突起膠腫），エペンディモーマ（上衣腫）とよぶ．また，グリア細胞から発生するもっとも悪性で未熟な腫瘍をグリオブラストーマ（膠芽腫）とよぶ．グリオーマは脳腫瘍の3割を占める．

2016年の新しいWHO分類ではグリオーマの確定診断には従来の形態学的所見に加えて，遺伝学的検査の結果を統合して最終診断するようになった．たとえば，イソクエン酸デヒドロゲナーゼ遺伝子変異と染色体1pおよび染色体19qの共欠失がみられると，オリゴデンドログリオーマと確定診断される．

1）アストロサイトーマ（星細胞腫）astrocytoma

好発部位は成人では大脳半球に，小児では小脳に生じる．小児の小脳に発生する星細胞腫は細長い細胞形態から毛様細胞性星細胞腫といい，通常液体を入れた嚢胞を有している．毛様細胞性星細胞腫は良性で嚢胞壁に限局した腫瘍結節を摘出すれば治癒する．一方，成人の大脳半球に生じるグリオーマは周囲の脳に浸潤性に増殖するので外科的に完全に取ることは難しく，**浸潤性グ**

リオーマ diffuse glioma と総称される．星細胞腫はその代表で，再発をくり返す間に，より悪性の星細胞腫（退形成性星細胞腫）に変化する．イソクエン酸デヒドロゲナーゼ遺伝子変異に加えて，p53遺伝子の変異がしばしばみられる．

2）グリオブラストーマ（膠芽腫）glioblastoma

グリオブラストーマ（膠芽腫）は，グリア細胞から発生するもっとも悪性の腫瘍で，グリオーマの約3分の1を占め，もっとも多い．腫瘍は多形性を示す未熟なグリア細胞からなり，多数の細胞分裂像をみとめ，浸潤性に急速に増大する．腫瘍内に壊死巣や出血をみとめることが多い（図22-10a，22-11）．

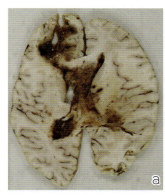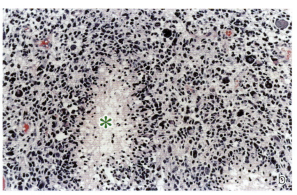

a. 大脳の水平断．腫瘍細胞は両側の大脳に広く浸潤しており，暗褐色に見える出血や壊死をともなっている．
b. 大小不同の核をもつ未熟なグリア細胞が密に増殖し，壊死（＊）の周りをやや密に腫瘍細胞が取り囲んでいる（偽柵状配列）．

図 22-11　グリオブラストーマ

3）メデュロブラストーマ（髄芽腫）medulloblastoma

小児の小脳に発生する．小型で未熟な腫瘍細胞からなり，非常に悪性の腫瘍で第4脳室や小脳半球に浸潤し，髄液腔内に広がりやすい．男児に多く頭蓋内圧亢進症状や小脳失調がみられ，症状は急速に悪化する．髄芽腫は放射線と抗がん剤に感受性が高い．

B　非グリオーマ群

1）髄膜腫 meningioma

髄膜腫は全脳腫瘍の約3割を占め，特に高齢者で発生頻度が高い．やや女性に多い．髄膜の細胞から発生し，硬膜に付着してそこから脳を圧迫しながら半球状に大きくなる良性腫瘍である（図22-10b，22-12）．手術の際，出血しやすい腫瘍であるが全摘できれば治癒する．渦巻き構造が組織学的な特徴である．

2）神経鞘腫 schwannoma

末梢神経のシュワン細胞から発生する良性腫瘍である（図22-10c）．内耳神経（第Ⅷ脳神経）か

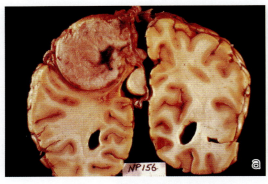 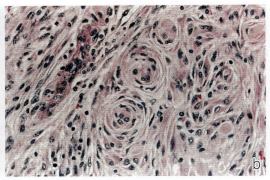

a. 球状の腫瘤が脳組織を強く圧排している．境界は明瞭で脳実質内への浸潤はない．
b. 腫瘍細胞が同心円状に渦を巻いている．

図 22-12　髄膜腫

ら生じることがもっとも多く，同部位を小脳橋角部とよぶことから，小脳橋角部腫瘍といえば，通常この神経鞘腫をさす．神経鞘腫は成人に発生し，一側の難聴や耳鳴りをきたし，やや女性に多い．紡錘形の腫瘍細胞の増殖からなるが，核が横並びして柵状に配列する特徴がある．

3）**下垂体腺腫** pituitary adenoma

下垂体前葉から発生する良性腫瘍で，視神経交叉の中央部を圧迫して両側視野の外側半分が見えにくくなる（両耳側半盲）ほか，種々のホルモンを分泌するのでそのため内分泌症状がみられる．成長ホルモン産生腺腫は巨人症や先端巨大症を起こす．ACTH 産生腺腫は副腎の肥大をきたしクッシング病を示す．プロラクチン産生腺腫は乳汁分泌や不妊の原因となる（第 18 章「内分泌器系」参照）．

[参考文献・資料]
1．日本神経病理学会ホームページ：「脳・神経系の主な病気」：http://www.jsnp.jp/
2．東京都医学研・脳神経病理データベース：http://pathologycenter.jp/
3．日本脳腫瘍リファレンスセンターホームページ：http://www.jbtrc.com/
4．日本脳神経外科学会，日本病理学会編（2018）臨床・病理 脳腫瘍取扱い規約　第 4 版，金原出版．

[学習課題]

(1) 脳ヘルニアの種類と主な症候を述べることができる．
(2) 脳梗塞の原因と形態学的変化を説明できる．
(3) 認知障害をきたす疾患をあげ，脳内に蓄積する異常構造物を述べることができる．
(4) 髄膜炎を分類し，主な病原体を述べることができる．
(5) 主な脳腫瘍の分類と，その特徴を述べることができる．

キーワード

頭蓋内占拠性病変　　脳ヘルニア　　脳梗塞　　くも膜下出血　　パーキンソン病
筋萎縮性側索硬化症　　認知症　　アルツハイマー病　　レビー小体型認知症　　ピック病
多発性硬化症　　髄膜炎　　グリオーマ（膠腫）　　グリオブラストーマ（膠芽腫）　　髄膜腫

23

運動器系

[学習目標]

1. 骨格を構成する骨の構造と機能を学習して，骨折，骨粗鬆症など骨に発症する疾病の病態，治療法，転帰を理解する．
2. 関節の構造，機能を学習して，拘縮などの機能障害の機序，ならびに関節病の原因，病態，転帰を理解する．
3. 骨格筋収縮の方式を学び，筋力増強訓練の原理を理解する．
4. 主な脊椎病変および絞扼性神経障害の成り立ちを理解する．
5. 介護予防を重点においた運動器不安定症やロコモティブシンドロームの疾病概念を理解する．

1 骨・関節・筋肉の形態と機能

1.1 骨

　ヒトのからだは大小さまざまな形態をした約 200 個の骨 bone が骨格を形成している．これらの骨のあるものは内臓の保護を，あるものは関節の構成体として運動を受けもつ．また骨には生命維持に欠かせない カルシウム の貯蔵と補給を行う大切な機能がある．以下，構造的特徴を示す．

①骨はからだを支持するために特別に分化した結合組織であり，やわらかい有機性基質（コラーゲン，プロテオグリカン）のなかにリン酸カルシウム，炭酸カルシウムなどの複合ミネラルが沈着して硬さ・密度を保っている．

②胎児のときに形成された骨は，一生，つくりかえ（新陳代謝）をくり返す．つくりかえは，破骨細胞 による骨吸収と 骨芽細胞 による骨形成によって達成される．通常，骨吸収と骨形成はバランスよく動的平衡状態を保っている．

③骨は皮質骨と海綿骨で構成されて，外側の硬い部分が 皮質骨，内側にある網の目状の骨が 海綿骨 である．それぞれに強度を高めるための工夫（層板構造，骨梁走行）がこらされている．

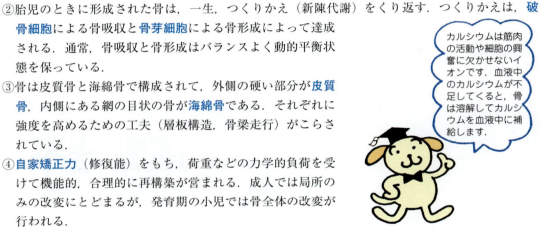

カルシウムは筋肉の活動や細胞の興奮に欠かせないイオンです．血液中のカルシウムが不足してくると，骨は溶解してカルシウムを血液中に補給します．

④自家矯正力（修復能）をもち，荷重などの力学的負荷を受けて機能的，合理的に再構築が営まれる．成人では局所のみの改変にとどまるが，発育期の小児では骨全体の改変が行われる．

1.2 関節

　関節 joint は，一定の運動域を動かすことができる可動関節と，癒着して動かすことができない不動関節とに大別される．可動関節 は，2 個ないしそれ以上の骨が軟骨を付けた骨端部において相対し滑動する．周囲は結合組織の膜（関節包 joint capsule）で包み込まれて，内部には少量の関節液が貯留する．関節包の内面に滑膜を有していることから 滑膜関節 ともいう（図23-1）．可動関節の構造的，機能的な特徴を以下に示す．

①関節面の形態は凹面と凸面の組み合わせであり，相対する面は硝子軟骨（関節軟骨 articular cartilage）でおおわれる．また，潤滑に有利なように凸面が広い．

②関節軟骨には強弱さまざまな衝撃が負荷されるため，その衝撃を吸収できるように軟骨細胞および軟骨基質成分が分布されている．軟骨細胞は圧縮に有利なように表面からの深さによって扁平，楕円，円形の細胞が平行，不規則，柱状に層をなして配列し，細胞外（軟骨基質）には豊富な水分とコンドロイチン硫酸およびケラタン硫酸などのムコ多糖が分布して弾性を保ち，コラーゲン線維の特別な配列が抗張力に寄与している（図23-2）．

③関節軟骨は神経，血管，リンパ管を欠く．しかし，関節包の外層には有髄，無髄の神経終末が豊富に集まっており，この部で関節包のねじれや引っ張り，滑膜炎，関節面の不適合を原因とした痛みが感受される．

④関節包内層の滑膜は関節液の産生（ヒアルロン酸を含む液）と吸収を営み，関節液は関節軟骨

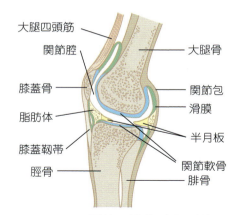

図 23-1　関節の構造（膝関節）

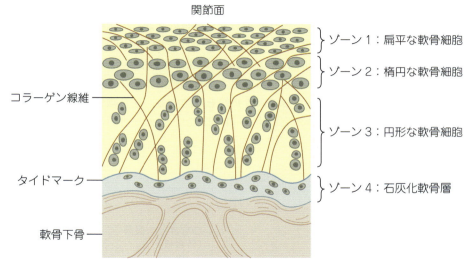

ゾーン1からゾーン3までの非石灰化軟骨層とゾーン4の石灰化軟骨層との境界にはヘマトキシリンに濃染する波状の線（タイドマークとよぶ）があらわれる．

図 23-2　関節軟骨の細胞配列形態

の潤滑と栄養に重要な役割をはたしている．

⑤関節は，運動性，支持性，無痛性の3つの機能が臨床的に重要である．上肢では運動性が，下肢では支持性が特に大切である．

1.3　筋肉（骨格筋）

　骨格筋 skeletal muscle は，大きな多核細胞で構成された多数の筋線維からなり，筋線維は結合組織で束ねられてさまざまな大きさの筋線維束を形成する．骨格筋は運動神経からの刺激を受けて収縮し関節を動かす重要な働きがある．筋収縮の種類には，①**等尺性筋収縮**（関節を動かさ

ない），②**等張力性筋収縮**（筋の起始部と付着部の距離を近づける求心性収縮と遠ざける遠心性収縮），③**等運動性筋収縮**（機械を使って収縮速度を一定にし，全可動域を最大収縮）がある．いずれの筋収縮方式も筋力増強訓練に活用されている．なかでも等尺性運動訓練は炎症や外傷などで関節を動かせない場合の大変有力な筋力増強手段である．

2 主な疾病

2.1 骨の病気

A 骨　折

　外力によって骨組織の連続性が断たれた状態を骨折という．骨折が起こるかどうかは，外力の大きさ，力が加わった時間および方向などの外的因子と，年齢・性別などの内的因子によって左右される．特殊なものに，疲労骨折（スポーツ競技動作などでの同一部位にくり返し加えられる外力による疲労折損）と病的骨折（がんの骨転移，骨髄炎など骨脆弱化部位の骨折）がある．

　骨折部の治り方には，仮骨を形成せずに骨芽細胞が骨折端に直接侵入し骨を新生して癒合する場合と，外仮骨を形成しこれを介して癒合が得られる場合の2通りの過程がある．前者は**一次性骨折治癒** primary fracture healing といい，両骨折端が解剖学的に隙間なく密着できて，強固な内固定ができた場合にみとめられる（図23-3a）．後者は**二次性骨折治癒** secondary fracture healing といい，両骨折端の間に隙間やぐらつきがあると，骨折血腫内に肉芽組織が形成されて，線維芽細胞が侵入・増殖し結合織性仮骨となって両骨折端を連結する．結合織性仮骨は石灰が沈着して成熟した仮骨となり，やがて骨癒合が完成する（図23-3c）．また，骨折部における余剰に形成さ

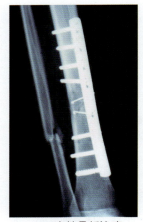
a. 一次性骨折治癒

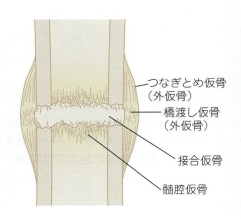
b. 仮骨形態

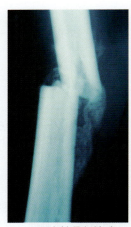
c. 二次性骨折治癒

a. 脛骨骨折部は解剖学的形態に整復され，骨片間は内副子板（圧迫型金属プレート）によって強く密着固定．骨折部は外仮骨が形成されることなく治癒する．
b. 骨折部は，まず骨膜や骨髄腔から伸びてくる仮骨で接合され，後に仮骨が骨に再構築されて復元する．この仮骨には部位別に名称が付けられている．
c. 大腿骨骨折部は多量の外仮骨（橋渡し仮骨）が骨片間を接合している．

図 23-3　骨折治癒の形態

れた**外仮骨**（図 23-3b, c）は，骨本来の機能である自家矯正力が働いて，凸側では吸収，凹側では骨添加が生じ骨折前の解剖学的形態に再構築される（図 23-4）．

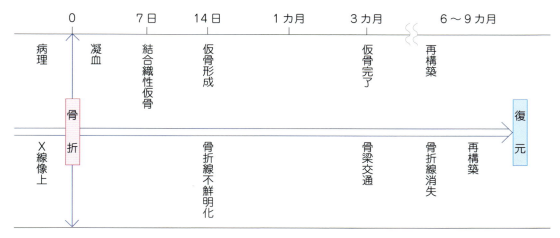

図 23-4 骨折の修復過程

B 骨の虚血壊死 aseptic osteonecrosis

骨に分布している栄養動脈の塞栓，機械的圧迫などにより局所に流入する動脈血が途絶えると，栄養を受けている領域の骨組織が虚血性壊死におちいる．代表的な疾患に骨端症，大腿骨頭壊死症，膝特発性骨壊死症がある．

1）骨端症 apophyseopathy

主に発育途上における骨端核や骨突起の骨が，原因不明の虚血によって壊死におちいり，骨核の分裂や陥没などの変形を生じる．代表的なものに**ペルテス** Perthes **病**（大腿骨頭，6～8歳に好発），**オスグッド** Osgood **病**（脛骨粗面，10～16歳に好発）がある．本症の骨壊死およびこれにもとづく陥没などの変形は日時が経つと修復するものが多い．

2）大腿骨頭壊死症 osteonecrosis of the femoral head

大腿骨頭の骨組織が虚血により壊死におちいり，骨頭の圧潰，陥没変形を生じて，疼痛，歩行障害など股関節の機能がいちじるしく障害される疾患である．

本症は，症候性のものと特発性のものとに分類される．症候性とは外傷（大腿骨頭下骨折，股関節脱臼），塞栓（減圧症，特殊な貧血），放射線照射後に発症したものであり，特発性とは原因が不明なものである．

特発性のものは30～50歳代の働き盛りの男性に好発し，半数以上が両側の大腿骨頭に発症して，いちじるしく生活活動が制約される．ステロイド剤服用とアルコール愛飲は危険因子となる．

なお，大腿骨頭の破壊が進行して変形性股関節症に進展すると人工股関節全置換術が選択される（図 23-5）．

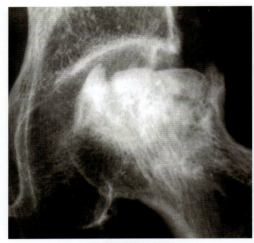
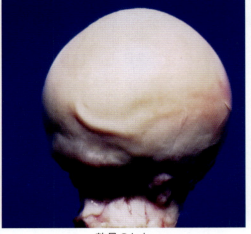

軟骨下骨質の陥没　　　　　　　　　軟骨のしわ

荷重部軟骨下骨組織の壊死によって陥没が生じ，関節軟骨にしわ，亀裂がみとめられる．

図 23-5　特発性大腿骨頭壊死症

3) **膝特発性骨壊死** idiopathic osteonecrosis of the knee joint

　主に中高年の膝関節の大腿骨内顆荷重部が原因不明の虚血により壊死におちいる疾病である．骨壊死が限局しているとはいえ，壊死部は歩行時に身体の重みを受ける場所であるから痛みなどの機能障害が強い．また二次性変形性膝関節症に移行しやすい．

C　炎　症

1) **化膿性骨髄炎** pyogenic osteomyelitis

　黄色ブドウ球菌，連鎖球菌，グラム陰性桿菌などの細菌による骨組織の化膿性炎症である．
　開放骨折など外界と交通した創からの感染，小児に多い他臓器からの血行性感染，および隣接組織の化膿巣から波及した感染の3つの感染経路がある．化膿性骨髄炎は慢性化しやすく瘻孔や腐骨を形成する．なかには数年から数十年もの間，炎症が持続して骨壊死（腐骨）が広範囲におよび機能性のない死んだ骨（骨柩とよぶ）となる（図23-6）ことがあり，早期診断・早期治療が重要である．特に発症早期はX線画像に所見が出現しないので，発熱や局所の疼痛，熱感，腫脹，および炎症マーカー（CRP，赤沈値，白血球数）を評価して診断する．治療は局所安静（ギプス副子），抗菌薬の投与，さらには必要に応じて手術療法を選択する．

2) **結核性脊椎炎／脊椎カリエス** tuberculous spondylitis

　骨関節結核の代表であり，通常，肺結核などの一次病巣から血行性，リンパ行性に波及した二次性結核症である．病変は骨や軟骨を破壊して，乾酪壊死（第5章「炎症」参照）をともなう肉芽腫を生じる．乾酪壊死組織は融解して膿瘍となり，皮膚を破って流れ出し瘻孔を形成する．

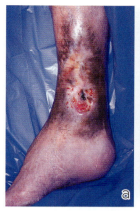
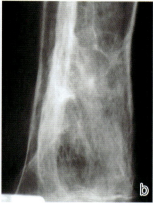

a. 50年間持続した病巣部の瘻孔と瘢痕.
b. 広範囲の骨壊死, 骨柩化した脛骨.

図 23-6 慢性化膿性骨髄炎

D 代謝異常

1) 骨粗鬆症 osteoporosis

　骨粗鬆症とは，骨量が減少し骨強度が低下して骨折を起こしやすくなった状態であり，**骨密度**の低下と脆弱性骨折の有無をもって診断する．骨密度（骨量）の低下や骨質の劣化が生じた骨はスカスカになり，皮質骨は薄く，海綿骨はまばらになって骨強度の脆弱化が生じる（図 23-7）．その結果，骨格の恒常性が損なわれて腰背痛や脊柱変形を生じる．また，歩行が不安定になるためにつまずきや転倒を起こして，このときに発生する軽微な衝撃でも骨折（脆弱性骨折）を起こしやすく，日常生活上の注意が必要になる．

　本症は**原発性骨粗鬆症**と**続発性骨粗鬆症**に分類される（表 23-1）．これらのうち，**閉経後骨粗鬆症**は今日の超高齢社会にともなっていちじるしく増加し，脊椎椎体（図 23-8），大腿骨頸部などに脆弱性骨折を生じて，これらが寝たきりの要因にもなっている．本症の発症には，加齢にともなう女性ホルモン（エストロゲン）の喪失，カルシウムの摂取量不足や吸収能低下，および運動不足などの生活習慣が関与している．治療はカルシウム摂取などの栄養管理と運動療法を基本に行いながら，必要に応じ骨吸収抑制剤（ビスホスホネート製剤など）などの薬物療法を併用する．

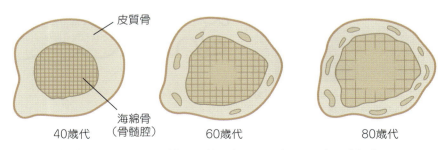

高齢者の骨は皮質骨が薄く, 芯に多くの孔があき骨髄腔が広がる.

図 23-7 女性の長管骨の加齢変化（横断図）

表 23-1 原発性および続発性骨粗鬆症の分類

Ⅰ. 原発性骨粗鬆症	退行期骨粗鬆症	閉経後骨粗鬆症
		男性の骨粗鬆症
	特発性骨粗鬆症	産後骨粗鬆症
Ⅱ. 続発性（二次性）骨粗鬆症	内分泌性	甲状腺機能亢進症 性腺機能不全 クッシング症候群
	栄養性	壊血病（ビタミンC欠乏症）
		その他（たんぱく質欠乏，ビタミンAまたはD過剰，カルシウム摂取不足）
	薬物性	副腎皮質ステロイド
		メトトレキサート（MTX）
		ヘパリン
	不動性	全身性（臥床安静，対麻痺，宇宙飛行）
		局所性（骨折後など）
	先天性	骨形成不全症
		マルファン症候群など
	その他	関節リウマチ
		糖尿病
		胃切除後

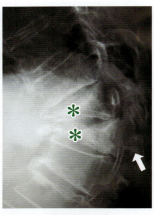

骨粗鬆症による椎体の圧迫骨折（＊）があり，脊柱が後方凸の弯曲（後弯）を形成（矢印）．

図 23-8　84 歳女性の脊椎 X 線写真

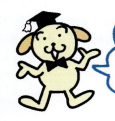

骨量は子どものときから成長とともに増加し，20 歳から 30 歳ごろに最大になる．この時期までに，生活習慣に注意し，最大骨量を高くしておくほど骨粗鬆症になりにくい．

2) 骨軟化症 osteomalacia

骨粗鬆症の鑑別疾患として重要である．骨形成に際して石灰化が障害されて，骨組織に石灰化されていない類骨組織がいちじるしく増加する．ビタミンDの欠乏による低カルシウム血症やリンの排泄増加による低リン血症によって発症する．

E 原発性骨腫瘍

1) 骨軟骨腫 osteochondroma

骨軟骨腫は原発性骨腫瘍のなかではもっとも発生頻度が高い良性腫瘍であり，単発性と多発性（家族発生をみる）がある．大多数が10歳代に発生して，長管状骨の骨幹端部から棘状，鉤状，有茎性など種々の形状の軟骨でおおわれた骨性隆起（腫瘤）が皮下に突出する．腫瘤は全体が外骨膜におおわれ，頭部には軟骨帽とよばれる軟骨組織がみとめられる．骨成長終了後の急速増大時は悪性化の可能性があり，注意を要する．

2) 内軟骨腫 enchondroma

骨軟骨腫に次いで多い良性骨腫瘍であり，単発性と多発性がある．好発部位は指節骨，中手骨，趾骨であり，ほぼ半数はこれらの骨が占める．10歳代，次いで20歳代に多い．

皮質骨は菲薄化し，骨髄腔には組織学的に成熟し分葉状に増殖した硝子様軟骨がゼリー状の腫瘍塊となり詰まっている．無症状のことが多く，病的骨折を起こしてから見つかることが多い（図23-9a）．

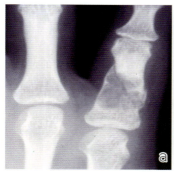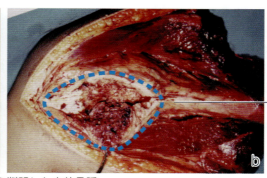

a. 23歳女性の指節骨の骨折から判明した内軟骨腫．
b. 15歳男児の大腿骨遠位部に発生した骨肉腫．外顆部の皮質骨を破壊して骨外に浸潤（青い破線内）．

図 23-9　原発性骨腫瘍

3) 骨肉腫 osteosarcoma

骨肉腫はもっとも代表的な悪性骨腫瘍で，多形性，異型性を示す腫瘍細胞が骨または類骨を形成，増殖する．この支持性のない腫瘍性の新生骨が健康な骨を置換していき，ついには骨折する（図23-9b）．好発年齢は10歳代から20歳代前半，性別は男子にやや多い．大腿骨遠位，脛骨近位，上腕骨近位に好発して，疼痛，腫脹，熱感などの炎症症状が局所にみとめられ，初期には化膿性骨髄炎との鑑別が必要な事例もある．血行性に肺転移など生じやすく，予後が悪い腫瘍ではあるが，近年，外科療法の工夫（広範切除術と患肢温存手術），ならびに化学療法の進歩により5年生存率

348 　各　論

（60 ～ 80%）は向上している.

4) 軟骨肉腫 chondrosarcoma

　軟骨肉腫は骨肉腫，骨髄腫に次いで多い，腫瘍性の軟骨を形成する悪性骨腫瘍である．組織学的には予後良好な分化型と悪性度が高い未分化型に分類される．好発年齢は比較的高く，40 歳以上が半数以上を占め，大腿骨近位，骨盤，肋骨，上腕骨近位に好発する.

2.2 　関節の病気

A 　関節脱臼 dislocation

　相対している関節面が接触を失った状態．一方の関節端が破れた関節包の外に逸脱する外傷性脱臼（肩関節に好発），関節包内で逸脱する先天性股関節脱臼，反復性脱臼，随意性脱臼がある.

B 　関節運動の異常

1) 関節強直 ankylosis と関節拘縮 contracture

　両者ともに関節の運動域が制限された状態であり，その原因が関節包内の骨，軟骨にもとづくものを関節強直といい，関節周囲の軟部組織にもとづくものを関節拘縮という．これらには先天性のものと後天性のものがあり，先天性では橈尺骨癒合症，内反足，後天性では関節内骨折による外傷性強直，化膿性関節炎や関節リウマチによる炎症性強直，皮膚性の瘢痕拘縮，腱膜性拘縮（Dupuytren 拘縮：手掌腱膜の瘢痕化による指の屈曲拘縮），筋性拘縮（胸鎖乳突筋の瘢痕による斜頚）などがある.

2) 動揺関節 flail joint

　関節は筋・靭帯，関節面形態により安定性を保ち，関節ごとに一定の（生理的）可動範囲を有している．靭帯の断裂や関節面の破壊などが生じると，生理的に存在しない方向，あるいは生理的可動範囲以上の過剰な関節運動を呈して支持性が損われる．このような状態になった関節のことを動揺関節という.

C 　変性，化生

1) 変形性関節症 degenerative arthritis, arthrosis deformans

　変形性関節症では関節軟骨に変性と増殖性変化が同時に発生し関節面の形態変化による不適合性が生じて疼痛と関節運動域の低下をきたす．関節軟骨は菲薄化し，軟骨表面には亀裂，硬化，象牙質化などがみとめられ，辺縁には骨棘を形成する．また，軟骨下の骨組織は硬化する（図23-10a，c）．特別の原因がなくて，軟骨の老化に機械的影響が加わり発症する一次性変形性関節症と，先天性の形態異常または後天性の外傷，炎症などの明らかな原因を素地にして発症する二次性変形性関節症とがある．中年以降の股関節，膝関節，肘関節に好発する.

　①変形性股関節症 coxarthrosis

　　わが国では臼蓋形成不全を素地にして発症する二次性変形性股関節症が一次性のものよりはるかに多い．股関節は大腿骨頭が骨盤を構成している寛骨の外側面にあるお椀状のくぼみ（寛骨臼）にはまり込んで安定した関節運動を行う．この寛骨臼の臼蓋とよぶ土手の部分の形成が

不完全であったり，大腿骨頭の巨大化が生じたりすると，大腿骨頭が臼内に収まらずにはみ出してしまう．このような関節面の変形・不適合の状態は，長距離歩行後の疲労感に始まり，疼痛，可動域制限，歩行能力低下を引き起こす．また，関節裂隙の狭小化，骨棘＊形成，軟骨下骨質の硬化や骨囊胞像がX線画像上に映し出される（図23-10c）．なお，股関節は体重の3〜4倍の

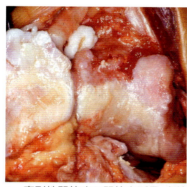
a. 変形性関節症の関節内所見（膝）

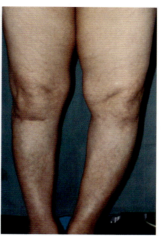
b. 変形性膝関節症による
 O（オー）脚変形

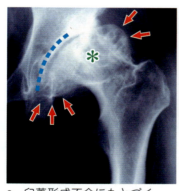
c. 臼蓋形成不全にもとづく
 変形性股関節症

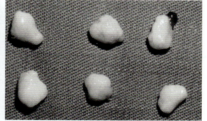
d. 関節内に遊離した多数の軟骨を
 かぶった骨片

a. 骨・軟骨の変性によって関節軟骨面の亀裂，びらん，象牙質化がみられ，関節辺縁には増殖した骨のせり出しが観察できる．
b. 膝関節の内反変形によって患肢はO脚になる．
c. 股関節X線像では大腿骨頭（＊）が骨棘（矢印）で巨大化し，浅く変形した臼のくぼみ（青い破線）に収まらずに不安定となった関節の形を写し出している．
d. 骨軟骨腫症では滑膜組織の化生によって多数の骨・軟骨片が発生し，関節内に遊離して疼痛や可動性を阻害する．

図 23-10　変性と滑膜の化生による関節病変

＊　骨棘：増殖した骨のこと．関節辺縁からせり出た増殖骨がX線像に棘状に写し出されることから骨棘とよばれている．

重みを受ける荷重関節であり，治療に際しては，関節の負担軽減（体重コントロール，歩行時間制限，生活環境の洋式化，杖使用など）の指導が重要である．

②変形性膝関節症 gonarthrosis

わが国では一次性のものが多く，中年以降の肥満した女性に好発する．立ち上がりや歩き始めの膝痛（starting pain）が特徴的な症状である．進行するといちじるしい膝内反変形（脚）を呈する（図23-10b）．starting pain，膝可動域制限などの症状と膝 X 線画像上の特有の所見を参考に診断する．治療は減量，大腿四頭筋の等尺性運動訓練（setting exercise），装具療法などの保存療法を基本にして，自発痛が持続し歩行能力がいちじるしく低下した場合には手術療法が選択される．

2) 骨軟骨腫症 osteochondromatosis

関節の滑膜組織の化生 metaplasia により軟骨，骨を生じるもので，滑膜組織は肥厚し，真珠のような光沢のある大小さまざまな軟骨をかぶった骨が数個から数十個，関節腔内に遊離する．遊離体が関節面に嵌頓すると激しい痛みを生じる（図23-10d）．

D 炎 症

1) 化膿性関節炎 pyogenic arthritis

ブドウ球菌，連鎖球菌などの細菌が関節滑膜に付着・増殖して発症する．関節が化膿すると，関節液の組成変化や，滑膜から増殖してきた炎症性肉芽組織が軟骨を破壊し，骨性の癒着が生じて，運動性の喪失などのいちじるしい関節機能障害を残す．幼少児では骨髄炎から波及，成人では関節注射などにより細菌が直接送り込まれて発症する場合が多い．

2) 関節リウマチ rheumatoid arthritis

関節リウマチは慢性，進行性，多発性の関節炎を主病変とする原因不明の疾病で，30 ～ 50 歳代の女性に好発し，免疫異常が炎症の促進や持続性に関与する．病変の主座である関節滑膜には，①滑膜絨毛の増生・肥厚，②リンパ球の浸潤，③血管の新生がみとめられる．また，滑膜細胞が増殖して形成された肉芽組織であるパンヌス pannus が軟骨，骨に浸潤し，関節を破壊していく（図23-11）．関節端が溶解したムチランス変形，関節の不可逆性脱臼によるオペラグラス指変形や扁平三角状趾などの関節リウマチ特有の関節変形が起こる（図23-12a）．さらには皮下組織にリウマチ結節など，関節外病変を生じることがある（図23-12b）．

治療は基礎療法（病気と治療計画の理解への働きかけなど）と薬物療法（抗リウマチ薬）を基本にして，必要に応じて手術療法やリハビリテーションおよび生活活動の支援など多面的に行うことが重要である．

3) 強直性脊椎炎 ankylosing spondylitis

慢性，進行性の炎症が仙腸関節，椎間関節，傍脊柱靭帯，股関節に好発して，頑固な腰痛と靭帯の骨化，および脊椎・仙腸関節・股関節の骨性強直を引き起こす．HLA-B27 の陽性率が高い（図23-13）．

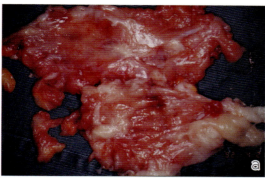
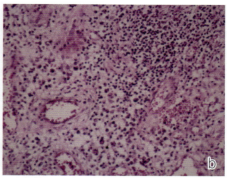

滑膜摘出標本　　　　　　　　滑膜組織標本（HE：ヘマトキシリン・エオジン染色）

a．いちじるしい滑膜の浮腫状腫大と増生した絨毛塊．
b．鏡検上ではリンパ球の浸潤，血管新生がみとめられる．

図 23-11　関節リウマチの滑膜組織病変

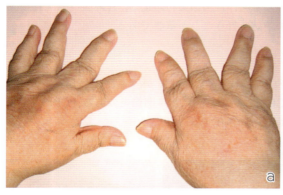
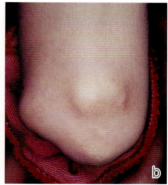

a．骨が関節端で破壊・溶解されて短くなり，短縮した指の皮膚は
ダブつき，関節がグラグラになる破壊性関節に特有な変形で，
ムチランス変形とよばれる．
b．肘頭部の皮下に形成されたリウマチ結節．

図 23-12　関節リウマチに特有な手指変形と関節外病変

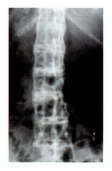
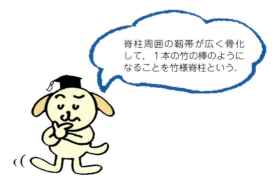

強直性脊椎炎の正面 X 線写真で，脊柱の外観
が周囲靱帯の骨化によって竹様を呈する．

図 23-13　竹様脊柱 bamboo spine

4）神経障害性関節症 neuropathic arthropathy

関節の痛覚，深部感覚が侵されたために外力に対する正常な防御機構が破綻し，いちじるしい関節破壊をもたらすが，無疼痛性の関節症である．脊髄癆，脊髄空洞症，糖尿病，先天性無痛覚症などに続発して，膝関節，足関節に好発する（図23-14）．

E　代謝障害

1）痛風性関節炎 gouty arthritis

痛風性関節炎は，尿酸の産生過剰または排泄低下にともなう高尿酸血症・痛風による尿酸塩の沈着で発症する結晶惹起性の急性滑膜炎である．突然，発赤，腫脹をともなう激しい疼痛で発症するが，これらの症状は2週間以内に消失して無症状となる．しかし高尿酸血症が持続すると再燃をくり返す発作性関節炎である．9割以上が男性であり，第1中足趾節関節に好発する（足痛風）．関節液中や痛風結節中に針状の尿酸塩結晶を顕微鏡下に見出すことができる（図23-15）．本症は発作性の激しい関節炎と高尿酸血症が診断の決め手になる．治療は生活指導（1日尿量2,000cc以上）と尿酸降下薬によって血清尿酸値を調整して発作性関節炎の防止と，腎障害（痛風腎），尿路結石，高血圧，心血管障害などの全身合併症の予防を行うことが重要である．

2）偽（性）痛風 pseudogout

痛風性関節炎と同じく結晶惹起性の急性滑膜炎ではあるが，本症はピロリン酸カルシウム（calcium pyrophosphate dihydrate：CPPD*）の結晶による関節炎である．CPPD結晶は膝関節の半月板に沈着しやすく，混濁した関節液中に存在する．

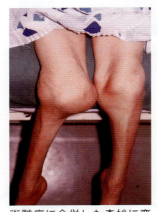

脊髄癆に合併した奇妙に変形するも無痛性の膝関節

図 23-14　神経障害性膝関節症（両側）

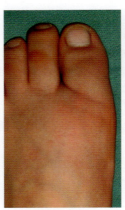

発作時の足痛風

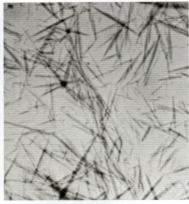

尿酸塩の針状結晶

図 23-15　痛風性関節炎

＊　偏光顕微鏡で尿酸塩結晶とは逆の「正の複屈折性」を示す結晶．

F 腫　瘍

1）色素性絨毛結節性滑膜炎 pigmented villonodular synovitis

　関節滑膜に限局性あるいは広範な赤褐色を呈する結節性腫瘤を形成し，疼痛，腫脹，関節内出血をくり返す．また，出血にともなうヘモジデリン（ヘモグロビンの崩壊産物）の沈着によって軟骨破壊を生じる．膝関節に好発し，ときには腫瘤が関節包を破り筋肉，骨に浸潤することもある．成因に炎症説，脂質代謝異常説などがある．

2）滑膜肉腫 synovial sarcoma

　関節包外面，滑液包などの関節周辺の組織に発生する悪性腫瘍．下肢，特に膝関節周辺に好発する．30歳代にもっとも多発し，肺・リンパ節へ転移を起こしやすく，5年生存率は30〜70％である．

2.3　脊椎・脊髄および末梢神経の病気

A　椎間板ヘルニア herniated intervertebral disk

　椎間板ヘルニアとは椎間板組織の髄核が線維輪を破り，脱出して神経根，ときには脊髄を圧迫した状態をいう．腰部では第4・5腰椎間，第5腰椎・第1仙椎間，頸部では第5・6頸椎間の可動性が大きい部位に好発する．病理学的には線維輪の亀裂，断裂，嚢胞形成と髄核細胞の変性，基質の線維化などがみとめられる．

　代表的な腰部椎間板ヘルニアでは，腰痛，疼痛性側弯，片側性の下肢痛および圧迫を受ける神経根支配領域の表在性知覚鈍麻と筋力低下が生じる．また，ラセーグ Lasegue 徴候陽性（仰臥位で下肢を伸展させたまま挙上すると40度ほどで坐骨神経にそった痛みが誘発される），さらにはMRI画像上の椎間板の突出所見などを総合して診断する．急性期には股・膝関節を屈曲位とした骨盤牽引などの保存療法で80%以上の症例が治癒する．しかし排尿障害がある，または筋力低下やラセーグ徴候が改善しない場合は髄核摘出術が選択される．

B　頸椎症性脊髄症 cervical spondylotic myelopathy

　通常，脊柱管が骨棘，靭帯の肥厚・骨化などにより狭小化し，頸髄が圧迫を受けて発症する．上肢のしびれ，巧緻障害，下肢の痙性不全麻痺などが生じる．

C　脊柱管狭窄症 spinal canal stenosis

　腰部では馬尾神経が圧迫・血行障害により歩くと下肢痛，脱力，しびれ感が生じて立ち止まってしまう．しかし少し休むと再び歩けるという間欠性跛行が特徴的な症状として出現する．

D　絞扼性神経障害 entrapment neuropathy

　脊髄から分かれ出た末梢神経の走行経路にはきわめて狭い解剖学的部位がある．その狭い部位において神経が周囲の組織で絞扼されて長期間の機械的圧迫を受けると，疼痛，支配神経領域のしびれや知覚鈍麻，筋力低下が出現する．胸郭出口症候群，肘部管症候群（図23-16），手根管症候群，足根管症候群などがある．

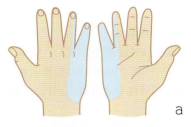 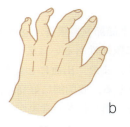

　　　　　　　　　　　　a　　　　　　　　　　　　　　　　b
　　　尺骨神経領域の知覚障害　　　　　　　　　　　鷲　手

a．小指と環指尺側（　部分）にしびれや知覚鈍麻が出現する．
b．指を伸ばすと，骨間筋と虫様筋が麻痺しているため，小指と環指の MP 関節（中手指節関節）が過伸展，IP 関節（指節間関節）は屈曲位となって鷲の足爪のような指の形を呈する．

図 23-16　肘部管症候群の神経症状

2.4　筋肉の病気

A　筋萎縮

1）筋萎縮症 amyotrophy

　筋束の径が小さくなり脱力をともなう疾患を総称して筋萎縮症という．原因には種々あるが，二次運動ニューロンの障害によって発生する**神経原性**と，筋自体の障害で発生する**筋原性**とに大別される．

2）サルコペニア sarcopenia

　サルコペニア*とは，高齢期にみられる骨格筋量の低下と筋力・身体機能（歩行速度など）の低下した状態をあらわす．加齢がもっとも重要な要因であるが，活動不足，骨粗鬆症や糖尿病などの基礎疾患および栄養不良が危険因子とされている．本症は，①骨格筋量［男 7.0，女 5.4（kg/m^2）］，②握力［男 26，女性 18（kg）］，③歩行速度［0.8（m/s）］の低下（［　］内基準値未満）を指標に診断される．治療は運動療法と栄養療法（必須アミノ酸の摂取）が推奨されている．

B　炎　症

骨化性筋炎 myositis ossificans

　スポーツ競技等で強力な打撲を受けて生じる筋挫傷や血腫に続発して，骨格筋の間質に骨が旺盛に形成される疾病である．骨化が完成すると筋伸縮性が損なわれて，当該骨格筋が作用する関節にいちじるしい可動域制限を生じる．特に大腿外側部の強打による軟部損傷は，本症が続発すると膝関節の可動性がいちじるしく制限されるため初期治療に注意をはらう必要がある．

C　腫　瘍

1）横紋筋肉腫 rhabdomyosarcoma

　横紋筋肉腫は比較的頻度の高い横紋筋由来の悪性腫瘍であり，新生児から高齢者まで広く分布

＊　ギリシャ語で，「サルコ」は筋肉，「ペニア」は低下の意味．

し，胎児型，卵巣型，多形型，混合型の4型がある．

2) **脂肪肉腫** liposarcoma

　脂肪肉腫は悪性軟部腫瘍中の約14％を占め，30～60歳代に多く，下肢発生が約50％と最多である．腫瘍の割面は分葉状，結節状，黄色～灰黄色であり，粘液変性を示すこともある（図23-17）．広範囲切除例の予後は良好．

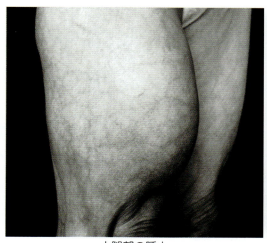 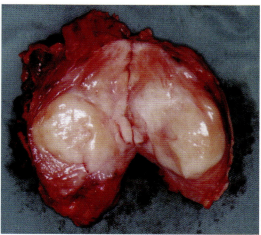

　　　　大腿部の腫大　　　　　　　　　　　　　摘出腫瘍

図 23-17　63歳女性の大腿部に発生した巨大な脂肪肉腫

2.5　その他

A　運動器不安定症 とロコモティブシンドローム（locomotive syndrome, ロコモ, 運動器症候群）

　運動器不安定症とはバランス能力，歩行能力の低下が生じて転倒のリスクが高まった状態をいう．運動機能低下をきたす表23-2に示した項目のいずれかに該当または既往があり，日常生活自立度や運動機能評価に一定の低下がみとめられる．日常生活自立度はランクJ[*1]，またはランクA[*2] に該当し，運動機能評価では開眼片脚起立15秒未満，「3m timed up go test[*3]」が11秒以上のものである．

　ロコモティブシンドロームは，運動器の障害によって移動能力（立つ，歩く）が低下した状態をいう．進行すると生活活動の自立性が阻害される．日本整形外科学会の「ロコモ度テスト」[*4]として，①立ち上がりテスト（下肢筋力の評価），②2ステップテスト（歩幅の評価），③ロコモ25（体の状態，生活状況の評価）がある．

　これら高齢者の疾患に対しての開眼片脚起立，スクワット運動療法，ウォーキングなどの健康運動は歩行能力の改善に有効である．

---

*1　ランクJ：何らかの障害を有するが日常生活はほぼ自立しており独力で外出する．
*2　ランクA：屋内での生活は概ね自立しているが，介助なしには外出しない．
*3　3m timed up go test：椅子に座った姿勢から立ち上がり，3m先の目印点で折り返して再び椅子に座るまでの時間．
*4　日本整形外科学会，ロコモティブシンドローム予防啓発公式サイト参照．https://locomo-joa.jp/check/test/

表 23-2 運動機能低下をきたす疾患

- 脊椎圧迫骨折および高度後弯・側弯などの脊椎変形
- 大腿骨頸部骨折などの下肢の骨折
- 骨粗鬆症
- 変形性関節症（股関節，膝関節など）
- 脊柱管狭窄症
- 頸部脊髄症，脊髄損傷などの脊髄疾患
- 神経・筋疾患
- 関節リウマチおよび各種の関節炎
- 下肢切断
- 長期臥床後の運動器廃用
- 高頻度転倒者

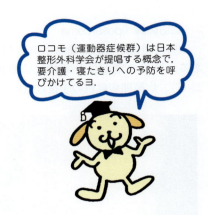

ロコモ（運動器症候群）は日本整形外科学会が提唱する概念で，要介護・寝たきりへの予防を呼びかけてるヨ．

[参考文献]
1. 赤居正美ほか（2015）III ロコモティブシンドロームの評価，ロコモティブシンドロームのすべて，日本医師会雑誌，144（1），pp. 77-80.
2. 中村耕三（2018）運動器リハビリテーションとロコモティブシンドローム，日本医師会雑誌，147（9），pp. 1789-1792.
3. 国分正一ほか編（2010）今日の整形外科治療指針 第6版，医学書院．
4. 佐藤幹二（2002）骨粗鬆症：代謝疾患，実践診断指針，日本医師会雑誌，128（8），pp. 238-239.
5. 千野直一編，忽那龍雄ほか（1988）骨・関節X線検査，リハビリテーション診断学（下）検査，リハビリテーション医学全書 2-3，pp. 299-371，医歯薬出版．
6. サルコペニア診療ガイドライン作成委員会編（2017）サルコペニア診療ガイドライン 2017年版，ライフサイエンス出版．

[学習課題]

(1) 骨折の治癒形態を説明できる．
(2) 骨軟骨腫，骨肉腫，軟骨肉腫について説明できる．
(3) 関節軟骨の特徴と関節の働きについて説明できる．
(4) 関節リウマチの滑膜組織病変の特徴を述べることができる．
(5) 痛風性関節炎について述べることができる．
(6) 脊柱管狭窄症の病態について述べることができる．
(7) サルコペニアの病態について述べることができる．
(8) 運動器不安定症，ロコモティブシンドロームの疾患概念について説明できる．

キーワード

破骨細胞　　骨芽細胞　　皮質骨　　海綿骨　　滑膜関節　　関節軟骨　　骨折治癒　　骨髄炎
骨粗鬆症　　骨軟骨腫　　脱臼　　関節強直　　関節拘縮　　変形性関節症　　関節リウマチ
痛風性関節炎（痛風）　　椎間板ヘルニア　　ラセーグ徴候　　脊柱管狭窄症　　筋萎縮症
絞扼性神経障害　　サルコペニア　　運動器不安定症　　ロコモティブシンドローム

24

感覚器系（眼・耳・気道・皮膚）

［学習目標］

1. 視覚器や聴器の解剖と機能を学び，主な病変について理解する．
2. 上気道の感染症をはじめとする炎症性疾患やアレルギー疾患について理解する．
3. 上気道，咽頭，喉頭，唾液腺の腫瘍にはどのようなものがあるか，主な腫瘍について理解する．
4. 皮膚の構造と機能を理解し，主な皮膚疾患の概念，考え方を学ぶ．
5. 皮膚疾患の臨床病理に対して興味をもち，自己学習の契機とする．

1 感覚器の形態と機能

1.1 視覚器（眼）

　視覚器は眼，視神経，眼瞼，涙器，結膜，外眼筋で構成されている．このうち眼は角膜，強膜，虹彩・毛様体・脈絡膜の3つよりなるブドウ膜，光を感じる網膜と内部に含まれる水晶体と硝子体よりなる（図24-1）．光は水晶体で屈折して，網膜に像を結び，光感受性を有する網膜の細胞から視神経をとおって大脳へ情報が伝達される．

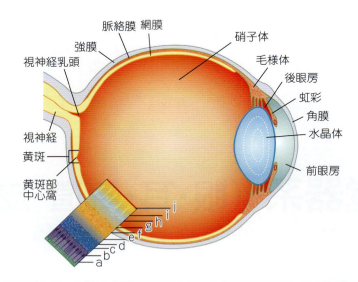

　角膜をとおった光は水晶体で屈折して，網膜に像を結ぶ．この網膜は外側より，色素上皮細胞（a），杆体・錐体層（b），外境界膜（c），外顆粒層（d），外網状層（e），内顆粒層（f），内網状層（g），神経節細胞層（h），神経線維層（i），内境界膜（j）の10層より構成される．

図 24-1　眼の構造

1.2 聴器（耳）

　耳は聴覚とからだの平衡感覚（からだの回転，傾斜など）を感じる部分である．耳介と外耳道よりなる外耳，鼓膜と3つの耳小骨を含む鼓室と耳管よりなる中耳，および内耳よりなる．内耳には音を感じる蝸牛管と平衡感覚に関与した前庭・半規管がある（図24-2）．蝸牛管から蝸牛神経（聴神経枝）を通じて，前庭からは前庭神経（聴神経枝）を通じて脳幹（橋）へ情報が送られる．

　外リンパ液を入れた骨迷路といわれる空間に，内リンパを入れ膜迷路を構成する半規管，卵円嚢，球形嚢，蝸牛管が入っている．このうち卵円嚢，球形嚢を入れた部分を前庭といい前庭窓で鼓室と交通している．

1.3 気　道

　上気道（図24-3）は外鼻，鼻腔，副鼻腔（上顎洞，蝶形骨洞，前頭洞，篩骨洞），咽頭，喉頭よりなり，下気道は気管，気管支，肺よりなる．鼻粘膜は重層扁平上皮あるいは多列線毛上皮でお

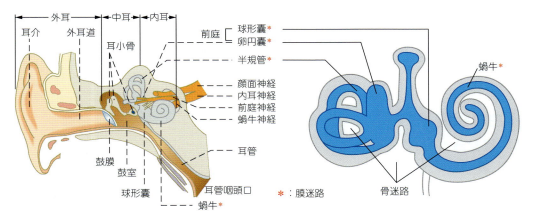

耳は外耳（耳介と外耳道），鼓膜，中耳（鼓膜と耳小骨を含む鼓室と耳管），内耳（蝸牛管と前庭）よりなる．骨迷路とよばれる複雑な形の外リンパ液を入れた空隙に，膜迷路を形成する前庭・半規管・蝸牛がおさまっており，内部に内リンパを入れている．

図 24-2　耳の構造

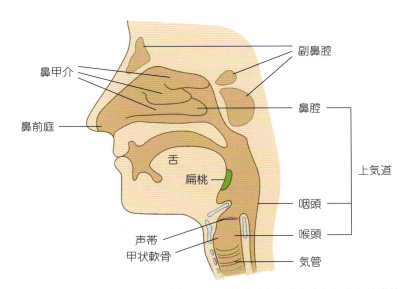

上気道には，鼻，咽頭，喉頭が含まれる．外鼻孔から吸収された空気は鼻前庭から鼻道をとおり，鼻咽道，後鼻孔，咽頭，喉頭，気管を経て肺に入る．咽頭は，消化管の前部で口腔と食道の間をさす．喉頭は，咽頭と気管の間で頸部中央に存在する．

図 24-3　上気道

おわれ，キーゼルバッハ部とよばれる血管に富む部分がある．鼻腔には上中下3つの鼻甲介という突起があり，これにより表面積を大きくしている．副鼻腔は，鼻腔に隣接した骨内につくられた空洞で単層円柱上皮でおおわれている．咽頭は消化管の前部で口腔と食道の間をさす．喉頭は，咽頭と気管の間で頸部中央に存在する．

362　各　論

　気道は単に空気のとおり道というだけでなく，吸入された空気は鼻をとおる間に加温，加湿され，気道を乾燥からまもっている．また気道の粘膜は，粘液を分泌するとともに線毛円柱上皮により異物を除去する作用がある．そのほか，気道には喉頭で発生された音が共鳴する空間としての働きや，咽頭のリンパ組織などは免疫能に関与している．

2 主な疾病

2.1　視覚器

A　眼　瞼

　黄色ブドウ球菌などの感染による眼瞼の皮脂腺や汗腺，瞼板腺の急性化膿性炎症を麦粒腫といい，眼瞼の発赤，腫張，疼痛がみられる．霰粒腫は瞼板腺の貯留物による慢性肉芽腫性炎症で，無痛性の小腫瘤を形成する．黄色板症とよばれる病変は，脂肪を多量に含んだマクロファージが集まったもので，上眼瞼に対称性に発生する．悪性腫瘍では基底細胞がんや脂腺がんがみられる．

B　結膜・角膜

　クラミジアの感染によるトラコーマ trachoma は世界的には失明の大きな原因の一つとなっているが，近年わが国では典型例をみることは少ない．フリクテン phlyctena は細菌のたんぱく質に対する遅延型アレルギーによる角結膜の病気で，類上皮細胞肉芽腫を形成する．春季カタル spring catarrh は毎年春夏に発病する瘙痒感や流涙を主訴とするアレルギー性結膜炎である．角膜の感染症にはほかに，角膜ヘルペスやアデノウイルスによる流行性角結膜炎 epidemic keratoconjunctivitis がある．

C　ブドウ膜

　サルコイドーシスの患者の3分の1では，ブドウ膜に肺や皮膚と同様の類上皮細胞からできた肉芽腫がみられる．ベーチェット病では再発性前房蓄膿性虹彩炎が特徴的である．悪性黒色腫がブドウ膜にできることがある．

D　緑内障

　緑内障 glaucoma は，視神経が障害され視野が狭くなる病気で，眼圧の上昇がその原因の一つといわれている．わが国では，糖尿病網膜症を抜いてもっとも多い失明の原因となっている．原発性緑内障は，隅角の性状によって閉塞隅角緑内障と開放隅角緑内障に分類される（図24-4）．
　閉塞隅角緑内障は更年期以降の女性に多く，急性型では何らかの誘因で房水の流出路が急に閉塞して眼圧がいちじるしく上昇することで，眼痛，視力低下，頭痛，悪心・嘔吐をともなって急性緑内障発作を起こす．開放隅角緑内障ではゆっくりと症状が進行するため，多くの患者では自覚症状をともなうのは末期になってからである．眼圧が正常範囲内（10～21mmHg）にもかかわらず，緑内障性視神経症をきたす正常圧緑内障という概念があり，近年わが国の疫学調査では緑内障の約6割がこれに相当し，欧米に比して日本人に多いといわれている．

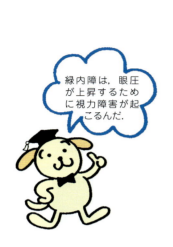
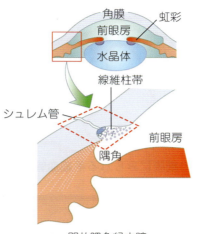
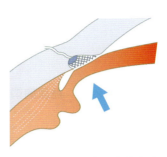

a. 開放隅角緑内障　　　　　　　　b. 閉塞隅角緑内障

開放隅角緑内障（a）ではシュレム管の内皮が変性して，房水の流出が妨げられて眼圧が上昇する．閉塞隅角緑内障（b）は虹彩根部が前眼房に向かって隆起するため，線維柱帯の部分で閉塞が起こり，房水の流出障害が起こる．

図 24-4　緑内障の発生機序

E　水晶体・硝子体

　白内障 cataract は，水晶体を構成するたんぱく質が変性により混濁したものである．加齢とともに進行する老人性白内障のほか，先天性白内障や外傷，放射線，薬物によるものがある．糖尿病による白内障は老人性白内障と区別しにくいが，若者の糖尿病患者では両眼に起こり進行が早いものがある．治療としては超音波乳化吸引術により濁った水晶体を取り除き，人工水晶体（眼内レンズ）を挿入する．

F　網　膜

　網膜剥離 retinal detachment とは網膜が色素上皮細胞層を脈絡膜側に残して剥がれた状態である．裂孔原性網膜剥離では網膜の裂孔から液化した硝子体が網膜下腔に侵入しており，視野が欠損したり，失明することもあるので手術が必要である．糖尿病網膜症や，脈絡膜腫瘍に続発する網膜剥離もある．

　糖尿病ではインスリン不足による代謝異常が長期間続き，網膜循環障害による細小血管症による糖尿病網膜症が起こる（図24-5, 24-6, 第8章, 図8-6「糖尿病による網膜の変化」参照）．毛細血管瘤，網膜出血，白斑，血管新生が病期の進行にしたがってみとめられ，重篤になると網膜剥離や緑内障を併発して失明する．高血圧症では細動脈の狭小化が起こり，網膜に浮腫，出血，白斑が出現し，高血圧性網膜症とよばれる．うっ血乳頭は頭蓋内圧亢進症による網膜中心静脈の血圧上昇によって視神経乳頭の腫張，発赤が起こった状態である．

　加齢黄斑変性症 age-related macular degeneration は，加齢による萎縮や異常な血管の進入で網膜中心部の黄斑に障害が生じ，視野の中心部にひずみが生じる病気で，進行すると失明する．欧米では，成人失明原因の第1位で，日本でも近年急速に患者が増加している．本疾患は完治不能

364　各論

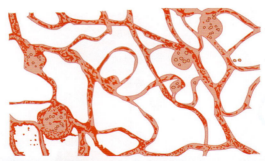

図 24-5　糖尿病網膜症の網膜にみられる毛細血管新生と毛細血管瘤の形成

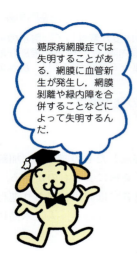

糖尿病網膜症では失明することがある．網膜に血管新生が発生し，網膜剝離や緑内障を合併することなどによって失明するんだ．

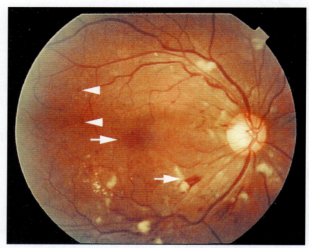

出血（矢印）や毛細血管瘤（矢頭），白斑がみられる．

図 24-6　糖尿病網膜症の眼底

であったが，近年 iPS 細胞を使用し，網膜色素細胞を新しいものと置き換えることで根治の可能性が出てきた．すでに iPS 細胞からつくった角膜の移植手術が始まっている．

　乳幼児に生じる**網膜芽細胞腫** retinoblastoma は，未熟な神経組織への分化を示すロゼット形成を特徴とする未熟な細胞からなる腫瘍で，13 番染色体上の Rb 遺伝子異常で発症することが判明している．95％の症例は 5 歳までに診断され，5 年生存率は 90％程度である．Rb 遺伝子は骨肉腫など別の悪性腫瘍を引き起こす可能性があり，経過観察が必要である．近年，遺伝子外来などでカウンセリングされるようになりつつある．

2.2　聴器
A　外耳

　先天性耳瘻孔はしばしばみられ，内腔面を表皮でおおわれており，感染を合併しやすい．急性限局性外耳道炎は耳せつといわれ，主として外耳道の外側 3 分の 1 の軟骨部分の皮膚付属器の炎症である．

黄色ブドウ球菌や緑膿菌によるびまん性外耳道炎は，外耳道全体のなかでも内方の骨性外耳道に発赤腫脹をともなう炎症が広範にみられる疾患で，高齢の糖尿病患者や免疫能が低下した患者に起こりやすい．

喉頭や気管などの軟骨の変性を起こす反復性多発性軟骨炎という病気があり，耳介軟骨にも病変がみられる．

外耳には基底細胞がん，ボーエン病，扁平上皮がんなどの皮膚腫瘍が発生する．

B 中 耳

肺炎球菌，インフルエンザ菌などの細菌感染による中耳炎 otitis media は，耳管をとおして感染するものが多い．慢性中耳炎とは炎症性破壊性の中耳の病変で，慢性化膿性中耳炎と真珠腫性中耳炎に分類される．

慢性化膿性中耳炎は，急性化膿性中耳炎の不完全な治癒や再発をくり返すことにより，中耳に貯留した膿性物質の排膿時にあいた鼓膜の穴が閉じなくなることに起因し，黄色ブドウ球菌，緑膿菌がしばしば検出される．真珠腫性中耳炎は，鼓膜の重層扁平上皮が穿孔部分を越えて中耳腔内に進入し，その剥離物（角化物）が蓄積する状態で，耳腔粘膜の炎症とともに，鼓室さらには骨病変を合併し乳突洞，乳突蜂巣に病変がおよぶことがある．中内耳炎による難聴，めまい，耳鳴のほか，顔面神経麻痺や，重症化すると脳膿瘍，髄膜炎を合併する．

耳管狭窄症はアデノイドや他の原因で耳管の狭窄が起こり，鼓室内が陰圧となり滲出液が貯留して中耳炎を合併しやすい．

急性中耳炎はウイルスや細菌による上気道感染を原因とし，激しい耳痛，耳漏，難聴や発熱がみられる．滲出性中耳炎は小児に多く，アデノイドや副鼻腔炎による耳管の狭窄，閉塞に起因し，無痛性（伝音性）難聴を引き起こす．

鼓膜の損傷のうち耳かきなどで直接鼓膜を破損した場合には伝音性難聴や耳鳴を，爆風や平手打ちにより外耳道の圧がいちじるしく上昇した場合や，側頭骨骨折による損傷ではめまいや感音性難聴を合併することがある．

C 内 耳

メニエール病 Meniere's disease の原因は不明であるが，内リンパ圧の異常が発症機序として考えられている．迷路内のリンパ液の圧が上昇し，膜迷路が拡張するために（図24-2の青色の部分が拡大する），発作性のめまい（眩暈），感音性難聴，耳鳴をくり返す難治性の疾患である．突発性難聴は感音性難聴で，ウイルス感染などが疑われているが，原因不明の疾患である．耳鳴，難聴とともに，めまいがみられることもある．そのほか難聴の原因として，老人性，抗菌薬や抗がん剤による薬剤性，外傷，心因性（機能性）などがある．

母親が妊娠中に風疹に罹患するとウイルスが胎児に感染して，出生児に心奇形，難聴，白内障が発生し，先天性風疹症候群 congenital rubella syndrome とよばれている．このうち心奇形や白内障は妊娠初期（3カ月以内）の感染で発症するが，難聴は次の3カ月でも出現し，しかも高度難聴であることが多い．予防のためのワクチン接種が推奨される．

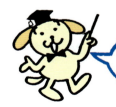

メニエール病では発作性のめまいがよくみられる．内耳の迷路内のリンパ液圧の上昇が原因だよ．

2.3 気道

A 鼻腔，副鼻腔，上咽頭
1）炎症

　アレルギー性鼻炎はハウスダストやダニ，花粉を感作抗原として起こるⅠ型アレルギー疾患で，多量の鼻汁，くしゃみ，鼻閉塞感がみられる．鼻粘膜に著明な浮腫，充血，上皮の杯細胞増加や，好酸球を多数まじえる炎症細胞浸潤がみられる．図24-7に示すように粘液産生の亢進や産生された粘液の排出障害，感染が重なり合って，再発・増悪する．花粉症では眼の掻痒感，充血，流涙をしばしば合併する．

　一般に**かぜ**といわれているのはアデノウイルスやリノウイルス，エコーウイルスなどの一種あるいは複数のウイルス感染によるカタル性鼻炎である．咽頭炎や扁桃炎，あるいはときに細菌感染を合併することがある．

　副鼻腔炎 sinusitis の多くはウイルス感染に続発し，粘膜の浮腫のため上顎洞，篩骨洞，前頭洞，蝶形骨洞の入り口が閉鎖して，産生された粘液が貯留する粘液性カタルや，細菌感染を合併し膿汁貯留（**蓄膿症** empyema）が起こった状態である．鼻漏過多，鼻閉，頭痛，嗅覚障害がみられる．急性副鼻腔炎は肺炎球菌やインフルエンザ桿菌，黄色ブドウ球菌の感染により膿性鼻汁や鼻閉などがみられる．慢性副鼻腔炎は急性副鼻腔炎が遷延して起こり，副鼻腔の換気障害や鼻ポリープ形成がみられる．鼻ポリープは鼻炎をくり返している患者によくみられ，浮腫状の鼻粘膜が粘液腺の増生や導管の拡張をともなってポリープ状に隆起した状態で，ときに3ないし4cmに達する．このほか，真菌性副鼻腔炎や気道全体に好酸球浸潤をともない，治療に抵抗性の好酸球性副鼻腔炎がある．

　急性咽頭炎や扁桃炎はウイルス感染，たとえば感冒に罹患したときにしばしばみられるほか，β型溶連菌やインフルエンザ菌，ブドウ球菌が原因となることもある．慢性扁桃炎では口蓋扁桃の肥大がみられる．急性扁桃炎をくり返す場合には反復性扁桃炎とよばれる．重要な合併症として，溶連菌感染後症候群としての**リウマチ熱**や**糸球体腎炎**の合併がある．

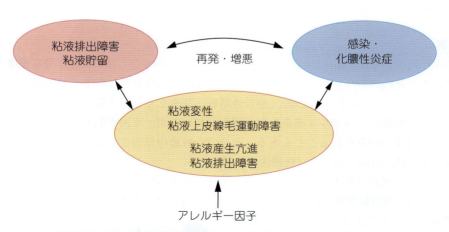

粘液産生の亢進や粘液排出の障害，感染が重なり再発・増悪する．

図 24-7　慢性副鼻腔炎の原因

2) 腫瘍

良性腫瘍では鼻腔，副鼻腔の粘膜が乳頭状に増殖した乳頭腫が多い．上気道の悪性腫瘍では組織学的には**扁平上皮がん**が多い．このうち，鼻腔，副鼻腔の悪性腫瘍の大部分は上顎洞に発生する．上顎がんも通常の扁平上皮がんの組織像を示す．上咽頭がんでは通常の扁平上皮がんに加え，間質にリンパ球浸潤がめだつ分化度の低い腫瘍（**リンパ上皮腫**）がみられる．この腫瘍は50歳代の男性に多く，EBウイルスが発生に関与しているといわれており，放射線治療によく反応する．東南アジアから中国南部に高頻度でみられる．肉腫では，小児や若年者にみられる横紋筋肉腫と，10歳代と50歳代に多い嗅神経芽細胞腫，悪性黒色腫，悪性リンパ腫もときにみられる．

B 喉頭

1) 炎症性疾患

喉頭粘膜の炎症はかぜなどのときによくみられる．幼少児では喉頭蓋に急性炎症が起こると気道閉塞による呼吸困難におちいることがある．急性声門下喉頭炎（クループ症候群）は，小児ではパラインフルエンザウイルスによるものが大部分で，成人では細菌感染による二次性感染が原因として多い．声門とその直下の炎症で，犬がほえるような咳が特徴であり，粘膜の浮腫により気道の狭窄が進行し呼吸困難が悪化する．

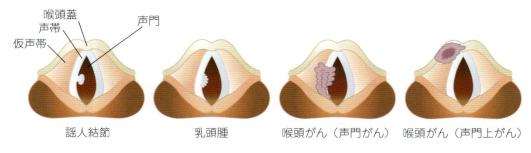

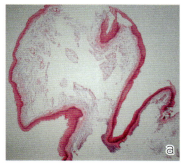

a. 謡人結節では声帯にポリープ状の結節がみられ，表面は異型性のない重層扁平上皮でおおわれ，内部は浮腫状で線維化，小血管増生，フィブリン様物質の沈着がみられる．
b. 良性の乳頭腫では粘膜の重層扁平上皮が肥厚して乳頭状に増殖している．
c. 喉頭がんでは異型細胞がしばしば角化をともないつつ正常組織を破壊して浸潤性に増殖している．

図 24-8 喉頭の腫瘤形成性病変

368　各　論

炎症ではないが，全身浮腫や頭頸部の循環障害による浮腫，やけどや刺激性のガスの吸入などで喉頭浮腫が起こる．高度の喉頭浮腫では声門が狭くなり窒息の危険がある．

2）腫瘍および腫瘍様病変

声門の腫瘍（図24-8）では，嗄声（声がかれる）といわれる症状が出やすいので，病気が早い段階で気づかれることが多い．

喉頭ポリープは別名謡人結節ともいわれ，声を出す職業の人や喫煙者に多い．乳頭腫は声帯の良性上皮性腫瘍で，重層扁平上皮の乳頭状増殖よりなる．

喉頭がんの前がん状態として，子宮頸部と同様の異型上皮（異形成 dysplasia）があり，上皮内がん，さらに浸潤性扁平上皮がんになると考えられている．

喉頭がんは40歳以上の男性に多く（男女比 = 7:1），喫煙者に多い．いわゆるがん年齢の患者で，嗄声が2週間以上続くような場合には疑ってみる必要がある．症状が持続し進行性であるため，比較的発見しやすい腫瘍の一つである．声帯に発生することが多いが（声門がん），声帯の近傍の喉頭蓋や声門下などに発生する（声門上がん，声門下がん）．声門上がんの方が声門がんや，声門下がんより進行しやすく予後が悪い．組織学的には扁平上皮がんが大部分である．最近は機能温存のため放射線療法やレーザー焼却術が行われることが多い．抗がん剤や分子標的治療薬を併用することもある．

3　皮膚の構造と機能

皮膚は全身をおおって外界の刺激から身を守る人体最大ともいえる重要な臓器である．表面より，表皮，真皮，皮下脂肪織により構成され，さらに，毛包・毛，脂腺，アポクリン腺，立毛筋，エクリン腺といった付属器が存在する（図24-9a）．

毛包は毛を包み込み，脂腺，アポクリン腺，立毛筋をともなって1ユニットを形成している．汗腺であるアポクリン腺は，腋窩，乳房，外陰部といった限られた部位に存在するが，エクリン腺はほぼ全身に存在する（特に手掌・足底に多い）．

表皮を構成する細胞は，基底層から分化しながら上層に向かい，有棘層（細胞間をつなぐ橋のようなものがあり，それが棘のように見えるため，こうよぶ），顆粒層（細胞質にケラトヒアリン顆粒がみられる）を経て，角化という現象を起こして角層になる（図24-9b）．この角化により，表皮角層はその細胞質が硬いケラチン線維で満たされ，バリア機能，すなわち外界からの微生物や有害物質の侵入を阻止し，水分の体外喪失を防ぐという，きわめて重要な機能をもつ．

表皮には表皮細胞のほかに，表皮基底層に所々メラノサイト（色素細胞）が存在し，メラニン顆粒を産生することにより有害な紫外線を防御している．白人と黒人とでメラノサイトの分布密度に差はないが，それが産生するメラニン顆粒は黒人の方がより発達していて大型である．

表皮と真皮は基底膜により境されている．毛も，表皮同様バリア機能を有し，そのほか保温や触覚装置として働いている．真皮に存在する脂腺から分泌される皮脂は皮表をおおって皮膚になめらかさを与え，酸性がゆえに抗菌作用を有する．アポクリン腺は体臭，フェロモンとの関連が推測されている．エクリン腺は発汗により体温調節や老廃物排泄などの重要な機能をもつ．

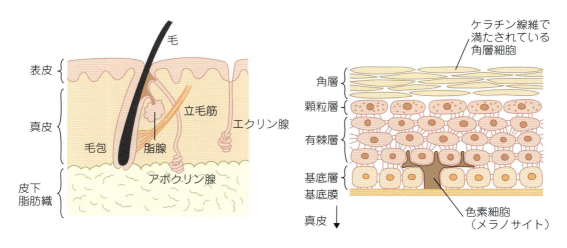

a. 正常皮膚の構造　　　　b. 正常表皮の構造

図 24-9　皮膚の構造

4 主な疾病

　上述の正常な皮膚の構造と機能が侵されるとさまざまな皮膚疾患を生じる．皮膚におけるバリア機能の網の目をくぐって，アレルゲンの侵入があるとアレルギー性の湿疹・皮膚炎を生じ，微生物が侵入すると皮膚の細菌性，ウイルス性，真菌性などの種々の感染症をきたす．表皮角層自身の水分含有量が低下した状態である乾燥肌（ドライスキン）では，バリア機能が低下しており，アレルゲンや微生物が侵入しやすい．自己免疫を含めた内因により皮膚の構造と機能が乱されることもあり，いまだ原因不明の皮膚疾患がほとんどである．また，皮膚を構成するさまざまなタイプの細胞由来と考えられている腫瘍病変も数多く存在する．

　以下に，主な皮膚疾患を選んで簡単に述べるが，どの皮膚疾患でもその理解には，正常の皮膚の構造がどのように侵されているかを知ることが重要である．

4.1　湿疹・皮膚炎

　湿疹・皮膚炎群の代表のひとつが**アレルギー性接触皮膚炎**（かぶれ）である．たとえば，ウルシまたはハゼにかぶれる人では，皮膚がウルシ科植物由来の化学物質ウルシオールにさらされると，表皮においてそれに反応するリンパ球などの浸潤がみられる．そして，浮腫のために表皮細胞と表皮細胞の間が開いて**海綿状態**となり間隙ができる（図24-10）．この表皮細胞間の浮腫が著明になると，肉眼的に水（漿液）を含んだ丘疹や小水疱となる．このように，外来抗原，刺激に反応して，視診上，紅斑，漿液性丘疹，小水疱を呈し，病理組織学的に表皮の海綿状態などで特徴づけられるものを湿疹・皮膚炎群とよんでいる．

　アトピー性皮膚炎も湿疹・皮膚炎群の仲間であるが，アトピー素因という体質を背景に，ありふれた環境抗原や食物抗原に対して，容易にそして慢性に，皮膚の場で湿疹・皮膚炎をくり返す特徴をもつ．このアトピー素因とは，簡潔にいうと，免疫グロブリンIgEという免疫たんぱくをつくりやすく，アトピー性皮膚炎に限らず，喘息や花粉症などのアレルギー性疾患の家族歴・既

370　各論

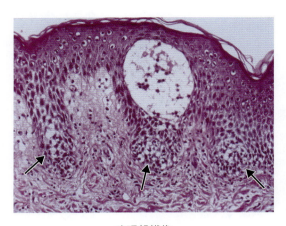
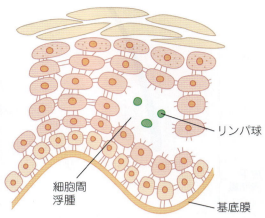

病理組織像
表皮内に海綿状態（矢印），小水疱をみとめる．

細胞間浮腫（海綿状態）

図 24-10　湿疹・皮膚炎

往歴がみとめられやすい素因である．アトピー性皮膚炎では，このアトピー素因に加え，乾燥肌になりやすい皮膚素因もみとめられる．

4.2　単純疱疹（単純ヘルペス），帯状疱疹

A　単純疱疹（単純ヘルペス）

　単純疱疹 herpes simplex は，単純ヘルペスウイルスによる皮膚感染症である．もっともよくみられるのは，口唇ヘルペス（図24-11a）で，かぜなどで体調を崩したときや，強い日差しに当たった後などに発症し，口唇に水疱ができる．単純ヘルペスウイルスの表皮細胞への感染により，表皮細胞自体が浮腫となり風船様または球状にふくらみ，ついには変性，膨化し，壊死となる（図24-11b）．その結果，表皮細胞が変性壊死してしまった隙間に水（漿液）がたまり，肉眼的に小水疱

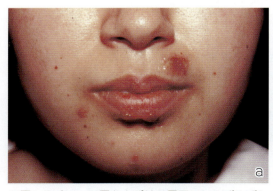
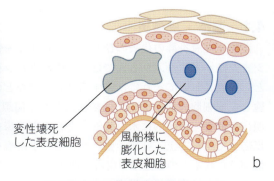

口唇ヘルペス．口唇およびその周囲に，みずみずしい小水疱と，水疱膜が破れてできた小さなびらんが多発している．

表皮細胞の風船様細胞内浮腫，変性

図 24-11　単純疱疹

24 感覚器系 **371**

となる．同様なことが口唇のほか性器でも起こるが，この**性器ヘルペス**は性交渉で感染する性感染症である．

B 帯状疱疹

水痘（みずぼうそう）が治った後でも，その原因ウイルス（**水痘帯状疱疹ウイルス**）は脊髄にある神経節に潜伏感染という形で残る．潜伏感染していた水痘帯状疱疹ウイルスは，高齢などでからだの免疫力，抵抗力が落ちたとき再活性化して，神経にそって皮膚に到達し，単純性疱疹と同様な変化が皮膚に生じる．これを帯状疱疹 herpes zoster という．したがって，ウイルスが増殖した神経の支配領域の皮膚に片側性帯状の小水疱形成がみられ，神経の激しい痛みをともなう．

4.3 自己免疫性水疱症（天疱瘡および水疱性類天疱瘡）

A 天疱瘡

正常の表皮では，表皮細胞同士は細胞と細胞との間の架け橋のようなもので結びついている．この架け橋は具体的にいうと，**デスモゾーム**とよばれる表皮細胞間の接着装置である．天疱瘡では，何らかの異常により自分自身の免疫反応で，この表皮細胞間の接着にかかわる架け橋を攻撃してしまう．すなわち，皮膚の自己免疫疾患である．その結果，表皮細胞間の接着が阻害されて表皮細胞がばらばらに解離し，表皮内に水（漿液）がたまって水疱を生じる（図24-12a）．そして，肉眼的に皮膚，口腔粘膜において弛緩性の水疱，びらんとなる．

B 水疱性類天疱瘡

一方，類天疱瘡では，表皮の基底層の表皮細胞（表皮基底細胞）と基底膜との架け橋に対して自己免疫反応が起きる．その結果，表皮基底細胞と基底膜との接着が阻害され，表皮と真皮との接合がとかれて両者が解離し，表皮下に水（漿液）がたまって水疱を生じる（図24-12b）．そして，肉眼的には皮膚の緊満性（パンと張った感じの）水疱となる．

4.4 痤瘡（にきび）

毛包のなかでも脂腺の発達がいちじるしい**脂腺性毛包**といわれるものが，顔面，前胸部，上背部に多く分布する．思春期や若い成人では，男性ホルモンの分泌の増加にともない，男性ホルモンのターゲットである脂腺性毛包の脂腺が大きくなり，多量の皮脂を分泌するようになる．女性でも，副腎から分泌されるデヒドロエピアンドロステロンが，性腺由来の男性ホルモンと同様に脂腺に作用するため，思春期には皮脂の分泌が亢進する．皮脂分泌の亢進にともない，毛包の皮膚への開口部に過角化が起こり毛穴の閉塞につながる．したがって，皮脂腺から分泌される皮脂や角化物が毛包内に貯留して，嚢腫状となる（図24-13）．その結果，思春期に顔面などの脂腺性毛包の分布する部位に，肉眼的にブツブツした丘疹，つまり痤瘡 acne が形成される．毛穴に常在する**アクネ桿菌**が増殖すると，痤瘡は炎症をともなって赤くなり，ついには膿疱をも生じる．

4.5 乾癬

正常の表皮細胞は，先に述べたように，基底層から分裂，分化しながら上層に向かい，角層で角化する．乾癬 psoriasis では，その表皮細胞は正常と比較して約7倍のスピードで上層に向かう．

372　各論

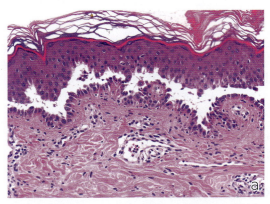

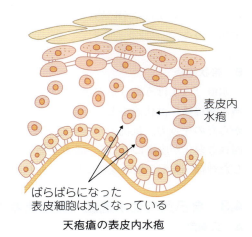

天疱瘡．表皮内に水疱がみられ，臨床的には弛緩した水疱となる．

天疱瘡の表皮内水疱

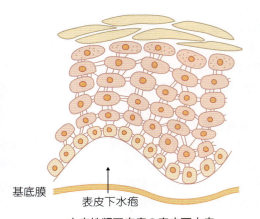

（水疱性）類天疱瘡．表皮下に水疱がみられ，臨床的には緊満した水疱となる．

水疱性類天疱瘡の表皮下水疱

図 24-12　天疱瘡および類天疱瘡の水疱

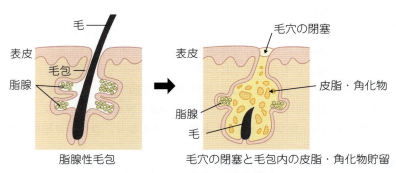

図 24-13　痤瘡の形成機序

したがって，乾癬の表皮細胞はどんどん増えて，不十分な角化（錯角化）がなされる．すなわち，乾癬表皮は異常な角層をもつ肥厚した表皮であり，きわめて新陳代謝が亢進している．いまだ，乾癬の原因はわかっていない．乾癬の皮膚病変は視診上，角化が不十分なため表面に厚い白色のかさかさ（鱗屑）が付着し，表皮が肥厚し炎症もともなっているため，わずかに盛り上がった紅斑局面となる（図24-14）．

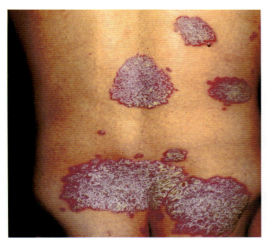

（尋常性）乾癬．腰背部から臀部に，大小さまざまの紅斑局面が多発している．表面に厚い銀白色のかさかさ（鱗屑）がみとめられるのが特徴である．かさかさ（鱗屑）は正常表皮では角質細胞が個々に剥がれていくので，肉眼では見ることができない．鱗屑が見られるということは，不十分な角化などで，角質細胞が正常に剥がれずに皮膚表面に異常に蓄積していることを意味する．

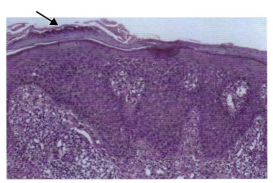

顕微鏡で観察すると，表皮突起の延長をともなった表皮肥厚，真皮乳頭層の毛細血管拡張，好中球をまじえた不全角化層（矢印）をみとめる．

図24-14　乾　癬

4.6　膠原病

　歴史的に，膠原線維（コラーゲン）を主要な組織成分とする血管や結合組織を病変の場とすることから名づけられた膠原病は，その発症に特異的な自己抗体が出現する自己免疫異常が関与している．血管や結合組織は皮膚だけでなく全身にくまなく存在するため膠原病は皮膚だけにとどまらず全身に広がりうる多臓器性の慢性難治性疾患（自己免疫疾患）である．本項では，その代表的疾患で，皮膚に特徴的な症状を示す全身性エリテマトーデスと全身性強皮（硬化）症について述べる．

A　全身性エリテマトーデス

　若年女性に好発する原因不明の自己免疫疾患／膠原病であり，蝶形紅斑に代表される皮膚症状が8割以上で出現する（第6章，図6-8参照）．紅斑を主とする特徴的な皮疹から，紅斑性狼瘡ともいわれる．全身性とよばれるように，皮膚以外に全身のどの臓器にも病変が発生するが，特に関節，腎，心，漿膜などが侵されやすい．

B　全身性強皮症

皮膚硬化を特徴とする原因不明の自己免疫性疾患／膠原病である．手足の指の皮膚色が蒼白，暗紫色になるレイノー現象により発症することが多い．進行すると食道の線維化による嚥下障害，腎動脈病変による悪性高血圧，肺線維症が起こり，特に最後の2病変は主要な死因となっている．

4.7　皮膚悪性腫瘍（皮膚がん）

わが国でも，高齢化，日光紫外線被曝量の増加などにともない，皮膚がん発生が増加している．もっとも頻度の高い皮膚がんは有棘細胞がん（表皮扁平上皮がん）と基底細胞がんである．本項では，有棘細胞がんと基底細胞がん，そして皮膚悪性腫瘍のなかで非常に重要な悪性黒色腫について述べる．

A　有棘細胞がん

表皮細胞の悪性腫瘍で，扁平上皮がんである（図24-15）．多くは表皮内または表在性がん（日光角化症やボーエン病）としてとどまるが，一部は真皮内に浸潤する有棘細胞がんとなる．表皮細胞のがんのため，角化することが多い．視診上，主に日光露光部位にかさかさとした鱗屑が付着した紅斑局面としてみられ，浸潤がんになると結節状に盛り上がり，びらん・潰瘍をともなう．

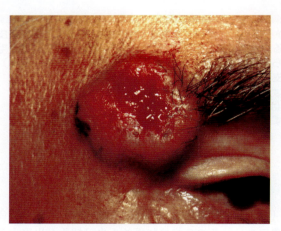

好発部位である日光露光部（顔面）にできている．浸潤がんとなっているため，結節状に盛り上がり，表面にはびらん・潰瘍をみとめる．

図 24-15　有棘細胞がん

B　基底細胞がん

表皮の基底細胞様細胞の悪性腫瘍で，いくつかの病型に分類されるが，もっとも多くみられる充実型基底細胞がんについて述べる．表皮基底層と連続するように真皮内に大型のがん細胞集団（胞巣という）が多数浸潤し，胞巣と周囲間質との間に裂隙形成をみる（図24-16）．胞巣内にメラニン色素沈着をみとめることが多い．低悪性度のがんで，再発することはあるが，転移はまれである．日光に露出した部に好発し，高齢者の頭頸部にみられることが多い．

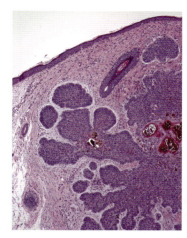

充実型基底細胞がん．表皮基底細胞様の細胞が充実性胞巣を形成し，増殖している．

図 24-16　基底細胞がん

C　悪性黒色腫

　色素細胞すなわちメラノサイトの悪性腫瘍である．紫外線防御能の弱い白人では発生頻度が高く，躯幹に多く生じる．日本人や黒人は四肢末端に多く発生する（図24-17）．表皮内悪性黒色腫であれば，転移することはないが，真皮深層へ悪性黒色腫細胞が浸潤すると，容易に転移する悪性度の高い皮膚腫瘍である．メラノサイトの悪性腫瘍であるためメラニン顆粒を産生し，視診上，黒色調を呈する．表皮内悪性黒色腫は不規則な黒色斑としてみられ，浸潤すると黒色斑の一部が盛り上がり，びらん・潰瘍面となる．表皮内悪性黒色腫の段階での早期診断・治療がきわめて重要である．

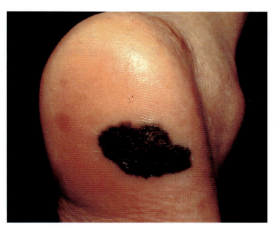

日本人の好発部位である足底にみとめられる．メラノサイトの腫瘍であるため黒く，悪性であるため大きな不整型の色素斑となっている．さらに腫瘍細胞が真皮下方に浸潤すると，この色素斑の一部が盛り上がってくる．

図 24-17　悪性黒色腫

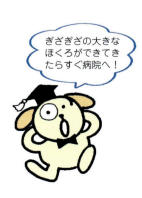

ぎざぎざの大きなほくろができてきたらすぐ病院へ！

376　各　論

[参考文献]
1．中澤満ほか編（2018）標準眼科学第14版，医学書院．
2．落合慈之監修，中尾一成編（2018）耳鼻咽喉科疾患ビジュアルブック第2版，学研メディカ
　ル秀潤社．
3．清水宏（2018）あたらしい皮膚科学第3版，中山書店．

［学習課題］

(1) 視覚器の主な病変について述べることができる．
(2) 主な耳疾患について説明することができる．
(3) 上気道の感染症をはじめとする炎症性疾患やアレルギー疾患について説明できる．
(4) 上気道，咽頭，喉頭の腫瘍にはどのようなものがあるか，主な腫瘍について説明できる．
(5) 湿疹・皮膚炎，単純疱疹および帯状疱疹，自己免疫性水疱症（天疱瘡および類天疱瘡），
　　痤瘡，乾癬において，それぞれの皮膚病変が，なぜそのように見えるか，簡単に説明
　　できる．
(6) 有棘細胞がん，悪性黒色腫が，それぞれ何の悪性腫瘍か説明できる．

キーワード

トラコーマ　　フリクテン　　春季カタル　　流行性角結膜炎　　緑内障　　白内障
網膜剥離　　糖尿病網膜症　　中耳炎　　メニエール病　　先天性風疹症候群
アレルギー性鼻炎　　副鼻腔炎　　蓄膿症　　嗄声　　喉頭ポリープ　　謡人結節　　喉頭がん
アレルギー性接触皮膚炎　　アトピー性皮膚炎　　口唇ヘルペス　　性器ヘルペス　　帯状疱疹
天疱瘡　　類天疱瘡　　脂腺性毛包　　痤瘡　　乾癬　　膠原病　　皮膚がん　　悪性黒色腫

付録

病理診断検査

[学習目標]

1. 細胞診検査の目的と種類を知り，その意義を理解する．
2. 組織診断の流れを理解し，診療における重要性を知る．
3. 病理解剖の目的と意義を理解する．

378　付録 病理診断検査

　病理診断や検査には，健診や日常の診療に必要な細胞診や組織学的検査と，治療の甲斐もなく亡くなった患者の死因や治療効果を調べる病理解剖の３つがある．病理診断は「医行為」であり，平成20（2008）年度より病理診断科として標榜や開業が可能となった．近年，新しいがん治療のための遺伝子検査に，組織切片を利用することも増えている．

1 細胞診検査

　細胞診 cytology は，生体の臓器組織の一部の細胞を採取後染色し，顕微鏡下で異常細胞の有無などを調べ，どのような病気かを診断する検査法である．

　細胞診は当初，子宮頸がんの診断検査法として発展したが，最近では子宮がん検診におけるスクリーニング（異型細胞のある人を見つけて病院での精密検査を勧める）のみならず，腫瘍などの存在が確認されている患者の病変の質的診断にも活用されている．

　細胞診の長所は，患者への侵襲が少ない，検体の採取や標本作製が簡便でかつ短時間で検査できる，組織標本をつくれない胸・腹水や尿などの液状検体中の細胞を観察できる，手術中に胸腔や腹腔洗浄液中のがん細胞の有無を調べて，がんの進行度の決定に役立てることができる，などである．また，多くの対象者から標本を採取し，異型細胞の有無を判断する必要があるスクリーニングに適している．

　一方で欠点としては，液状検体や剝離細胞診では細胞の変性のため判定が困難なことがある，異型細胞の正確な診断には十分な経験が要求される，などがある．変性などの要因や，組織構築が確認できない技術的限界のため，腫瘍の良性・悪性を確定できないことも少なくない．細胞診で悪性が疑われた際には診断確認のため生検が必要な場合がある．

　細胞診には，①組織から自然に剝離した細胞を集めて検査する剝離細胞診，②直視下に綿棒やブラシなどで細胞をこすり取る擦過細胞診，③病変の存在する部分に針を刺して組織を吸い出す穿刺吸引細胞診がある．ほかに摘出された病変部をガラスに軽くこすりつける捺印細胞診や，胃がん，大腸がんや肺がんの手術中に行う腹腔内あるいは胸腔内洗浄細胞診が診断に利用される．

　実際の細胞診の流れを図１に示す．細胞の採取や細胞を集める方法は検体や目的によって異なる．標本作成過程で，質のよい標本の作製には固定が重要で，日常よく使用されるパパニコロウ染色用には細胞を採取後可能な限り迅速にアルコール固定を行う．このとき乾燥が少しでも加わると良性・悪性の区別が困難になる．ギムザ染色用には細胞を採取後ドライヤーの冷風などを当ててすみやかに乾燥固定させる．固定後は検体を染色し，細胞検査士が異型細胞の有無をスクリーニングした後，検査士と細胞診指導医が一緒に検鏡し，陰性（悪性の疑いがない），疑陽性（悪性を否定できない），陽性（悪性）等に区分し，推定病変（炎症，良性腫瘍，悪性腫瘍の場合は組織型や分化度）を記載する．

　細胞診の実際の応用としては，綿棒で子宮頸部や腟部を擦過して擦過細胞診を行う子宮がん検診や，胸・腹水や腹腔洗浄液中のがん細胞の有無を調べたり，尿細胞診による膀胱がんの検査，乳腺や甲状腺などの腫瘍からの穿刺細胞診がある（表1）．

　子宮頸部では従来使われてきたクラスⅠ（正常）からクラスⅤ（悪性）まで５段階で診断評価する方法から，最近はヒトパピローマウイルス（HPV）感染と関連した上皮の異型度や，悪性所見で報告されるようになった．乳腺や甲状腺の穿刺細胞診では検体の適・不適を判断後，「良性」「良

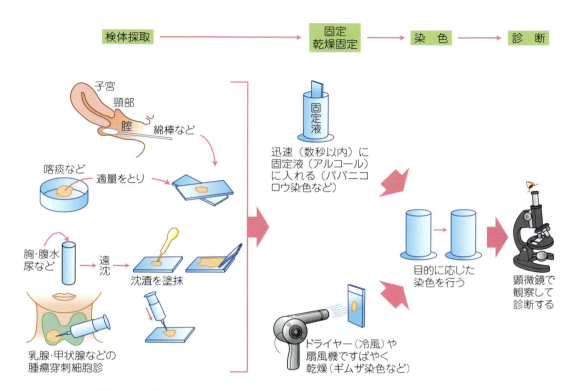

子宮がん検診では子宮腟部を擦過して細胞を採取しスライドガラスに塗抹する．肺がんの検査では喀痰中に出現する細胞を調べる．胸水・腹水は遠沈して細胞を収集する．乳腺や甲状腺に腫瘤がある場合，針を刺し吸引して病変部の細胞を得る．このようにして得られた検体は，迅速にアルコールで固定してパパニコロウ染色を，あるいは必要に応じてすばやく乾燥させてギムザ染色を行い，顕微鏡で観察し，異型細胞の有無を判定する．

図1 細胞診検査の流れ

「悪判定困難」「悪性疑い」「悪性」と判定するとともに，推定組織型を記載して報告する．

近年，採取した細胞を専用の固定保存液で回収し，その後，専用の機器を用いて塗抹標本を作製して細胞診検査を行う**液状化検体細胞診** liquid-base cytology：LBC という方法が普及しつつある．この方法を用いると，通常の細胞診のほか，免疫組織学などの検査を追加することもできる．

2 組織診検査

病理組織検査 histological examination は診断目的で，病変の一部を採取する生検 biopsy や，手術摘出臓器で病変の診断とその広がりなどを検索するもので，第1章で触れた診断病理学の業務の中心をなしている（表1）．たとえば，内視鏡下に胃や大腸の腫瘍の小部分を採取し良性か悪性腫瘍かを決定したり，肝臓や肺に針を刺して組織を採取して診断を確定する．皮膚の病変を切除して検索することも多い．手術で摘出された臓器をホルマリンで固定後，肉眼観察して必要な部分の組織切片を作成し，顕微鏡下に検索し，がんの種類や分化度，リンパ節転移の有無などを詳

表 1　細胞診と組織診の実際

細　胞　診	
剝離細胞診	喀痰（肺がん検診） 尿（膀胱がんの診断） 胸水・腹水（がんの浸潤）
擦過細胞診	子宮頸部・内膜（子宮がん検診） 気管支ブラッシング（肺がん診断）
穿刺細胞診	乳腺・甲状腺・リンパ節 腫瘍組織（診断）
捺印細胞診	術中摘出臓器の割面や切除断端等

組　織　診		
生検	パンチ生検	食道・胃・十二指腸 大腸内視鏡下生検 皮膚 子宮頸部 膀胱
	針生検	肝臓（肝がん・肝炎） 腎臓（腎炎・動脈炎） 乳腺（がん・良性腫瘍・乳腺症） リンパ節・腫瘍組織
	試験切除	皮膚・軟部腫瘍・乳腺・リンパ節
	内視鏡下切除	食道・胃・大腸のポリープ・ 腺腫 早期がん
	経尿道的切除	膀胱がん・前立腺肥大症
	手術摘出	摘出臓器組織の腫瘍様病変

細に検討する．近年，内視鏡技術の進歩にともなって，胃，大腸，食道の早期のがんは内視鏡下に切除されることが多く，その場合，切除した組織をすべて病理組織学的に検索し，辺縁部や深部断端の腫瘍成分の有無を調べて，病変が完全に切除されたか否かを決定している．このように病理組織診断は確定診断となり，患者の治療方針の決定や予後の推測に不可欠の検査である．

生検により採取された組織や手術で摘出された臓器は，組織の数倍量以上のホルマリンで固定される．小組織片では1日程度，摘出された臓器では1〜2日固定された後，必要に応じて写真を撮影し，組織学的に検索する部分の切り出しを行う．消化管は原則として管腔を開き，板に張り付けて伸展した状態で固定する．大きな子宮筋腫などは割を入れて固定をしなければ内部が未固定のまま腐敗してしまう．がんの場合，切り出しは「癌取扱い規約」にそって行われる．たとえば早期胃がんなどでは病変のすべてを切り出して，浸潤の深さのみでなく粘膜面での広がりを調べる．病変部以外でも切除断端に病変の残存がないか否かを検索する．郭清されたすべてのリンパ節も転移がないかどうか組織学的検索を行う．切り出された組織は，その後脱水し組織をパラフィン中に包埋，薄切後染色し，顕微鏡で観察して診断する（図2）．

必要ならば，通常のヘマトキシリン・エオジン（H.E.）染色以外の特殊染色や，免疫組織化学や電子顕微鏡による検索，組織切片上でインサイチュー・ハイブリダイゼーション in situ hybridization：ISH（「用語の解説」参照）という方法による遺伝子レベルでの検索や，分子細胞学的診断も行われる．

近年，がんの治療に，手術，放射線療法，化学療法に加え，分子標的治療 molecular target therapy が広く使われるようになった．腫瘍が特定のたんぱく質を発現し，一定の遺伝子異常を有する場合，分子標的薬が著効する症例がある．コンパニオン診断とよばれる免疫組織化学や ISH によって腫瘍が特定のたんぱく質や遺伝子を発現しているかを調べ，その結果によって特定の分子標的薬を抗がん剤として使用する．乳がんや胃がんが HER2 たんぱくや HER2 遺伝子を発

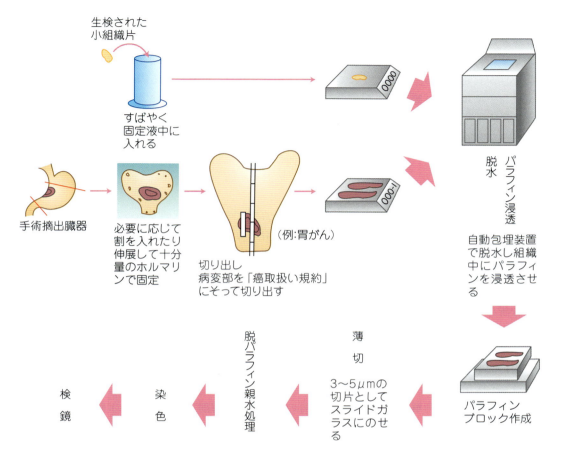

パンチ生検あるいは針生検された組織はホルマリンで固定後，パラフィンに包埋して 3〜5μm の厚さに薄切する．手術摘出された臓器は，病変部がわかりやすいように割を入れたり伸展して固定後，病変部分を観察する．その後必要な部分を切り出して，パラフィン包埋後，薄切する．薄切された切片は H.E. 染色や必要に応じて特殊染色を行い，顕微鏡で観察する．

図 2　病理組織検査の流れ

現する場合，トラスツズマブといわれる分子標的治療薬が著効する場合がある．ほかにも，肺がんや大腸がん，悪性リンパ腫など多くのがんでコンパニオン診断にもとづいた分子標的治療が行われるようになった．

また，リンパ球が腫瘍を攻撃する際の，がんによる腫瘍免疫の抵抗性を低下させる PD-1/PD-L1 阻害剤などの免疫チェックポイント阻害薬を用いたがん免疫療法 cancer immunotherapy が注目を浴びている．

これらの新しい治療を行う前に，対象となるがんの染色体や遺伝子検査が不可欠になっている．組織切片でがんの部分を切り取って検査する場合もある．遺伝子の検査には従来以上に固定条件が重要で，摘出後すみやかに 10% 中性緩衝ホルマリンで，検査の種類にもよるが，6〜48 時間以内の固定が推奨されている．また，倫理指針や個人情報への配慮もさらに重要となってきている．

382　付録 病理診断検査

　このほか，手術中に摘出された組織を凍結して薄切・染色し，15分程度で組織診断を行う術中迅速診断がある．術前には診断がはっきりしていなかった病変の組織診断を手術中に確定できる．また病変の広がりを把握することにより術式を決定，変更したり，断端の検索によって追加切除の必要性が判断される．乳がんなどでは，腫瘍がリンパ行性転移をする際に最初にとおるリンパ節（センチネルリンパ節）への転移の有無や程度を術中に調べることにより，リンパ節郭清を省略する場合もある．術中迅速診断は患者の予後に重要な役割を担っているが，技師の標本の作成技術や病理医の高度な診断技術，知識，経験が必要とされる．

3　病理解剖

　病理解剖 autopsy は病死した人の病変が死亡時点でどのような状態であったかを調べるとともに，主病変と直接の死因の関連や，生前の診断や治療効果の検証を臨床経過と比較しつつ明らかにする目的で行われる．病理解剖は，死体解剖資格を有する医師（主に病理医）が遺族の承諾を受けた主治医からの依頼で，原則として主治医立ち会いのもとで解剖する．

　外表を観察後，全身臓器を観察して，臨床経過との比較検討を行い，暫定的に肉眼観察による病理診断を行う．この剖検時の肉眼所見は主治医から遺族に説明される．遺族の許可が得られれば，必要に応じて臓器をホルマリン固定して保存し，後日詳細な肉眼観察を行いつつ，病変部を含む各臓器を切り出しして組織標本を作製し，組織学的診断を加え最終的な病理診断と総括を病理解剖報告に記載する．解剖された症例は臨床医と病理医の合同カンファレンスで検討され，医師の卒後教育や医学の発展に役立っている．

　死体解剖には，病理解剖のほか，医学教育のための系統解剖，犯罪や変死の場合に裁判所の令状にもとづいて行われる司法解剖，感染症・中毒・災害死亡の際，都道府県知事の指示で監察医や大学の法医学教室で行われる行政解剖の4つがある．

[参考文献]
1．松原修ほか（2016）病理学／病理検査学，医歯薬出版．
2．長村義之，笹野公伸ほか編（2009）New エッセンシャル病理学　第6版，医歯薬出版．
3．高木實（2004）よくわかる病理組織細胞学：臨床検査技師国家試験対策必携，金原出版．

［学習課題］

(1) 子宮がんなどの検診に細胞診が有用な理由を述べることができる．
(2) 剥離細胞診と穿刺細胞診の違いを説明できる．
(3) 組織診断を行う場合，組織が採取されてから診断までの流れについて説明できる．
(4) 術中迅速診断はどのような場合に必要か述べることができる．
(5) 病理解剖の意義を説明できる．

キーワード

細胞診　　液状化検体細胞診　　組織診　　生検　　確定診断　　ISH　　コンパニオン診断
術中迅速診断　　病理解剖

用語の解説

悪液質

悪性腫瘍の末期に出現する体重減少（やせ），脱力，消耗，貧血，食欲不振などの重篤な症状．特に消化器がんで強くあらわれやすい．原因は不明であるが，単なる栄養障害ではなく，腫瘍が産生する有害物質の影響や腫瘍に反応して**マクロファージ**が産生する TNF-α（腫瘍壊死因子）による食欲抑制や代謝の変調などが指摘されている．

アテローム

粥状動脈硬化を特徴づける病変．内膜が丘状に隆起し，病巣中心部（脂質コア）に脂質（主としてコレステロールとそのエステル）に富むドロドロとした粥状物があることから**粥腫** atheroma または粥腫性プラークとよばれる．

アトピー

花粉やハウスダスト（家屋塵埃），食物（魚や乳製品）など普通の人ではなんともない極微量の抗原に対して抗体（IgE）を産生しやすい，つまりⅠ型**アレルギー**を起こしやすい遺伝的素因．気管支喘息や鼻アレルギー，湿疹，じんま疹などが代表的なアトピー性疾患である．

アナフィラキシーショック

抗原で感作された個体に同じ抗原を再度与えたときに起こる重度の免疫反応．IgE 抗体による抗原特異的全身反応で，血管透過性亢進，平滑筋収縮などを特徴とし，重篤な場合は呼吸困難，血圧低下などで，ときには死に至る．ペニシリンなどの薬剤注射やスズメバチに刺されたときのように抗原が体内に注入された場合に発生する．本来，免疫反応は予防的（プロフィラキシー）に働くべきであるが，かえって激しい症状を起こし，生体に危害を加えることころから**アナフィラキシー** anaphylaxis と命名された（**アレルギー**参照）．

アポトーシス

あらかじめ細胞の遺伝子に組み込まれた自己破壊プログラムによって起こる能動的な細胞死のこと．組織の発生・分化の過程や生体の恒常性の保持において不要になった細胞を除去するために必要不可

386　用語の解説

欠な機構.

アレルギー
抗原に2度目に接触したときに生じる異常な免疫反応で，生体にとって不利な反応となることをさしている．過敏症性反応ともいう．通常，4型に分けられ，そのうちⅠ，Ⅱ，Ⅲ型は**液性免疫**，Ⅳ型は**細胞性免疫**により発症する．Ⅰ型アレルギーを単にアレルギーとよぶことも多い．

異形成
がん細胞ほどではないが細胞質や核に大小不同などの異型を示す細胞の異常増殖．子宮頸部をはじめとして喉頭や食道などにも発生し，**上皮内がん**を経て浸潤がんへ進行する代表的な前がん病変．特に子宮頸部の異形成の発生に**ヒト乳頭腫（パピローマ）ウイルス**が関係している．

一塩基多型
染色体DNAの塩基配列には微妙な個人差があり，およそ500から1000塩基に1個の割合で配列に違いがある．これを一塩基多型という．塩基の配列の違いによりたんぱく質を構成するアミノ酸の配列（つまり働き）が変化し，病気のかかりやすさや薬の効き方，副作用の出方などに個人差が生じる（**遺伝子**参照）．

一次予防
健康を促進し，病気の発症を予防すること（**二次予防**参照）．

遺伝子
遺伝情報の単位で，特別なたんぱく質を規定する情報をもったDNA．DNA中の塩基配列がそれに対応するたんぱく質のアミノ酸配列を規定し，それぞれ決まった順序にアミノ酸が配列したたんぱく質が構成される．つまり，遺伝子は遺伝情報の担い手であり，たんぱく質がその情報を表現する手段となっている．DNAの塩基配列とそれに対応するたんぱく質のアミノ酸配列との関係は，遺伝暗号genetic code とよばれている（**ゲノム**参照）．

イレウス
腸閉塞症 ileus．腸の内容の通過が障害されること．急性腸閉塞症は，しばしば緊急の開腹手術が必要で，放置すれば短期間で死亡する．

エイズ
後天性免疫不全症候群 acquired immunodeficiency syndrome の略称．

液性免疫
抗原（非自己の異物）に特異的に作用する抗体を産生し，抗体が抗原に作用することで抗原を排除・無毒化する免疫反応（**細胞性免疫**参照）．

炎症の四徴（五徴）
炎症を起こしている部位にみられる変化で，「発赤」，「発熱」，「疼痛」，「腫脹」を炎症の四徴，これに「機能障害」を加えて五徴という．

用語の解説　**387**

オプソニン化	抗原が**抗体**や**補体**の C3b と結合すると，食細胞による貪食作用が促進されること（**古典経路**参照）．
獲得免疫	免疫系は**自然免疫**と獲得免疫に大別される．そのうち獲得免疫は生体が生後獲得する防御機構（後天性免疫）で，たとえば感染性の微生物の侵入に際し，それぞれの微生物に対して特異的に反応し，その微生物を排除し，感染を防御するだけでなく，その微生物のことを特異的に記憶し（免疫記憶），同じ微生物に再感染したときには迅速に対応し，病気が起こることを阻止する（二度なし）．獲得免疫は抗体や補体などの血中たんぱく質による**液性免疫**のほかに，T 細胞などによる**細胞性免疫**によって担われている．
仮骨	骨折の治癒過程において，骨折端の骨膜から増殖する若い結合組織（肉芽組織）．この仮骨に骨および軟骨が形成される．
化生	ある分化した組織が別の方向に分化した組織に変わる現象．気管支や子宮頸管の円柱上皮にみられる扁平上皮化生や慢性胃炎に際して起こる胃粘膜の腸上皮化生などがある．
がん遺伝子	がん遺伝子 oncogene とは，ある正常な遺伝子に変化が起こり，無秩序な自律的増殖を促進する新しい変異たんぱく質をつくり，その結果，正常細胞をがん化に導く遺伝子群をいい，常染色体顕（優）性遺伝をする．変化を受ける前の遺伝子をがん原遺伝子 proto-oncogene とよぶ（**がん抑制遺伝子**参照）．
幹細胞	複数系統の細胞に分化できる能力（多分化能）と分裂した際に自分と同じ多分化能をもつ細胞を再生する能力（自己複製能）を併せもつ細胞．幹細胞が分裂してできた 2 つの細胞のうち，ひとつは別の種類の細胞へ分化するが，もうひとつの細胞はもとの幹細胞と同じ性質を維持しているため，分化する細胞をくり返し供給することができる．幹細胞は成人になっても多くの組織に存在し，それぞれの組織における細胞の更新や障害後の組織再生に重要な役割を演じており，体性幹細胞（組織幹細胞）とよばれている．代表的なものにあらゆる種類の血液細胞に分化する能力をもつ造血幹細胞がある．一方，**ES 細胞**は妊娠初期の初期胚由来の細胞で，からだを構成するすべての細胞に分化できる（**iPS 細胞**参照）．
がん抑制遺伝子	細胞分裂の制御により細胞増殖を抑制するたんぱく質をコードしている遺伝子で，がんの発生を抑制する機能をもつ．代表的なものに *RB*（網膜芽細胞腫 retinoblastoma）遺伝子や *p53* 遺伝子がある．遺伝子が存在する染色体に**欠失**や変異が起こると，がん抑制遺伝子と

388 用語の解説

しての本来の機能が喪失し，がん化が起こる（がん遺伝子参照）．

器質化

代表的な異物処理の方法で，通常の異物だけでなく，体内に生じた血栓や壊死組織なども異物と認識し，周囲の健康な組織から肉芽組織が侵入増殖し，異物を取り込み，吸収し，置き換わってしまう過程．

急性冠症候群

重篤な急性虚血性疾患である急性心筋梗塞症と不安定狭心症の病態をひとまとめにした症候群．どちらも冠状動脈のプラーク（粥腫）破綻による血栓形成と内腔閉塞が原因であることから，共通した発生機序から病気を理解することで治療方針を明確にできる利点がある．

グラム染色

細菌の表層（細胞壁）構造の違いを利用した染色法で，細菌を分類する基準のひとつになっている．グラム染色の結果と細菌の形態（球菌または桿菌）から分類すると，日常遭遇するグラム陽性菌の多くは球菌で，これにはブドウ球菌とレンサ球菌が含まれ，ペニシリンなどのβラクタム系抗生物質に対する感受性が高いことが多い．グラム陰性菌の多くは桿菌で，大腸菌，サルモネラなどの腸内細菌や緑膿菌などが含まれる．

グリア細胞

中枢神経組織でニューロン（神経細胞）の働きを助ける細胞で，神経膠細胞（グリア細胞 glia：膠）ともよばれる．髄鞘（ミエリン）を形成する乏突起膠細胞（オリゴデンドロサイト）と神経組織の支持や損傷部位の修復を行う星細胞（アストロサイト）がある．神経膠細胞に起因する脳腫瘍を神経膠腫（グリオーマ）という．

クルーケンベルグ腫瘍

主に印環細胞がんの腹膜播種による両側卵巣への転移．原発巣はほとんどが胃がんであるが，大腸がんのこともある．

クローン

遺伝的にまったく同じ性質をもつ細胞あるいは生物の系統．たとえば，1個の細胞が細胞分裂をくり返してできた細胞集団はもとの細胞のコピーであり，それぞれが同一の性質を示す．

蛍光抗体法

抗原を検出する方法のひとつで，その抗原に対する抗体を蛍光色素で標識したもの（蛍光標識抗体）を用いる．蛍光顕微鏡やフローサイトメーターなどでその反応を検出する．特に細胞表面の抗原を高感度で検出するのに適する．

血栓

生体の血管や心臓内で血液が凝固してできた塊．生体内で血栓ができる病的現象を血栓症という．血栓による血管の狭窄や閉塞は臓器，組織の虚血性変化や梗塞を起こす．また，塞栓症の原因としても重

	要である.
ゲノム	細胞ないし個体がもっているすべての遺伝情報. その実態は染色体に含まれる DNA であり, アデニン, シトシン, グアニン, チミンという 4 種類の塩基の特定の配列によって保持されている. それゆえ, すべての染色体を構成する DNA の塩基配列ということができる (**遺伝子**参照).
欠失	遺伝子の一部が切断されて, 断片が失われること.
ケモカイン	白血球に対し強い遊走活性を示す**サイトカイン**で, IL-8, MCP-1 などがその代表.
原発巣	腫瘍や感染症が最初に発生した部位. 原発部位.
抗原	**抗体**の産生を誘導し, 抗体と特異的に反応する分子.
抗原提示細胞	抗原を **T 細胞**に提示し, T 細胞の活性化を惹起させる働きをもつ細胞群で, 樹状細胞や**マクロファージ**が代表的な細胞である. T 細胞は, 抗原提示細胞により処理され, その細胞表面に提示された抗原を認識する.
膠原病	膠原線維を主要成分とする血管・結合組織を病変の場とする疾患群をさし, 代表的疾患に全身性エリテマトーデスや関節リウマチ, 全身性強皮症, 全身性血管炎などがある. 結合組織は全身に広く分布していることから病変が全身性に多発することを特徴とし, 発症機序に自己免疫現象が関与していることから, **自己免疫疾患**に含められる.
恒常性	**ホメオスタシス**参照.
梗塞	循環障害により臓器, 組織に限局性虚血性壊死が生じること. 主として終末動脈ないし機能的終末動脈が閉塞されて起こるが, 静脈閉塞によっても起こりうる. 原因としては**血栓**ならびに血栓性塞栓が重要である (**塞栓症**参照).
抗体	**抗原**に対応して産生されるたんぱく分子で, その抗原と特異的に結合する免疫グロブリン. B 細胞が分化成熟した形質細胞 (プラズマ細胞) により産生される.
後天性免疫不全症候群	ヒト免疫不全ウイルス (**HIV**) の感染による免疫不全症で, 原発性 (先

390 用語の解説

天性）免疫不全症に対して後天性免疫不全症候群 acquired immunodeficiency syndrome：AIDS（エイズ）とよぶ．HIV はヘルパー T 細胞とマクロファージに感染するので，感染して数年から 10 年経過する間に免疫力が低下し，正常人には感染することのない弱毒病原体による重症感染症（日和見感染：ニューモシスチス肺炎，カポジ肉腫など）が発症する．この時点で，「HIV 感染者（キャリア）がエイズを発症した」と診断される．

古典経路　代表的な補体の活性化経路で，抗原抗体反応で形成された抗原抗体複合物などの抗体分子に補体の C1 が結合することにより補体反応が開始される．活性化された C1 は C4 および C2 を分解し，C3 転換酵素である C4bC2a 複合体を形成する．この複合体により C3 より C3b が形成され，C5-C9 の反応系列が誘導される（膜攻撃複合体参照）．

再生医療　人工的に培養した細胞や組織を用いて，病気やけがなどによって失われた臓器や組織を修復・再生する医療のこと．

サイトカイン　細胞が産生分泌するホルモンに似た働きをする生理活性物質．①糖たんぱく質で，②極微量で効果を発揮し，③標的細胞特異的に細胞のレセプターと結合して作用する．免疫応答や炎症反応のみならず，生理的にもさまざまな細胞の増殖や分化に関与し，生体の恒常性維持に重要な役割を担っている（ケモカイン参照）．

細胞傷害性 T 細胞（Tc 細胞）　MHC 抗原が異なった他の個体の細胞に対して，その抗原に反応して障害物質を作用させ，殺してしまうことから，キラー T 細胞ともよばれる．移植片の拒絶，ウイルス感染細胞の排除，腫瘍免疫に関与する（MHC 抗原系参照）．

細胞診　生体の一部の細胞を採取して顕微鏡で観察し，異常細胞の有無を調べる検査法．主としてがんの診断あるいは集団検診に使用される．

細胞性免疫　抗体（液性免疫）ではなく，抗原特異的な T リンパ球や食細胞によって惹起される免疫反応．ウイルス感染，結核菌やらい菌，真菌感染などの細胞内に寄生するような微生物に対する防御反応，移植臓器に対する拒絶反応，Ⅳ型（遅延型）アレルギーなどで中心的役割を演じる．

細網内皮系　骨髄，脾，肝臓，リンパ節をはじめとし，全身諸臓器に分布する貪食能の旺盛な細胞群により構成され，網内系ともよばれる．細菌や特殊な異物の処理，免疫系の発動など生体防御に携わっている（単核食細胞系参照）．

サプレッサーT細胞 (TS細胞)	細胞性免疫や液性免疫を抑制するT細胞（**ヘルパーT細胞**参照）．
自己免疫疾患	正常では自分の組織に対して免疫反応は起こらないか抑制されている（自己寛容）．しかし，自己寛容の破綻により自己抗体が過量につくられたり，自己組織に対するT細胞が出現すると（自己免疫現象），組織が傷害されて自己免疫疾患が発生する．橋本病や自己免疫性溶血性貧血などの臓器特異的な疾患と全身性エリテマトーデスや関節リウマチなどの全身性のものがある（**免疫学的寛容**参照）．
自然免疫	生体が生まれつきもっている基本的な防御機構で，先天性免疫ともよばれる．たとえば感染性の微生物の侵入に際し，好中球やマクロファージなどの細胞群のほかに，化学伝達物質やサイトカイン，補体などの液性因子が動員されて生体をまもり，その際に通常は炎症反応が起こる．自然免疫系による防御は非特異的であり，からだに常時備わっている汎用的な方法で対処するため効力を発揮するまでの時間が短く，つねに臨戦態勢にある防御機構といえる．この最初の防衛線が突破され感染が長びくと**獲得免疫**系が発動し，自然免疫系と共働して生体防御にあたる．
粥腫	**アテローム**参照．
主要組織適合抗原系	**MHC抗原系**参照．
上皮内がん	がん細胞の増殖が発生局所の上皮内にとどまり，側方へは広がっても深部への浸潤はまだ起こっていないもの．上皮基底膜を破って間質へ増殖・進展した浸潤がんに対する用語（**早期がん，異形成**参照）．
ショック	急激かつ高度な心拍出量の減少と，組織を灌流する末梢循環障害のため，生命維持に必要な主要臓器への血液供給ができない状態で，放置すれば死に至る．乏血性ショック，心原性ショック，敗血症性ショック，**アナフィラキシーショック**などがある．
診断病理学	臨床と直結した病理学の領域．多くの場合，病理学的診断は病気の診断そのものであり，加えて病気の広がり，重篤度などについても判断が下されるので，治療法の選択や予後の判定に関する重要な根拠となる．
スキルス	硬がん scirrhus．結合組織に富むがんで，触ると硬いことから名づけられた．胃がんや乳がんの硬がんが代表的．
生検	生体材料の病理学的検査のことで，病気になっている臓器や組織の

一部を病理学的検査のために採取して行われる.

生命倫理

生命科学の進歩により出生や死に対して人為的介入が可能になった結果生じた，新しい倫理的諸問題に対処する応用倫理学の一分野．人工授精，妊娠中絶，脳死ならびに臓器移植などが当面する課題となっている．また，患者の自己決定権などをめぐる医療倫理とも関連している．

センチネルリンパ節

腫瘍細胞が最初に到達するリンパ節のこと．見張り番リンパ節ともよばれる．乳がんなどではセンチネルリンパ節への転移の有無を術中に調べ，転移がなければ，その先のリンパ節の切除は必要なくなるため，切除範囲を決める際の重要な指標となる．

走化性

白血球がある化学物質に向かって運動（遊走）する現象で，化学走化性（ケモタキシス）chemotaxis ともいう．白血球が炎症局所に動員される過程は走化性とそれを誘導する走化性因子により説明することができる．細菌由来のペプチド，活性化された補体成分 C5a や細胞由来のケモカイン，アラキドン酸代謝産物であるロイコトリエン B4 などが代表的な走化性因子である．

早期がん

がんの浸潤が粘膜または粘膜下層にとどまるもので，それより深く浸潤した進行がんに比べ高い5年生存率を示す．主に胃がんや大腸がんなどで使用される（上皮内がん参照）．

塞栓症

血流によって運ばれてきた非溶解性の異物によって血管が閉塞された状態．閉塞を起こした異物を塞栓（栓子）という．塞栓として最も多いのは血栓またはその断片（血栓性塞栓症）であるが，その他に骨髄や脂肪組織，腫瘍組織，羊水，細菌塊などの固体，主に挫滅した脂肪組織に由来する油滴，空気や窒素ガスなどの気体がある．塞栓ができた部位により，動脈性塞栓と静脈性塞栓に分けられる（梗塞参照）．

多臓器機能障害症候群

肝，腎，心，肺，脳などの生命維持に不可欠な重要臓器が，次々に障害されて重篤な状態におちいること．重症外傷，敗血症，ショックなどを原因として発症する．

単核食細胞系

細網内皮系に代わって提唱された概念．網内系を構成する貪食能の旺盛な細胞は各々の臓器にもとから存在する細胞ではなく，骨髄由来の単球が血流を介して移住し，全身に分布するマクロファージや抗原提示細胞，特定臓器に固有の食細胞（肝のクッパー細胞や骨の破骨細胞）に分化したものと考えている（細網内皮系参照）．

遅延型アレルギー	Ⅳ型アレルギーともいい，Ⅰ〜Ⅲ型のように抗体ではなく，細胞性免疫によって起こる組織障害．他の反応に比べ反応の成立に時間がかかることから遅延型とよばれる．ツベルクリン反応が代表的であるが，結核菌をはじめ，らい菌，サルモネラなど細胞内で繁殖できる細菌やウイルス，真菌などの感染防御に重要で，また，移植片拒絶反応にも深く関与している．
テロメア	染色体の両端にあり，同じパターンの塩基配列をくり返している部分．細胞が分裂するたびに短くなる．短くなりすぎた細胞は分裂できなくなり，死ぬことから細胞分裂の「回数券」にたとえられる．テロメアの長さが細胞や個体の老化を決定づける要素の一つとなっている．活発に細胞分裂をくり返しているがん細胞ではテロメアを継ぎ足す酵素「テロメラーゼ」がさかんにつくられている．
貪食	細菌や異物を体内に取り込んで分解する食細胞の働き．
肉芽腫性炎症	特殊な病原体による慢性増殖性炎症で，**マクロファージ**が変化した類上皮細胞や巨細胞が中心となった独特の肉芽腫を形成する．結核結節がその典型で，病変の成立に**Ⅳ型アレルギー**が関与している．特異性炎症ともよばれる．
肉芽組織	傷害された組織の修復に際し新生してくる幼若な結合組織．皮膚に傷を受けたとき，かさぶたの下に増殖した組織がピンクの柔らかい顆粒状外観を示すことから名づけられた．主体は線維芽細胞と毛細血管に富む幼若な結合組織で，時間が経過するとコラーゲン産生により瘢痕化する．創傷治癒に際し主役を演じるが，それ以外に種々の原因による組織の欠損や壊死あるいは異物に対する反応として，また，炎症における修復機転として出現する．
肉腫	非上皮性組織から発生する悪性腫瘍．小児や若年者に好発するものも多く，血行性転移を起こしやすい．リンパ行性転移はがん腫に比べると少ない．
二次予防	病気が発生した後，その拡大を防ぐこと．"がんの早期発見，早期治療"がその代表例（**一次予防**参照）．
ネフローゼ症候群	浮腫，大量のたんぱく尿と低たんぱく血症を特徴とする症候群．通常，高コレステロール血症をともなうが必発ではない．多くの疾患が本症候群を示すが，原因のいかんを問わず，たんぱく尿は糸球体透過性の亢進にもとづく．低アルブミン血症は尿中へのたんぱく喪失のために生じ，浮腫の原因となる．

394　用語の解説

脳死	脳幹を含む全脳の不可逆的な機能の喪失状態．脳に不可逆的な損傷があり，自発呼吸が停止しても，心臓が動いていれば人工呼吸器の装着によって全身の諸臓器に有効な血液を送れるようになり，ヒトの死が複雑化したために生まれた概念．
敗血症	細菌感染症が全身に波及したもので非常に重篤な状態であり，「感染症に対する制御不能な宿主反応に起因した生命を脅かす臓器障害」と定義される．無治療では，ショック，DIC，多臓器不全などから早晩死に至る．診断には，"感染症が存在し，①意識状態の変容，②呼吸数≧22 回／分，③収縮期血圧≦100mmHg の3 項目のうち2 つ以上をみとめる場合に敗血症を疑い，集中治療管理を考慮する" ことが提唱されている．
バイタルサイン	生体の健康状態を示す直接的な指標．通常，血圧，脈拍（心拍数），呼吸数，体温をさす．生体に加わった侵襲に敏感に反応し，侵襲の度合いを反映する．バイタルサインに注目することは診療に際しての基本である．
播種	腫瘍細胞が原発臓器の漿膜を破って，腹腔や胸腔などの体腔を経由して他の場所に移動し，転移巣を形成することで，体腔内に種を播くように散布されることから播種とよばれる．
播種性血管内凝固症候群	流血中で血液凝固が急激に起こり，主にフィブリンからなる微小血栓があたかも種を播いたように全身の微小循環系に生じ，重要臓器に血流障害による重篤な機能障害を起こす症候群．ショックやグラム陰性桿菌による敗血症，重症外傷，がんの末期などにともなって二次的に発症する．
ヒトパピローマ（乳頭腫）ウイルス	皮膚や粘膜の扁平上皮細胞に感染する DNA ウイルスで，尖圭コンジローマとよばれる陰部のいぼ状病変や女性の子宮頸がんの発生原因として注目されている．多くは性行為により感染する．100 以上の型があり，発がん性により低リスク群と高リスク群に分けられる．高リスク群による感染が持続すると子宮頸部の異形成や扁平上皮がんの発生リスクが高くなる．
肥満細胞	全身の結合組織や粘膜組織に存在する．血液内の好塩基球と近縁の細胞で，造血幹細胞に由来する．マスト細胞 mast cell ともいう．細胞質内に顆粒をもち，顆粒内にヒスタミンやセロトニンなどの化学伝達物質を蓄えている．細胞表面に結合している IgE 抗体に特定の抗原が結合すると，これが引き金となって顆粒内容を細胞外へ放出し（脱顆粒），Ⅰ型アレルギー反応を惹起する．

病理解剖	病死した遺体について解剖を行い，死に至るまでの病気の検証を行うこと．病理解剖により，①臨床診断の適否，②主病変ならびに死因の解明，③治療の適否，③治療による病変の修飾，などについての正確な判断が可能となる．その結果，実地診療に必要な知識や技術の向上だけでなく，今後の医学研究の課題選定の方針が得られる（**診断病理学**参照）．
日和見感染	健康な人では感染を起こさないような病原体（弱毒あるいは非病原性とよばれるような病原体）が原因で発症する感染症．がんや白血病などの造血器腫瘍，**エイズ**，免疫抑制剤やステロイド剤の使用，臓器移植など，免疫力が低下した状態で起こる．
ピロリ菌	胃に生息するらせん型の細菌で，正確にはヘリコバクター・ピロリ菌とよばれる．慢性胃炎やびらん，胃潰瘍の病因の一つで，感染の持続により炎症が慢性化すると胃がんや **MALT リンパ腫**の発生リスクが高まるとされている．
ファロー四徴症	高位心室中隔欠損，肺動脈の特に漏斗部の狭窄，大動脈の両心室への騎乗，右室肥大の４つの徴候を合併したもので，チアノーゼを示す先天性心疾患のうちでもっとも頻度が高い．
フィードバック調整	**ホメオスタシス**を維持するための調節機構．からだの状態をモニターしてそれを判断し，変化が起きたらそれをモニターし，さらに判断する，ということをつねにくり返す一連のサイクル．神経系と内分泌系が単独もしくは共同で受容器，調節中枢，効果器の３つを構成要素とするループを形成し，内部環境をもとのバランスのとれた状態にもどすよう制御している．ネガティブフィードバックシステムとポジティブフィードバックシステムがある．通常は，ネガティブフィードバックシステムを介して体内の状態が長期にわたって非常に安定的に維持されている．
風疹症候群	妊娠中に妊婦が風疹に感染することによって，新生児に心奇形や，白内障などの眼異常，聴力障害などを引き起こす症候群．
副経路	特異的な抗原抗体反応を介さずに，C3-C9の**補体**が活性化する経路で，**古典経路**に対し副経路 alternative pathway または第２経路ともよばれる．古典経路よりも原始的な非特異的防御機構と考えられており，感染症や多くの疾患で重要な役割を果たしている．
分子標的治療薬	がん細胞がもつ特異的な性質を分子レベルでとらえ，それを標的としてがん細胞に効率よく作用するようにつくられた薬．正常細胞に

はほとんど影響を与えることなくがん細胞だけを狙って作用するため，副作用を少なく抑えながら治療効果を高めると期待されている．

ヘルパーT細胞 (TH細胞)

抗原刺激や IL-1 などの**サイトカイン**により誘導される．種々のサイトカインを産生し，B細胞と共働して抗体産生を誘導したり，または細胞傷害性T細胞の分化，成熟を誘導する機能的T細胞のこと．TH細胞は通常，クラスⅡ分子に結合した抗原を認識する（**サプレッサーT細胞**参照）．

補体

病原体や異物の排除を媒介する血清たんぱく質の一群で，免疫反応や炎症の発現に重要な種々の生物学的機能を発揮する．補体は約30種のたんぱく質から構成されている．そのうち補体とよばれるものが9成分あり，英語の complement の頭文字をとって C1～C9 と名づけられている．補体自体は抗原等に対する特異性はもたないが，何らかの機序で活性化されると連鎖的に反応し，その間に C3a，C3b といったような生物学的活性をもつ物質が生成される．補体の活性化には3つの経路が知られている．そのうち，**古典経路**では抗原抗体反応が引き金となり，C1-C9 の補体が活性化する．第2経路（**副経路**）は一部の細菌や多糖体に対して抗体を介さずに直接結合し，C3-C9 の補体が活性化する．補体の代表的な作用をあげると，①C3b が細菌や異物に結合し，食細胞の食作用を亢進させる（**オプソニン化**），②C5a による白血球走化作用，③C3a や C5a はアナフィラトキシンともよばれ，肥満細胞に作用してヒスタミンを遊離させ，アナフィラキシー反応と同様の反応を引き起こす，④反応の最終産物は**膜攻撃複合体**とよばれるように，細菌などの細胞膜に穴をあけ破壊する．

ホメオスタシス

恒常性．生体がさまざまな環境の変化に対応して，内部環境を一定に保って生存を維持する現象．血液や間質液の性状が一定であることや体温調節などがその例．神経やホルモンによる**フィードバックシステム**が重要な役割をはたしている．

膜攻撃複合体

補体の活性化の最終段階で，細胞膜に結合した C5b を核として形成される C5b-C9 の複合体をさす．細胞膜に穴をあけることから膜攻撃（傷害）複合体 membrane attack complex：MAC とよばれる．

マクロファージ

全身の結合組織に分布する大型のアメーバ状細胞．血液単球に由来する．体内に侵入した細菌などの異物をとらえて細胞内で消化・分解する（**貪食**）とともに，それらに抵抗するための免疫情報をリンパ球に伝える抗原提示細胞としても機能する（**単核食細胞系**参照）．

用語の解説　　**397**

メズーサの頭	肝硬変症で門脈圧亢進が起こると，門脈血が肝を容易に通過できないために副血行路（傍側循環）を流れるようになり，食道下部や腹壁の静脈などが拡張する．臍周囲にみられる腹壁静脈の怒張をメズーサの頭とよぶ．
メタボリックシンドローム	内臓脂肪型肥満に加えて，高血糖，高血圧，脂質異常のうち２つ以上をあわせもった状態．一つひとつの病態は軽症でもこれらの病態が重積すると動脈硬化が急速に進行する．内臓脂肪の蓄積を減少させるために食事療法や運動療法など生活習慣の改善を積極的に行い，心筋梗塞や脳卒中といった動脈硬化性疾患の発症を防ぐことが提唱されている．
メチシリン耐性ブドウ球菌	ヒトの鼻腔や咽頭などに常在菌として生息する黄色ブドウ球菌がペニシリン系抗生物質であるメチシリンに対する薬剤耐性を獲得したものを意味するが，実際は多くの抗生物質に耐性を示す多剤耐性菌である．病院内感染症の代表的起炎菌である．
免疫寛容	ある特定の抗原に対する特異的免疫反応が欠如あるいは抑制されている状態．トレランスともいう．通常，自己のからだの成分（自己抗原）に対して反応が起こらない（自己寛容）のは，この免疫寛容 immune tolerance に由来する．自己に対する抗体がつくられないメカニズムとして，自己抗原に反応するT細胞ならびにB細胞の集団（クローン）は胎児期の胸腺内での分化の過程で多量の自己抗原と接触することにより不活化され，アポトーシスにより消滅するとの考えがある．現在では，すべての抗自己リンパ球が成熟前に排除されているのではなく，成体でも抗自己リンパ球は存在しており，それが活動しないのはヘルパーT細胞による自己抗原の認識が起こらないことやサプレッサーT細胞による免疫応答の抑制などが考えられている．
免疫複合体	抗原と抗体の結合物で，補体成分を含む場合もある．免疫複合体が組織に沈着するとⅢ型アレルギーや全身性エリテマトーデスを代表とする自己免疫疾患が惹起される．
予後	病気がたどる経過についての医学的な見通し．
リポたんぱく質	食事からの脂肪や肝臓で合成される脂質類は水に不溶（疎水性）である．そのため水に溶けやすいたんぱく質（アポたんぱく質）と結合して血中に溶ける形となって組織へ運ばれる．この脂質とたんぱく質が結合した粒子をリポたんぱく質とよぶ．カイロミクロン，VLDL，LDL，HDLなどがある．リポたんぱく質はたんぱく質が外

398　　用語の解説

側にあり，脂質が内側にあるので水に可溶（親水性）となる．

レセプター　　　　　細胞膜上あるいは細胞内に存在し，ホルモンや抗原，光など外から細胞に作用する因子と反応して，細胞に情報を伝え，細胞機能に変化を生じさせる物質．ホルモン受容体，抗原受容体，光受容体などをいう．

レム睡眠行動障害　　睡眠中は，急速眼球運動（レム）をともなう「レム睡眠」と「ノンレム睡眠」を周期的に反復する．レム睡眠中に覚醒すると夢の内容をおぼえていることが多い．睡眠中は筋の緊張が低下していて行動を起こすことはないが，レム睡眠行動障害では筋緊張の抑制が障害されて，夢でみたことをそのまま行動に移してしまうと考えられている．

AIDS　　　　　　　後天性免疫不全症候群 acquired immunodeficiency syndrome の略称．

B 細胞　　　　　　　抗体を産生するリンパ球で，骨髄内で造血幹細胞から分化することから，骨髄由来 bone marrow-derived とよばれる．形質細胞は抗体産生細胞へ分化した B リンパ球である（T 細胞参照）．

CD マーカー　　　　各種モノクロナール抗体によって分類される白血球分化抗原のこと．多数の抗原があることから，CD（cluster of differentiation）分類が行われている．モノクロナール抗体の開発により細胞表面構造の解析が正確に行われるようになり，リンパ球をはじめとする白血球の由来，分化成熟段階，機能サブセットなどが客観的に区別できるようになったことが背景にある．

CIS　　　　　　　　上皮内がん carcinoma in situ の略称．

DIC　　　　　　　　播種性血管内凝固症候群 disseminated intravascular coagulation の略称．

ES 細胞　　　　　　胚性幹細胞 embryonic stem cells の略称で，妊娠初期の初期胚のなかから得られる幹細胞．からだを形成するすべての細胞に分化できることから全能性幹細胞ともよばれる（iPS 細胞参照）．

HIV　　　　　　　　後天性免疫不全症候群の原因ウイルス human immunodeficiency virus の略称．

HLA　　　　　　　　ヒトの MHC 抗原系のことで，HLA という名称は，輸血の後などに血清中に出現する白血球に対する抗体で検出されてきた白血球抗原系 human leukocyte antigen system に由来する．

用語の解説　**399**

HPV	ヒトパピローマ（乳頭腫）ウイルス human papilloma virus の略称.
iPS 細胞	人工多能性幹細胞 induced pluripotent stem cell. 体細胞（例：線維芽細胞）にいくつかの遺伝子（転写因子）を導入して，ES 細胞に似た分化万能性をもたせた細胞. 受精卵や ES 細胞をまったく使用せずにからだを構成するすべての組織や臓器に分化する万能細胞を人工的に作製できるため，ES 細胞をめぐる倫理的問題を考慮せずに拒絶反応のない移植用臓器や難病の原因，発症メカニズムの解明などへの応用が期待されている.
ISH	*in situ* hybridization（インサイチュー・ハイブリダイゼーション）の略称. 核酸配列の相補性を応用して，特定の配列の DNA や mRNA の分布や量を検出あるいは測定する方法. ウイルス感染の証明や腫瘍の遺伝子異常の検出などに利用されている.
MAC	膜攻撃複合体. membrane attack complex の略称.
MALT リンパ腫	リンパ節以外の粘膜関連リンパ組織 mucosa-associated lymphoid tissue：MALT から発生する B 細胞性リンパ腫. もともとは胃や腸のリンパ組織から発生するものをさしていたが，肺や咽頭，唾液腺，甲状腺などからも発生する予後の良いリンパ腫.
MHC 抗原系	細胞表面には個体ごとに異なった抗原が存在し，他の個体の細胞を移植するとその抗原に対する免疫反応が生じて拒絶反応が起こる. このような抗原を組織適合抗原といい，そのなかで特に重要なものを主要組織適合抗原系（遺伝子複合体）major histocompatibility complex：MHC という. MHC は移植の拒絶反応における役割から同定されたが，現在ではリンパ球と抗原提示細胞の相互作用など多くの免疫学的認識反応に関与していることが知られている.
MODS	多臓器機能障害症候群 multiple organ dysfunction syndrome の略称.
MRSA	メチシリン耐性黄色ブドウ球菌 methicillin-resistant *Staphylococcus aureus* の略称.
T 細胞	骨髄で産生された未熟なリンパ球が胸腺に入り，そこで増殖し，初期分化をとげたリンパ球. 胸腺 thymus 由来であるのでこの名がある（B 細胞参照）.

日本語索引

ア

悪液質　166, 385
悪性高血圧　49
悪性黒色腫　375
悪性腫瘍　158
悪性腎硬化症　50
悪性新生物　170, 176
悪性リンパ腫　286
アクネ桿菌　371
アジソン病　273
アシドーシス　292
アストロサイト　324, 334
アストロサイトーマ　334
アスパラギン酸アミノトランス
　フェラーゼ　253
アスペルギルス症　213
アディポネクチン　115, 275
アテローム　188, 197, 325,
　385
アトピー　214, 369, 385
アドレナリン　271, 329
アナフィラキシー　79
アナフィラキシーショック　385
アニリン色素　304
アポクリン腺　368
アポトーシス　19, 77, 124,
　169, 385
アミロイド　112, 329
アミロイドーシス　112, 285
アラキドン酸　60
アラニンアミノトランスフェ
　ラーゼ　253
アルコール性肝炎　253
アルコール性肝障害　253
アルコール性脂肪肝　106, 253
アルツハイマー病　120, 126,
　329
アルドステロン　271
アルファフェトプロテイン　256
アレルギー　78, 280, 296,
　386, 393
アレルギー性接触皮膚炎　369

アレルギー性鼻炎　366
アンジェルマン症候群　147
安定プラーク　199
IgA 腎症　297
iPS 細胞　23, 399
α-シヌクレイン　329

イ

胃潰瘍　238
胃がん　240, 259
異型性　160
異形成　310, 386
医原病　19
移植片対宿主反応　84
移植免疫　83
異所性 ACTH 産生腫瘍　271
異所性ホルモン産生腫瘍　265
石綿肺　221
胃生検　244
一塩基多型　7, 11, 386
1 型糖尿病　107, 274
一次結核症　212
一次予防　6, 386
一過性脳虚血発作　326
遺伝子異常　222, 321
遺伝子多型　7
遺伝性疾患　146
遺伝性乳がん卵巣がん症候群
　317, 321
異物巨細胞　30
異物肉芽腫　30
イレウス　245, 386
印環細胞がん　243
インサイチュー・ハイブリダイ
　ゼーション　319, 380
インスリン　106, 238, 274
インスリン依存性　107
インスリン抵抗性　106
インターフェロン　60
インターフェロン－γ遊離試験
　211
インターロイキン　60

院内感染　90
院内肺炎　210
インフルエンザ　92, 211
ES 細胞　16, 23, 398

ウ

ウイルス性肝炎　251
ウイルス性肺炎　211
ウィルヒョウ転移　244
ウィルヒョウリンパ節　166
ウィルムス腫瘍　302
ウエルナー症候群　123
う歯　230
右心不全　195
うっ血　34
うっ血性心不全　50
うっ血乳頭　363
運動器症候群　355
運動機能低下　356
運動器不安定症　355

エ

エイズ　386
液状化検体細胞診　379
液性免疫　70, 78, 386
エクリン腺　368
壊死　18, 46
壊死性炎　64
壊死性腸炎　142
エストロゲン　318, 345
壊疽　20, 64
エドワーズ症候群　147
エナメル上皮腫　232
エピジェネティクス　155
エルブ麻痺　136
炎症　54, 350, 386
炎症細胞　57
炎症性サイトカイン　60
遠心性肥大　194
円柱上皮　16
エントリー　201

A 型肝炎　252
HDL コレステロール　102
HIV 感染　93
HIV 白質脳症　332
HMG-CoA 還元酵素　205
HPV 感染　310
LDL コレステロール　102, 205
M たんぱく　284
MEN Ⅰ型　273
MEN ⅡA 型　273
MHC 抗原　76, 399
NOD 様レセプター　73

オ

黄色腫　104
黄疸　137, 250, 281
横紋筋肉腫　354
オートクライン　264
オートファジー　124, 132
オカルトがん　308
オスグッド病　343
オプソニン化　387
オプソニン作用　61, 74
オリゴデンドロサイト　324
オルガネラ　122, 132

カ

解剖　9
海綿骨　340
潰瘍形成型　242
潰瘍性大腸炎　247
解離性大動脈瘤　201
核・細胞質比　160
核酸代謝異常　113
喀痰細胞診　223
拡張型心筋症　195
確定診断　380
獲得免疫　70, 387
過形成性ポリープ　240
仮骨　387
下垂体性巨人症　265
下垂体性小人症　266
下垂体腺腫　336
下垂体前葉機能低下症　266
ガス壊疽　64

かぜ　209, 366
化生　27, 348, 387
家族性高コレステロール血症　103
家族性大腸ポリポーシス　249
カタル性炎　62
カタル性虫垂炎　245
喀血　38
褐色細胞腫　273
活性酸素　59, 61
滑膜関節　340
滑膜肉腫　353
カテコールアミン　271, 273, 329
化膿性炎　63
化膿性関節炎　350
化膿性骨髄炎　344
化膿性虫垂炎　245
過敏性肺炎　219
カルチノイド腫瘍　225
加齢黄斑変性症　363
川崎病　203
がん　125, 158
がん遺伝子　168, 387
肝がん　254
がん関連血栓症　52
肝硬変　253
幹細胞　16, 387
肝細胞がん　254
肝細胞性黄疸　250
カンジダ感染症　93
間質性肺炎　209
含歯嚢胞　232
肝腫　282
がん腫　16, 158
肝性昏睡　254
間接型ビリルビン　250
関節強直　348
関節拘縮　348
関節脱臼　348
関節軟骨　340
関節リウマチ　82, 112, 350
乾癬　371
感染症　88, 150, 285, 331
　新生児　137
感染性心内膜炎　192
感染臓器　91

感染防御能　91
感染予防　95
肝動脈　237
癌取扱い規約　380
嵌頓ヘルニア　247
肝内胆管がん　254
肝脳症候群　254
がんの多段階発生説　125
感冒　209
がん免疫療法　381
がん抑制遺伝子　11, 168, 250, 387
乾酪壊死　20, 64, 67, 212

キ

気管支喘息　214
気管支肺炎　209
奇形　146
奇形腫　309
器質化　27, 29, 388
気腫型 COPD　216
希少がん　173
喫煙　217, 224
偽（性）痛風　352
基底細胞がん　374
機能性腫瘍　166, 265
キメラ抗原レセプター　85
救急医療　181
求心性心肥大　194
急性壊死性脳炎　331
急性炎症　54
急性肝炎　253
急性間質性肺炎　217
急性冠症候群　190, 388
急性気管支炎　209
急性期反応　67
急性呼吸促迫症候群　178
急性骨髄性白血病　282
急性糸球体腎炎　296
急性重症疾患　176
急性腎不全　300
急性膵炎　256
急性虫垂炎　245
急性尿細管壊死　300
急性腹症　256
急速進行性糸球体腎炎　297

日本語索引　*403*

凝固壊死　20
狭心症　188
強直性脊椎炎　350
胸膜中皮腫　225
胸膜プラーク　221
虚血　18, 44
虚血性心疾患　187
拒絶反応　84
虚脱　179
筋萎縮症　354
筋萎縮性側索硬化症　329
菌血症　91
菌交代現象　95
キンメルスティール・ウィルソン病変　299

ク

空気塞栓症　44
腔水症　47
偶発がん　308
クッシング症候群　271
クッシング病　265
クッパー細胞　73
くも膜下出血　136, 327
クライオバイオプシー　219
グラム陰性菌　89, 137
グラム陽性菌　89
グリア　18
グリア細胞　324, 334, 388
グリーソン分類　307
グリオーマ　334
グリオブラストーマ　335
クリプトコッカス症　214
クルーケンベルグ腫瘍　244, 316, 388
クループ症候群　367
クルンプケ麻痺　136
クレアチニン値　295
グレーブス病　267
クレチン病　267
クローン　75, 161, 388
クローン病　247

ケ

蛍光抗体法　388

形質細胞　58
形質変換成長因子　60
頸椎症性脊髄症　353
経尿道的前立腺切除術　307
珪肺　221
下血　38
血圧　48, 179
血液凝固　38
血液循環　34
血液分布異常性ショック　48
結核　67, 211
結核結節　67
結核性髄膜炎　332
結核性脊椎炎　344
結核性リンパ節炎　286
血管作動性アミン　60
血管新生　59
血管攣縮　327
血管性認知症　330
血行性転移　164
結合組織　16
欠失　389
血腫　38
血漿　112, 278
血漿Mたんぱく　284
血小板由来成長因子　60
血清アミラーゼ　257
血清肝炎　252
結節　159
血栓　40, 388
血栓症　40, 52
血栓性塞栓症　43
血中尿素窒素　295
血尿　38, 295
血便　249
血友病　39
ケトアシドーシス　107
ケトン体　109
ゲノム　11, 146, 389
ゲフィチニブ　174
ケミカルメディエーター　59
ケモカイン　389
ケラチン　368
眩暈　365
顕性（優性）遺伝　148
原発性アルドステロン症　272
原発性骨腫瘍　347

原発性骨粗鬆症　345
原発性副甲状腺機能亢進症　270
原発性免疫不全症　83
原発巣　389

コ

コイロサイトーシス　311
高LDLコレステロール血症　102
膠芽腫　335
硬がん　243
抗菌薬　94
抗菌薬耐性　94
高血圧　48, 120, 299, 327
高血圧性網膜症　363
抗原　70, 389
膠原線維　17, 40, 373
抗原提示細胞　389
膠原病　218, 373, 389
高脂血症　102
鉱質コルチコイド　271
膠腫　334
恒常性　5, 54, 100, 389
甲状腺がん　269
甲状腺機能低下症　267
甲状腺腫　267
口唇・口蓋裂　153
口唇ヘルペス　370
構造異型　160
構造異常　148
梗塞　43, 389
拘束型心筋症　195
抗体　70, 73, 389
抗体依存性細胞傷害　74
交代性下痢　249
後天性免疫不全症候群　83, 93, 389
喉頭がん　368
喉頭ポリープ　368
高トリグリセライド血症　102
口内炎　231
高尿酸血症　114, 352
高non-HDLコレステロール血症　102
高比重リポたんぱく　101, 198

鉤ヘルニア　325
硬膜外血腫　333
硬膜下血腫　333
硬膜下出血　136
絞扼性神経障害　353
絞扼輪　146
誤嚥性肺炎　210
呼吸窮迫症候群　138
呼吸不全　179
5q 欠失症候群　147
極低出生体重児　142
骨芽細胞　340
骨化性筋炎　354
骨枢　344
骨髄過形成　281
骨髄腫細胞　284
骨折　128, 270, 342
骨折治癒　29, 342
骨粗鬆症　128, 345
骨端症　343
骨転移　308
骨軟化症　347
骨軟骨腫　347, 350
骨肉腫　347
骨密度　129, 345
古典経路　390
コドン　169
5p モノソミー　148
コルチゾール　265, 271
コレステロール　100, 198, 205
コレラ　247
コロナウイルス　98
混合腫瘍　158
コン症候群　272
コンパニオン診断　380

サ

サーファクタント　139, 208
細菌性髄膜炎　332
細菌性肺炎　210
再生　26
再生医療　23, 143, 390
再生医療等安全性確保法　23
再生不良性貧血　280
臍帯血幹細胞　143
臍帯血バンク　143

臍帯血輸血　143
在宅酸素療法　140
細動脈硬化　50, 201
細動脈硬化性腎硬化症　300
サイトカイン　58, 72, 178,
　264, 390
サイトメガロウイルス肺炎　211
臍ヘルニア　246
細胞異型　160
細胞外基質　17
細胞間情報伝達　264
細胞傷害性 T 細胞　72, 390
細胞小器官　16, 122, 132
細胞診断　9, 378, 390
細胞性免疫　71, 77, 390
細網内皮系　61, 285, 390
サイロキシン　266
作業性肥大　31
左心不全　195
嗄声　368
痤瘡　371
擦過細胞診　378
サプレッサー T 細胞　391
サリドマイド　150
サルコイドーシス　67, 218
サルコペニア　128, 354
産瘤　135

シ

シーハン症候群　266
死因　176
色素性絨毛結節性滑膜炎　353
子宮筋腫　313
子宮頸がん　310
子宮頸部上皮内腫瘍　310
子宮体がん　312
糸球体腎炎　81, 296, 366
子宮内発育不全　155
子宮内膜上皮内腫瘍　312
子宮内膜増殖症　312
止血機構　39
歯原性腫瘍　232
自己免疫疾患　81, 267, 275,
　298, 391
自己免疫性多発内分泌症候群
　275

自己融解　19
歯根嚢胞　232
脂質異常症　100
脂質代謝異常　100
歯周疾患　230
視床下部-下垂体系　262
次世代シークエンサー　11
自然免疫　70, 391
歯槽膿漏　230
死体現象　180
市中感染　90
実験病理学　7
湿疹　369
膝特発性骨壊死　344
シナプス　324
紫斑　38
自閉スペクトラム症　143, 150
脂肪肝　105, 253
脂肪細胞　115, 275
脂肪性肝障害　253
脂肪塞栓症　44
脂肪肉腫　355
シモンズ病　266
充血　34, 56
充実型基底細胞がん　374
周術期口腔機能管理　231
重症肝炎　253
重症筋無力症　81
重層扁平上皮　16, 238
十二指腸潰瘍　239
絨毛がん　309, 313
粥腫　391
粥腫性プラーク　197
宿主対移植片反応　84
宿主抵抗　167
粥状硬化　50, 100, 188, 197
手指衛生　138
手指消毒　96
樹状細胞　73
腫脹　54
出血　37, 240
出血性梗塞　45
術中迅速診断　9, 382
種と土壌説　164
腫瘍　158, 302
腫瘍壊死因子　60
腫瘍間質　160

腫瘍関連抗原　167
腫瘍実質　160
腫瘍随伴症候群　166
主要組織適合抗原系　76，391
腫瘍の診断　169
腫瘍発生のメカニズム　168
腫瘍免疫　167
腫瘤　159
腫瘤形成型　242
シュワン細胞　324
循環障害　55
春季カタル　362
漿液性炎　62
漿液性腫瘍　314
消化管穿孔　142
消化酵素　236
消化性潰瘍　239
常在菌叢　88
小細胞がん　224
小児がん　173
小脳扁桃ヘルニア　325
上皮異形成　162
上皮性腫瘍　158，162
上皮成長因子受容体　170，223
上皮内がん　162，310，391
静脈血栓　41
静脈性塞栓　44
小葉性肺炎　210
職業がん　304
食細胞　61
褥瘡　21
食道がん　238
食道静脈瘤　37，254
所属リンパ節　164，244，285
ショック　47，179，240，391
ショックの五徴　179
徐脈　179
視力障害　265
耳瘻孔　364
腎盂腎炎　301
腎芽腫　303
新型コロナウイルス感染症　98
心筋梗塞　46，125，188
心筋症　194
真菌症　213
神経芽細胞腫　273
神経管障害　153

神経原線維変化型老年認知症
　329
神経膠　18
神経膠細胞　324，334
神経障害性関節症　352
神経鞘腫　335
神経変性疾患　327
腎血管性高血圧　300
心原性ショック　48，189
心原性脳塞栓　325
心原性肺水腫　222
心原性浮腫　47
進行胃がんの肉眼分類　243
腎硬化症　127
進行がん　163
人工多能性幹細胞　23
腎細胞がん　302
心疾患　49，176
心室中隔欠損症　196
侵襲性肺アスペルギルス症　213
真珠腫性中耳炎　365
滲出液　55
滲出性中耳炎　365
浸潤がん　162
浸潤性グリオーマ　334
浸潤性発育　163
腎生検　299
腎性高血圧　300
新生児仮死　134
新生児限局性腸管穿孔　142
新生児 TSS 様発疹症　138
新生児ビタミンK欠乏　327
新生児ヘルペス肝炎　65
腎性浮腫　47
心臓疾患　187
心臓性浮腫　195
心臓病細胞　35
心臓弁膜症　191
心臓瘤　190
人体病理学　7
診断病理学　8，391
心タンポナーデ　38，190
心停止　179
心内膜炎　191
じん肺　220
心拍数　179
心肥大　49，194

心不全　195
腎不全　128，300
心不全細胞　35
心房中隔欠損症　196
C 型肝炎　252
C 型肝炎ウイルス　255
CD マーカー　398

ス

髄液検査　332
膵炎　256
髄芽腫　335
膵がん　257
髄鞘　324
水腎症　21，301
垂直感染　90，138
水痘　137，371
水頭症　153
水痘帯状疱疹ウイルス　371
膵頭部がん　251
水平感染　90
水疱性類天疱瘡　371
髄膜炎　332
髄膜腫　335
髄様がん　269
スキルス　391
スキルスがん　243
スタチン　205
スタンフォード分類　202
ストレプトコッカス・ミュータ
　ンス　230
スニップ　11
スパズム　45，188，327

セ

生活習慣病　6，114，120
性感染症　90，93
制御性T細胞　71
生検　8，299，379，391
性索間質性腫瘍　315
成熟奇形腫　315
正所性ホルモン産生腫瘍　265
精神遅滞　134
成人T細胞白血病　283
静水圧性肺水腫　222

性ステロイド　271
精巣腫瘍　308
生体防御反応　54
生命倫理　7, 392
生理的萎縮　21
生理的老化　122
赤色血栓　41
脊髄損傷　333
脊柱管狭窄症　353
脊椎カリエス　344
赤痢　247
舌がん　232
セミノーマ　309
セロトニン　55, 60
線維化　46
線維芽細胞　59
線維芽細胞成長因子　60
線維性結合組織　17
線維腺腫　316
線維素性炎　63
腺がん　161, 223
前がん病変　162, 231
潜血　249
穿孔　240
栓子　43
穿刺吸引細胞診　9, 378
腺腫　240, 265
腺腫性ポリープ　240, 248
腺腫のがん化説　249
腺腫様甲状腺腫　269
染色体異常　146
　異数性異常　146
　構造異常　146
全身性エリテマトーデス　80, 298, 373
全身性炎症反応　67
全身性炎症反応症候群　68
全身性強皮症　83, 374
潜性（劣性）遺伝子　149
喘息　214
先端巨大症　265
センチネルリンパ節　165, 317, 382, 392
穿通　240
穿通動脈　326
先天異常　146
先天奇形　146

先天性心奇形　196
先天性胆道閉鎖症　251
先天性風疹症候群　365
蠕動運動　236
前頭側頭葉変性症　330
潜伏期間　91
線溶現象　43, 177
前立腺がん　307
前立腺上皮内腫瘍　308
前立腺特異抗原　307
前立腺肥大症　306

ソ

走化性　57, 75, 392
臓器移植　83, 180
早期死体現象　180
臓器特異的自己免疫疾患　81
臓器の移植に関する法律　180
造血幹細胞　16
早産児　134, 138
創傷治癒　27
蒼白　179
僧帽弁狭窄症　193
僧帽弁閉鎖不全症　193
即時型アレルギー　79
塞栓症　43, 189, 392
続発性高血圧　299
続発性骨粗鬆症　345
続発性副甲状腺機能亢進症　270
側副血行路　254
粟粒結核　212
鼠径ヘルニア　246
組織診断　8
ソマトスタチン　238

タ

ターナー症候群　147
大細胞がん　224
胎児機能不全　134
代謝異常　100
体（大）循環　34
代償　100, 194
帯状回ヘルニア　333
代償性肥大　31

帯状疱疹　371
体性幹細胞　16, 23
耐性菌　94
大腿骨頭壊死症　343
大腸がん　170, 249
大腸菌　301
大動脈炎　203
大動脈解離　201
大動脈弁狭窄症　193
大動脈弁閉鎖不全症　194
大動脈瘤　201
胎盤　134, 143
胎便吸引症候群　134
大葉性肺炎　209
ダウン症候群　147, 151
高安動脈炎　203
ダグラス窩転移　244
多臓器機能障害症候群　178, 392
多段階発がん説　168, 249
脱髄性疾患　330
多発性硬化症　331
多発性骨髄腫　112, 284
多発性内分泌腫瘍症　273
タマネギ様病変　50
単一遺伝子疾患　148
単核食細胞系　392
胆管がん　251
胆汁　237
単純ヘルペス　370
単純疱疹　370
胆石症　256
胆嚢炎　256
たんぱく質代謝異常　111
たんぱく尿　284, 295

チ

チアノーゼ　138, 195
遅延型アレルギー　80, 393
蓄膿症　64, 366
中耳炎　365
虫垂炎　245
中毒　18
肘部管症候群　354
超過死亡　211
腸肝循環　137

蝶形紅斑　82，373
腸重積　245
腸チフス　247
超低出生体重児　141
超低比重リポたんぱく　101
腸内細菌　260
腸内フローラ　260
腸閉塞症　245
陳旧性脳梗塞　326

ツ

椎間板ヘルニア　353
痛風　113，352
痛風性関節炎　352

テ

低 HDL コレステロール血症
　102
低酸素症　48
低酸素性虚血性脳症　134
低出生体重児　138
低たんぱく血症　112，295
低比重リポたんぱく質　101，
　198
低容量性ショック　48
停留睾丸　309
停留精巣　153
デスモゾーム　371
テタニー　271
鉄欠乏性貧血　278
テロメア　123，131，393
テロメラーゼ　131
転移　158，164
点状出血　38
天疱瘡　371
天幕切痕ヘルニア　325，333
電離放射線　150
T 細胞　58，72，76，223，288，
　399
T 細胞リンパ腫　288

ト

等運動性筋収縮　342
頭蓋内圧亢進　324

頭蓋内出血　136
透過性亢進　55
透過性亢進型肺水腫　222
頭血腫　135
糖原病　111
糖質コルチコイド　265，271
糖質代謝異常　106
等尺性筋収縮　341
同種抗原　83
等張力性筋収縮　342
糖尿病　100，106，120，151，
　274
糖尿病合併妊娠　151
糖尿病神経障害　110
糖尿病腎症　110
糖尿病網膜症　109，363
動脈管開存症　139，196
動脈血栓　41
動脈硬化　50，100，111，125，
　188，197
動脈硬化性疾患　205
動脈性塞栓　43
動脈瘤　126
動揺関節　348
ドーパミン　328
特異的防御機構　70
特発性間質性肺炎　217
特発性大腿骨頭壊死症　344
特発性肺線維症　217
吐血　38
突発性難聴　365
ドライスキン　369
トラコーマ　362
トリグリセライド　100
トリコスポロン　220
トリソミー　147
トリプルネガティブ乳がん　321
トリヨードサイロニン　266
トレランス　71
トロンビン　40
貪食　29，58，61，393
Toll 様レセプター　73
TORCH 症候群　150

ナ

内臓脂肪型肥満　115

内臓脂肪症候群　117
内軟骨腫　347
内皮細胞　41，56，125
内分泌臓器　262
ナチュラルキラー細胞　73
夏型過敏性肺炎　220
軟骨肉腫　348
難聴　365

ニ

2 型糖尿病　107，274
にきび　371
肉芽腫性炎症　66，393
肉芽組織　27，393
肉腫　158，393
二次結核症　212
二次性高血圧　49
二次予防　6，393
二分脊椎症　153
乳がん　316，321
乳管がん　317
乳腺症　316
乳頭がん　269
乳房パジェット病　317
ニューモシスチス・イロベチイ
　214
ニューモシスチス肺炎　214
尿酸　113
尿道下裂　153
尿毒症　294
尿崩症　266
尿路感染症　301
尿路結石　270，302
尿路上皮がん　303
尿路の通過障害　301
妊娠高血圧症候群　151
妊娠糖尿病　151
認知症　120，126，329

ネ

ネクローシス　124
ネフローゼ症候群　47，112，
　295，297，393
粘液水腫　267
粘液性がん　314

408 日本語索引

粘液性腫瘍　314
粘膜関連リンパ組織　287

ノ

脳炎　331
脳血管疾患　176
脳血管障害　325
脳血管性疾患　325
脳梗塞　325
脳挫傷　333
脳死　180, 394
脳室周囲白質軟化症　141
脳室内出血　141
囊腫　159
脳出血　327
脳腫瘍　334
脳性啼泣　136
脳性麻痺　134
脳動静脈奇形　327
脳動脈瘤　328
脳内血腫　333
脳膿瘍　332
脳ヘルニア　324
囊胞　159, 232
膿瘍　63
ノルアドレナリン　271, 329
non-HDL コレステロール　103

ハ

パーキンソン病　328
パーフォリン　77
肺うっ血　35
肺炎　92, 127, 176, 209
肺炎の分類　209
肺化膿症　210
肺がん　222
肺気腫　126, 135, 216
肺結核　211
敗血症　93, 177, 394
肺血栓塞栓症　222
肺（小）循環　34
肺硝子膜症　139
肺水腫　35, 47, 222
胚性幹細胞　16
肺性心　195

肺塞栓症　44
バイタルサイン　179, 394
排尿障害　306
肺胞性肺炎　209
白質ジストロフィー　331
白色血栓　41
白内障　128, 363
白板症　231
剥離細胞診　9, 378
破骨細胞　340
橋本病　267
播種性血管内凝固症候群　43,
　177, 394
播種性転移　166
バセドウ病　80, 267
バソプレッシン　266
破綻性出血　37
白血病　281
白血病裂孔　282
発熱　54
パトー症候群　147
パパニコロウ染色　223, 311
パラクライン　264
パラソルモン　270
針生検　8, 307
晩期死体現象　180
汎血球減少症　280
瘢痕　27
パンデミック　98
PARP 阻害薬　321

ヒ

ヒアリン細動脈硬化　201
非アルコール性脂肪性肝炎
　106, 254
非アルコール性脂肪性肝疾患
　254
皮下脂肪型肥満　115
非気腫型 COPD　216
非結核性抗酸菌症　212
久山町研究　120
脾腫　280, 285
微小血栓　178
非上皮性腫瘍　158, 162
微小変化型ネフローゼ症候群
　296

ヒスタミン　55, 60
肥大型心筋症　194
ピック病　330
非特異的防御機構　70
ヒトゲノム　7
ヒトゲノム編集　156
ヒト T 細胞白血病ウイルス - 1
　型　283
ヒトパピローマ（乳頭腫）ウイ
　ルス　310, 394
ヒト免疫不全ウイルス　83, 93
皮膚炎　369
ビブカーツー　256
皮膚がん　374
被包化　30
非ホジキンリンパ腫　286
肥満　107, 114
肥満細胞　57, 73, 79, 394
肥満症　114
びまん浸潤型　242
びまん性肺胞傷害　217
びまん性汎細気管支炎　220
病原体　89
病原微生物　88
病的老化　122
病理解剖　9, 382, 395
病理診断　8
病理組織検査　379
日和見感染　93, 395
ビリルビン脳症　137
ピロリ菌　259, 395
ピロリン酸カルシウム　352
貧血　278
貧血性梗塞　45
頻尿　301
頻脈　179
B 型肝炎　252
B 型肝炎ウイルス　255
B 群溶血性レンサ球菌　137
B 細胞リンパ腫　286

フ

ファロー四徴症　196, 395
不安定狭心症　188
不安定プラーク　198
フィードバック調整　262, 395

日本語索引　*409*

フィブリノイド壊死　50, 327
フィブリン　40
フィブリン血栓　178
フィラデルフィア染色体　282
風疹症候群　395
フェニルケトン尿症　111
不可逆性ショック　48
副甲状腺機能亢進症　270
副甲状腺機能低下症　271
副腎性器症候群　273
副腎皮質機能低下症　273
副腎皮質腫瘍　271
副鼻腔炎　366
腹膜炎　245
腹膜偽粘液腫　314
浮腫　46, 292
不整脈　127
ブドウ膜　362
プラーク　188, 198
プラーク破綻　188
プラダー・ウィリー症候群　147
フリクテン　362
フレグモーネ　63
プレシジョン・メディシン　11
プローブ　219
プログレッション　168
プロゲステロン　318
分化　14, 26, 160, 281
吻合　36, 186
分子標的治療　174, 380
分子標的治療薬　84, 223, 395
糞便微生物移植法　260

ヘ

閉経後骨粗鬆症　345
閉塞隅角緑内障　362
閉塞性黄疸　251
閉塞性ショック　48
ヘイフリック限界　123
ヘマトクリット値　278
ヘリコバクター・ピロリ菌
　239, 259, 287
ペルテス病　343
ヘルニア　246
ヘルパー T 細胞　396
辺縁性歯周炎　230

変形　146
変形性関節症　128, 348
変形性股関節症　348
変形性膝関節症　350
ベンス・ジョーンズたんぱく
　284
扁平上皮化生　27
扁平上皮がん　224, 232, 310
扁平上皮内腫瘍　238
扁平苔癬　232
ヘンレのループ　292

ホ

蜂窩織炎　63
膀胱炎　301
膀胱がん　303
傍糸球体細胞　300
帽状腱膜下出血　136
胞巣　162
旁側循環　36
旁側路　254
膨張性発育　163
法的脳死判定　180
ボウマン囊　294
傍濾胞細胞　267
母子感染　284
ホジキン細胞　288
ホジキンリンパ腫　286
補体　61, 75, 91, 396
発赤　54
骨の虚血壊死　343
ホメオスタシス　5, 100, 396
ポリープ　240, 248
ホルモン依存性腫瘍　167
本態性高血圧　49, 299

マ

マイコプラズマ肺炎　211
膜攻撃複合体　61, 396
膜性糸球体腎炎　296
膜性腎症　296
マクロファージ　29, 58, 73,
　91, 198, 278, 396
マクロファージ走化因子　60
マスト細胞　73

マストパチー　316
マルファン症候群　201
慢性胃炎　238
慢性炎症　65
慢性過敏性肺炎　220
慢性肝炎　253
慢性気管支炎　217
慢性硬膜下血腫　333
慢性骨髄性白血病　282
慢性腎臓病　295
慢性腎不全　270, 292
慢性膵炎　257
慢性胆囊炎　256
慢性肺アスペルギルス症　214
慢性肺疾患　140
慢性閉塞性肺疾患　127, 215
慢性リンパ球性甲状腺炎　267
MAC 症　212
MALT リンパ腫　259, 287,
　399

ミ

ミエリン　324
ミクログリア細胞　73
ミトコンドリア病　155
脈なし病　203
脈拍触知不能　179

ム

無気肺　135
無菌性髄膜炎　332
むし歯　230
無侵襲的出生前検査法　147
ムチランス変形　350
無脳症　155

メ

明細胞腫瘍　314
メサンギウム　110, 294
メズーサの頭　37, 254, 397
メタボリックシンドローム
　100, 117, 397
メチシリン耐性黄色ブドウ球菌
　95, 210, 397

メデュロブラストーマ　335
メニエール病　365
メラニン色素　374
メラノサイト　368，375
免疫応答　70，75
免疫寛容　71，397
免疫グロブリン　74，284
免疫染色　170
免疫担当細胞　223
免疫チェックポイント機構　85
免疫チェックポイント阻害薬
　174，223，381
免疫複合体　397
免疫不全　83
免疫療法　84，174
メンケベルグ型中膜硬化　200
メンデル遺伝形式　149

モ

網膜芽細胞腫　364
網膜剝離　363
モノソミー　147
モロー反射　136
門脈圧亢進　285
門脈圧亢進症　36，254

ユ

融解壊死　20
有棘細胞がん　374
遊出　57
疣贅　42，191
遊走　56

ヨ

溶血性黄疸　250

溶血性貧血　280
謡人結節　367
羊水混濁　134
溶接工肺　221
ヨード　266
予後　6，397

ラ

ラクナ梗塞　326
ラセーグ徴候　353
ラテントがん　308
卵黄嚢腫瘍　309
ラングハンス巨細胞　67，219
ランゲルハンス島　108
卵巣腫瘍　313

リ

リード・ステルンベルグ細胞
　288
リウマチ性心内膜炎　191
リウマチ熱　191，366
リソソーム　14，19，58，132
リツキシマブ　287
リポたんぱく質　100，397
流行性角結膜炎　362
良性高血圧　49
良性腫瘍　158，225
良性腎硬化症　50
緑内障　362
鱗屑　373
リンパ行性転移　164，244
リンパ腫　283
リンパ上皮腫　367
リンパ性白血病　283
リンパ節炎　285
リンパ節郭清　317

リンパ節転移　238

ル・レ

類内膜腫瘍　314
ループス腎炎　298

冷汗　179
レイノー現象　374
レニン　292，300
レニン－アンジオテンシン系
　49，271
レビー小体型認知症　330
レプチン　275
レム睡眠行動障害　398
攣縮　45，188

ロ・ワ

老化現象　122
老眼　128
瘻孔　63
漏出性出血　37
老人性アミロイド　126
老人性萎縮　21
老人性肺炎　127
老人性肺気腫　126
老人斑　329
老衰　176
老年症候群　128
ロコモティブシンドローム
　355
濾胞がん　269
濾胞性リンパ腫　287
濾胞腺腫　269

鷲手　354
腕神経叢麻痺　136

外 国 語 索 引

A

acidosis 292
acromegaly 265
ACS 190
ACTH 262, 271
acute bronchitis 209
acute pancreatitis 256
acute renal failure 300
ADCC 74
Addison's disease 273
adenocarcinoma 223
adenoma 240
ADH 266
age-related macular
　degeneration 363
AIDS 83, 93, 398
AIP 217
air embolism 44
alcoholic liver disease 253
ALK 223
allergy 78
ALS 329
ALT 20, 253
Alzheimer's disease 126, 329
AMR 94
amyloidosis 112
amyotrophy 354
anemia 278
anencephaly 155
angina pectoris 188
ankylosing spondylitis 350
ankylosis 348
aortic aneurysm 201
aortic dissection 201
aortitis 203
APC 169
aplastic anaemia 280
apophyseopathy 343
apoptosis 20, 124
appendicitis 245
ARDS 178
arrhythmia 127

arthrosis deformans 128
asbestosis 221
aseptic osteonecrosis 343
ASK 297
ASLO 297
aspergillosis 213
AST 20, 253
astrocytoma 334
atheroma 197
atherosclerosis 197
atherothrombotic embolization
　325
ATLL 283
atrial septal defect 196
autophagy 124, 132
autopsy 9, 382

B

bacteremia 91
bacterial pneumonia 210
Basedow's disease 267
benign tumor 158
bilirubin 250
bilirubin encephalopathy 137
biopsy 8, 299, 379
BMI 114
BPH 307
brain abscess 332
brain tumor 334
BRCA1 11, 169, 317, 321
BRCA2 11, 169, 317, 321
breast cancer 316
bronchial asthma 214
bronchopneumonia 210
BUN 295

C

cachexia 166
cagA 259
cancer immunotherapy 381
caput succedaneum 135

carcinoid tumor 225
carcinoma in situ 163
cardiac aneurysm 190
cardiac edema 195
cardiac hypertrophy 194
cardiac tamponade 190
cardiogenic cerebral embolism
　325
cardiomyopathy 194
CAT 52
cataract 363
cephalohematoma 135
cerebral contusion 333
cerebral hemorrhage 327
cerebral infarction 325
cervical carcinoma 310
cervical spondylotic
　myelopathy 353
chemical mediator 59
chondrosarcoma 348
choriocarcinoma 309, 313
chronic bronchitis 217
chronic cholecystitis 256
chronic hepatitis 253
chronic pancreatitis 257
chronic renal failure 270, 292
CIS 310, 398
CKD 295
CLD 140
clear cell tumor 314
cleft lip 153
clone 161
common cold 209
congenital anomalies 146
congenital heart anomaly 196
congenital malformations 146
congenital rubella syndrome
　365
congestion 34
Conn syndrome 272
contracture 348
Coombs & Gell 79
COPD 127, 215

cor pulmonale 195
corpus cancer 312
COVID-19 98
coxarthrosis 348
CPPD 352
cretinism 267
CRH 262
Crohn's disease 247
cryptococcosis 214
Cushing's disease 265
Cushing's syndrome 271
cytokine 58, 72
cytological diagnosis 9
cytology 378

D

DAD 217
decubitus 21
degenerative arthritis 348
dementia 126, 329
demyelinating disease 330
diabetes 274
diabetes insipidus 266
diabetes mellitus 106
DIC 43, 177, 398
diffuse glioma 335
diffuse panbronchiolitis 220
dislocation 348
dissecting aneurysm of the aorta 201
DLB 330
DNA 7, 11, 14, 94, 113, 122, 148, 169, 321
down syndrome 151
ductal carcinoma 317
dyslipidemia 102

E

edema 46
EGFR 169, 174, 223
ELBW 141
embryonic stem cell 16
empyema 64, 366
encephalitis 331
enchondroma 347

endocarditis 191
endometrioid tumor 314
entrapment neuropathy 353
epidemic keratoconjunctivitis 362
epithelial tumor 158
ES 23
esophageal cancer 238

F

Fallot's tetralogy 196
FAP 249
fat embolism 44
fatty liver 105, 253
FGF 60
FGR 155
fibroadenoma 316
FIP 142
Five P 179
flail joint 348
FMT 260
fracture 128

G

gangrane 64
gastric cancer 240
gastric ulcer 238
gastritis 238
GBS 137
glaucoma 362
Gleason classification 307
glia 18
glioblastoma 335
glioma 334
glomerulonephritis 296
goiter 267
gonarthrosis 350
gout 113
gouty arthritis 352
GVH 84

H

Hayflick limit 123
HBOC 317, 321

HDL 101, 198
heart failure 195
Helicobacter pylori 239, 259
hemophilia 39
hemorrhage 37, 240
hepatic coma 254
hepatic encephalopathy 254
HER2 174, 318, 321
hernia 246
herniated intervertebral disk 353
herpes simplex 370
herpes zoster 371
HIE 134
histological examination 379
HIV 83, 93, 398
HLA 76, 398
HMG-CoA 205
Hodgkin's lymphoma 288
homeostasis 5
HOT 140
HPV 310, 399
HTLV-1 283
HVG 84
hyaline arteriolosclerosis 50, 201
hydrocephalus 153
hydronephrosis 301
hydrops 47
hyperemia 34
hypersensitivity pneumonitis 219
hypertension 48, 299
hypoproteinemia 112
hypospadias 153

I

iatrogenic disease 19
idiopathic 217
idiopathic osteonecrosis of the knee joint 344
IEN 238
IFN 60
IgA 75, 297
IgE 75
IgG 74, 275

外国語索引 | *413*

IgM 74
IGRA 211
IIP 217
IL 60
ileus 245
immune response 70
immunity 70
immunoglobulin 74
infarction 45
infectious disease 88
infectious endocarditis 192
inflammation 54
influenza 211
IPF 217
iPS 23
ischemia 18, 44
ischemic heart disease 187
ISH 319, 380, 399
IVH 141

J・K

jaundice 137, 250, 281

Kimmelstiel-Wilson 299
koilocytosis 311
KRAS 169
Krukenberg tumor 244, 316

L

lacunar infarction 326
large cell carcinoma 224
LBC 379
LDH 20
LDL 101, 198
leukemia 281
lifestyle related disease 6
liposarcoma 355
liver carcinoma 254
liver cirrhosis 254
lobar pneumonia 210
locomotive syndrome 355
LSIL 310
lung cancer 222

M

MAC 61, 212, 399
malignant lymphoma 286
malignant tumor 158
MALT 259, 287
mast cell 57
mastopathy 316
medulloblastoma 335
Meniere's disease 365
meningioma 335
meningitis 332
metabolic syndrome 117
metastasis 158
MHC 76
miliary tuberculosis 212
MM 112
MODS 178, 399
molecular target therapy 380
Mönckeberg 200
MRSA 95, 138, 210, 399
multiple myeloma 284
multiple sclerosis 331
Mycobacterium 212
mycoplasma pneumonia 211
myocardial infarction 188
myoma uteri 313
myositis ossificans 354

N

NAFLD 254
NASH 106, 254
NEC 142
necrosis 18, 124
nephrosclerosis 50, 127
nephrotic syndrome 47, 295
neuropathic arthropathy 352
NIPT 147
NK 71
NO 61
nonepithelial tumor 158
non-reassuring fetal status 134
NSAID 239
NTED 138
NTM 212

O

obesity 114
oncogene 168
opsonization 61
organella 16
osteochondroma 347
osteochondromatosis 350
osteomalacia 347
osteonecrosis of the femoral head 343
osteoporosis 128, 345
osteosarcoma 347
otitis media 365

P

Paget's disease 317
pallor 179
pancreatic carcinoma 257
paraneoplastic syndrome 166
Parkinson's disease 328
PARP 321
patent ductus arteriosus 196
pathological diagnosis 8
pathology 4
PDA 140
PDGF 60
penetration 240
peptic ulcer 239
perforation 240
perspiration 179
PgR 318, 321
phagocytosis 58
phlyctena 362
Pick's disease 330
pigmented villonodular synovitis 353
PIN 308
pituitary adenoma 336
pituitary dwarfism 266
pituitary gigantism 265
PIVKA-Ⅱ 256
plaque 188
pleural mesothelioma 225
pneumoconiosis 220
Pneumocystis jirovecii 214

414 外国語索引

pneumocystis pneumonia 214
pneumonia 209
polymorphism 7
polyp 240
portal hypertension 36, 254
primary aldosteronism 272
prostate cancer 307
prostration 179
PSA 307
pseudogout 352
psoriasis 371
PTE 222
pulmonary abscess 210
pulmonary edema 222
pulmonary emphysema 216
pulmonary insufficiency 179
pulmonary tuberculosis 211
pulselessness 179
PVL 141
pyelonephritis 301
pyogenic arthritis 350
pyogenic osteomyelitis 344

Q・R

quick SOFA 93

RA 82, 112
Reed-Sternberg cell 288
renal failure 128
RDS 138
RES 61
retinal detachment 363
retinoblastoma 364
rhabdomyosarcoma 354
rheumatic endocarditis 191
rheumatoid arthritis 350
RNA 14, 94, 113
ROS 61

S

sarcoidosis 67
sarcoma 158
sarcopenia 128, 354
scar 27
schwannoma 335
scirrhous carcinoma 243
seminoma 309
senile pneumonia 127
senile pulmonary emphysema 126
sepsis 93
serous tumor 314
Sheehan syndrome 266
signet ring cell carcinoma 243
silicosis 221
Simmonds' disease 266
sinusitis 366
SIRS 68
SLE 82, 298
small cell carcinoma 224
SNP 7, 11
spina bifida 153
spinal canal stenosis 353
squamous cell carcinoma 224
SSc 83
Stanford classification 202
stem cell 16
STI 90, 93
stress 5
subarachnoid hemorrhage 327
subgaleal hemorrhage 136

T

TCR 77
telomere 123
tentorial herniation 325

testicular tumor 308

testicular tumor 308
tetany 271
TGF 60
thrombosis 40
TIA 326
TNF 60
Toll 73
tonsillar herniation 325
TP53 169
trachoma 362
TRH 262
TSH 262
tuberculosis 67
tuberculous spondylitis 344
tumor suppressor gene 168
TUR-P 307

U・V

ulcerative colitis 247
undescended testis 153
uremia 294

valvular diseases 191
varicella 137
vascular dementia 330
VEGF 60
ventricular septal defect 196
viral hepatitis 252
viral pneumonia 211
Virchow 244
Virchow's node 166
VLDL 101

W・α

Werner syndrome 123

α-fetoprotein 256

＜編者略歴＞

渡辺照男　Teruo Watanabe

九州大学医学部卒業.
九州大学助教授，佐賀医科大学教授，筑波大学教授（病理学），
佐賀大学副学長などを歴任.
現在は医療法人財団池友会福岡和白病院特別顧問・臨床検査部長.
佐賀大学名誉教授，医学博士. 瑞宝中綬章受賞（令和元年春）.
専門領域：動脈硬化の発生メカニズム，腎疾患の病理学，医学研究
のためのトランスジェニックウサギの開発など.

カラーで学べる　病 理 学
［第 5 版］

編 集　渡 辺 照 男	平成 14 年 3 月 20 日　初 版 発 行	
	平成 17 年 1 月 30 日　第 2 版発行	
発行者　廣 川 恒 男	平成 21 年 12 月 25 日　第 3 版発行	
	平成 26 年 12 月 1 日　第 4 版発行	
組 版　株式会社ワコープラネット	令和 元 年 12 月 20 日　第 5 版 © 1 刷 発 行	
印 刷 製 本　図 書 印 刷 株 式 会 社	令和 3 年 12 月 10 日　3 刷 発 行	

発行所　**ヌーヴェルヒロカワ**

〒 102-0083　東京都千代田区麹町 3-6-5
電話　03（3237）0221　FAX　03（3237）0223
ホームページ　http://www.nouvelle-h.co.jp

NOUVELLE HIROKAWA
3-6-5, Kojimachi, Chiyoda-ku, Tokyo

ISBN 978-4-86174-075-6

ビジュアル 微生物学 第2版

鹿児島大学名誉教授　小田　紘 著

初めて医学微生物学を学ぶ看護学生のために，微生物学の基礎を，簡潔にわかりやすく解説しています．

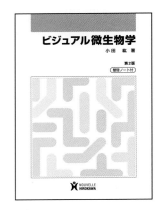

整理ノート付き

- フルカラー
- B5判，220頁
- 定価（本体2,000円＋税）

ISBN 978-4-86174-052-7

★第2版では最新の知見にそって本文記述を大幅に修正・加筆しました．

●総論では，はじめに細菌，ウイルス，真菌，原虫といった各微生物全般の概念を理解し，その後，感染，免疫，滅菌・消毒，化学療法などの知識を学べるように構成しています．各論では，医学上重要な菌をあげ，各々の形態，培養，抵抗性，病原性，予防，治療などについて解説しています．

●院内感染，日和見感染，新型インフルエンザなど，医療現場に必要な感染症の基礎知識，予防対策なども解説しています．

主要目次

第Ⅰ部　微生物学総論
1. 微生物学へのイントロダクション
2. 微生物のアウトライン
3. 微生物の感染
4. 免疫
5. 滅菌と消毒
6. 化学療法
7. 感染症の予防
8. 微生物学的検査法

第Ⅱ部　微生物学各論
1. 細菌学各論
   グラム陽性球菌／グラム陽性有芽胞桿菌／グラム陽性無芽胞桿菌／放線菌関連菌／グラム陰性球菌／グラム陰性好気性桿菌／グラム陰性通性嫌気性桿菌／グラム陰性嫌気性桿菌／らせん菌／スピロヘータ／マイコプラズマ／リケッチア／クラミジア
2. ウイルス学各論
   ポックスウイルス科／ヘルペスウイルス科／アデノウイルス科／パピローマウイルス科・ポリオーマウイルス科／パルボウイルス科／オルソミクソウイルス科／パラミクソウイルス科／ラブドウイルス科／フィロウイルス科／レオウイルス科・カリシウイルス科／ピコルナウイルス科／フラビウイルス科・トガウイルス科／ブニヤウイルス科／アレナウイルス科／コロナウイルス科／レトロウイルス科／肝炎ウイルス／遅発性ウイルス感染症・プリオン病／腫瘍ウイルス
3. 真菌学各論
4. 原虫学各論

ホームページ　http://www.nouvelle-h.co.jp

NOUVELLE HIROKAWA　ヌーヴェルヒロカワ

東京都千代田区麹町3-6-5　〒102-0083
TEL 03-3237-0221（代）　FAX 03-3237-0223